"十二五"国家重点图书

半月板
The Meniscus

原　著　Philippe Beaufils
　　　　René Verdonk

审　校　胡跃林

主　译　黄宁庆

副主译　张国秋　曹志强

译　者（以姓氏笔画为序）

王登文　张　渊　张国秋　李得春

杨　晓　赵子春　唐保明　黄宁庆

曹志强

北京大学医学出版社

BANYUEBAN

图书在版编目（CIP）数据

半月板 /（法）博菲斯（Beaufils，P.），（比）韦尔
东克（Verdonk，R.）原著；黄宁庆主译. —北京：
北京大学医学出版社，2013.7
书名原文：The Meniscus
ISBN 978-7-5659-0640-4

Ⅰ.①半⋯ Ⅱ.①博⋯ ②韦⋯ ③黄⋯ Ⅲ.①半月板 –
关节损伤 – 外科手术 Ⅳ.① R683

中国版本图书馆 CIP 数据核字（2013）第 211159 号

北京市版权局著作权合同登记号：图字：01-2012-4723

半月板

主　　译：黄宁庆
出版发行：北京大学医学出版社（电话：010-82802230）
地　　址：（100191）北京市海淀区学院路 38 号　北京大学医学部院内
网　　址：http://www.pumpress.com.cn
E-m a i l：booksale@bjmu.edu.cn
印　　刷：北京画中画印刷有限公司
经　　销：新华书店
责任编辑：冯智勇　　责任校对：金彤文　　责任印制：张京生
开　　本：889mm×1194mm　1/16　印张：21　字数：607 千字
版　　次：2013 年 10 月第 1 版　2013 年 10 月第 1 次印刷
书　　号：ISBN 978-7-5659-0640-4
定　　价：228.00 元
版权所有，违者必究
（凡属质量问题请与本社发行部联系退换）

译者前言

在经历多次审稿及校正后,《半月板》一书的中文版终于和读者见面了。首先,要感谢我的老师胡跃林教授,他在百忙中审校并全程指导了本书的翻译工作。

本书原版由国际著名出版公司 Springer 公司出版,是国内外首部关于半月板的专题著作。其内容涉及半月板相关基础科学、影像学、临床诊治等各个方面,作者均为相关领域国际知名专家,学术态度十分严谨,相信读者会从本书中获益不少。

本书内容全面详尽,其中关于半月板损伤修复及术后康复、儿童半月板损伤、半月板退行性变、半月板囊肿、半月板同种异体移植、人工合成支架内植物等内容在以往学术著作中较少提及,而在本书中这些内容均为分章节论述。书中配有大量插图及手术照片,易于读者阅读和理解相关内容。

目前在我国,半月板损伤的治疗水平仍落后于国外先进水平,一些新近推出的半月板缝合修复技术及半月板组织替代治疗技术在国内尚未得以广泛开展。本书对各种半月板缝合修复技术、半月板同种异体移植技术及人工合成支架内植物技术进行了详细论述,希望读者能通过本书开阔视野、有所收获。半月板相关基础科学在本书中占有一定的篇幅,可供读者在相关基础研究中借鉴和参考。

在本书翻译过程中,一些相关专业名词仍存在争议,书中错误之处在所难免,希望读者批评指正。

译　者
2013 年 10 月

致 谢

首先，我要感谢所有本团队曾经或现有的成员。经过历年来无数次的探讨、研究、相关论文发表及临床研究，我们在半月板损伤诊治的各个领域取得了很多成果，现将我们历年来的研究成果通过本书与各位读者进行交流。

我还要感谢参与本书编写的各位作者，是他们付出了时间和精力并经过多次会议协商及探讨最终完成了本书的编写工作。

Nicolas Pujol 和 Andrzej Podgorski 参与了本书的最后校正，感谢两位对此书做出的贡献。

此外，要感谢 Karolien Bral 和 Jocelyne Herruel 对本书编辑及相关论文整理做出的贡献。

最后，感谢 Iris Wojtowicz 对非英文相关文献的整理工作，使本书语言流畅、易于阅读，感谢她为本书做出的辛勤工作。

本书由欧洲运动创伤、膝关节外科及关节镜学会（European Society for Sports Traumatology, Knee Surgery and Arthroscopy, ESSKA）、法国关节镜学会（Société Française d'Arthroscopie, SFA）和比利时关节镜学会（Arthroscopie Belge/Belgische Artroscopie Association, ABA）发起编写，这些学会对我们的工作及会议相关论文提供方面给予了大力支持。

我们的工作成就与这些科学机构和学者的大力支持是分不开的。

Ghent, Belgium　René Verdonk, MD, PhD
Versailles, France　Philippe Beaufils, MD

   Société Française d'Arthroscopie

原 著 序

近 120 多年来对于半月板损伤的诊治在学术界经历了不断的科学探索和实践以及不断的学术争论，学者们对其的认识主要经历了以下几个阶段：

- 最早有学者首先尝试手法复位以恢复由于半月板桶柄样撕裂或瓣状裂所致膝关节绞索症状。
- 一些著名的骨科医师对数以千计的半月板损伤患者行"半月板切除术"并将手术切除的标本收藏于玻璃标本罐中。
- Mandic 发现有些患者行半月板全切除术后局部可再生形成新月形半月板样组织，因此 Smillie 提出半月板撕裂患者应行全部切除术，由此引发了行仅切除病变部分的部分切除术与行半月板全切除术之间的激烈争论。
- Trillat 提出的半月板病变内部切除术是半月板诊治史上的另一个"里程碑"。该术式保留了半月板外周缘环形分布的纤维组织，术后半月板关节囊连接部与胫骨和股骨之间的连接结构完整，术后膝关节旋转稳定性得以更多保留。

在半月板全切除术成为临床上半月板损伤的主流处理技术时，即有学者开始了一些保留半月板组织的尝试。Thomas Annandale 和 Moritz Katzenstein 分别于 1883 年和 1908 年尝试缝合修复半月板损伤，后者取得了良好的临床效果。1921 年，Eugen Bircher 首次使用标准 Jacobaeus 腹腔镜对膝关节内紊乱患者行镜下探查术。

目前，人们已经认识到半月板在维持膝关节功能如屈伸活动、应力传导、旋转稳定性等方面的重要性。

Kapandji 在数十年前即提出，内、外侧半月板及其与前、后交叉韧带之间的连接结构呈"8"字形，其中包括位于后交叉韧带前方的前半月板股骨韧带即 Humphrey 韧带和后方的 Wrisberg 韧带，目前学者们对此结构已有了普遍认识。

前、后交叉韧带力矩较短，不能有效控制膝关节旋转活动，但其与相连接的半月板协同作用可起到维持膝关节旋转稳定性的作用。

基于对以上机制的正确认识，学者们意识到了对前交叉韧带撕裂合并半月板损伤行切开或镜下修复处理的重要性。

因此，我们应尝试修复半月板组织或至少保留其功能部分，必要时行内植物或同种异体半月板移植替代治疗以维持半月板的功能完整性。本书由 René Verdonk 和 Philippe Beaufils 主持编撰，书中向读者全面介绍了半月板的解剖、功能、损伤分型以及对于半月板病变损伤正确诊断及合理治疗具有指导意义的相关检查技术（物理检查及临床表现、X 线、MRI、CT、关节造影技术、骨扫描等）。

本书用了很大的篇幅详细阐述了半月板损伤的手术处理技术及术后评估，并对相关手术处理的临床结果进行了总结分析。对半月板创伤性损伤伴随或不伴随膝关节不稳定症状及伴膝关节退行性变的半月板创伤性损伤的手术指征进行了详细的讨论。

本书在对半月板切除术后膝关节功能评估及半月板成形术进行详细论述后，对儿童半月板病变这一重要内容进行了分章节讨论，结尾对半月板损伤的治疗进展如相关动物实验模型、组织工程学及基因治疗进展进行了详尽论述。

本书所有章节均由该领域国际知名专家撰写，相信读者会从本书获益匪浅。

Werner Müller

原著前言

半月板在临床上长期被人们所忽视！

以往在临床上对半月板损伤患者往往行半月板切除术，且多数行半月板全切除术。大多数临床医师采用此"简单、有效"且患者术后恢复"较快"的方法处理半月板损伤。采用这种错误处理方法的原因是医师对半月板的生物力学重要性缺乏正确的认识。

Fairbank 对半月板切除后的不良效果进行了研究；Smillie 和 Noble 对半月板损伤进行了相关研究并认为半月板存在"老化"改变；Trillat 提出了半月板损伤的分型系统和半月板病变切除的处理方法（首次提出了半月板部分切除的概念）；Watanabe 对半月板异常形态进行了详细研究并对盘状半月板这一异常病变对膝关节整体产生的不良影响及需行相关手术处理的必要性进行了详细阐述。

至 20 世纪 70 年代和 80 年代，关节镜技术和磁共振成像技术取得了革命性的发展和进步。应当强调的是关节镜技术在 MRI 技术推出之前即已被应用于半月板损伤的诊断和治疗，目前半月板损伤的诊治流程（物理检查→MRI 检查→关节镜手术探查及相关处理）与以往相比已有所不同。关节镜技术在半月板损伤的诊断方面具有重要的作用。

这些技术的不断改进使人们对半月板损伤的病理学、诊断技术及处理原则有了更进一步的了解和认识，使得目前临床上半月板损伤治疗后并发症不断减少。和所有技术革新一样，这些灵敏度较高的新技术的应用也带来了一些不良效应，患者可能将会在诊治过程中面临更多次的手术处理，如可能行多次半月板部分切除术等。

总的来说，这些改进技术的应用利大于弊。目前人们已经认识到半月板对于维持膝关节正常生物力学功能具有的重要作用，半月板病变损伤存在多种临床类型且各种病变类型的处理原则也各不相同。

这些认识促使学者们提出了尽可能保留半月板组织的治疗理念，其主要包括以下三个方面：应尽可能行半月板部分切除术；如可能应充分利用镜下操作技术的优势尝试缝合修复半月板损伤；某些半月板损伤可暂不处理。1885 年 Annandale 首次行半月板损伤手术修复，到目前半月板缝合修复技术已更为成熟，由以往切开缝合修复到镜下辅助切开入路下缝合修复，现在已完全可以利用镜下全内修复技术对半月板损伤进行缝合修复，全内修复技术目前已在临床上得到了广泛的应用。半月板切除术、手术修复或保守治疗的适应证及相关处理的预后结果目前已十分明确。

儿童半月板损伤的诊治相对复杂，包括对半月板发育异常和半月板创伤性损伤的诊治，年少患者行半月板切除术将可能导致"灾难性"后果。目前儿童半月板全切除术在临床上已被彻底废弃，儿童保留半月板治疗技术目前已有所改进。

至 20 世纪 80 年代末期及 20 世纪 90 年代，欧洲开始有学者尝试行半月板组织替代治疗，德国（C. Wirth）学派和比利时（R. Verdonk）学派为此领域的先驱。此新近推出的治疗方法引起了学者们的广泛关注，主要致力于对临床上处理较为棘手的半月板切除术后仍存在症状患者的处理。早期半月板替代治疗主要是行同种异体移植，最近有学者尝试采用人工合成替代物移植治疗半月板局部缺损，此治疗方法引起了学者们的关注，但该治疗方法要大规模推广尚待进一步的临床验证。

虽然目前有很多关于前交叉韧带、膝关节骨性关节炎及全膝关节置换等方面的著作，但尚无关于半月板的专题著作。因此我们就有了填补此项著作空白并将半月板相关知识进行归纳总结的设想。本书的目的是与读者分享我们两个团队（Ghent，比利时；Versailles，法国）关于半月板病理学的研究成果及治疗经验。本书很多章节由我们两个团队目前和曾经的成员撰写完成，我们希望籍此使本书内容具有一定的条理性。此外我们在欧洲和美国的其他经验丰富的同仁也对本书的撰写做出了贡献，在此对他们的辛勤工作表示感谢。

本书按照从半月板相关基础科学到半月板移植的顺序分章节撰写，包括半月板相关病理学、半月板损伤临床表现和影像学表现、半月板损伤的治疗方法及预后评估、半月板损伤的手术指征、儿童半月板病变损伤这一特殊类型以及临床医师普遍感到棘手的半月板切除术后有症状患者的处理等内容。每章节后小结对本章主要观点及一些目前仍存在争论的问题和我们对这些问题的观点予以简要归纳。当然，这并非说明我们对所有相关问题都已囊括，一些半月板病变损伤的重要观点也可能被忽略，但我们希望本书的出版有利于读者在今后临床工作中对半月板损伤的诊治过程有一个全新、彻底和正确的认识。

Versailles, France　　Philippe Beaufils, MD
Ghent, Belgium　　René Verdonk, MD, PhD

目　录

第 1 部分
基础科学

1.1 个体发生与种系发生学

B. Lebel, C. Tardieu, B. Locker, C. Hulet

引 言

膝关节解剖结构的出现可追溯至约 3 亿年前，原始总鳍鱼（Sarcopterigian lobe-finned fish）体内的骨盆附件[7]。全面了解半月板的解剖及其组织学特性是理解其功能的前提，而进一步深入了解半月板－半月板周围韧带复合体的种系发生学及个体发生学特点则是明确其解剖特性与功能特点之间联系的关键[4]。半月板是膝关节重要的固定及重力传导装置。其基本功能是传导胫股关节接触应力（contact forces），这些功能是通过半月板特定的组织、形态结构及半月板周围连接结构实现的。活体膝关节力学研究结果表明，膝关节具有滚动及滑动功能，随着膝关节屈曲角度增大，其胫股关节接触面向后方移位，膝关节深度屈曲时内、外侧半月板也进一步沿胫骨平台向后移位。外侧半月板向后移位（8.2±3.2mm）程度大于内侧半月板（3.3±1.5mm）[33]。这种膝关节内、外侧间室的力学不对称特性，存在于人类和其他多种现存的哺乳动物膝关节，其直接作用是

B. Lebel (✉)
B. Locker
C. Hulet
Département de Chirurgie Orthopédique et Traumatologique, CHU de Caen, Avenue de la Cote de Nacre, 14033 Caen, France
e-mail: lebel-b@chu-caen.fr

C. Tardieu
UMR 7179 "Mécanismes adaptatifs: des organismes aux communautés" USM 301 – Département E.G.B., Muséum National d'Histoire Naturelle, Pavillon d'Anatomie Comparée, 55 Rue Buffon, 75005 Paris, France

随着膝关节屈曲角度增加，胫骨产生相对于股骨的内侧旋转运动。Tardieu 认为[27]，人类具有三个明显的起源于猿人（hominid features）的胫股关节特性，这些特性与其双足直立行走步态相关。其中一个特点就是外侧半月板的演化出现及其在胫骨平台的双重止点。本章将揭示并详细描述半月板的种系发生学、形态发生学特点以及盘状半月板这一特殊类型。

半月板种系发生学

人类半月板复杂的功能形态学特性并非其所独有。人科动物（hominds）与现存四足动物（tetrapods）在膝关节复杂且不对称的形态学进化特点方面存在相似之处[9]，四足动物包括：两栖动物、爬行动物、鸟类和哺乳动物。人类膝关节与鸟类就有相似的形态特征，如前交叉韧带的发生、不对称的侧副韧带、半月板和髌骨的发生等[11]。人类和鸟类膝关节解剖结构的相似说明二者在遗传学方面存在联系，其远古共同祖先应该具有这些解剖特征。

Haines 对四足动物膝关节解剖形态进行了深入的研究[10]，并于 1942 年发表了著名的四足动物膝关节解剖研究论著。Mossman 和 Sargeant 描述了现存主要四足动物的膝关节形态在种系发生学方面的联系[18]。他们认为，现存爬行类动物、鸟类、哺乳类动物的共同祖先应为二叠纪引螈（Eryops）。引螈的膝关节与凯门鳄（crocodilus）结构相似，鳄鱼半月板为位于股骨与胫骨之间的团状结构，前方有半月板间韧带（intermeniscal ligament）连接，通过半月板外周缘、半月板股骨韧带（meniscofemoral ligament）、半月板胫骨韧带（meniscotibial ligament）与内侧关节囊表面相连。蜥蜴的半月板则与之有较大差异，其外侧半月板为一连续团块状结构，将股骨与胫骨完全分开，而内侧半月板为环状结构，中心有交叉韧带结构穿过，外侧半月板通过后腓骨-半月板韧带与腓骨相连。此两类物种半月板解剖形态及膝关节活动特性存在明显差异，这说明形态与功能在生物进化过程中存在关联性。

和引螈一样，哺乳动物的祖先包括盘龙（Pelycosaurs），如长棘龙（Dimetrodon）（其背部为帆状结构）[18]。在 2.15 亿年至 7 千万年前的中生代（Mesozoic era），哺乳动物祖先和恐龙的股骨出现内旋，此改变导致哺乳动物祖先和恐龙的膝关节像现代人类一样，成为身体前方的顶点。这是肢体在进化过程中相对于脊柱发生的决定性位置变化：四肢由横向分布演化为沿矢状面平行分布。在新生代（Cenozoic era）早期的蜥蜴、鸟类和哺乳类动物化石中可发现独立的骨性髌骨[22]。观察黑熊的膝关节，可以发现其与人类膝关节十分相似的典型的哺乳动物膝关节形态特点[19]。在从灵长类进化为人类的过程中（图1.1.1），猿人在 300 万～ 400 万年前即南方古猿时期（Lucy）进化为直立两足行走，至今约 130 万年前，现代人髌股关节进化完成，其特点是较长的髌骨外侧缘，及其与外侧股骨滑车的形态匹配[29]。

人类胫股关节具有三个源于猿人且与双足直立行走相关的形态特征。（1）股骨内外髁之间存在夹角，与之相比黑猩猩股骨内外髁之间夹角为直线；（2）髌股切迹的形态，黑猩猩为扁平状，而人类呈沟状；（3）外侧半月板在胫骨平台有双重止点，人类外侧半月板胫骨后侧止点的出现限制了其在胫骨平台上的移动度。在人类日常膝关节屈伸活动中此结构可限制外侧半月板过度向前滑动[26]，在股骨相对于胫骨内旋运动时，此结构可将外侧半月板强有力地牵向前方，在膝关节处于伸直位时，后侧止点可限制外侧半月板继续向前滑动[27]。外侧半月板后侧止点位于胫骨外侧髁间棘后方，这是人类相对于现有其他哺乳类动物特有的遗传进化结构（图1.1.2）。人类膝关节半月板股骨韧带和交叉韧带的演化形成对于加强外侧半月板后方的稳定性具有重要作用。在膝关节外侧，外侧半月板股骨韧带的胫骨附着部及其在后外侧沟的附着使之相比于黑猩猩外侧半月板具

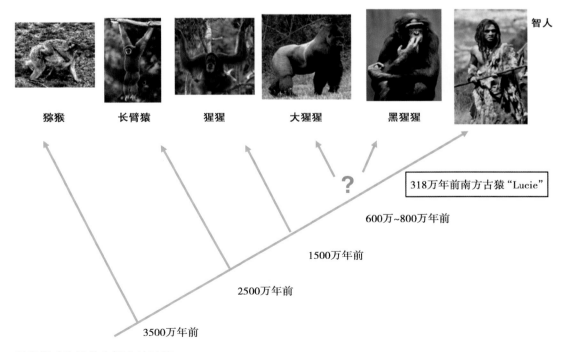

图 1.1.1 灵长类动物进化为智人的过程

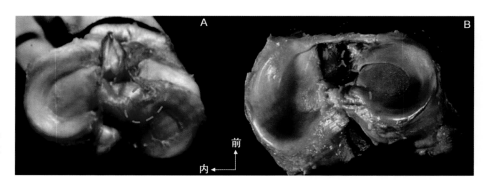

图 1.1.2　人类（B）与黑猩猩（A）半月板形态对比，绿色环状区域为外侧半月板止点

有更好的稳定性。事实上，除了人类，其他灵长类动物双足行走时无法完全伸直膝关节，仅四足行走时膝关节可以完全伸直。

　　但需注意，陆生南方古猿的两足直立行走与其在树上的攀爬能力相关，这与现代人类的直立行走特点并不相同[25]。Tardieu 经研究后发现了这种从暂时性的两足直立行走到持续行走之间的过渡形式，灵长类动物和其他哺乳类动物都存在位于膝关节内侧和外侧的两个纤维软骨样半月板组织结构，所有灵长类动物的内侧半月板形态都十分相似，呈新月状且有两个胫骨止点，这与智人（Homo sapiens）无太大区别。相比而言，不同物种的外侧半月板在形态和胫骨止点方面存在很大差异。解剖学研究发现，现有灵长类动物外侧半月板有三种不同的形态表现[21,28,30]。狐猴（lemuriforms）、跗猴（Tarsius）、阔鼻猴（platyrhines）和黑猩猩（Pongo）外侧半月板呈新月状，有一个胫骨外侧髁间棘前方止点。狭鼻类灵长目动物（catarrhines）除了黑猩猩和人类以外，外侧半月板均呈环状，在外侧髁间棘前方有一个止点。只有现代人类，其外侧半月板呈新月状并且在胫骨外侧髁间棘前后有两个止点（图 1.1.3）。化石研究为人科动物外侧半月板从胫骨单止点向双止点的过渡提供了证据，南方古猿化石研究分析表明其外侧半月板在胫骨平台上为单止点，而早期智人则为双止点。这种结构特征说明智人已具有了从站立到双足摆动行走过程中膝关节习惯性的完全伸直活动的能力[20]。

　　当然，双足直立行走还有其他相关的结构特点。现代智人与其他灵长类动物在下肢解剖形态方面存在很多差异。与人类相比，其他灵长类动物直立行走时膝关节处于屈曲状态，因此其股骨干骺端形态也应与人类存在差异。在灵长类向现代智人进化过程中，下肢由膝关节外展向内收演化过渡，股骨逐渐出现约 7° 的解剖外翻角。非人灵长类动物股骨外侧髁更为圆滑、髁间窝较浅、无髁间成角，而与之相比人类股骨滑车外侧唇更高。而且人类膝关节外侧胫骨平台凹陷度较小。所有这些改变与相应的骨盆进化改变保持一致，尤其是人类髋臼间距变小。Tardieu 认为，股骨内、外侧髁夹角改变是由于功能特性改变所致的渐成性基因突变的结果，在其形成 300 万年以来即再未出现进一步的相关染色体突变[27]。在今天人类在婴儿时期就已发育形成此外侧股骨滑车唇增高的形态特征。但其在进化初期可能是通过渐成的基因突变获得，而后逐渐演化成为"遗传耐受"[29]。

半月板个体发生学

　　尽管目前已有许多非人类脊椎动物膝关节发生的纵向发展研究，但关于半月板个体发生学的文献研究数据仍较少[16]，Gardner 和 O'Rahilly[8]、McDermott[15] 及其他学者对自胚胎早期即已开始的膝关节胚胎发育过程进行了系统描述，这些研究多集中于胚胎发生方面（即胚胎期前 3 个月内）。Clark 和 Ogden[5] 研究了人类半月板自胚胎形成至出生后的发育过程及相关的解剖学及组织学特点，其研究数据揭示了半月板在个体生长过程中的发生、发展变化。

　　人体胚胎附肢骨最初是一团连续性结构，原始基团之间没有空隙或关节相分隔。随着间叶细胞开始出现软骨化改变，在肢体相应的关节区域也将发生连续性变化并最终形成中间区结构[32]。此中间区结构分为三层：两层软骨形成的相互平行区域及中间区，中间区结构较疏松，可进一步演化为关节内结构如半月板、交叉韧带等。

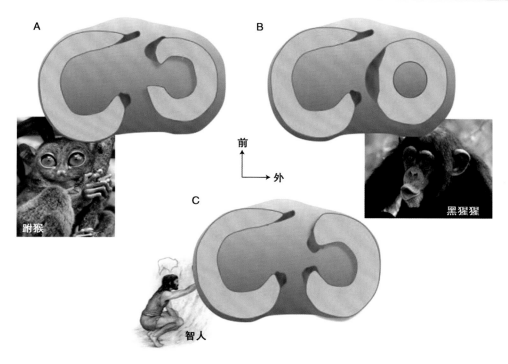

图 1.1.3 现存灵长类动物半月板的三个明显形态学特征。（A）外侧半月板新月形并有一个解剖止点；（B）外侧半月板环状；（C）外侧半月板新月状，有两个止点

Clark 和 Odgen[5] 提出，外侧半月板后止点在孕 8 周即已发育完成。这与文献中关于双侧半月板及其形态结构在胚胎早期即已发育完成的观点相一致。下肢芽在孕 4 周即已形成，到孕 6 周，股骨、胫骨、腓骨软骨化开始，在这一时期膝关节为一团状胚芽细胞群。胚胎着床后约 7.5 周半月板基本结构即已形成，半月板周围韧带复合体等附属结构在胚胎第 8 周发育完成[8]。

半月板大体形态在胚胎期即已发育完成，在此过程中外侧半月板并未出现过"盘状"形态。在发育过程中，半月板面积与胫骨平台面积之比例及内侧半月板与外侧半月板面积的比例保持恒定。胚胎第 8 周时，半月板富含细胞且核浆比很高，此时半月板关节囊连接部位富含血管。在胚胎期，整个半月板内可见血管分布。我们在法国关节镜学术会议报道，经荧光技术分析证实[3]，在出生时半月板血供无突然变化（图 1.1.4），出生后半月板的主要变化是进行性的去血管化、半月板细胞成分减少以及胶原成分增多[5]。半月板血管分布与神经分布相一致。Assimakopoulos 等[1] 研究成年人半月板，发现游离神经末梢主要分布于半月板外周及体部中 1/3，在半月板前、后角可发现三种带包囊的机械感受器。

胎儿半月板大多数胶原纤维沿半月板长轴环形排列分布。辐射状分布纤维主要位于半月板表面，其功能是防止半月板纵向撕裂[4]。部分辐射状纤维可改变方向，呈垂直走行穿入半月板内部，此类型纤维在儿童开始行走时可发生较大变化。Ingman 等[12] 研究了人类老年退行性变半月板蛋白成分的变化后得出结论：胶原蛋白与非胶原蛋白的比例随着年龄增长降低，结果导致半月板抗张强度降低。这些变化在新生儿和儿童中表现最为明显。儿童"年轻半月板"的生物力学及血液供应特点决定了其损伤发生率较低，而且儿童半月板损伤后愈合能力也较青少年及成人高。因此，在儿童半月板损伤处理时应尽量考虑给予缝合修复。

特殊病例：盘状半月板

盘状半月板是半月板的一种形态学变异且多见于外侧半月板[6]。Young 于 1889 年首次描述了盘状半月板病变[34]。据报道，其在行关节镜手术患者中发生率为 0 ～ 20%（图 1.1.5）。

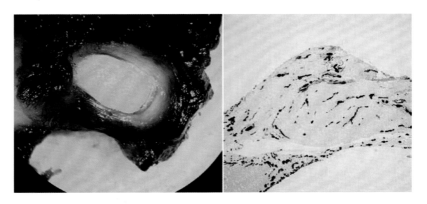

图 1.1.4　人胚胎内侧半月板血供情况（胚胎 21 周）。左图显示血管在关节囊半月板连接部位清晰可见；右图显示使用免疫荧光分析法见内侧半月板前角血管分布情况

盘状半月板的病因目前尚不十分清楚，Smillie[24] 报道的 1300 例行半月板切除术患者中 29 例为遗传性盘状半月板，他认为盘状半月板只是胚胎期半月板软骨盘正常发育过程中的一个特定阶段。Kaplan[13,14] 通过研究人类胚胎组织、死胎、早产儿和足月产婴儿后得出结论：盘状半月板是一种特定的病理改变，其发生由特定的环境因素导致并有相关的机械因素参与。Ross 等[23] 认为其发生是在胚胎形成早期，未分化的间充质在形成软骨的过程中形成盘状结构。而事实上 Clark 和 Ogden[5] 结合多数胚胎学研究结果发现，半月板在正常胚胎发生过程中并未呈现过盘状结构形态。

通常，外侧盘状半月板后角与胫骨平台无连接，取而代之的是连续的 Wrisberg 韧带（半月板股骨韧带，meniscofemoral ligament）成为半月板后角与股骨内侧髁的连接结构，而这在除了人类以外的哺乳类动物则属于正常结构。盘状半月板胫骨止点缺如可以看做是一种返祖突变。综上所述，半月板及其胫骨止点在胚胎早期甚至是膝关节腔发育形成之前即已发育完成。因此，盘状半月板病变的形成多是由于遗传因素所致。

盘状半月板病变有多种分型系统，目前常用的是 Watanabe 等[31]1978 年提出的分类方法。主要存在三种病变类型：（1）完全型，圆盘状半月板中央部分薄且完全覆盖于胫骨平台；（2）不完全型，新月状半月板部分覆盖于胫骨平台；（3）Wrisberg 型，半月板移动性较大，胫骨后附着结构缺如。1998 年，Monllau 等[17] 在前述基础上进一步提出第四种病变类型：环状半月板。最近，Beaufils 等[2] 提出了盘状半月板的改进分型，病变仍分为以上四类，主要根据外侧盘状半月板的形态、附着及稳定性等特性进行分型。Good 等[9] 提出了一个有趣的分型系统，主要根据半月板前方和（或）后方稳定性进行分类。前角游离应该是一种遗传缺陷表现，也可能是由于半月板附着点局部张力过大所致。病理学检查发现，盘状半月板组织常表现为原发性退行性改变。目前仍不清楚这种原发性退行性变是半月板内在原因（遗传因素），还是由于异常半月板的力学特性所致的获得性反应，或两种因素皆有作用。

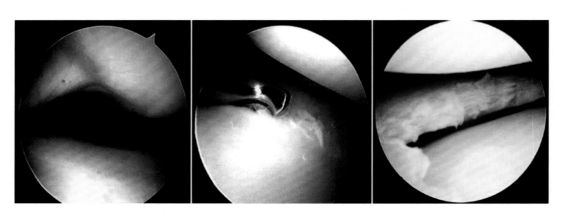

图 1.1.5　外侧盘状半月板行镜下半月板成形术前及术后所见

小　结

本章讨论了半月板个体发生及种系发生过程中形态学变化特点与半月板生理功能进化方面的联系。在人类个体发生过程中，其进化形成的三个胫股关节解剖特点在形成时间及形成模式方面与其他物种存在显著不同，这说明人科动物在进化过程中经历了其特有的功能进化筛选模式。在人科动物进化过程中，膝关节外侧半月板从胫骨单一止点逐渐演化为双止点。这种形态学改变在由南方古猿向智人进化的过程中通过在胚胎早期基因突变得以实现。人类胚胎发育过程早期半月板的发生支持盘状半月板病变主要是由于遗传因素所致的假说。在胚胎期及出生后，半月板主要发生血供及组成成分方面的改变。盘状半月板可以看做是一种"返祖现象"。

参考文献

1. Assimakopoulos AP, Katonis PG, Agapitos MV, Exarchou EI (1992) Ring-shaped lateral meniscus. Clin Orthop 275: 232-236.

2. Beaufils P, Hardy P, Chambat P, Clavert P, Djian P, Frank A, Hulet C, Potel JF, Verdonk R; Société Française d'Arthroscopie (2006) Adult latéral meniscus. Rev Chir Orthop 92 (5 suppl): 2S169-2S194.

3. Belot D, Geffard B, Lebel B, Lautridou C, Abadie P, Hulet C, Locker B, Salame E (2006) Meniscal vascularisation during intra-uterine life: 16 cases. Rev Chir Orthop 92 (8 suppl): 68-69.

4. Bullough PG, Munevra L, Murphy J, Weinstein AM (1970) The strength of the menisci of the knee as it relates to their fine structure. J Bone Joint Surg Br 52:564.

5. Clark CR, Ogden JA (1983) Development of the menisci of the human knee joint. J Bone Joint Surg Am 65:538-547.

6. Dickhaut SC, DeLee JC (1982) The discoid lateral meniscus syndrome. J Bone Joint Surg (Am) 64:1068-1073.

7. Dye SF (2003) Functional morphologic features of the human knee: an evolutionary perspective. Clin Orthop 410:19-24.

8. Gardner E, O'Rahilly R (1968) The early development of the knee joint in staged human embryos. J Anat 102:289-299.

9. Good CR, Green DW, Griffith MH, Valen AW, Widmann RF, Rodeo SA (2007) Arthroscopic treatment of symptomatic discoid meniscus in children: classification, technique, and results. Arthroscopy 23:157-163.

10. Haines RW (1942) The tetrapod knee joint. J Anat 76:270-301.

11. Hepburn D (1889) The development of diarthrodial joints in the birds and mammals. J Anat Physiol 23:507-522.

12. Ingman AM, Ghosh P, Taylor TF (1974) Variation of collagenous and non-collagenous proteins of human knee joint menisci with age and degeneration. Gerontologia 20:212-223.

13. Kaplan EB (1955) The embryology of the menisci of the knee joint. Bull Hosp Joint Dis 16:111.

14. Kaplan EB (1957) Discoid lateral meniscus of the knee joint. J Bone Joint Surg Am 39:77-87.

15. McDermott LJ (1943) Development of the human knee joint. Arch Surg 46:705.

16. Mitrovic D (1978) Development of the diarthrodial joints in the rat embryo. Am J Anat 151:475.

17. Monllau JC, León A, Cugat R, Ballester J (1998) The innervation of the human meniscus. Arthroscopy 14:502-504.

18. Mossman DJ, Sargeant WAS (1983) The footprints of extinct animals. Sci Am 250:78-79.

19. Parsons FG (1900) The joints of mammals compared with those of man. J Anat Physiol 34:301.

20. Preuschoft H, Tardieu C (1996) Biomechanical reasons for the divergent morphology of the knee joint and the distal epiphyseal suture in hominoids. Folia Primatol 66:82-92.

21. Retterer E (1907) De la forme et des connexions que presentent les fibro-cartilages du genou chez quelques singes d'Afrique. CR Soc Biol 63:20-25.

22. Romer AS (1962) The vertebrate body, 3rd edn. WB Saunders, Philadelphia.

23. Ross JK, Tovgh IK, English TA (1958) Congenital discoid cartilage. Report of a case of discoid medial cartilage, with an embryological note. J Bone Joint Surg 40-B:262.

24. Smillie IE (1948) The congenital discoid meniscus. J Bone Joint Surg 30-B:671-682.

25. Stern JT, Susman RL (1983) The locomotor anatomy of Australopithecus afarensis. Am J Phys Anthropol 60:279-317.

26. Tardieu C (1986) Evolution of the knee menisci in primates. In: Else J, Lee J (eds) Primate evolution. Cambridge University Press, Cambridge, pp 183-190.

27. Tardieu C (1986) The knee joint in three hominoid primates. Evolutionary implications. In: Taub DM, King FA (eds) Current perspectives in primate biology. Van Nostrand Reinhold, New York, pp 182-192.

28. Tardieu C (1999) Ontogeny and phylogeny of femoro-tibial characters in humans and hominid fossils: functional influence and genetic determinism. Am J Phys Anthropol 110: 365-377.

29. Tardieu C, Dupont JY (2001) The origin of femoral trochlear dysplasia: comparative anatomy, evolution, and growth of the patellofemoral joint. Rev Chir Orthop Reparatrice Appar Mot 87:373-383.

30. Vallois H (1914) Etude anatomique de l'articulation du genou chez les Primates. L'Abeille, Montpellier.

31. Watanabe M, Takeda S, Ikeuchi H (1978) Atlas of arthroscopy. Igaku-Shoin, Tokyo, p 88.

32. Whillis J (1940) The development of synovial joint. J Anat (Lond) 74:277-283.

33. Yao J, Lancianese SL, Hovinga KR, Lee J, Lerner AL (2008) Magnetic resonance image analysis of meniscal translation and tibio-menisco-femoral contact in deep knee flexion. Orthop Res 26 (5): 673-684.

34. Young RB (1889) The external semilunar cartilage as a complete disc. In: Cleland J, Macke JY, Young RB (eds) Memoirs and memoranda in anatomy. Williams and Norgate, London.

1.2

解剖学

I. D. McDermott, S. D. Masouros, A. M. J. Bull, A. A. Amis

形态学

半月板位于膝关节内股骨髁与胫骨平台之间，呈新月状，为纤维软骨结构（图 1.2.1）。半月板曾被认为是人类在进化过程中形成的无功能的大腿肌残留物[31]。1942 年，McMurray[2] 在其发表的文献中提出：自前路切开膝关节，如关节软骨形态完整，可在半月板后角撕裂（临床）诊断明确的情况下完全切除半月板。部分切除受损半月板在当时被认为是十分错误的。

自从 1936 年 King 发表其具有关键意义的论文以来[17]，人们对半月板的认识发生了很大的变化。很多研究表明，半月板对维持膝关节正常功能起着很重要的作用（见 1.4 章节）。

半月板有时也被称为"半月状软骨"，自上方观察，半月板呈新月状，而非"半月形"。其切面观呈楔形，凸起的外周缘与关节囊相连，前方与胫骨相连，后方与附着韧带相连，部分覆盖胫股

关节表面。

Fukubayashi 和 Kurosawa[7] 运用硅橡胶灌注技术研究半月板在膝关节内的接触面后发现，半月板共覆盖了膝关节内 70% 的接触区域。Walker 和 Erkman[34] 也运用灌注技术研究发现，不负重情况下膝关节接触区域主要是在半月板，而在负重 150kg 情况下半月板覆盖了膝关节接触区域的 59% ～ 71%。

半月板外周缘长度约为 110mm[18]，除了外侧半月板腘肌腱穿行区域外，其外周缘全长均附着于内侧膝关节囊。半月板关节囊附着部又被称为冠状韧带（cornary ligament）。内侧半月板中份与内侧副韧带深层存在牢固连接。内、外侧半月板内侧缘较薄，呈游离状。

盘状半月板是相对于正常半月板形态的遗传性变异。Smillie[29] 认为，这种结构变异是由于胚胎期盘状的半月板组织在结构卷曲过程中出现异常所致。盘状半月板的发病率很难统计，Nathan 和 Cole 研究[22] 1219 例半月板切除患者发现其中仅 30 例（2.5%）存在盘状半月板病变。据 Smillie[29] 统计，3000 例半月板切除患者中 185 例（6%）存在盘状半月板病变。盘状半月板病变多见于外侧半月板，膝关节内、外侧间室均出现盘状半月板病变的病例罕见。儿童可表现为弹响、绞索症状，通常在 6 ～ 12 岁儿童多见。很多类人猿的外侧半月板呈盘状，且存在恒定的半月板股骨连接结构，但其胫骨止点缺如。

我们中心对不同个体半月板面积大小进行了测量，此研究也是同种异体移植半月板大小匹配研究的内容之一[20]。我们在研究中使用数字游标

A. A. Amis (✉)
Departments of Mechanical Engineering and Musculoskeletal Surgery, Imperial College London, South Kensington Campus, London SW7 2AZ, UK
e-mail: a.amis@imperial.ac.uk

I. D. McDermott
London Sports Orthopaedics, 31 Old Broad Street, London EC2N 1HT, UK
e-mail: ian.mcdermott@sportsortho.co.uk

S. D. Masouros
Departments of Bioengineering and Mechanical Engineering, Imperial College London, London SW7 2AZ, UK

A. M. J. Bull
Department of Bioengineering, Imperial College London, London SW7 2AZ, UK

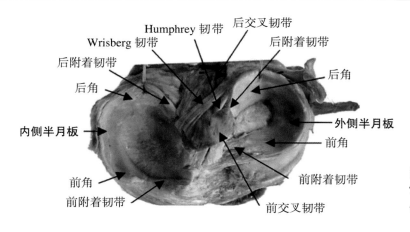

后交叉韧带
Humphrey 韧带
Wrisberg 韧带
后附着韧带
后附着韧带
后角
后角
内侧半月板
外侧半月板
前角
前角
前附着韧带
前附着韧带
前交叉韧带

图 1.2.1　半月板大体解剖及相关结构（From The Interactive Knee，© Primal Pictures，London，with permission）

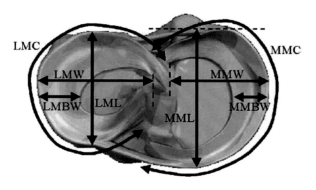

图 1.2.2　半月板面积测量（Reproduced from McDermott et al. [20]，with permission from Springer.）。LMC：外侧半月板周径；LMW：外侧半月板宽度；LMBW：外侧半月板体部宽度；LML：外侧半月板长度；MMC：内侧半月板周径；MMW：内侧半月板宽度；MMBW：内侧半月板体部宽度；MML：内侧半月板长度

表 1.2.1　尸体半月板面积测量（单位：mm）

	平均	标准差	范围
内侧半月板周径	99.0	9.3	84 ～ 119
内侧半月板体部宽度	9.3	1.3	6.7 ～ 12.4
内侧半月板长度	45.7	5.0	30.1 ～ 56.1
内侧半月板宽度	27.4	2.5	23.3 ～ 32.7
外侧半月板周径	91.7	9.6	78 ～ 112
外侧半月板体部宽度	10.9	1.3	8.3 ～ 14.5
外侧半月板长度	35.7	3.7	29.5 ～ 51.2
外侧半月板宽度	29.3	3.0	24.0 ～ 36.3

表 1.2.2　内、外侧半月板面积最大值与最小值百分比差异值（表示为最小值百分比）

	最小值（mm）	最大值（mm）	百分比差异
内侧半月板体部宽度	6.7	12.4	85.1
外侧半月板体部宽度	8.3	14.5	74.7
内侧半月板长度	30.1	56.1	86.4
外侧半月板长度	29.5	51.2	73.6
内侧半月板宽度	23.3	32.7	40.3
外侧半月板宽度	26.3	36.3	38.0

卡尺测量 88 个从 22 对尸体膝关节切除的内、外侧半月板（图 1.2.2），得出的数据如表 1.2.1 所示。不同个体膝关节半月板面积差异很大，表 1.2.2 列出了受测半月板面积最大值和最小值之间的百分比差异，并与最小值进行百分比比较。这些数据研究的重要意义在于通过相关的归纳总结，可以使我们在半月板异体移植运用骨桥固定技术固定移植物时保证移植物的准确匹配，而后者则是移植手术成功的关键[27]。

胫骨附着韧带

半月板体部环状胶原纤维延续为前、后附着韧带并止于胫骨软骨下骨。内侧半月板前角附着

韧带呈扇形，止于胫骨髁间棘，位于前交叉韧带附着部前方 6 ～ 7mm（图 1.2.3）。

一项 46 例捐献尸体研究发现，64% 的前附着韧带后部或上部纤维与半月板前横韧带（transverse intermeniscal ligament）融合（连接内、外侧半月板前角）[18]。内侧半月板后角附着于胫骨髁间棘，位于外侧半月板后侧附着点与后交叉韧带止点之间。Kohn 和 Moreno[18] 经研究后发现，内侧

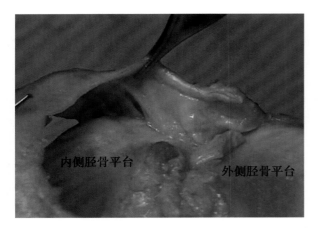

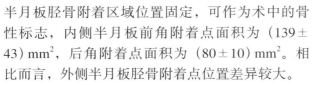

图 1.2.3　内侧半月板前方附着韧带（右膝关节后面观，半月板内侧周缘关节囊连接部位及外侧半月板已切除）

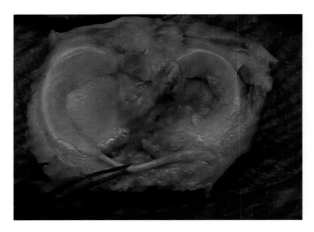

图 1.2.4　膝前横韧带（钳夹所示）

半月板胫骨附着区域位置固定，可作为术中的骨性标志，内侧半月板前角附着点面积为 $(139\pm43)\,mm^2$，后角附着点面积为 $(80\pm10)\,mm^2$。相比而言，外侧半月板胫骨附着点位置差异较大。

外侧半月板前部附着韧带止于胫骨髁间棘前方，位于前交叉韧带附着点外侧、外侧髁间棘前方。外侧半月板后附着韧带止于胫骨外侧髁间棘后方，位于内侧半月板后附着韧带止点前方。

附着韧带在韧带与骨连接移行处的纤维软骨过渡区填补了韧带与骨组织之间的空隙，从而避免了该末端区域应力集中并可防止撕裂。同时这种结构特点可防止运动过程中局部发生疲劳骨折。

通过研究兔半月板附着韧带，人们发现在切除附着韧带的前后止点 6～12 周后膝关节将出现骨软骨改变，这说明半月板附着韧带具有重要的功能作用，在半月板全切除术后也可发现类似的骨软骨改变[30]。

半月板间韧带

前半月板间韧带，又称为膝前横韧带，为连接内、外侧半月板前角的纤维韧带结构（图1.2.4）。Nelson 和 LaPrade[23] 对 50 例不成对膝关节尸体标本行解剖研究后发现，其中 94% 可以观察到膝前横韧带结构。Kohn 和 Moreno[18] 观察 92 例膝关节发现 64% 的样本可以观察到该韧带结构，其中 12% 的样本膝关节侧位 X 线片上可观察到半月板间韧带，表现为 Hoffa 脂肪垫后方模糊

的软组织影，58% 的样本行膝关节 MRI 检查可以观察到半月板间韧带信号[28]。半月板间韧带的功能目前仍不十分清楚，可能在胫骨内旋 - 外旋活动时对半月板的相对移动产生一定作用。

Nelson 和 Laprade 报道[23]，膝前横韧带平均长度为 33mm、实体平均宽度为 3.3mm。根据其连接方式分为三种类型：Ⅰ 型占 46%，韧带主要位于内侧半月板前角和外侧半月板前缘的间隙（真正的膝前横韧带）之间；Ⅱ 型占 26%，韧带自内侧半月板前角延伸至外侧半月板前关节囊连接部位；Ⅲ 型占 12%，主要附着于膝关节前方关节囊。

半月板股骨韧带

外侧半月板后角连接股骨髁间窝内股骨内髁外缘的韧带结构称为半月板股骨韧带[26]。前半月板股骨韧带位于后交叉韧带前方，又称为 Humphrey 韧带。后半月板股骨韧带位于后交叉韧带后方，又称为 Wrisberg 韧带（图 1.2.5）。Kohn 和 Moreno[18] 观察 92 例膝关节尸体标本，发现其中 50% 可观察到 Humphrey 韧带，76% 可观察到 Wrisberg 韧带。此结果与 Lee 等其他学者的文献报道结果[19] 一致—— 138 例行膝关节 MRI 患者 83% 可观察到前、后半月板股骨韧带或二者之一。Heller 和 Langman 报道[12]140 例膝关节尸体标本中 71% 可观察到半月板股骨韧带，在研究中他们发现，Humphrey 韧带直径约为后交叉韧带的 1/3，Wrisberg 韧带直径约为后交叉韧带的 1/2，

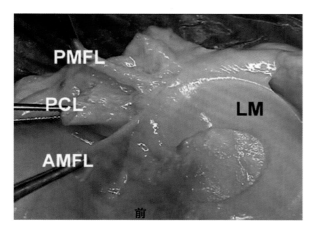

图 1.2.5 半月板股骨韧带（图中所示位于后交叉韧带两侧）。LM：外侧半月板；PMFL：后半月板股骨韧带；AMFL：前半月板股骨韧带；PCL：后交叉韧带

而且半月板股骨韧带通常可仅在一侧膝关节观察到而对侧可缺如[35]。Gupte 等[9]回顾以往文献后得出结论：93% 的患者可观察到至少一侧存在半月板股骨韧带结构，年轻人的发生率高于老年人。

半月板股骨韧带通常被认为是膝关节内的"残留结构"，但其相关研究最近又引起了学者们的关注。半月板股骨韧带具有与后交叉韧带后束相似的生物力学特性[10]，是胫骨后抽屉试验的次级限制结构[11]。

在股骨髁间窝与半月板前角之间还存在其他不常见的韧带连接结构，前内侧半月板股骨韧带（antero-medial meniscofemoral ligament）起于内侧半月板前角，前外侧半月板股骨韧带（antero-lateral meniscofemoral ligament）起于外侧半月板前角。Wan 和 Felle[35]研究 60 对尸体膝关节，发现这些韧带结构发生率为 30%。

此外还有与前者类似的自髌骨两侧髌腱附着部发出后止于胫骨前方的关节囊韧带束，此髌胫韧带（patello-tibial ligaments）结构附于半月板前角表面，可能具有在膝关节伸直时将半月板前角拉向前方的作用。

半月板的组织构成

正常半月板组织含水 72%、胶原 22%、黏多糖 0.8%、DNA 0.12%[13]。正常成年人半月板干重含 78% 胶原、8% 非胶原蛋白质及 1% 的氨基己糖[14]。从组织学角度来讲，半月板为纤维软骨组织，由相互连接的胶原纤维支架及其之间填充的细胞、细胞外基质及蛋白聚糖、糖蛋白组成。

半月板胶原成分 90% 为 I 型胶原，其余为 II、III、IV 型胶原[6]。Cheung[4]观察研究小牛半月板后发现各型胶原在不同部位的含量各不相同，除了少量的 III 型及 V 型胶原（小于 1%）外，小牛半月板外 2/3 主要由 I 型胶原构成，小牛半月板内 1/3 II 型胶原（60%）含量超过 I 型胶原（40%）[4]。胶原纤维束是由羟基吡啶醛（hydroxylpyridinium）分子连接的高度网状连接结构[6]。

半月板的超微结构

半月板组织内胶原纤维的走行特点与其功能密切相关（图 1.2.6）。Bullough 等[3]研究发现，半月板胶原纤维主要呈环形排布，以维持其张力承受功能。半月板内部及表面也有辐射状走行胶原纤维分布，这些辐射状纤维作为连接环形分布胶原纤维的"节点"，可防止半月板发生纵向撕裂。

Beaupre 等[2]发现半月板可分为两个组织结构存在明显差异的区域：即内侧 2/3 和外侧 1/3，内侧部分胶原束主要呈辐射状分布并与关节面相平行，外侧纤维束较前者更粗大且呈环形分布。这些差异与半月板的生理功能密切相关，内侧辐射状分布纤维适于传导自股骨向胫骨的轴向压力而周缘环形分布纤维可抵抗张力。半月板表面的胶原束呈随机方向走行，其成分与关节透明软骨类似（图 1.2.6）。

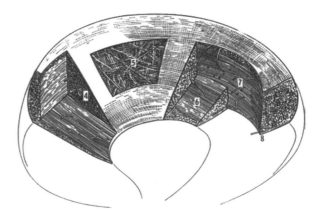

图 1.2.6 图示半月板内胶原纤维走行（Reproduced with permission and copy-right from the British Editorial Society of Bone and Joint Surgery from Bullough et al.[3]）

半月板内存在两种细胞[8]。浅表区细胞呈椭圆形或梭形，偶有突起，少胞浆，故其细胞核比例较大。半月板深层细胞为圆形或多角细胞，富含粗面内质网。这些细胞通常单独分布，偶尔可观察到 2 个或 3 个细胞成群分布。这些细胞具有成纤维细胞和软骨细胞的特性，1985 年，Webber 等[36] 提出纤维软骨细胞的概念并对其进行了详细描述。

半月板血供和神经支配

出生时整个半月板都存在血供[24]，然而出生后半月板内部会很快形成无血供区，到 20 岁左右只有外侧 1/3 可观察到供应血管。这种进行性失血管化可能是负重及膝关节活动所致。

解剖学研究[1] 表明，半月板血供主要来自膝内、外侧动脉，膝下动脉，膝中动脉，Policard 首次报道提出[25] 这些血管分支形成半月板周围毛细血管复合体。此半月板周围毛细血管复合体间断发出辐射状穿支至半月板周缘，在半月板前后角血供更为丰富[5]。

半月板内各个部分血供程度各不相同，每个个体半月板周缘血供程度也存在差异，可供给整个半月板的 10% ～ 30%[1]。血供程度对于半月板撕裂后的愈合具有指导意义。

外侧半月板后外侧部与腘肌腱相邻部位和关节囊无任何连接，此区域相对缺乏血供。

对半月板的神经支配目前仍存在争议。Kennedy 等发现[16]，半月板关节囊连接部组织内富含轴突、大的神经束、游离神经末梢、复杂的神经末梢突起以及Ⅲ型高尔基体等特殊感受器。然而这些神经结构在半月板体部并无分布。Day 等[5] 发现半月板外周部存在与辐射状分布血管伴行的神经纤维分布，其分布特点与血供类似。半月板后角和前角神经分布较丰富。与半月板体部血供分布特点不同，半月板前后角内侧 1/3 区域存在神经轴突分布。

Wilson 等[37] 也发现有神经元组织穿入半月板外 1/3。但他们发现这些神经结构并未完全与血管伴行分布，因此推测此类神经并非具有舒血管功能，可能具有传入神经功能，与所谓的"慢痛"产生相关。

Zimny 等[38] 也发现，神经轴突自半月板周围组织穿入半月板外 1/3 且这些轴突结构在半月板前后角分布更为集中，其中包括所有三种带包囊的末梢神经器官（Pacini 小体，与位置觉的持续维持相关；Ruffini 末梢，与慢适应相关；Golgi 腱器官，与快速压力反应相关）和游离神经末梢（Ⅳ型）。

半月板内存在机械感受器说明其在膝关节运动过程中传入神经信号的传导中起一定作用。此神经信号的传导对于膝关节本体感觉功能起重要作用。单纯半月板损伤可出现局部本体感觉紊乱，在行部分半月板切除后症状可得以改善[15]。

膝关节屈曲活动时半月板的移动

半月板为膝关节内的动力性组织结构，在其作用下，膝关节不匹配的关节面在关节屈伸活动过程中始终保持着最适宜的承重功能，在股骨和胫骨移动时半月板也需要随之相对移动。Thompson 等[32] 首次描述了尸体膝关节屈伸活动时半月板的运动方式：自膝关节完全伸直至完全屈曲的过程中，内侧半月板向后侧移动 5.1mm，外侧半月板向后侧移动 11.2mm，半月板前角移动度大于后角。上述结果是基于对未承重尸体膝关节的观察研究，因此并不能真正阐明承重情况下半月板的移动情况。此外，Thompson 等并未对半月板的内 - 外侧移动过程进行进一步阐释说明。

随着最近影像学技术的不断发展，"开放性"磁共振扫描技术得以运用。这种扫描方式允许被检查者在扫描区域内躺、站、坐、蹲，从而使研究者在被检查者模仿各种负重运动时也能获得完整的关节影像，Vedi 等[33] 描述了正常膝关节在承重和非承重屈伸活动时半月板的移动情况（图1.2.7），发现半月板的移动程度较 Thompson 等描述的移动程度小[32]。与 Thompson 等的研究结果一致的是他们发现半月板在膝关节屈曲时将移向后方，半月板前角较后角移动性大，外侧半月板较内侧半月板有更大移动性，内侧半月板后角移动性最小。Vedi 等发现半月板体部在膝关节屈曲过程中可发生明显的外周移动，这表明股骨髁前后部存在形态学差异。

Vedi 等[33] 比较了承重与非承重膝关节半月板

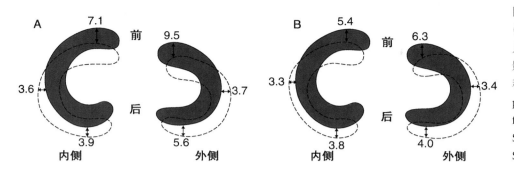

图 1.2.7 （A）（负重）和（B）（不负重）情况下内外侧半月板在膝关节由伸直（阴影部分）至屈曲活动时的移动情况（Reproduced with permission and copyright from the British Editorial Society of Bone and Joint Surgery from Vedi et al. [33]）

的运动情况，发现外侧半月板前角在膝关节承重屈伸活动时移动性更大而半月板其他部位在承重与非承重活动情况下均无明显差异。

小 结

膝关节半月板是高度复杂的组织结构，其特定的组织构成决定了其功能的多样性。目前学者们对其功能的重要性已有了深入的了解。半月板保留术式在目前已成为可能并在临床上得以开展，但从重建外科学角度来讲，目前仍有一些相关解剖结构被忽略，如半月板股骨韧带和半月板横韧带等。

更为系统和深入地了解半月板相关解剖结构特点对于更精细地重建其组织结构具有重要的意义。为此，可望将来能够合成或者推出适当的人工支架诱导组织促进其愈合或利用组织工程技术替代以修复半月板病变损伤。

参考文献

1. Arnoczky SP, Warren RF（1982）Microvasculature of the human meniscus. Am J Sports Med 10:90-95.

2. Beaupre A, Choukroun R, Guidouin R et al（1986）Knee menisci. Correlation between microstructure and biome-chanics. Clin Orthop Relat Res 208:72-75.

3. Bullough PG, Munuera L, Murphy J et al（1970）The strength of the menisci of the knee as it relates to their fine structure. J Bone Joint Surg 52B:564-567.

4. Cheung HS（1987）Distribution of type I, II, III and V in the pepsin solubilized collagens in bovine menisci. Connect Tissue Res 16:343-356.

5. Day B, Mackenzie WG, Shim SS et al（1985）The vascular and nerve supply of the human meniscus. Arthroscopy 1:58-62.

6. Eyre DR, Wu JJ（1983）Collagen of fibrocartilage: a distinc-tive molecular phenotype in bovine meniscus. FEBS Lett 158:265-270.

7. Fukubayashi T, Kurosawa H（1980）The contact area and pressure distribution pattern of the knee. A study of normal and osteoarthritic knee joints. Acta Orthop Scand 51:871-879.

8. Ghadially FN, Lalonde JM, Wedge JH（2002）Ultrastructure of normal and torn menisci of the human knee joint. J Anat 136:773-791.

9. Gupte CM, Smith A, McDermott ID et al（2002）Meniscofemoral ligaments revisited. Anatomical study, age correlation and clinical implications. J Bone Joint Surg 84-B: 846-851.

10. Gupte CM, Smith A, Jamieson N et al（2002）Meniscofemoral ligaments - structural and material properties. J Biomech 35:1623-1629

11. Gupte CM, Bull AMJ, Thomas RD et al（2003）The meniscofemoral ligaments: secondary restraints to the posterior drawer. Analysis of anteroposterior and rotatory laxity in the intact and posterior-cruciate-deficient knee. J Bone Joint Surg 85 B:765-773.

12. Heller L, Langman J（1964）The menisco-femoral ligaments of the human knee. J Bone Joint Surg 46:307-313.

13. Herwig J, Egner E, Buddecke E（1984）Chemical changes of human knee joint menisci in various stages of degeneration. Ann Rheum Dis 43:635-640

14. Ingman AM, Ghosh P, Taylor TK（1974）Variation of collagenous and non-collagenous proteins of human knee joint menisci with age and degeneration. Gerontologia 20:212-223.

15. Jerosch J, Prymka M, Castro WH（1996）Proprioception of knee joints with a lesion of the medial meniscus. Acta Orthop Belg 62:41-45.

16. Kennedy JC, Alexander IJ, Hayes KC（1982）Nerve supply of the human knee and its functional importance. Am J Sports Med 10:329-335.

17. King D（1936）The function of the semilunar cartilages. J Bone Joint Surg 18-B:1069-1076.

18. Kohn D, Moreno B（1995）Meniscus insertion anatomy as a basis for meniscus replacement: a morphological cadaveric study. Arthroscopy 11:96-103.

19. Lee BY, Jee WH, Kim JM et al（2000）Incidence and significance of demonstrating the meniscofemoral ligament on MRI. Br J Radiol 73:271-274

20. McDermott ID, Sharifi F, Bull AMJ et al（2004）An anatomical study of meniscal allograft sizing. Knee Surg Sports Traumatol Arthrosc 12:130-135.

21. McMurray TP（1942）The semilunar cartilages. Br J Surg

29:407-414.

22. Nathan PA, Cole SC（1969）Discoid meniscus. A clinical and pathologic study. Clin Orthop Relat Res 64:107-113.

23. Nelson EW, LaPrade RF（2000）The anterior intermeniscal ligament of the knee. An anatomic study. Am J Sports Med 28:74-76.

24. Petersen W, Tillmann B（1995）Age-related blood and lymph supply of the knee menisci. A cadaver study. Acta Orthop Scand 66:308-312.

25. Policard A（1936）Physiologie Générale des Articul-ations à lètat Normale et Pathologique. Masson, Paris.

26. Radoievitch F（1931）Les ligaments des menisques interarticulares du genou. Ann Anat Pathol 8:400.

27. Sekaran SV, Hull ML, Howell SM（2002）Nonan-atomic location of the posterior horn of a medial menis-cal autograft implanted in a cadaveric knee adversely affects the pressure distribution on the tibial plateau. Am J Sports Med 30:74-82.

28. Sintzoff SA Jr, Stallenberg B, Gillard I et al（1992）Transverse geniculate ligament of the knee: appearance and frequency on plain radiographs. Br J Radiol 65:766-768.

29. Smillie IS（1948）The congenital discoid meniscus. J Bone Joint Surg 30-B:671.

30. Sommerlath K, Gillquist J（1992）The effect of a meniscal prosthesis on knee biomechanics and cartilage. An experimental study in rabbits. Am J Sports Med 20:73-81.

31. Sutton JB（1987）Ligaments: their nature and morphology. M.K. Lewis, London.

32. Thompson WO, Thaete FL, Fu FH et al（1991）Tibial meniscal dynamics using three-dimensional reconstruc-tion of magnetic resonance images. Am J Sports Med 19:210-215.

33. Vedi V, Williams A, Tennant SJ et al（1999）Meniscal movement. An in-vivo study using dynamic MRI. J Bone Joint Surg 81-B:37-41.

34. Walker PS, Erkman MJ（1975）The role of the menisci in force transmission across the knee. Clin Orthop Relat Res 109:184-192.

35. Wan AC, Felle P（1995）The menisco-femoral ligaments. Clin Anat 8:323-326.

36. Webber RJ, Harris MG, Hough AJ Jr（1985）Cell culture of rabbit meniscal fibrochondrocytes: proliferative and synthetic response to growth factors and ascorbate. J Orthop Res 3:36-42.

37. Wilson AS, Legg PG, McNeur JC（1969）Studies on the innervation of the medial meniscus in the human knee joint. Anat Rec 165:485-491.

38. Zimny ML, Albright DJ, Dabezies E（1988）Mechanoreceptors in the human medial meniscus. Acta Anat Basel 133:35-40.

P. Verdonk

胚胎学

正常关节滑膜组织的胚胎发生分为两个阶段：首先，间充质胚芽分化为未来演化为长骨的软骨组织。相邻的骨成分被薄层的间充质细胞分隔形成所谓的间区。目前学者们对间区的生物学特性了解其少，研究发现其分为三层：外部两层软骨细胞层包绕软骨原基，中间细胞层日后发育为关节内结构，如韧带、半月板和滑膜等。关节腔在间区形成后分化形成，在此过程中相邻的软骨成分分离，形成不同的关节面（图 1.3.1）。

上述分化过程只有在正常和不受干扰的情况下方能够形成正常的滑膜关节[1]。在胚胎发育过程中的机械应力刺激对于半月板的形成是至关重要的。在早期原始半月板凝聚形成之后，如果没有功能性的肌肉收缩过程，则其很快会出现退化或消失[2]。

鼠半月板基质进行性基因表达过程可分为四个不同的形成阶段：（1）间充质细胞沉积于股骨和胫骨关节面表面；（2）原始半月板内半月板成软骨细胞的分化形成；（3）半月板细胞外基质合成与沉积；（4）半月板细胞外基质的成熟[3]。在第1阶段形成的半月板初级不连续沉积结构与间充质细胞表达 BMP-4 和 GDF-5 相关[3]。细胞聚合完成后，间充质细胞分化为成纤维软骨细胞，半

月板细胞获得类软骨细胞表型后即失去 BMP-4 和 GDF-5 表达（第2阶段）[3]。随后半月板细胞开始基质合成过程，合成细胞外基质、Ⅰ型和Ⅲ型胶原、软骨蛋白聚糖（第3阶段）[3]。半月板大体形成后期其细胞表达Ⅱ型胶原（第4阶段）[3]。这些研究结果表明，半月板是一种具有特殊胚胎发生特点的结缔组织。

正常半月板组织的化学成分及构成

正常人类半月板蛋白聚糖成分包括 40% 的 6-硫酸软骨素（chondroitin 6 sulphate）、10%～20% 的 4-硫酸软骨素（chondroitin 4 sulphate）、20%～30% 的硫酸皮肤素（dermatan sulphate）和 15% 的硫酸角质素（keratan sulphate）。这些成分比例通过组织生长过程中黏多糖（glycosaminoglycan）的合成调节[4,5]。半月板体部内 1/3 黏多糖占其干重的 8%，而外周 1/3 黏多糖仅占 2%。成年牛和犬半月板蛋白聚糖 (aggrecan) 主要为软骨聚蛋白聚糖（proteoglycan）（图 1.3.2）。

半月板组织及附着韧带组织生物合成和细胞聚集始于胚胎发育期[6]。在生理环境条件下自胚胎内侧区和中间区形成的半月板组织主要合成蛋白聚糖，也可合成小分子蛋白聚糖，自外周区形成的半月板组织主要合成小分子蛋白聚糖[7]。犬半月板外侧区域不合成软骨聚蛋白聚糖[8]。总的来说，半月板组织聚蛋白聚糖沉积量占膝关节软骨沉积量的 1/8～1/10。猪半月板内部二聚糖和纤维调节素含量较外周部高，核心蛋白聚糖则在外周部含量较高[9]。蛋白聚糖在半月板各部位含

P. Verdonk

Department of Orthopaedic Surgery and Traumatology,
Ghent University Hospital, De Pintelaan 185,
9000 Ghent, Belgium

e-mail: pverdonk@yahoo.com

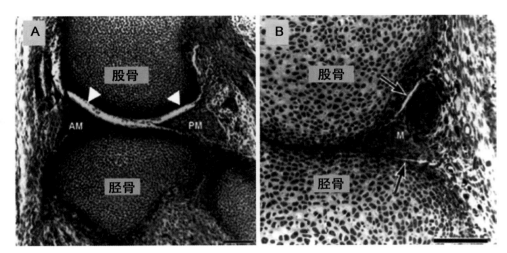

图 1.3.1　（A）石蜡组织切片示大鼠胚胎 17±5 周膝关节内腔隙化进行性改变，腔隙化出现于股骨半月板连接部位（白色箭头），图中垂直切面显示此过程始于胫骨与外侧半月板后角之间（PM），胫骨与半月板前角（AM）之间无腔隙化过程（偶氮卡红染色，长度单位：100μm）。（B）冠状位切面标本环氧化处理示胚胎 18±5 周早期腔隙化表现，腔隙化（箭头所指）始于间区周缘部分，皆位于股骨和半月板之间以及胫骨和半月板之间（M）（甲苯胺蓝染色，长度单位：100μm）（Pictures courtesy Ito and Kida[1]）

图 1.3.2　（A）软骨蛋白聚糖聚合物分子结构，软骨蛋白聚糖单聚体（方框所示）连接于透明质酸盐支架（箭头所示）构成不同大小的聚合物分子；（B）在软骨蛋白聚糖单聚体内存在三个球形结构域（G1、G2 和 G3）被两个带有硫酸软骨素黏多糖和硫酸角质素的延伸片段分隔，连接蛋白可稳定聚合结构中的透明质酸盐与软骨蛋白聚糖之间的连接，200 个蛋白聚糖聚合体与 1 个透明质酸盐分子连接

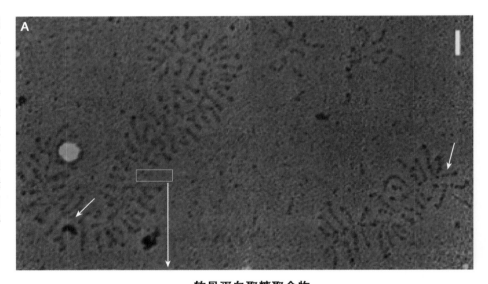

软骨蛋白聚糖聚合物
2,200 aa

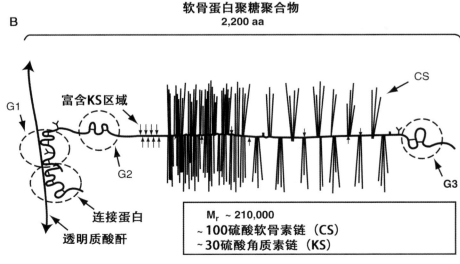

量不同反映了不同组织对局部应力的适应性各不相同，并由组织内部特定的生理环境调节维持。特殊的蛋白聚糖如软骨聚蛋白聚糖、二聚糖、纤维调节素在半月板内部压力承重区沉积。

半月板组织的细胞构成

半月板为纤维软骨组织，在光学显微镜下多数细胞为圆形或椭圆形，细胞外基质呈不完全性纤维样表现[10]。

Ghadially 等基于形态特征和软骨基质的有无将半月板细胞分为软骨细胞、成纤维细胞和中间形态细胞三类[10]。Eyre 和 Muir 的贡献在于其在 20 世纪 70 年代证实，Ⅰ型胶原是半月板主要的胶原纤维成分，而关节软骨主要的胶原成分是Ⅱ型胶原[11]。这是纤维软骨（Ⅰ型胶原）与透明软骨（Ⅱ型胶原）即半月板细胞与软骨细胞之间在分子学方面的区别标准。半月板内也含有少量Ⅱ型胶原。目前学者们已证实，半月板内主要为Ⅰ型胶原，Ⅱ型胶原含量较少，半月板内圆形/椭圆形细胞并非透明软骨细胞。McDevitt 等首次将此类圆形细胞命名为纤维软骨细胞[12]。半月板内存在 3 种或 4 种形态各异的细胞群：(1) 纤维软骨细胞，主要位于半月板内侧 1/2，此部位主要承受压应力；(2) 成纤维样细胞，主要位于外部，富含纤维成分，此部位主要与抗张力相关；(3) 浅层区域细胞，位于半月板表面区域，将半月板组织与关节滑液相分隔（图 1.3.3）。中间形态细胞的形态介于纤维软骨细胞和成纤维细胞之间且位于半月板外侧部组织内。

纤维软骨细胞

纤维软骨细胞为圆形或椭圆形细胞，其主要合成Ⅰ型胶原纤维。纤维软骨细胞富含胞内和胞周基质。透射电镜下观察纤维软骨细胞的胞周基质为纤细丝状结构，与含纤维性区间基质之间存在明显过渡区域。

纤维软骨细胞合成的区间基质含少量Ⅱ型和Ⅲ型胶原，Ⅳ型胶原是关节软骨和纤维软骨细胞胞周基质的特有成分。

纤维软骨细胞为半月板内部的主要细胞成分。纤维软骨细胞的分布、形态和特性与其在半

月板相应部位承受压力的功能相对应。

成纤维样细胞

此类细胞缺乏胞周基质，位于半月板外部。胞体表面含抗波形蛋白抗体，伸出数个细长的胞质突起与其他细胞和基质部分通过缝隙连接或 43 染色连接蛋白连接[13]。此类细胞含 2 个中心小体，其中一个中心小体和与感觉而非运动功能相关的初级纤毛结构相联系。目前学者们认为，半月板内细胞向外周部位发出突起的结构特点与其机械应力承受能力有关[13]。这些细胞具有很长的延伸结构并可与其他细胞发生联系，使其可以通过感受局部或者更远部位的环境变化而保持局部内环境稳态。

浅层区域细胞

这些细胞具有典型的梭形结构，无胞质突起，细胞位于半月板表面组织深层[10,13]。这些细胞长期以来被认为与半月板组织深层的体部细胞形态存在很大差异，Kambic 等报道，活体犬半月板伤口愈合过程研究发现模型浅层细胞表达 α-SMA，并可能向伤口及邻近半月板组织部位迁移，SMA 阳性细胞也聚集于创口表面及邻近半月板组织部位[14]，推测这可能是由于浅层区域存在很多特殊细胞，可能包括促进创口愈合的原始细胞。

受伤部位以外细胞表达 α-SMA 的意义目前仍未阐明，Ahluwalia 等观察老年行全膝关节置换术患者（平均年龄 66 岁），发现其中 25% 的切除半

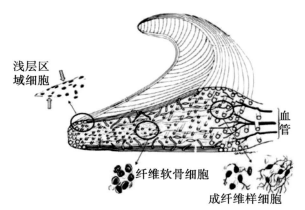

图 1.3.3　人类半月板组织结构示意图。不同部位的细胞构成各不相同。纤维软骨细胞为无突起圆形细胞，位于半月板非血管化区域；成纤维样细胞位于血管化区域，胞浆突起较小；半月板浅层区域细胞呈梭形

月板内非血供区细胞表达 α-SMA，这可能是组织重塑反应过程的一部分 [15]。Hu 等运用扫描电镜研究兔半月板表面（即浅表区）后认为：半月板浅表区细胞形态与内部相比存在明显不同，浅表区细胞呈扁平状，与这些细胞可能起源于滑膜并迁移至半月板组织浅表区的假说相一致 [16]。

半月板损伤后的愈合过程

以往学者通过三种损伤模式阐述半月板愈合能力：（1）前交叉韧带横断模式；（2）失去活力的游离缘模式；（3）单纯半月板撕裂模式。

模式 1：前交叉韧带横断

众所周知，前交叉韧带断裂后的半月板，尤其是内侧半月板承受的机械应力将增高。学者们曾利用多种动物模型研究此种损伤模式下活体半月板的组织学和功能学改变 [17-22]。目前组织学研究表明，内、外侧半月板和关节软骨在前交叉韧带离断后可出现进行性破坏改变 [17,19]，前交叉韧带断裂后半月板细胞呈现簇状排列。免疫组化分析结果表明，病变组半月板 I 型和 III 型胶原高表达，II 型胶原含量较正常明显增高 [17]。特异性的蛋白多糖染色分析也提示这些分子在病变组呈高表达 [17]。功能性研究表明，与对照组相比受伤半

月板组织内的分解酶如 MMP-1、MMP-3 尤其是 MMP-13 mRNA 呈现高表达（表 1.3.3）[18]。

内侧半月板 I 型、II 型、VI 型胶原、金属蛋白酶抑制因子 -1（TIMP-1）、聚蛋白聚糖、二聚糖和诱导型一氧化氮合酶（iNOS）在 mRNA 水平与对照组相比呈明显地高表达。VI 型胶原为一种在不同结缔组织中创面愈合和组织重塑过程中高表达的蛋白质，因此学者们推测 col6a3 mRNA 高水平表达可能是组织试图积极修复的表现 [18]。总的来说，半月板损伤后基因、基质蛋白和酶都出现高表达。

模式 II：游离缘模式

作者在观察犬半月板撕裂模型时发现一个有趣的现象：游离缘自半月板非血供区分离，经过循环冷冻—融化的去细胞化过程后再次植入缺损区，可观察到细胞向损伤部位迁移 [14]。伤后 1 年，游离缘为多种细胞填充。半月板浅表区细胞在此修复过程中起关键作用，这些细胞表达 SMA 并可能向伤口迁移。

模式 III：撕裂模式

半月板体部外周 1/3 血供区撕裂后愈合方式与其他血供丰富的组织相似 [23-25]。内生小血管自

表 1.3.1　基质金属蛋白酶（MMPs）总结

MMP	别名	底物
MMP-1	胶原酶	I、II、III、VII、VIII 和 X 型胶原，明胶，软骨蛋白聚糖，L- 选择蛋白，IL-1β，蛋白多糖，巢蛋白，卵固蛋白，MMP-2，MMP-3
MMP-3	基质降解酶	III、IV、V、IX 型胶原，明胶，软骨蛋白聚糖，基底膜蛋白多糖，核心蛋白多糖，层黏蛋白，弹性蛋白，酪蛋白，骨连接素，卵固蛋白，内功素，血纤维蛋白溶酶原，MBP，IL-1β，MMP-2/TIMP-2，MMP-7，MMP-8，MMP-9，MMP-13
MMP-8	中性粒细胞胶原酶	I、II、III、IV、IX、X 型胶原，明胶，软骨蛋白聚糖，III - V 型纤维连接蛋白
MMP-10	基质溶解素 -2	III、V 型胶原，明胶，软骨蛋白聚糖，弹性蛋白，MMP-1，MMP-8
MMP-12	巨噬细胞金属弹性蛋白酶	IV 型胶原，明胶，弹力蛋白，酪蛋白，纤维连接素，软骨蛋白聚糖，玻璃粘连蛋白，层粘连蛋白，内功素，MBP，血浆纤维蛋白原，纤维蛋白，血纤维蛋白溶酶原
MMP-13	胶原酶 -3	I、II、III、IV、IX、X、XIV 型胶原，明胶，血纤维蛋白溶酶原，软骨蛋白聚糖，基底膜蛋白多糖，纤维连接蛋白，骨连接素，MMP-9
MMP-18	爪蟾胶原酶 -4	I 型胶原
MMP-19	RASI	I 型胶原
MMP-20	溶牙釉质素	牙釉蛋白，软骨蛋白聚糖和软骨寡聚基质蛋白（COMP）
MMP-22	鸡 MMP（C-MMP）	未知
MMP-27		未知
MMP-28	基质金属蛋白酶	未知

半月板周围毛细血管网长入撕裂间隙内血肿和血纤维凝块并最终形成瘢痕组织，内生小血管的长入伴随着未分化的间充质细胞的迁移和增殖，这些细胞可能来自膝关节滑膜。损伤区域最终为富含细胞的纤维血管瘢痕组织填充。瘢痕重塑需要数月时间最终形成类似半月板组织并达到一定生物力学特性[26,27]。临床上，此种损伤愈合机制通常预后良好[28-30]。半月板外周缘纵向撕裂修复后愈合可能性大且预后功能良好，愈合后的半月板可恢复至正常半月板稳定性[30,31]。

与血供丰富区域相比，半月板非血供区域损伤多见但愈合率较低[23,32]。基于目前对于半月板损伤修复后具有良好预后的认同，学者们尝试通过各种方法提高非血供区域半月板损伤缝合修复的愈合率。通过建立血供通道使无血供的撕裂部位与周围血供建立联系以促进愈合的修复方法已获得成功，目前临床上此区域撕裂修复后与血供区撕裂后修复的预后结果相近[25,33]。术中应避免在建立血供通道时半月板周缘 1/3 径向分离切口过大，以防止外周缘环状分布胶原纤维损伤，此框架结构对维持半月板正常功能有重要作用。此外，还可利用游离或带蒂滑膜组织直接缝合或建立通道于损伤部位以提高愈合率[34-38]。另一种提高非血供区域愈合率的方法是使用血纤维蛋白凝块和或含有生长因子的上皮细胞、预培养自体干细胞，甚至是多孔的多聚体分子移植物，这些方法也可起到促进试验模型非血供区半月板损伤愈合的作用[39-43]。运用纤维蛋白凝块和干细胞方法后 4 个月测定所形成的瘢痕组织的强度发现其仅达正常半月板组织强度的 40%[41]。由此可见，非血供区损伤可通过不同的修复方法达到愈合，但临床上此类损伤修复后愈合率仍较外周血供区损伤修复后愈合率低[32]，而且，愈合后其功能是否能恢复至正常半月板功能水平尚未确定。因此，目前没有证据表明非血供区损伤后修复效果优于半月板部分切除术。

半月板移植理论基础

为防止半月板全部或部分切除后膝关节迟发性软骨退行性变，改善患者膝关节生物力学功能及缓解患者可能出现的疼痛症状，目前临床上关于半月板全切或部分切除术后半月板组织替代方法的研究探索已有很多。目前可行的方法包括自体或同种异体组织移植（如肌腱、带蒂 Hoffa 脂肪垫、骨膜组织、软骨周围组织、小肠黏膜下层组织、异体半月板移植等）以及以自体多聚物分子（如胶原和透明质酸）为主的支架组织或单纯聚乳酸（如多聚葡萄糖醛酸和多聚氨酯等）合成的支架组织移植[44-53]。目前只有同种异体半月板移植和 I 型胶原为主要支架成分的半月板支架合成组织（CMI®，Regen Biologics，Franklin Lakes，NJ）应用于临床。这些方法的应用是基于以下理念：宿主细胞将随时间的推移填充至异体

切面观

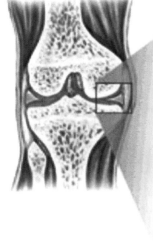
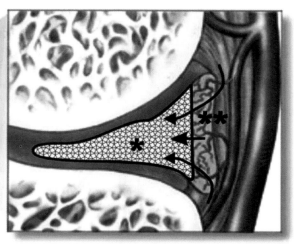

图 1.3.4　无细胞成分半月板移植物或支架诱导内植物植入（星号所示）后，植入体内来源于滑膜及关节囊（双星号所示）细胞成分（箭头所指）长入情况

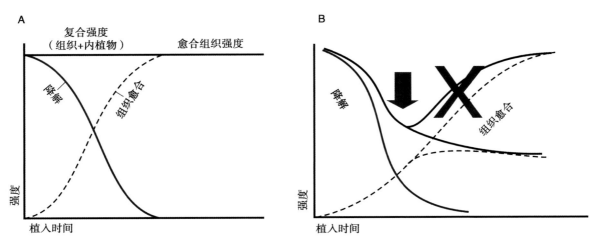

图 1.3.5 （A）理想的可吸收支架诱导组织降解动力学曲线（灰线）与组织愈合的曲线（虚线）对比，整个降解过程（实线）中需保证移植物的强度。（B）在人类植入模型中，组织愈合过程被认为明显慢于多种移植物和支架诱导组织的重吸收，导致其强度降低，移植失败

组织和无细胞结构的支架组织，长入移植物的细胞可能源于滑膜和关节囊（图 1.3.4）[54,55]。

这些源于宿主细胞的支架内细胞的表型决定了新生支架组织的生物化学和生物力学特性。

移植成败的另一关键因素是支架内植物或组织内自体细胞的再长入需要一定时间，这些支架内植物或组织具有生物可降解性，宿主细胞长入及愈合速度应大于降解速度以利于半月板替代物很快实现再生或愈合（图 1.3.5）。

以往动物实验研究表明，新鲜同种异体半月板移植术后 1 个月宿主细胞会很快长入移植物[54,56]，但相关的人体研究数据仍较少，我中心既往研究发现人体模型的支架内植物或组织自体细胞长入时间相对更长。人类活体同种异体半月板移植 36 个月后 DNA 指纹图分析结果表明，多数病例半月板内仅含供体来源细胞。这些数据结果与其他人类冷冻异体半月板移植和胶原支架内植物移植相关研究得出的结论相同。组织切片研究结果表明，移植术后供体半月板细胞成分将逐渐降低，这表明在移植术后早期供体或支架内植物组织内自体细胞填充不足（图 1.3.6）[56,57]。

因此，人们试图通过以下手段增加缺损区域原始细胞聚集及缩短聚集时间：（1）移植经体外培养的具有"活力"的同种异体半月板；（2）移

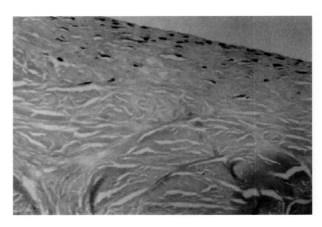

图 1.3.6 人深度冷冻保存同种异体半月板移植术后 6 个月，组织切片示仅浅表层自体细胞再长入，移植物内部仍无细胞长入（Picture reproduced from Rodeo et al.[55]）

植前在具有生物降解活性的支架内植物组织表面或内部种植具有半月板修复潜力的自体细胞。

参考文献

1. Ito MM, Kida MY（2000）Morphological and biochemical re-evaluation of the process of cavitation in the rat knee joint: cellular and cell strata alterations in the interzone. J Anat 197:659-679.

2. Mikic B, Johnson TL, Chhabra AB, Schalet BJ, Wong M, Hunziker EB（2000）Differential effects of embryonic immobilization on the development of fibrocartilaginous skeletal

elements. J Rehabil Res Dev 37:127-133.

3. Pavlova A, Gamer L, Cox K, Celeste A, Rosen V (2001) Developmental expression of BMPs and matrix proteins during meniscal morphogenesis. Transactions, vol.26, San Francisco, California.

4. Herwig J, Egner E, Buddecke E (1984) Chemical changes of human knee joint menisci in various stages of degeneration. Ann Rheum Dis 43:635-640.

5. Verbruggen G, Verdonk R, Veys EM, Van Daele P, De Smet P, Van den Abbeele K et al (1996) Human meniscal proteoglycan metabolism in long-term tissue culture. Knee Surg Sports Traumatol Arthrosc 4:57-63.

6. Koob TJ, Hernandez DJ, Gordy JT, Sandy JD (1995) Aggrecan metabolism in bovine meniscus: role of aggreca-nase in normal development. Trans Orthop Res Soc 20:3.

7. Collier S, Ghosh P (1995) Effect of transforming growth factor beta on proteoglycan synthesis by cell and explant cultures derived from the knee joint meniscus. Osteoarthr Cartil 3:127-138.

8. Valiyaveettil M, Mort JS, McDevitt CA (2005) The concentration, gene expression, and spatial distribution of aggrecan in canine articular cartilage, meniscus, and anterior and pos-terior cruciate ligaments: a new molecular distinction between hyaline cartilage and fibrocartilage in the knee joint. Connect Tissue Res 46:83-91.

9. Scott PG, Nakano T, Dodd CM (1997) Isolation and characterization of small proteoglycans from different zones of the porcine knee meniscus. Biochimica et Biophysica Acta 1336:254-262.

10. Ghadially FN, Lalonde JM, Wedge JH (1983) Ultrastructure of normal and torn menisci of the human knee joint. J Anat 136:773-791.

11. Eyre DR, Muir H (1975) The distribution of different molecular species of collagen in fibrous, elastic and hyaline cartilages of the pig. Biochem J 151:595-602.

12. McDevitt C, Webber RJ (1990) The ultrastructure and biochemistry of meniscal cartilage. Clin Orthop Relat Res 252:8-18.

13. Hellio Le Graverand MP, Ou Y, Schield-Yee T, Barclay L, Hart D, Natsume T, Rattner JB (2001) The cells of the rabbit meniscus: their arrangement, interrelationship, morphological variations and cytoarchitecture. J Anat 198:525-535.

14. Kambic HE, Futani H, McDevitt CA (2000) Cell, matrix changes and alpha-smooth muscle actin expression in repair of the canine meniscus. Wound Repair Regen 8:554-561.

15. Ahluwalia S, Fehm M, Murray MM, Martin SD, Spector M (2001) Distribution of smooth muscle actin-containing cells in the human meniscus. J Orthop Res 19:659-664.

16. Hu SY, Wang S, Zuo RT (2001) Meniscus and synovial membrane: an electron microscopic study on rabbits. Can J Appl Physiol 26:254-260.

17. Hellio Le Graverand MP, Vignon E, Otterness IG, Hart DA (2001) Early changes in lapine menisci during osteoarthritis development: part I: cellular and matrix alterations. Osteoarthritis Cartilage 9:56-64.

18. Wildey GM, Billetz AC, Matyas JR, Adams ME, McDevitt CA (2001) Absolute concentrations of mRNA for type I and type VI collagen in the canine meniscus in normal and ACL-deficient knee joints obtained by RNase protection assay. J Orthop Res 19:650-658.

19. Hellio Le Graverand MP, Vignon E, Otterness IG, Hart DA (2001) Early changes in lapine menisci during osteoarthritis development: part II: molecular alterations. Osteoarthritis Cartilage 9:65-72.

20. Hellio Le Graverand MP, Eggerer J, Sciore P, Reno C, Vignon E, Otterness I, Hart DA (2000) Matrix metalloproteinase-13 expression in rabbit knee joint connective tissues: influence of maturation and response to injury. Matrix Biol 19:431-441.

21. Bluteau G, Gouttenoire J, Conrozier T, Mathieu P, Vignon E, Richard M, Herbage D, Mallein-Gerin F (2002) Differential gene expression analysis in a rabbit model of osteoarthritis induced by anterior cruciate ligament (ACL) section. Biorheology 39:247-258.

22. Bluteau G, Conrozier T, Mathieu P, Vignon E, Herbage D, Mallein-Gerin F (2001) Matrix metalloproteinase-1, -3, -13 and aggrecanase-1 and -2 are differentially expressed in experimental osteoarthritis. Biochim Biophys Acta 1526:147-158.

23. King D (1936) The healing of semilunar cartilage. J Bone Joint Surg 18:333-342.

24. Heatley FW (1980) The meniscus-can it be repaired? An experimental investigation in rabbits. J Bone Joint Surg 62B:397-402.

25. Arnoczky SP, Warren RF (1983) The microvasculature of the meniscus and its response to injury: an experimental study in the dog. Am J Sports Med 11:131-140.

26. Baratz ME, Fu FH, Mengato R (1986) Meniscal tears: the effect of meniscectomy and of repair on intraarticular contact areas in the human knee. A preliminary report. Am J Sports Med 14:270-275.

27. Newman AP, Anderson DR, Daniels AU, Dales MC (1989) Mechanics of the healed meniscus in a canine model. Am J Sports Med 17:164-175.

28. DeHaven KE, Black KP, Griffiths HJ (1989) Open meniscus repair. Technique and two to nine years results. Am J Sports Med 17:788-795.

29. DeHaven KE, Arnoczky SP (1994) Meniscal repair: part I: basic science, indications for repair, and open repair. J Bone Joint Surg 76A:140-152.

30. Sommerlath K, Hamberg P (1989) Healed meniscal tears in unstable knees: a long-term followup of seven years. Am J Sports Med 17:161-163.

31. Steenbrugge F, Verstraete K, Verdonk R (2004) Magnetic resonance imaging of the surgically repaired meniscus: a 13-year follow-up study of 13 knees. Acta Orthop Scand 75:323-327.

32. Henning CE, Lynch MA, Yearout KM, Vequist SW, Stallbaumer RJ, Decker KA (1990) Arthroscopic meniscal repair using an exogenous fibrin clot. Clin Orthop Relat Res 252:64-72.

33. Zhang Z, Arnold J, Williams T, McCann B (1995) Repairs by trephination and suturing of longitudinal injuries in the avascular area of the meniscus. Am J Sports Med 23:35-41.

34. Jitsuiki J, Ochi M, Ikuta Y (1994) Meniscal repair enhanced by an interpositional free synovial autograft: an experimental study in

rabbits. Arthroscopy 10:659-666.

35. Shirakura K, Niijima M, Kobuna Y, Kizuki S （1997） Free synovium promotes meniscal healing: synovium, muscle and synthetic mesh compared in dogs. Acta Orthop Scand 68:51-54.

36. Veth RPH, den Heeten GJ, Jansen HWB, Nielsen HKL （1983） An experimental study of reconstructive procedures in lesions of the meniscus: use of synovial flaps and carbon fiber implants for artificially made lesions in the meniscus of the rabbit. Clin Orthop Relat Res 181:250-254.

37. Ghadially FN, Wedge JH, Lalonde J-MA （1986） Experimental methods of repairing injured menisci. J Bone Joint Surg 68B:106-110.

38. Kobuna Y, Shirakura K, Niijima M （1995） Meniscal repair using a flap of synovium. An experimental study in the dog. Am J Knee Surg 8:52-55.

39. Arnoczky SP, Warren RF, Spivak JM （1988） Meniscal repair using an exogenous fibrin clot. J Bone Joint Surg 70B:1209-1217.

40. Hashimoto J, Kurosaka M, Yoshiya S, Hirohata K （1992） Meniscal repair using fibrin sealant and endothelial cell growth factor. An experimental study in dogs. Am J Sports Med 20:537-541.

41. Port J, Jackson DW, Lee TQ, Simon TM （1996） Meniscal repair supplemented with exogenous fibrin clot and autogenous cultured marrow cells in the goat model. Am J Sports Med 24:547-555.

42. Klompmaker J, Jansen HWB, Veth RPH, de Groot JH, Nijenhuis AJ Pennings AJ （1991） Porous polymer implant for repair of meniscal lesions: a preliminary study in dogs. Biomaterials 12:810-816.

43. Tienen TG, Heijkants RG, de Groot JH, Pennings AJ, Schouten AJ, Veth RP, Buma P （2005） Replacement of the knee meniscus by a porous polymer implant: a study in dogs. Am J Sports Med 31.

44. Kohn D, Wirth CJ, Reiss G, Plitz W, Maschek H, Erhardt W, Wulker N （1992） Medial meniscus replacement by a tendon autograft. Experiments in sheep. J Bone Joint Surg Br 74:910-917.

45. Milachowski KA, Kohn D, Wirth CJ （1990） Meniscus replacement using Hoffa's infrapatellar fat bodies-initial clinical results. Unfallchirurgie 16:190-195.

46. Walsh CJ, Goodman D, Caplan AI, Goldberg VM （1999） Meniscus regeneration in a rabbit partial meniscectomy model. Tissue Eng 5:327-337.

47. Bruns J, Kahrs J, Kampen J, Behrens P, Plitz W （1998） Autologous perichondral tissue for meniscal replacement. J Bone Joint Surg Br 80:918-923.

48. Gastel JA, Muirhead WR, Lifrak JT, Fadale PD, Hulstyn MJ, Labrador DP （2001） Meniscal tissue regeneration using a collagenous biomaterial derived from porcine small intestine submucosa. Arthroscopy 17:151-159.

49. Peters G, Wirth CJ （2003） The current state of meniscal allograft transplantation and replacement. Knee 10:19-31.

50. Noyes FR, Barber-Westin SD （2005） Meniscus transplantation: indications, techniques, clinical outcomes. Instr Course Lect 54:341-353.

51. Verdonk PC, Demurie A, Almqvist KF, Veys EM, Verbruggen G, Verdonk R （2005） Transplantation of viable meniscal allograft. Survivorship analysis and clinical outcome of one hundred cases. J Bone Joint Surg Am 87:715-724.

52. Rodkey WG, Steadman JR, Li ST （1999） A clinical study of collagen meniscus implants to restore the injured meniscus. Clin Orthop 367S:S281-S292.

53. Buma P, Ramrattan NN, van Tienen TG, Veth RP （2004） Tissue engineering of the meniscus. Biomaterials 25:1523-1532.

54. Arnoczky SP, DiCarlo EF, O'Brien SJ, Warren RF （1992） Cellular repopulation of deep-frozen meniscal autografts: an experimental study in the dog. Arthroscopy 8:428-436.

55. Rodeo SA, Seneviratne A, Suzuki K, Felker K, Wickiewicz TL, Warren RF （2000） Histological analysis of human meniscal allografts. A preliminary report. J Bone Joint Surg Am 82:1071-1082.

56. Jackson DW, Whelan J, Simon TM （1993） Cell survival after transplantation of fresh meniscal allografts. DNA probe analysis in a goat model. Am J Sports Med 21: 540-550.

生物力学

S. D. Masouros, I. D. McDermott, A. M. J. Bull, A. A. Amis

引　言

半月板的主要作用是传递经膝关节胫股关节面的接触应力。此功能是通过半月板特定的组织构成、特定的形态及其附属结构实现的。半月板主要的连接韧带附着于胫骨 [如半月板附着韧带，内侧副韧带深层（dMCL）] 和股骨（如半月板股骨韧带、内侧副韧带深层等），此外，内、外侧半月板之间也存在韧带连接结构如半月板前横韧带（AIL），这些附属结构都与其应力传导功能有关。

长期以来，随着骨科医师对半月板认识的不断深入，人们为恢复和保留其功能提出了多种外科手术干预手段。而在这之前由于对其在关节内的重要作用缺乏认识，半月板损伤后如出现疼痛、绞索、打软腿等症状时通常行手术切除。半月板撕裂为膝关节的常见损伤[8,14]，目前人们已充分认识到，半月板切除后患者膝关节出现进行性退变的可能性增大，并可能加速关节内已存在的骨性关节炎

A. A. Amis（✉）
Departments of Mechanical Engineering and Musculoskeletal Surgery, Imperial College London, South Kensington Campus, London SW7 2AZ, UK
e-mail: a.amis@imperial.ac.uk

S. D. Masouros
Departments of Bioengineering and Mechanical Engineering, Imperial College London, London SW7 2AZ, UK

I. D. McDermott
London Sports Orthopaedics, 31 Old Broad Street, London EC2N 1HT, UK

A. M. J. Bull
Department of Bioengineering, Imperial College London, London SW7 2AZ, UK

退行性变[7,28,41,56]。多数研究证实，半月板在膝关节承重[11,21,57,68]和缓冲应力[32,33,67]方面具有重要作用，为膝关节的次级稳定结构[22,35,36,39,40,47,60,69]。此外，半月板还具有关节润滑、营养[53]、感觉和本体感觉[43]功能。

半月板组织的物质特性

和所有组织一样，半月板组织的超微结构决定了其物质组成及其力学特性。半月板组织胶原纤维的环状分布特点[10,11,49]与其张力和压应力特性相关。

组织张力特性

有研究曾尝试量化半月板的张力反应特性[20,24,34,44,50,64]。为在不同半月板组织超微结构下进行测试，目前所有研究均自径向和轴向两个方向提取半月板组织。所有研究结果均表明，半月板组织在径向的应力反应程度要小于环状方向。如 Tissakht 和 Ahmed 研究[64]发现，环状应力强度值为 80 ～ 125MPa，而径向应力强度值仅为 1.7 ～ 3.6MPa，此强度值差异可解释半月板组织易发生环形撕裂而非辐射状撕裂的原因。此差异与相关的组织学研究结果相一致：半月板内纤维组织主要呈环形分布[10,11,49]。不同的研究在环形分布半月板组织的拉伸模量方面存在差异。此外，目前就半月板纤维组织前、中、后部的组织学差异方面尚无定论，也无相关临床研究结果。尽管各种研究的实验手段各不相同，总体来说人半月

板组织拉伸模量值在轴向约为 110MPa，径向约为 25MPa。小牛半月板张力模型轴向拉伸模量值约为 210MPa，径向拉伸模量值约为 25MPa。

表 1.4.1 示人与小牛不同关节部位结缔组织平均张力强度，环形分布半月板纤维组织的抗张力与肩关节盂韧带和髋臼唇或关节软骨相似。小牛半月板纤维组织强度大于人类。

组织抗压特性

半月板组织抗压特性的相关研究较少[31,50,63]。有报道半月板组织的累积模量约为 1.5MPa，渗透性约为 $1.9 \times 10^{-15} \mathrm{m}^4 \mathrm{N}^{-1} \mathrm{s}^{-1}$，前者表示组织在承受压力条件下的强度改变，后者表示灌注液体渗入组织的难易程度。

半月板组织的水渗透性较关节软骨低，其抗张力强度是抗压力强度的 1000 倍。这些特点表明半月板组织在承受压力情况下具有很强的变形能力，意味着其在膝关节屈伸过程中将适应股骨髁的移动过程并可产生相应的形态变化。半月板组织的抗张力强度大于抗压力强度的特点也表明，其主要功能是承受张力而非承受压力，这就部分解释了为何在膝关节极度屈曲时，半月板尤其是内侧半月板被挤压固定于胫骨平台后缘时暂时失去功能的原因（图 1.4.1）[4,58,70]。

半月板的生物力学特性

目前普遍认为，半月板的主要作用是在膝关节运动过程中传导自股骨向胫骨的应力。半月板的形态、结构和局部连接结构与此功能密切相关，半月板通过其应力传导作用保护关节内结构并降低关节面承受的压力。

膝关节负重时主要承受轴向压力，沿关节传导的轴向压力传导至关节面后转变为接触应力（即接触压力）。平均接触应力与承重压力成正比，与接触面积成反比。这说明承重接触面积越大，局部所承受的接触应力越小。膝关节形态、活动范围决定了其关节接触面并不完全匹配，如果没有半月板而仅靠膝关节胫骨平台接触面则无法实现胫股接触面压力的最小化。由于股骨内侧髁关节面与较凹的内侧胫骨平台相关节，因此与外侧间室相比形态更为匹配，在外侧间室中股骨外侧髁与相对较平的外侧胫骨平台关节面相关节。

铸型技术研究发现[68]，非负重情况下膝关节关节面接触区域主要在半月板，承受压力为 1470 N 时，半月板占胫骨平台周围 59% ～ 71% 的关节面接触区域，骨与骨接触区域位于关节接触面的中心区域。其他一些研究发现，如去除半月板，则应力将集中于相对较小的关节软骨面，关节面承

表 1.4.1　不同关节内组织结构拉伸模量（MPa）比较

髌腱	膝关节主要韧带	半月板（环形样本）		髋臼唇		半月板（辐射状样本）		肩关节盂唇	关节软骨
人[13]	人[13,51,52]	牛	人[24,50][20,34,64]	牛	人[19][29]	牛	人[24,50][20,34,64]	人[61]	人[27]
500 ～ 700	300	210	100	75	65	25	10	25	2 ～ 20

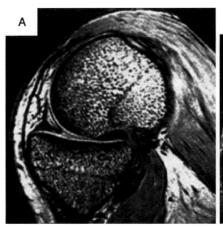
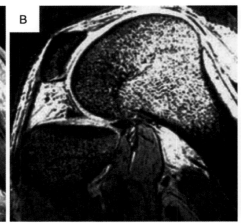

图 1.4.1　膝关节极度屈曲状态下应力情况。（A）内侧半月板后角在股骨压力作用下被挤入胫骨平台后缘；（B）外侧半月板后角相应向后离开胫骨平台（From Yao et al.[70]. © 2008 Orthopaedic Research Society. Reprinted with permission from Wiley-Liss，Inc.，a subsidiary of Wile）

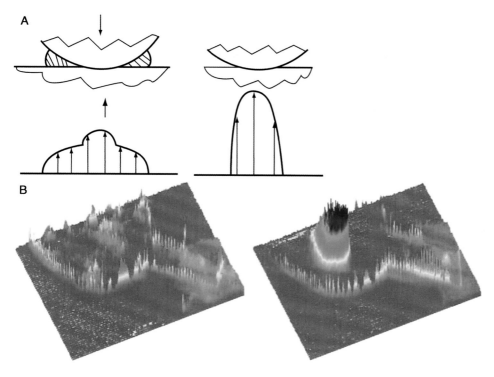

图 1.4.2 （A）半月板切除术后接触面积减小导致接触应力增加。（B）完整及切除半月板后接触压力变化情况（（From McDermott et al.[42]，with permission from Springer，Berlin）

受压力将明显增高（可达 235%）[9,58]，这就部分说明了半月板切除术后骨性关节炎发生和骨性关节炎退行性变病变过程加速的原因（图 1.4.2）。

半月板通过增加膝关节接触面匹配优化了关节应力传导过程，导致关节接触面积增加、平均接触压力降低。自股骨髁向下传导的应力作用于半月板，切面呈楔形的半月板使应力向关节外辐射状发散，应力作用导致其周径增大（半月板周径与外部环形结构的直径呈正比）。半月板通过前后附着韧带连接于胫骨，此连接结构使半月板形成防止其在应力作用下向周边移位的环形张力，产生环应力。因此，半月板承重能力取决于其组织的环形稳定性，这是由半月板本身环状胶原纤维排列特性决定的（图 1.4.3）。

此承重机制在膝关节整个屈曲范围过程中都存在（甚至是膝关节屈曲 160°）的原因正是由于内外侧半月板主要通过前后角的止点韧带附着于胫骨且半月板具有一定的移动性，可向各个方向移动。股骨髁呈弧形且具有很大的直径，其与半月板自前角至后角在膝关节完全伸直时都有接触面。膝关节屈曲时，由于股骨髁后部直径相对较小，因此关节接触面积亦相应减小，此时股骨髁后部将移向关节后方及半月板后角[4,30,46,58,70]，这

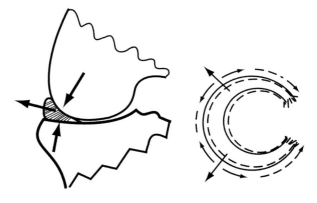

图 1.4.3 膝关节内应力传导情况示意图，轴向应力施加于半月板内部锥形部分并将其向径向挤出关节腔，从而阻挡应力扩散并将应力传导至半月板附着韧带（From Amis et al.[5]）

使得半月板向外后移动，半月板前角明显向后移动，外侧半月板在此情况下移动可达 10mm[65]，可参见 1.2 章节。

外侧半月板较内侧半月板具有更大的移动性，这是由于外侧半月板与关节囊连接不如内侧半月板紧密。而内侧胫骨平台较凹陷，内侧半月板周缘与关节囊连接紧密，因此内侧半月板后角在膝关节极度屈曲（大于 90°）时无法产生过度移动。外侧胫骨平台后侧较浅使得外侧半月板可在膝关节

极度屈曲时"向下"，朝向后方移位。尸体研究发现膝关节极度屈曲时，内侧间室仅有股骨髁与半月板接触，说明此时仅由半月板承受应力[58]。

以上研究结果说明了外侧半月板损伤较内侧半月板损伤常见的原因，二者比例为 2 ∶ 1[14]，而且也说明了内侧半月板撕裂多位于半月板后角的原因[17]。

半月板抗压机制主要是通过增加周径和产生环应力实现，因此，半月板撕裂后可产生不同的损伤效应，不同的损伤类型发生频率也各不相同。纵向撕裂对半月板功能的影响不如辐射状撕裂的影响大。纵向撕裂未损伤起应力承受作用的半月板内环形走行纤维，而与之相比，辐射状裂损伤了半月板环状纤维的连续性，导致承受应力纤维数量减少及关节软骨之间接触应力增大。因此可以推测，半月板纵向撕裂修复后局部承受应力较辐射状撕裂修复后局部承受应力小。

人们通过观察行走时胫骨近端摆动情况研究半月板缓冲震荡的能力。研究结果表明，半月板缺失情况下，膝关节缓冲震荡能力将减少20%[67]。半月板缓冲震荡的功能与其黏弹性有关，后者主要与组织内含水量相关，即应力被静水压所抵消，震荡缓冲是由于组织内液体试图离开组织而产生的高摩擦反作用力[37]。

半月板是膝关节内的次级稳定结构，临床上发现前交叉韧带重建患者的术后预后常与合并的半月板损伤相关。如患者前交叉韧带完整，内侧半月板切除术后前抽屉试验可无明显改变，如半月板损伤合并前交叉韧带损伤，内侧半月板切除术后前抽屉试验可发现胫骨前移幅度增加达5.8mm[2]，这说明半月板之间的韧带连接具有重要的作用，其作为关节次级稳定结构，与前交叉韧带具有协同作用。

与此相类似的还有半月板作为防止胫骨内 - 外旋转的次级限制性作用。Wang 和 Walker 发现[69]，半月板切除术后在 0.5 Nm 扭矩作用力下胫骨旋转范围可在原平均 18°～ 23°的基础上增加 5°。如切除韧带结构则更为松弛，切除 ACL 和 PCL 后松弛度将增加 23°，而切除内、外侧副韧带后旋转松弛度可增加 49°。这些旋转度的增加是在膝关节无轴向应力情况下测得的，轴向压应力增加可明显减低关节松弛度，从而起到保护半月

板的作用。

半月板韧带的生物力学

半月板的生物力学特点主要取决于其组织构成及其超微结构特点，并且与其周围连接结构有关。半月板和半月板周围韧带组成一个功能单位——半月板 - 半月板韧带复合体，以此为基础可对半月板在应力条件下的机械特性加以研究和阐释。

附着韧带

半月板体部环状胶原纤维是半月板前后角附着韧带的延续，前后角附着韧带通过未钙化和钙化的纤维软骨层附于软骨下骨，具有在生理情况下承受应力的能力。人类半月板附着韧带的生物学特点尚未完全阐明。研究表明，兔半月板前后角附着韧带张力强度可达到其体重的 3 ～ 4 倍[23]。Villegas 等[66]研究小牛膝关节发现其半月板后内和前外侧附着部强度较前内侧附着部大。后者研究报道的半月板前内、后内和前外附着部张力模量数值分别为 154±134MPa、248±179MPa、281±214MPa。

采用不同手术技术移植同种异体半月板的相关研究结果说明了半月板附着韧带功能的重要性。研究发现，行半月板全切后同时行异体移植并将移植半月板前后角使用骨栓固定后，关节接触面积和接触压力峰值与正常膝关节相似。如移植后仅有一个角连接或前后角均无连接则接触面积明显减小且接触压力峰值增大[1,15,42,48,59]。此外，兔相关实验研究结果表明半月板前后附着韧带切除后 6 ～ 12 周出现与半月板全切术后相似的骨软骨改变[62]。

内侧副韧带深层

内侧副韧带深层与内侧半月板相连接，其为短、薄韧带结构，存在明显的板股和板胫连接结构成分。有学者行 8 对尸体膝关节相关研究[54]，并对内侧副韧带的结构特性予以量化，结果表明其强度、硬度和伸展性分别为 194±82N、42±14N/mm、7.1±1.1mm，硬度特性研究结果表

明其在关节张力度维持方面具有重要作用，其能承受的最大牵伸力比内侧副韧带复合体的其他结构小[54]。而且，由于内侧副韧带深层较短，在胫骨旋转运动时内侧副韧带深层会很快出现结构紧张。因此，学者们认为，外翻应力可能导致内侧副韧带深层出现单独损伤，且其损伤概率大于其他韧带结构。相关松弛度研究表明[55]，切除内侧副韧带深层后膝关节屈曲 60° ~ 90° 时胫骨外旋程度会明显增加，内侧副韧带深层为膝关节外翻的次级限制结构。目前认为内侧副韧带深层可限制内侧半月板过度移动，半月板内侧副韧带深层附着部撕裂后内侧半月板移动性将增大。目前尚无内侧副韧带深层功能受限对内侧半月板功能影响的相关文献报道。内侧副韧带深层对半月板移动性的影响和对软骨接触应力的影响目前也无量化标准。

总的来说，目前认为内侧副韧带深层为膝关节对抗外翻应力的次级限制结构，内侧副韧带深层可限制内侧半月板过度移动，并与膝关节大角度屈曲、胫骨处于外旋位时行前抽屉试验局部松弛有关。进一步深入了解其与半月板功能的关系有利于半月板损伤后手术决策的制订。

前半月板连接韧带

前半月板连接韧带是连接内、外侧半月板前角前部的韧带纤维结构。其功能目前尚不清楚，其与半月板整体生物力学功能的关系也不甚明了。一些标本研究发现，其为内侧半月板前角的止点，故学者们推断其作用与负重条件下限制半月板前方半脱位和过度后方移位有关[45]。而且，其作为内、外侧半月板的连接点可调节胫骨旋转时二者在胫骨平台的相对位置。

半月板股骨韧带

半月板股骨韧带（MFL）附着于外侧半月板，Gupte 等[25]研究 28 例人尸体半月板股骨韧带解剖学特点，发现前后半月板股骨韧带的面积、破坏荷载（Load to failure）和弹性模量分别为 $14.7 \pm 14.8mm^2$ 和 $20.9 \pm 11.6mm^2$，$300 \pm 155N$ 和 $302 \pm 158N$，$281 \pm 239MPa$ 和 $227 \pm 128MPa$，这些数据与膝关节主要韧带结构的数据相近，且其

具有相对较高的弹性模量值，说明其在膝关节内具有重要的作用。

后半月板股骨韧带在膝关节伸直时处于紧张状态，在屈曲时处于松弛状态[6]。前半月板股骨韧带在膝关节伸直时处于松弛状态，在膝关节屈曲时处于紧张状态。半月板股骨韧带被认为是后抽屉试验的次级限制结构[26]。有人认为在膝关节屈曲时半月板股骨韧带可控制外侧半月板后角的移动[26]。而且，半月板股骨韧带在单纯后交叉韧带损伤时可能起到局部稳定并促进撕裂韧带愈合的作用[6]。后交叉韧带损伤时半月板股骨韧带可能结构完整，这是因为其远端附着于具有移动性的半月板，外伤应力导致半月板自胫骨平台发生上移所致。最近，Amadi 等发现[3]，半月板股骨韧带功能缺失患者膝关节完全伸直时软骨接触面轴向压应力较正常膝关节增加 10%。

半月板及其周围附着韧带组成了一个完整的在负重活动情况下协同作用并能够保护膝关节软骨的功能单位。半月板韧带结构作为膝关节次级稳定结构，其在调控半月板移动性和控制半月板运动方面也有重要作用，以上机制在防止半月板撕裂方面也具有重要意义。

半月板 - 半月板韧带复合体失功能表现

半月板的功能重要性经临床研究和半月板切除术后长期随访研究目前已得到了普遍的认同和共识[41]。早在 1948 年，Fairbank[18] 即提出了 X 线摄片检查所见胫股关节软骨变性与半月板切除术密切相关，因此他认为半月板全切术并非当时人们所认为的"全无害处"。Baratz 等[9] 报道半月板切除术可导致胫股关节面接触面积减少 75%，关节局部接触压最高可增加 235%。半月板切除术后长期随访研究结果表明，术后 21 年患者出现关节退行性变影像学表现者较半月板正常者概率增加 14 倍[41]。Christoforakis 等[16] 研究发现严重的膝关节软骨退变和退行性半月板损伤（复杂裂和水平层裂）存在明显相关性。最近的研究还发现，内侧半月板切除术后可出现相关步态改变[38]。

Burke 等[12] 认为保留外周缘的半月板部分切除术后膝关节压力传导方式的改变程度较半月板全切术后小。此研究认为半月板手术时为保留其

功能应尽量保留半月板组织，在术中应尤其保留外周环状韧带连接结构，这些环状结构通过附着韧带与胫骨连接。辐射状撕裂较环状撕裂被认为损伤更大，此类型撕裂修复后在承重情况下更易出现结构不连续。

半月板周围韧带结构在半月板 - 半月板韧带复合体中具有重要作用，其在传导应力、调控半月板移动及稳定半月板方面具有重要作用，在手术过程中需尽量保留此复合韧带结构。部分半月板切除术中，所有半月板韧带结构都应予以保留并尽可能保留半月板 - 半月板韧带复合体功能。此外，与后交叉韧带相关的损伤在处理时应尝试保留半月板股骨韧带[6]，半月板股骨韧带是半月板 - 半月板韧带复合体的一部分功能结构，其与后交叉韧带具有协同作用[26]。

目前临床上仍有很多类型的半月板撕裂不可修复，此类病变损伤行半月板部分或全部切除术往往不可避免。此类病例可术后行同种异体半月板移植或胶原支架部分半月板移植术，但此类技术目前应用范围仍较小，术后评估尚无合适和严格的量化标准，长期随访结果缺乏。

小　结

膝关节半月板 - 半月板韧带复合结构具有多种生理功能，这与其内部组织结构组成复杂性和大体形态密切相关，目前有很多半月板生物力学特性方面的相关研究，在很多方面人们对其在膝关节内的功能重要性已有了清晰的认识。目前半月板病变损伤处理原则是尽量保留及尽可能少地切除半月板组织，临床上已有多种缝合修复手段可以利用。同种异体半月板移植可用于已行半月板全切除术患者或严重的不可修复损伤患者，未来半月板病变损伤治疗的发展趋势将主要集中在相关组织工程学和组织重建技术领域。

参考文献

1. Alhalki MM, Hull ML, Howell SM（2000）Contact mec-hanics of the medial tibial plateau after implantation of a medial meniscal allograft: a human cadaveric study. Am J Sports Med 28:370-376.

2. Allen CR, Wong EK, Livesay GA et al（2000）Importance of the medial meniscus in the anterior cruciate ligament-deficient knee. J Orthop Res 18:109.

3. Amadi HO, Gupte CM, Lie DT et al（2008）A biome-chanical study of the meniscofemoral ligaments and their contribution to contact pressure reduction in the knee. Knee Surg Sports Traumatol Arthrosc 16:1004-1008.

4. Amiri S, Cooke D, Kim I et al（2007）Mechanics of the passive knee joint. Part 2: Interaction between the ligaments and the articular surfaces in guiding the joint motion. Proc Inst Mech Eng H 221:821-832.

5. Amis AA et al（2004）Characteristiques biomechaniques des ligaments et des menisques du genou. In: Landreau P, Christel P, Djian P（eds）Pathologie ligamentaire du genou. Springer, France, pp 45-60.

6. Amis AA, Gupte CM, Bull AMJ et al（2006）Anatomy of the posterior cruciate ligament and the meniscofemoral ligaments. Knee Surg Sports Traumatol Arthrosc 14:257-263.

7. Andriacchi TP, Mundermann A, Smith RL et al（2004）A framework for the in vivo pathomechanics of osteoarthritis at the knee. Ann Biomed Eng 32:447-457.

8. Baker BE（1985）Review of meniscal injury and associated sports. Am J Sports Med 13:1-4.

9. Baratz ME, Fu FH, Mengato R（1986）Meniscal tears: the effect of meniscectomy and of repair on intraarticular contact areas and stress in the human knee. A preliminary report. Am J Sports Med 14:270-275.

10. Beaupre A, Choukroun R, Guidouin R et al（1986）Knee menisci. Correlation between microstructure and biomechanics. Clin Orthop Relat Res 208:72-75.

11. Bullough PG, Munuera L, Murphy J et al（1970）The strength of the menisci of the knee as it relates to their fine structure. J Bone Joint Surg Br 52:564-567.

12. Burke DL, Ahmed AM, Miller J（1978）A biomechanical study of partial and total medial meniscectomy of the knee. Trans Orthop Res Soc 3:91.

13. Butler DL, Kay MD, Stouffer DC（1986）Comparison of material properties in fascicle-bone units from human patellar tendon and knee ligaments. J Biomech 19:425-432.

14. Campbell SE, Sanders TG, Morrison WB（2001）MR Imaging of meniscal cysts: Incidence, location, and clinical significance. Am J Roentgenol 177:409-413.

15. Chen MI, Branch TP, Hutton WC（1996）Is it important to secure the horns during lateral meniscal transplantation? A cadaveric study. Arthroscopy 12:174-181.

16. Christoforakis J, Pradhan R, Sanchez-Ballester J et al（2005）Is there an association between articular cartilage changes and degenerative meniscus sears? Arthroscopy 21:1366-1369.

17. Drosos GI, Pozo JL（2004）The causes and mechanisms of meniscal injuries in the sporting and non-sporting environment in an unselected population. Knee 11:143-149.

18. Fairbank TJ（1948）Knee joint changes after meniscectomy. J Bone Joint Surg Br 30:664-670.

19. Ferguson SJ, Bryant JT, Ito K（2001）The material properties of the bovine acetabular labrum. J Orthop Res 19:887-896.

20. Fithian DC, Kelly MA, Mow VC（1990）Material properties and structure-function relationships in the menisci. Clin Orthop Relat Res 252:19-31.

21. Fukubayashi T, Kurosawa H (1980) The contact area and pressure distribution pattern of the knee. A study of normal and osteoarthrotic knee joints. Acta Orthop Scand 51:871-879.

22. Fukubayashi T, Torzilli PA, Sherman MF et al (1982) An in vitro biomechanical evaluation of anterior-posterior motion of the knee. Tibial displacement, rotation, and torque. J Bone Joint Surg Am 64:258-264.

23. Goertzen D, Gillquist J, Messner K (1996) Tensile strength of the tibial meniscal attachments in the rabbit. J Biomed Mater Res 30:125-128.

24. Goertzen DJ, Budney DR, Cinats JG (1997) Methodology and apparatus to determine material properties of the knee joint meniscus. Med Eng Phys 19:412-419.

25. Gupte CM, Smith A, Jamieson N et al (2002) Menis-cofemoral ligaments-structural and material properties. J Biomech 35:1623-1629.

26. Gupte CM, Bull AMJ, Thomas RD et al (2003) The meniscofemoral ligaments: secondary restraints to the posterior drawer. Analysis of anteroposterior and rotary laxity in the intact and posterior-cruciate-deficient knee. J Bone Joint Surg Br 85:765-773.

27. Hansen U, Masouros S, Amis AA (2006) (iii) Material properties of biological tissues related to joint surgery. Curr Orthop 20:16-22.

28. Hunter D, Zhang Y, Niu J et al (2006) The association of meniscal pathologic changes with cartilage loss in symptomatic knee osteoarthritis. Arthritis Rheum 54:795-801.

29. Ishiko T, Naito M, Moriyama S (2005) Tensile properties of the human acetabular labrum-the first report. J Orthop Res 23:1448-1453.

30. Iwaki H, Pinskerova V, Freeman MAR (2000) Tibiofemoral movement 1: the shapes and relative movements of the femur and tibia in the unloaded cadaver knee. J Bone Joint Surg Br 82:1189-1195.

31. Joshi MD, Suh JK, Marui T et al (1995) Interspecies variation of compressive biomechanical properties of the meniscus. J Biomed Mater Res 29:823-828.

32. Krause WR, Pope MH, Johnson RJ et al (1976) Mechanical changes in the knee after meniscectomy. J Bone Joint Surg Am 58:599-604.

33. Kurosawa H, Fukubayashi T, Nakajima H (1980) Load-bearing mode of the knee joint: physical behavior of the knee joint with or without menisci. Clin Orthop Relat Res 149:283-290.

34. Lechner K, Hull ML, Howell SM (2000) Is the circumferential tensile modulus within a human medial meniscus affected by the test sample location and cross-sectional area? J Orthop Res 18:945-951.

35. Levy IM, Torzilli PA, Warren RF (1982) The effect of medial meniscectomy on anterior-posterior motion of the knee. J Bone Joint Surg Am Vol 64:883-888.

36. Levy IM, Torzilli PA, Gould JD, Warren RF (1989) The effect of lateral meniscectomy on motion of the knee. J Bone Joint Surg Am 71:401-406.

37. Li L, Shirazi-Adl A, Buschmann MD (2003) Investigation of mechanical behavior of articular cartilage by fibril reinforced poroelastic models. Biorheology 40:227-233.

38. Magyar O, Illyes A, Knoll Z et al (2008) Effect of medial meniscectomy on gait parameters. Knee Surg Sports Traumatol Arthrosc 16:427-433.

39. Markolf KL, Mensch JS, Amstutz HC (1976) Stiffness and laxity of the knee-the contributions of the supporting structures. A quantitative in vitro study. J Bone Joint Surg Am 58:583-594.

40. Markolf KL, Bargar WL, Shoemaker SC et al (1981) The role of joint load in knee stability. J Bone Joint Surg Am 63:570-585.

41. McDermott ID, Amis AA (2006) The consequences of meniscectomy - review. J Bone Joint Surg Br 88:1549-1556.

42. McDermott ID, Lie DT, Edwards A et al (2008) The effects of lateral meniscal allograft transplantation techniques on tibiofemoral contact pressures. Knee Surg Sports Traumatol Arthrosc 16:553-560.

43. Messner K, Gao J (1998) The menisci of the knee joint. Anatomical and functional characteristics, and a rationale for clinical treatment. J Anat 193(pt 2):161-178.

44. Muratsu H, Ishimoto K, Kurosaka M et al (2000) The mechanical mapping of the meniscus. In: Proceedings of the 46th Annual Meeting of the Orthopaedic Research Society, Orlando, FL, p 171.

45. Nelson EW, LaPrade RF (2000) The anterior intermeniscal ligament of the knee: an anatomic study. Am J Sports Med 28:74-76.

46. Nuno N, Ahmed AM (2003) Three-dimensional morphometry of the femoral condyles. Clin Biomech 18:924-932.

47. Oretorp N, Gillquist J, Liljedahl SO (1979) Long term results of surgery for non-acute anteromedial rotatory instability of the knee. Acta Orthop Scand 50:329-336.

48. Paletta GA Jr, Manning T, Snell E et al (1997) The effect of allograft meniscal replacement on intraarticular contact area and pressures in the human knee: a biomechanical study. Am J Sports Med 25:692-698.

49. Petersen W, Tillmann B (1998) Collagenous fibril texture of the human knee joint menisci. Anat Embryol 197:317-324.

50. Proctor CS, Schmidt MB, Whipple RR et al (1989) Material properties of the normal medial bovine meniscus. J Orthop Res 7:771-782.

51. Quapp KM, Weiss JA (1998) Material characterization of human medial collateral ligament. J Biomech Eng 120: 757-763.

52. Race A, Amis AA (1994) The mechanical properties of the two bundles of the human posterior cruciate ligament. J Biomech 27:13-24.

53. Renstrom P, Johnson RJ (1990) Anatomy and biomechanics of the menisci. Clin Sports Med 9:523-538.

54. Robinson JR, Bull AMJ, Amis AA (2005) Structural properties of the medial collateral ligament complex of the human knee. J Biomech 38:1067-1074.

55. Robinson JR, Bull AMJ, Thomas RR et al (2006) The role of the medial collateral ligament and posteromedial capsule in controlling knee laxity. Am J Sports Med 34:1815-1823.

56. Roos E (2005) Joint injury causes knee osteoarthritis in young adults. Current Opin Rheumatol 17:195-200.

57. Seedhom BB (1976) Loadbearing function of the menisci. Physiotherapy 62:223.

58. Seedhom BB, Hargreaves D (1979) Transmission of the load

in the knee joint with special reference to the role of the menisci. Part II: experimental results, discussion and conclusions. Eng Med 8:220-228.

59. Sekaran SV, Hull ML, Howell SM (2002) Nonanatomic location of the posterior horn of a medial meniscal autograft implanted in a cadaveric knee adversely affects the pressure distribution on the tibial plateau. Am J Sports Med 30:74-82.

60. Shoemaker SC, Markolf KL (1986) The role of the meniscus in the anterior-posterior stability of the loaded anterior cruciate-deficient knee. Effects of partial versus total excision. J Bone Joint Surg Am 68:71-79.

61. Smith CD, Masouros SD, Hill AM et al (2008) Tensile properties of the human glenoid labrum. J Anat 212:49-54.

62. Sommerlath K, Gillquist J (1992) The effect of a meniscal prosthesis on knee biomechanics and cartilage. An experimental study in rabbits. Am J Sports Med 20:73-81.

63. Sweigart MA, Zhu CF, Burt DM et al (2004) Intraspecies and interspecies comparison of the compressive properties of the medial meniscus. Ann Biomed Eng 32:1569-1579.

64. Tissakht M, Ahmed AM (1995) Tensile stress-strain characteristics of the human meniscal material. J Biomech 28:411-422.

65. Vedi V, Williams A, Tennant SJ et al (1999) Meniscal movement. An in-vivo study using dynamic MRI. J Bone Joint Surg Br 81:37-41.

66. Villegas DF, Maes JA, Magee SD et al (2007) Failure properties and strain distribution analysis of meniscal attachments. J Biomech 40:2655-2662.

67. Voloshin AS, Wosk J (1983) Shock absorption of meniscectomized and painful knees: a comparative in vivo study. J Biomed Eng 5:157-161.

68. Walker PS, Erkman MJ (1975) The role of the menisci in force transmission across the knee. Clin Orthop Relat Res 109:184-192.

69. Wang CJ, Walker PS (1974) Rotatory laxity of the human knee joint. J Bone Joint Surg Am 56:161-170.

70. Yao J, Lancianese S, Hovinga K et al (2008) Magnetic resonance image analysis of meniscal translation and tibiomenisco-femoral contact in deep knee flexion. J Orthop Res 26:673-684.

总 结

R. Verdonk

本书的目的是探讨半月板病变损伤的发生机制及治疗方法选择。

如对半月板的发生演化过程缺乏正确的认识则必将在临床实践中犯以往类似的错误，这就是本篇开始先介绍半月板种系发生学和个体发生学方面基础知识的原因

"保留半月板"这一目标是基于对这一膝关节内盘状软组织的演化发生历史的正确认识，半月板并非是一些人错误认为的膝关节应力传导自主调控系统中演化形成的"残留结构"[3,10,2]。

这一膝关节内的非对称组织结构良好地适应了大腿和小腿之间的应力传导功能，因此脊椎动物在 3 亿年前进化形成此结构后至今再未发生明显变化。

膝关节的演变进化过程是生物进化过程的典型表现。

四肢和半月板的发生始于胚胎早期，至胚胎晚期，半月板即已分化完全，到胚胎 9 ～ 10 周，半月板已与胫骨和股骨表面分离，形成完整的组织结构[8,6]。

半月板对于维持膝关节正常功能具有至关重要的作用，其在上面观为新月状，切面呈楔形。半月板通过其外周凸缘与关节囊相连接，外侧半月板腘肌腱穿行部位、胫骨前后缘的附着韧带附着部例外，这些部位无关节囊连接。半月板在胫骨前后方连接于附着韧带，并通过以上各附属结构覆盖于胫股关节表面[11,9]。

R. Verdonk
Department of Orthopaedic Surgery and Traumatology, Ghent University Hospital, De Pintelaan 185, 9000 Ghent, Belgium
e-mail: rene.verdonk@ugent.be

半月板体部环状胶原纤维与半月板前后附着韧带相连，止于胫骨软骨下骨。附着韧带具有纤维软骨移行区，使韧带与骨组织的末端连接部位的强度保持稳定并可避免该部位应力集中，对防止局部撕裂具有重要作用。另外，前半月板连接韧带，又称为膝横韧带，连接内外侧半月板前角，此结构在约 94% 的患者中可观察到，其作用可能与胫骨内 - 外旋转时半月板的移动有关。

在髁间窝可观察到的 2 个韧带结构自股骨内侧髁外缘止于外侧半月板后角。前半月板股骨韧带行于后交叉韧带前方，又称为 Humphrey 韧带。后半月板股骨韧带行于后交叉韧带后方，又称为 Wrisberg 韧带。

Gupte 等回顾以往的相关文献后提出，93% 的膝关节可观察到至少 1 个半月板股骨韧带结构，年轻人发生率明显高于老年人 [5]。

正常半月板组织由 72% 的水、22% 的胶原、0.8% 的氨基葡聚糖和 0.12% 的 DNA 组成。

组织学方面，半月板为纤维软骨结构，由相互连接的胶原纤维构成，其间填充细胞成分和由蛋白多糖、糖蛋白组成的细胞外基质。

半月板内胶原纤维的典型环形走行方向与其功能密切相关，其基本呈环状走行分布，可抵抗张应力。辐射状走行胶原纤维主要位于半月板中部，也可位于半月板表面，这些辐射状纤维可作为环状分布纤维相互连接的节点 [12]。

出生时整个半月板都存在血供。出生后非血管化区在半月板内部迅速形成，10 岁后血管仅可在外侧 1/3 观察到。半月板内部血供程度存在个体差异。

半月板的神经支配目前仍存在争议。Wilson 等认为半月板外 1/3 存在神经纤维组织穿入结构[14]，半月板内存在压力感受器，这表明半月板在膝关节神经信号传导方面具有一定的作用。

半月板为一动态组织结构，为有效地保持在运动过程中不匹配的关节面之间应力承受功能，其在股骨和胫骨相对移动过程中也需要产生相对移动，以保证运动过程中膝关节面实现最大程度的形态匹配[7]。

最近，随着放射影像学的发展，活体膝关节在各种不同运动状态的影像学评估已成为可能。Vedi 等描述了正常膝关节在负重和不负重条件下的半月板运动状态[13]。

目前半月板生物力学研究的焦点主要侧重于了解其组织的物质特性。

在各种不同的文献研究中，人们尝试对半月板的承重反应过程予以量化分析。目前的试验研究中在对环状半月板组织的弹性模量差异值测定方面仍存在争议。

半月板组织的压应力特性研究目前仍较少。半月板抗张力较抗压力大 1000 倍，这表明其对股骨髁在膝关节屈曲和伸直时产生的不同容积及形态变化具有适应性。

目前普遍认为，膝关节半月板的主要功能是传导自股骨向胫骨的压应力。此压力承受机制在膝关节整个屈曲过程中得以体现，这是由于半月板具有移动性的前后角主要经附着韧带附着于胫骨，使得其在各个方向都有一定的移动性。外侧半月板较内侧半月板移动性更大。

半月板抵抗压应力是通过增加周径和产生环应力实现的，由此机制可出现不同的半月板撕裂损伤类型，不同撕裂类型发生概率及损伤效果也不尽相同。

半月板缓冲震荡的能力可通过研究行走时胫骨近端摆动特点阐释。研究证实，半月板缺失后膝关节震荡缓冲功能将降低 20%。

半月板可看做是膝关节的次级稳定结构，临床上，前交叉韧带重建术后可能因合并的半月板损伤而出现预后不良。

半月板的功能重要性已通过半月板切除术后长期随访观察结果得以证实[4]。

Burke 等认为，部分切除半月板后膝关节压力传导功能因外周部半月板保留而能够部分保留，与之相比，半月板全切除术后对关节应力传导功能影响则较大[1]。

很多半月板撕裂为不可修复型，因此部分或全部半月板切除术在某些条件下仍不可避免。期待未来修复技术的改进如同种异体半月板移植、胶原支架内植物部分移植等能够解决或避免此部分半月板切除术后的不良远期效果。

结 论

膝关节半月板的个体发生及其进化演变过程说明，它并非一膝关节内的残留结构。其独特的解剖特性与其不可替代的生物力学功能密切相关。

半月板病变损伤后应尽量保留半月板组织，以维持正常膝关节的应力传导系统功能。

参考文献

1. Burke DL, Ahmed AM, Miller J（1978）A biomechanical study of partial and total medial meniscectomy of the knee. Trans Orthop Res Soc 3:91.
2. Dye SF（1987）An evolutionary perspective of the knee. J Bone Joint Surg 69A:976-983.
3. Dye SF（1996）The knee as a biologic transmission with an envelope of function. Clin Orthop Rel Res 325:10-18.
4. Fairbank TJ（1948）Knee joint changes after meniscectomy. J Bone Joint Surg Br 30:664-670.
5. Gupte CM, Bull AMJ, Thomas RD et al（2003）The meniscofemoral ligaments: secondary restraints to the posterior drawer. An analysis of anteroposterior and rotary laxity in the intact and posterior-cruciate-ligament-deficient knee. J Bone Joint Surg Br 85:765-773
6. Haines RW（1942）The tetrapod knee joint. J Anat 76:270-301.
7. Müller W（1982）Le Genou. Springer Verlag, Berlin.
8. Romer AS（1968）The Procession of Life. Anchor Books, New York.
9. Scott W Norman（1994）The Knee. Mosby Year Book Inc, St. Louis.
10. Shapeero LG, Dye SF, Lipton ML et al（1988）Functional dynamics of the knee joint by ultrafast cine-CT. Invest Radiol 23:118-123.
11. Skinner HA（1961）The Origin of Medical Terms. Williams & Wilkins, Baltimore.
12. Smillie IS（1968）The current pattern of the pathology of meniscus tears. Proc R Soc Med 61:44-45.
13. Vedi V, Williams A, Tennant SJ（1999）Meniscal movemen. An in-vivo study using dynamic MRI. J Bone Joint Surg Br 81:37-41.
14. Wilson AS, Legg PG, McNeur JC（1969）Studies on the innervation of the medial meniscus in the human knee joint. Anat Rec 165:485-491.

第 2 部分
半月板损伤分型

2.1 创伤性半月板损伤：膝关节稳定，前交叉韧带完整

P. Verdonk, P. Vererfve

引 言

多年来，人们对半月板的认识发生了很大变化。以往认为半月板是进化过程中形成的膝关节残留结构，目前认为半月板是膝关节的重要功能组成成分并具有重要的作用，半月板的主要功能是传导应力、润滑关节、缓冲震荡和稳定膝关节[3,11]。其对膝关节维持正常功能具有重要作用，半月板修复技术已成为临床上常见的外科修复技术。随着对半月板修复技术的不断关注，人们意识到需提出一个可靠并具有实用性的半月板撕裂分型系统。

根据形态学分型——ISAKOS 分型

2006 年，国际关节镜、膝关节外科和骨科运动医学学会（the International Society of Arthroscopy, Knee Surgery and Orthopaedic Sports Medicine, ISAKOS）提出一个国际化的标准半月板分型系统[4]，其分型依据是撕裂在关节镜下的形态学特点。

撕裂长度

撕裂长度是指达半月板表面的撕裂长度，此类分型不包括未达表面的半月板内部撕裂(MRI Ⅱ级撕裂)。

P. Verdonk (✉)
Department of Orthopaedic Surgery and Traumatology, Ghent University Hospital, De Pintelaan 185, 9000 Ghent, Belgium
e-mail: pverdonk@yahoo.com

P. Vererfve
Orthopaedic surgery resident, Delfien Vanhautestraat 82, 8570 Vichte, Belgium
e-mail: bas.vererfve@gmail.com

撕裂深度

即 MRI 分型 0 ～ 3 级损伤。完全撕裂指达半月板上、下表面的撕裂，部分撕裂仅累及单个表面。

撕裂部位（图 2.1.1A，B）

1 区撕裂指半月板 - 关节囊连接部位撕裂，撕裂缘宽度小于 3mm。2 区撕裂缘宽度为 3~5mm，3 区撕裂缘宽度大于 5mm。

以上分区与解剖学上局部血供相关的红 - 红区，红 - 白区、白 - 白区分区相对应，因关节镜无法评估损伤部位血供情况，此分型系统更适用于对术前半月板损伤的分型评估。

半月板也可据前后部位分为 2 个区，即前、后角，有时也有中 1/3 部的描述。

撕裂模式[5,6]（图 2.1.2）

纵向 - 垂直撕裂

可位于半月板内任何部位，此类撕裂延伸可导致桶柄样撕裂（见"发病机制"部分）。

水平裂

自半月板内侧缘延伸至关节囊。

辐射状裂

自半月板内侧缘延伸至关节囊，此类型撕裂通常位于外侧半月板中后 1/3 连接处（见"发病机制"部分），可贯穿整个半月板，使半月板横断。

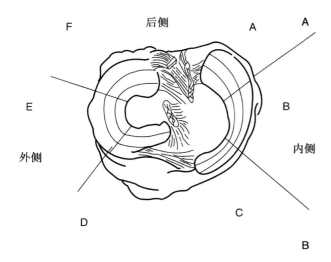

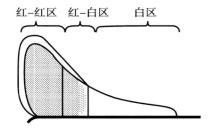

图 2.1.1 （A），（B）半月板分区

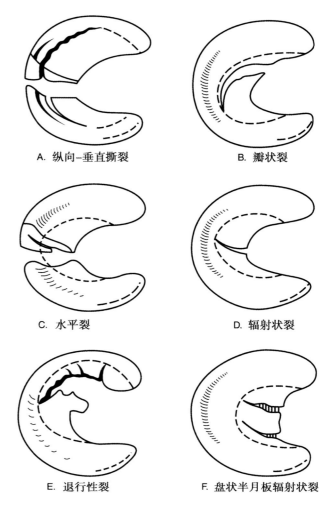

A. 纵向 - 垂直撕裂　　　　　　B. 瓣状裂

C. 水平裂　　　　　　　　　　D. 辐射状裂

E. 退行性裂　　　　　　F. 盘状半月板辐射状裂

图 2.1.2 半月板撕裂类型：（A）纵向 - 垂直撕裂；（B）瓣状裂；（C）水平裂；（D）辐射状裂；（E）退行性裂；（F）盘状半月板辐射状裂

瓣状裂

瓣状裂可为垂直状或水平状。垂直瓣状裂可累及半月板上、下表面。水平瓣状裂为水平裂的延伸。发生水平瓣状裂的半月板上、下表面可保持完整。

复杂裂

此类型是指多个平面存在撕裂。多见于半月板退行性变，但并非其独有表现。

盘状半月板

盘状半月板为一类遗传变异病变，通常见于外侧半月板，Watanabe 将盘状半月板病变分为 3 型[12]：（1）不完全型，病变半月板较正常半月板形状大且存在正常的半月板附属结构；（2）完全型，盘状的病变半月板覆盖整个胫骨平台；（3）第三种类型盘状半月板病变无后侧关节囊连接，较其他两型更易出现临床症状。

半月板撕裂症状学分型

尽管目前已有许多先进的影像学诊断技术如 MRI 等在临床上得以广泛运用，半月板撕裂的诊断仍应以患者的临床表现为主，MRI 和诊断性关节镜探查并非常规的诊断检查手段。明确诊断往往需依据患者病史及有或无典型的膝关节屈曲旋转损伤受伤机制而定。

患者受伤时间长短不同，其相应临床表现也各不相同。伤后早期半月板撕裂后主要表现为膝关节局部疼痛和肿胀，体检可见关节间隙压痛阳性、膝关节屈伸活动范围减小及关节肿胀。慢性撕裂可表现为间歇性疼痛及绞索症状，体检可见关节间隙压痛、过屈痛阳性，偶尔也可见肌肉萎缩及关节肿胀。慢性撕裂损伤病变可能表现更为严重，同一半月板撕裂后可出现再次撕裂，此时患者常出现前述各种症状，且原有症状可突然加重，常表现为膝关节急性绞索、关节活动后疼痛加重、关节肿胀等。

患者临床症状常可反映出撕裂的类型。1975年 Andrews 等指出，局限于后角的小的撕裂不会引起绞索症状，常表现为间歇性膝关节肿胀、疼痛和关节不稳症状 [1]，而与之相比桶柄样撕裂可能由于撕裂半月板脱入髁间窝而常常引起机械性绞索症状 [8]。绞索常在伸直的股骨被脱位的撕裂半月板阻挡时出现，后者常被卡在胫骨平台和股骨髁之间。

发病机制

纵向撕裂

多数半月板撕裂为纵向撕裂且常累及半月板后部。外侧半月板与内侧半月板都可能发生纵向撕裂，完全撕裂和部分撕裂的发生率也相当。内侧半月板由于其结构形态特点常易发生桶柄样撕裂 [5]。

内侧半月板撕裂的主要损伤机制是膝关节不完全屈曲时局部的旋转应力的作用。股骨内旋将内侧半月板挤向膝关节中后部。此时如内侧半月板后侧外周关节囊连接结构坚强，则可将此移动限制在一定范围。如连接结构功能缺失则可导致内侧半月板后部卡于股骨和胫骨之间，此种情况下如突然伸直膝关节将导致内侧半月板发生纵向撕裂。如撕裂长度足够，则撕裂半月板中央部分将被卡在髁间窝后部且无法回复到原始位置，从而导致桶柄样撕裂膝关节急性绞索症状的出现 [5]。

外侧半月板撕裂机制与前述机制相类似。膝关节伸直时，外侧股骨髁将外侧半月板前角推向膝关节前方中部，与此相对应的是坚强的半月板后侧外周缘连接结构。此结构功能缺失将导致外侧半月板在膝关节伸直时发生纵向撕裂 [7,8]。

横裂、辐射状裂或斜裂

就形态而言，外侧半月板曲度更大且其具有更大的活动度，此特点决定了外侧半月板更易发生不完全撕裂。

横裂、辐射状裂或斜裂更易发生于外侧半月板，也可发生于内侧半月板。横裂常发生于半月板在应力作用下被沿前后方向牵拉时，由于半月板中部承受了较高的径向应力导致半月板自前后角方向发生横向撕裂。外侧半月板的直径较内侧半月板更小，因此对压力更为敏感，故易于发生横裂。任何有利于半月板移动性的因素都有利于提高其应力耐受性。

外侧半月板后角为 Wrisberg 韧带和 Humphrey 韧带所固定并与腘肌腱之间存在连接。此部分与股骨外侧髁连接稳定，因此外侧半月板后角被卡于髁间窝的可能性较小。始于外侧半月板后角的损伤很少见。

辐射状裂较纵行撕裂对半月板的功能稳定性影响更大，这可能是因为纵行撕裂的方向与胶原纤维走行方向一致。辐射状裂可导致膝关节应力传导功能大部分丧失，从而导致内侧股骨髁中部和内侧胫骨平台承受压力增大，最终导致这些区域出现退行性变。

半月板撕裂的可修复性分型

半月板撕裂常需行关节镜下手术处理，有时可行损伤病变周围部分切除以形成新的光滑的游离缘。在一些特定的情况下可使用缝合器械如半月板箭等予以缝合修复。治疗方法的选择及修复后能否愈合的判断主要依据撕裂病变是否位于血供丰富区域。撕裂病变越靠近关节中心，半月板组织的血供就越差 [3,7,11]。据此可将半月板分为以下三个区域：

红区为半月板外周 1/3，血供丰富且愈合潜力良好，不同个体的红区分布存在差异。研究发现，内侧半月板体部外侧 10% ~ 30% 血供丰富，外侧半月板体部外侧 10% ~ 25% 血供丰富(图 2.1.3)。

红 - 白区为其体部中 1/3，血供相对较差，撕裂修复后有愈合倾向。

白区位于内 1/3，无血供，撕裂修复后无愈合倾向。

此血供特点分型系统虽符合半月板生物学特性，但因半月板血供评估在活体无法实现，因此其临床价值并不高。但以此血供特点理论为前

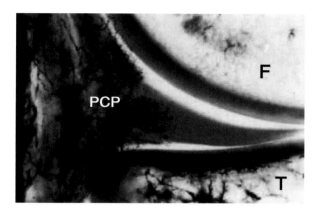

图 2.1.3 半月板外周血供情况 (From Arnoczky and Warren [2])

提，学者们又提出了以撕裂病变形态学为主的分型系统。

除血供因素外，半月板撕裂后是否适于修复还取决于其他因素，其中最为重要的因素是撕裂半月板组织健康程度，我们在研究中将其分为健康、退变和健康程度介于两者之间三种类型。

总之，半月板撕裂能否修复取决于多种因素，这些因素包括：撕裂损伤所处部位的血供、形态学分类、急性或慢性损伤以及撕裂大小等 [5,10]。

根据受伤机制的半月板撕裂分型

1936 年 Campbell 等提出，"前交叉韧带"和"后正中韧带"损伤与膝关节内软骨损伤相关。14 年后 O'Donoghue 提出了"不幸三联征"（unhappy triad），包括：（1）内侧副韧带断裂，（2）内侧半月板损伤，（3）前交叉韧带断裂 [7]，并提出了建议早期手术治疗的观点。O'Donoghue 发现此类型损伤在运动损伤患者中发病率达 25% [7,9]。

1991 年，Shelbourne 和 Nitz 研究发现内侧副韧带与前交叉韧带损伤常伴随外侧半月板撕裂 [9]。此种损伤现被人们称为恐怖三联征（terrible triad）。

参考文献

1. Andrews JR, Norwood LA Jr, Cross MJ（1975）The double bucket handle tear of the medial meniscus. Am J Sports Med 3:232-237.
2. Arnoczky SP, Warren RF（1982）Microvasculature of the human meniscus. Am J Sports Med 10:90-95.
3. Arnoczky SP, McDevitt CA（2000）The meniscus: structure, function, repair and replacement. In: Buckwalter JA, Einhorn TA, Simon SR（eds）Orthopaedic basic science. American Academy of Orthopaedic Surgeons, Rosemont, IL.
4. Jakobson BW（2007）Meniscal injuries. In: Van Dijk NC（ed）ISAKOS/ESSKA standard terminology, definitions, classification and scoring systems for arthroscopy: knee, shoulder and ankle joint; http://www.esska.org/upload/PDF/Standard_Terminology. pdf.
5. Miller RH III（2003）Knee injuries. In: Canale ST（ed）Campbell's operative orthopaedics. Mosby Elsevier, St. Louis.
6. Milne JC, Marder RA（2001）Meniscus tears. In: Chapman MW（ed）Chapman's orthopaedic surgery. Lippincott Williams & Wilkins, Philadelphia.
7. O'Donoghue DH（1964）The unhappy triad: etiology, diagnosis and treatment. Am J Orthop 6:242-247.
8. Pujol N, Panarella L, Selmi TA et al（2008）Meniscal healing after meniscal repair: a CT arthrography assessment. Am J Sports Med 36:1489-1495.
9. Shelbourne KD, Nitz PA（1991）The O'Donoghue triad revisited. Combined knee injuries involving anterior cruciate and medial collateral ligament tears. Am J Sports Med 19: 474-477.
10. Smillie IS（1944）Observations on the regeneration of the semilunar cartilages in man. Br J Surg 31:398-401.
11. Volesky M, Johnson DH（2006）The meniscus. In: Johnson DH, Pedowitz RA（eds）Practical orthopaedic sports medicine and arthroscopy. Lippincott Williams & Wilkins, Philadelphia.
12. Watanabe M（1974）Arthroscopy of the knee joint. In: Helfet AJ（ed）Disorders of the knee. Lippincott Williams & Wilkins, Philadelphia.

半月板退行性病变——半月板囊肿

T. Boyer, H. Dorfmann, A. Podgorski

病理学

未撕裂的半月板退行性变大体观为黄色、不透明组织，病变部位可出现黏液样变性、半月板周围囊肿和半月板钙化等病理改变。显微镜下表现为：（1）与层裂或水平裂相关的无细胞结构的嗜尹红透明样变性；（2）黏液样变性，常表现为半月板内部的黏液样物质聚集，其含量多少取决于病变的严重程度。Ferrer-Roca 和 Vilalta 等[17] 的研究结果表明，超过一半的研究对象存在上述表现，他们认为这是半月板组织的一种正常表现。黏液样变性也可累及半月板周缘区域，导致撕裂和假性囊肿形成并最终形成半月板周围囊肿；（3）再生区：外周病变位于血供丰富区者，可愈合并自发形成瘢痕，病变周围常为增生软骨细胞包绕。

发病率

半月板退行性变常累及内侧半月板，可无相关的软骨病变损伤而独立存在。有人对 115 例尸体或截肢后膝关节标本进行研究分析后发现，65 岁以上老年患者多存在半月板退行性病变，其中 61% 为男性患者且 38% 累及内侧半月板[16]。病变多表现为水平撕裂，可位于半月板后角或全层，

T. Boyer (✉)
H. Dorfmann
IAL Nollet, 21 rue Brochant, 75017 Paris, France
e-mail: thierry.boyer13@wanadoo.fr

A. Podgorski
Department of Orthopaedics and Traumatology, Medical
Centre for Postgraduate Education, Otwock, Warsaw, Poland

也可以表现为不稳定的瓣状裂。股骨髁或胫骨平台软骨损伤为膝关节常见的病变损伤，可合并或不合并半月板损伤，多数患者的软骨损伤部位位于半月板覆盖区域之外，由此可见，半月板在有效保护软骨方面具有重要作用。也有学者认为半月板撕裂并非一定是骨性关节炎发生的诱因。

学者们发现随着年龄的增长，MRI 检查发现半月板内存在高密度信号影表现的患者将逐渐增多。据统计 30 岁以下患者此高信号的发生率为 5%，30 岁至 45 岁发生率为 13% ~ 15%，50 岁以上发生率为 25% ~ 63%，65 岁以上发生率高达 65%[1,21,32]。Raunest 等[30] 运用组织磁共振影像方法，研究分析 40 例尸体膝关节共 480 层 MRI 扫描层面，其中男性和女性样本平均年龄为 71 岁，结果表明 80% 的膝关节可发现此种信号改变。在存在疼痛症状的膝关节骨性关节炎患者中，该信号发生率据估计达 91%[4]。法国关节镜学会 1992 年开展的内侧半月板退行性变相关研究结果目前已成为法国国内此类型疾病诊疗过程中的参考标准[20]，此研究中 1436 例超过 50 岁以上患者中有 1/3 存在半月板病变。而且，此类病变与 50 岁以下患者的半月板病变损伤存在很多差异，垂直撕裂主要见于创伤所致的年轻患者，而复杂裂和瓣状裂多见于无明显外伤的老年患者。此类损伤患者平均年龄 54 岁，明显大于垂直撕裂患者平均 37 岁的年龄。瓣状裂多见于平均年龄为 46 岁的患者，位于前两个损伤年龄段之间。

关节镜下分型

半月板退行性病变分型系统最早于 1983 年提

出[6]，该分型系统是基于对 2100 例行关节镜手术患者的回顾性研究分析结果[12]，研究中发现其中共 310 例患者存在半月板退行性病变（图 2.2.1）。

Ⅰ型　病变损伤半月板连续性无明显改变，半月板形态及连续性正常但与正常相比存在差异——外观扁平，病变组织呈褐色并失去光泽，有时颜色像麂皮（图 2.2.2），其表面不规则且内缘凹凸不平。镜下探钩探查可发现其连续性和弹性降低，有时可触及柔软的表面病变。但无撕裂或不稳定。此型病变又被称为半月板病变（meniscosis）。

Ⅱ型　典型表现为半月板表面及内部钙质沉积（meniscocalcinosis）（图 2.2.3）。

Ⅲ型　表现为局部出现水平层状撕裂（图 2.2.4）。

Ⅳ型　指病变半月板出现辐射状撕裂（Ⅳa），撕裂呈轻度斜行走行，自内侧半月板体部内侧缘中后 1/3 交界延伸至外周区前方或后方（图 2.2.5）。镜下探查时，可使用探钩移动巨大的带蒂游离缘证实此类型撕裂。Ⅳb 型损伤是指撕裂位于半月板内侧缘且存在游离缘（图 2.2.6）。

Ⅴ型　为无法详细描述的复杂的病变损伤，较为少见，多见于膝关节骨性关节炎患者（图 2.2.7）。

起初，此半月板退行性病变（DML）分型系统的定义中不包括膝关节创伤后和（或）存在骨性

关节炎影像学改变的病例，只有少部分内侧半月板内缘损伤包含于此分型系统之内。此分型定义的目的是将此类病变与典型的创伤性半月板损伤、骨性关节炎相关半月板损伤相区分开来。既往这三类病变概念在英文文献中常被混淆。目前认为，半月板退行性变可发生于软骨损伤同时或其前后。

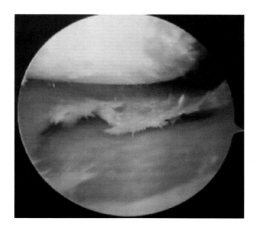

图 2.2.2　Ⅰ型：半月板病变

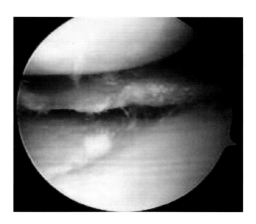

图 2.2.3　Ⅱ型：半月板钙化病变

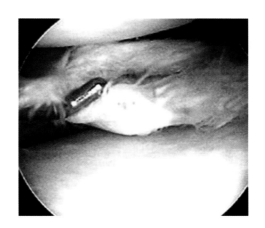

图 2.2.4　Ⅲ型：水平层状裂

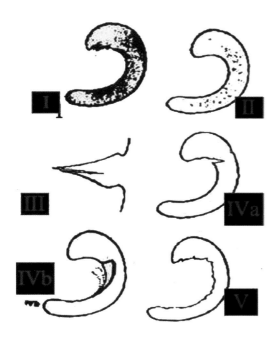

图 2.2.1　半月板退行性变分型

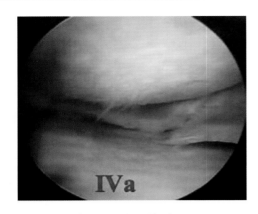

图 2.2.5　Ⅳa 型：半月板退行性撕裂

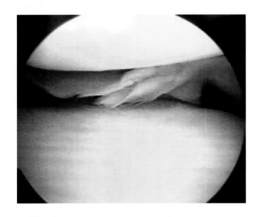

图 2.2.6　Ⅵa 型：可见撕裂后游离缘

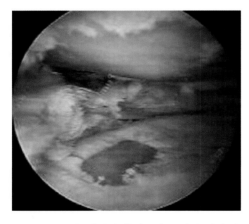

图 2.2.7　Ⅴ型：骨性关节炎伴半月板退行性变复杂裂

MRI 分型

Crues 等提出的 MRI 分型系统[1]为半月板退行性变的标准分型系统，但该分型系统并未考虑其致病原因为退变性或创伤性。正常半月板 MRI 表现为三角形或菱形形态信号。在所有扫描序列中均为低密度、均质且较软骨密度弱的低信号。

半月板撕裂表现为 T1 像和 T2 像正常密度条件下的线性高密度信号。与黏液样变性相关的退行性变为 T1 像局部高密度信号，在 T2 像更为明显。半月板病变信号分为以下三级：

1 级：半月板内圆形或椭圆形的大小不同的高密度信号，信号未延伸至半月板表面(图2.2.8)。

2 级：大体呈线性高密度信号，信号常呈水平走行且大小各不相同。信号未及半月板表面，但可达半月板关节囊连接部位。Laprade 等[24]报道其发生率为 24%，Jerosh 等[23]报道其发生率为 41%。

3 级：为延伸至半月板表面并可见游离缘的高密度信号，该信号的出现说明存在半月板撕裂(图2.2.9)。

病变的 MRI 影像学与组织学关联

MRI 信号表现与组织学改变的对应关系为目前研究的焦点。1992 年 Holdler 等[22]通过分析 20 例尸体膝关节半月板共 179 个 MRI 扫描影像结果和相关组织样本，认为 MRI 在检测撕裂方面敏感性达 72%，特异性达 80%。一些纤维组织和黏液样变信号可被误判为撕裂信号，这是 MRI 确诊半月板撕裂的准确率或有效性仅为 76% 的原因。Raunest 等[30]运用组织磁共振显像技术使对包括退行性变和撕裂损伤在内的半月板病变损伤诊断准确率达到了 93%。

MRI 与关节镜探查所见的联系

膝关节镜探查术为半月板病变损伤诊断的金

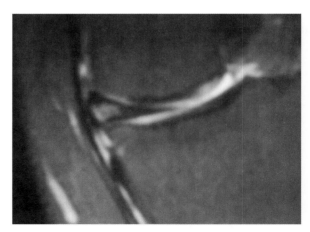

图 2.2.8　MRI 1 级信号：提示半月板内退行性变

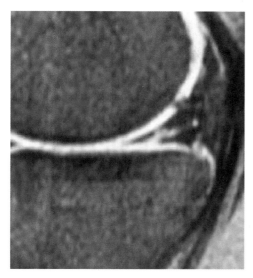

图 2.3.9 MRI 3 级信号：损伤延伸至半月板下表面

标准，但其无法探查到未达表面的半月板病变。MRI 1 级和 2 级信号行镜下探查无临床意义，因其为组织内退行性病变。但在镜下探查时，当探钩探查病变区域表面时可探及局部易被下压感，此时用探钩划开半月板病变表面部分，可探及不易被发现的半月板内病变并可以使病变与关节腔相通。MRI 影像学检查与关节镜探查所见的相关性目前已为许多学者所关注。Fischer 等[19]经研究认为，MRI 影像学检查对内侧半月板病变损伤诊断的敏感性和特异性分别为 89% 和 84%，对外侧半月板则分别为 69% 和 94%。据我们所知，目前尚无对半月板退行性变 MRI 影像学表现的相关特异性研究。Bin 等[5]认为，关节镜探查较 MRI 在诊断辐射状裂方面具有优越性。Briole[8]在一项 MRI 检查明确半月板退行性变患者病变稳定性方面的相关前瞻性研究中发现，MRI 影像学检查对瓣状裂的诊断特异性较高而对辐射状裂诊断特异性较低。

临床表现

关节镜下所见半月板 I 型和 II 型损伤以及存在 MRI 1 级和 2 级信号改变的半月板退行性变患者常无明显症状，与膝关节骨性关节炎患者疼痛症状的出现无关。Englund 等[15]提出，位于半月板外周缘神经支配丰富区域的病变损伤可引起疼痛，但其机制仍需继续进一步深入研究。某些类型的半月板退行性病变（DML）具有特异性的临床表现。

水平裂与半月板囊肿

水平裂主要见于外侧半月板，这是由外侧间室特异性的生理特点所决定的——位于外侧间室的外侧半月板承受较大的剪应力。半月板水平裂可无临床症状，其并非是膝关节疼痛的常见原因。如有症状常表现为膝关节外侧局部疼痛、一过性关节肿胀并可能伴发半月板周围囊肿。为明确诊断需行 X 线摄片检查以排除膝关节骨性关节炎，MRI 检查用于评估半月板撕裂形状和撕裂程度。确诊后可依据不同的诊治标准制订相应的治疗计划[2]。稳定的非血供区半月板水平裂可行半月板部分切除术，如病变位于血供丰富区且具有愈合倾向者则可予以缝合修复。外侧半月板水平裂可能在症状出现以前很早即已发生，此类型撕裂是年轻患者常见的特殊损伤病变类型，多由于体育活动中过度应力所致，有时可表现为外侧半月板囊肿，MRI 检查可见 2 级或 3 级高密度信号。Beaufils 等[2]建议对发生此类损伤的年轻运动员行切开修复。半月板囊肿存在两种病变类型且各有其病变发生机制：一是半月板损伤后继发病变，尤其见于外侧半月板水平裂后[18]。其为半月板退行性变的表现，但可发生于任何年龄段并出现相应症状。当黏液样变累及半月板表面或外周缘时病变即与关节腔相通，此时由于关节内压力作用，关节液自撕裂部位渗入达半月板基底部，导致关节囊形态改变并最终形成囊腔。由于关节内压力的原因，囊内液体不能再渗入关节腔从而滞留于囊内，随后囊内伴发脱水过程并最终形成胶冻样内容物。第二种类型为原发性半月板囊肿，由于半月板关节囊连接部位黏液样变性所致，此类病变与关节腔无连接，其是否存在目前仍有争议，有学者认为此种类型占半月板囊肿病变的很少一部分。伴局部疼痛症状的半月板囊肿可给予关节内激素注射，如无效可行囊肿内激素注射。如保守治疗无效，则可考虑行手术治疗，包括镜下半月板部分切除术（或者说是尽可能保留半月板组织的修整处理）及关节内囊肿引流术。Beaufils 等[2]和 Lu[27]建议保守治疗无效者行半月板缝合修复及关节外囊肿引流术。

内侧半月板水平撕裂主要见于合并膝关节骨性关节炎的患者，其为关节退行性变的继发改变。

非创伤性半月板退行性撕裂或 Ⅳ 型半月板退行性病变

此型病变是在 20 世纪 80 年代随着关节镜技术的开展而被人们发现并提出的一种特殊的病变类型 [6]，此类病变的发生与创伤和骨性关节炎无关，表现为半月板后角退行性撕裂。Ⅳ 型半月板退行性变为一类单独存在的病变类型，具有独特的症状学特点 [12,20]，具有其特殊的处理原则。

流行病学

年　　龄

Dorfmann 等经研究认为 Ⅳ 型半月板退行性病变患者平均发病年龄为 51 岁（27 ~ 73 岁）。与创伤性撕裂不同，此类病变多见于老年患者，但可能在症状出现之前病变早已发生。

性　　别

男性病例明显多于女性，男∶女（2∶1）~（3∶2）[13,25]。此比例介于创伤性半月板损伤（男性占 80%）与伴发骨性关节炎的半月板病变损伤（男性仅占 20%）二者之间。

触发机制

有报道称 2/3 ~ 3/4 的患者既往曾从事膝关节相关的繁重的体力活动或有反复微小的损伤病史。这些损伤机制可能与运动（如慢跑、网球、高尔夫球等运动）或职业相关（如建筑工人、管工、砖匠等）。下蹲活动被认为在损伤机制中起重要作用。体重过大也被认为是致病因素之一，但肥胖病人仅占患者总人数的不到 10%，这说明肥胖对病变发生所起的作用小于普通人群中膝关节骨性关节炎对病变发生所起的作用。膝内翻通常被认为是病变发生的易感因素之一，但研究发现膝内翻患者中仅有 20% 存在 Ⅳ 型半月板退行性病变，这与正常人群患病率比较差异并不大 [13]。半月板病变导致的撕裂可能仅仅是由于日常活动状态下的半月板损伤阈值成比例减小所致。甚至有人认为，撕裂病变的产生是自发因素所致。

临床症状

膝关节外侧间室内结构紊乱导致患者出现相应体征，但相对于损伤类型来讲这些体征并无特异性。患者的典型症状是膝关节疼痛，可表现为全膝关节或膝关节内侧、前内侧或局限于关节后侧的疼痛症状。这些症状的出现是半月板病变进一步导致膝关节内力学改变的结果，也曾经有报道患者因夜间体位改变而导致疼痛症状出现。疼痛为一过性且通常症状较重，患膝在行走或旋转运动时可导致疼痛症状加重。半数病人最长行走距离减小 [13]，体育活动和日常工作活动也可受限。承重、无旋转运动时可无疼痛症状，但伴随软骨下骨损伤者例外。以上表现可为基本的鉴别诊断提供帮助。此外，50% 患者可自觉膝关节肿胀，典型的"半月板症状"如跛行、关节交锁、关节弹响、关节不稳感少见 [12]，70% 患者体检发现内侧关节间隙压痛。鹅足区常可触及压痛，此时应与鹅足滑囊炎相鉴别。关节渗出可见于半数患者并可出现相应的症状 [13]。通常患者无需使用止痛剂，1/3 的患者行经典的半月板物理检查如麦氏征、研磨试验等可呈明显阳性。

放射学评估

MRI 不能替代传统的影像学检查，其应为诊断过程中系统评估检查的一部分。X 线平片检查需包括双膝关节前后 schuss 位（即膝关节屈曲 20° 站立，以良好显露关节内骨性病变），此外还需包括侧位和轴位片。半月板退行性病变（DML）与关节间隙减小几乎无相关性。如关节间隙明显缩窄则为骨性关节炎的表现。

MRI 可良好显示 3 级半月板损伤或复杂的病变损伤，但其明确诊断 Ⅳ 型半月板退行性病变伴辐射状裂常较困难。MRI 可为明确诊断提供合并病变损伤等补充信息，并对诊断过程具有明显的帮助作用。

半月板周围关节囊连接部位病变信号常被忽视，其可能为撕裂半月板游离并导致局部不稳定的间接征象。损伤部位通过牵拉或表面摩擦作用刺激半月板周围关节囊，可导致局部产生炎症反应，关节镜检查可明显观察到此炎症表现 [7]（图 2.2.10）。MRI 半月板关节囊连接部位炎性病变在 T1 像表现为低信号，在 T2 像表现为高信号。

弥漫性软骨下骨髓水肿信号（图 2.2.11）可能为软骨下骨应力骨折（图 2.2.12）的表现，常见于膝关节骨性关节炎，需注意在诊断过程中予以鉴别。Muscolo 等[28]认为IV型半月板退行性病变也易于导致应力骨折甚至因长期应力集中而出现骨坏死（图2.2.13），其报道中5例平均年龄68岁患者发现膝关节骨坏死表现，这些患者初次MRI检查诊断为半月板损伤，之前并未行半月板切除术。我们对30例患者行镜下评估研究后发现，IV型半月板退行性病变患者软骨下骨裂缝骨折与局部机械应力作用存在明显相关性[7]。

病变周围局部水肿信号也常被忽视，目前认为此水肿表现不会引起疼痛症状，其重要性和意义目前仍不清楚。

半月板退行性病变损伤的治疗

半月板退行性病变损伤的治疗包括提倡良好的运动生活方式、止痛剂和抗炎药物的应用、关节内激素注射等。自关节外关节囊周围药物注射治疗此类病变的短期疗效肯定并引起了目前人们的关

注[25]。如保守治疗无效，IV型病变可行部分半月板切除术[6,13,20]，至少近期及中期疗效良好。

此类病变的手术并发症与其他膝关节镜下手术并发症一致。医生必须考虑到失去保护结构后突然处于负重状态的软骨出现裂缝骨折和并发局部骨坏死的可能性，为避免这一并发症，提倡术后早期部分负重，给予有限、适度的康复训练。尽管目前已有很多相关文献提及半月板切除术与继发性骨性关节炎的潜在关联性，目前就此方面仍存在争议。有学者认为，任何方式的半月板切除，即使是部分切除也可能导致出现进行性膝关节骨性关节炎改变，此改变的发生与患者年龄及之前合并的软骨损伤相关[9]。但也应该考虑到，如半月板损伤未行手术处理，患者也可能会出现骨性关节炎改变。以往的研究经对半月板切除膝和正常膝进行对比，证实半月板切除对膝关节骨性关节炎病变进展具有促进作用，但这些研究并未将半

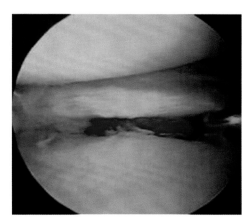

图 2.2.10　镜下观不稳定局部层裂导致半月板周围炎性反应

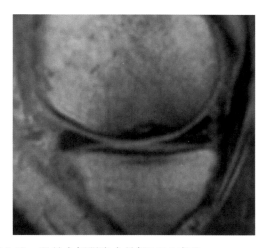

图 2.2.12　股骨内侧髁应力骨折 MRI 表现

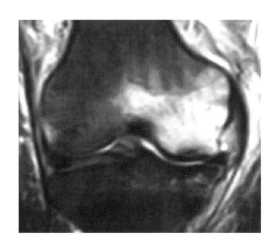

图 2.2.11　膝关节股骨内侧髁水肿 MRI 表现

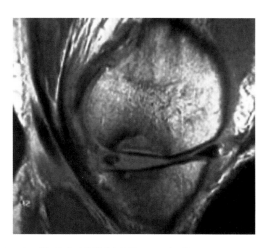

图 2.2.13　股骨内侧髁骨坏死 MRI 表现

月板切除膝与存在半月板损伤而未行手术处理膝关节进行对比。因此，这些研究本身就存在严重的局限性，此外，此类比较研究并未对已证实的有症状的半月板损伤提供有效的治疗指导。Lequesne 等[25]经研究后得出一个有趣的结论，30 例经 MRI 检查确诊的半月板损伤患者，给予关节囊周围激素注射而未行手术治疗。平均 9 年后随访发现 60% 的患者出现骨性关节炎影像学表现。Berthiaume 等[3] 前瞻性研究 24 例膝关节骨性关节炎患者，每 6 个月行 MRI 检查并测定关节软骨容量，结果表明半月板损伤未行手术治疗患者与骨性关节炎进行性改变存在明显相关性，此相关性在 Eglund 等[14] 最近的一项 MRI 影像学评估队列研究中被再次证实。他们认为，未行手术治疗患者进行性骨性关节炎的发生率为手术患者的 4.3 ～ 7.8 倍，而且骨性关节炎病变进展与半月板原始损伤类型相关。由于缺乏半月板损伤后骨性关节炎在手术和非手术治疗组之间的对比研究，目前对于 MRI 检查明确诊断的有症状的半月板退行性病变损伤患者手术治疗的必要性尚不易确定。

半月板脱出

　　半月板脱出是指半月板体部向外相对于胫骨平台边缘移位大于 3mm（图 2.2.14）。半月板脱出被认为与膝关节骨性关节炎密切相关，为骨性关节炎病变进行性发展的早期预兆，其细微病变形式可不伴发软骨损伤[29]，Costa 等[10] 经研究发现半月板脱出与辐射状裂存在明显相关性，尤其是位于半月板后侧附着部的辐射状裂（图 2.2.15）。Lerer 等[26]对 205 例膝关节 MRI 前瞻性研究分析后得出结论，半月板脱出常与辐射状裂和骨性关节炎合并存在，半月板失去其关节保护作用将进一步导致膝关节软骨退变加速。由于缺乏特异性诊断标准，半月板脱出的关节镜诊断并非易事，其也无特殊治疗方法。

半月板复杂病变（Ⅴ型）

　　通常此类病变损伤与骨性关节炎密切相关，除临床症状突然加重表现为严重疼痛并伴明显的 MRI 表现的特殊病例外，其处理原则与其他类型半月板损伤类似。如保守治疗无效，建议行半月板部分切除术，术中应注意尽可能保留半月板组织。目前，关节镜治疗骨性关节炎的疗效尚未肯定。然

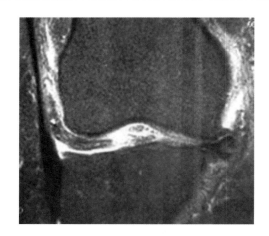

图 2.2.14　半月板脱出于胫骨平台边缘外侧

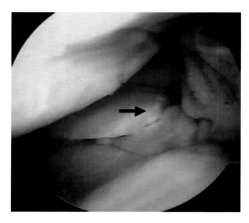

图 2.2.15　箭头示内侧半月板脱出至后方附着部位横裂

而，最近 Steadman 等[31] 经研究认为，包括半月板修整在内的镜下膝关节广泛清理术具有良好的功能预后，其研究中 87% 的患者术后效果满意，所有患者术后均未行膝关节置换术。通常患者在明确膝关节骨性关节诊断后 3 年行膝关节置换术。

小　结

　　半月板退行性病变为一类单独存在的疾病，其具有单独的分型系统和与之相对应的处理方法，其中的一些特殊病变类型往往需给予特殊处理。对此类随膝关节内退变过程而不断发展的半月板病变损伤机制的全面认识是正确诊治的关键。半月板退行性变与膝关节骨性关节炎的关系复杂，且二者之间的关系目前仍不十分清楚。不稳定的半月板撕裂经手术处理是否会演变为骨性关节炎？骨性关节炎的发生是由"不适宜的"手术还是撕裂病变损伤本身所致，或是半月板原发

性病变进展所致？目前还有很多方面的问题期待进一步研究解决。另一方面，尽管膝关节进行性骨性关节炎患者可无临床症状，我们还是应找出导致其临床症状恶化（如突发的疼痛和关节肿胀）的原因，因为就患者临床症状而言，相同疾病而临床表现不同患者的处理方式可能完全不同。除了软骨下骨和软骨坏死相关的关节病变因素以外，患者症状的出现应还与相关的半月板病变因素有关，此类病变也应该存在相应的临床症状和放射学表现。

参考文献

1. Beattie KA, Boulos P, Pui M, O'Neill J, Inglis D, Webber CE, Adachi JD (2005) Abnormalities identified in the knees of asymptomatic volunteers using peripheral magnetic resonance imaging. Osteoarthritis Cartilage 13:181-186.

2. Beaufils P, Hardy P, Chambat P, Clavert P, Djian P, Frank A, Hulet C, Potel JF, Verdonk R (2006) [Adult lateral meniscus]. Rev Chir Orthop Reparatrice Appar Mot 92: 2S169-2S194.

3. Berthiaume MJ, Raynauld JP, Martel-Pelletier J, Labonte F, Beaudoin G, Bloch DA, Choquette D, Haraoui B, Altman RD, Hochberg M, Meyer JM, Cline GA, Pelletier JP (2005) Meniscal tear and extrusion are strongly associated with progression of symptomatic knee osteoarthritis as assessed by quantitative magnetic resonance imaging. Ann Rheum Dis 64:556-563.

4. Bhattacharyya T, Gale D, Dewire P, Totterman S, Gale ME, McLaughlin S, Einhorn TA, Felson DT (2003) The clinical importance of meniscal tears demonstrated by magnetic resonance imaging in osteoarthritis of the knee. J Bone Joint Surg Am 85-A:4-9.

5. Bin SI, Kim JM, Shin SJ (2004) Radial tears of the posterior horn of the medial meniscus. Arthroscopy 20:373-378.

6. Boyer T, Bonvarlet JP, Dorfmann H (1983) Arthroscopie et lésions méniscales dégénératives. J Med Lyon 21-23.

7. Boyer T, Daumen-Legre V (2000) Contribution of arthroscopy and magnetic resonance imaging to the evaluation of painful knee osteoarthritis. Joint Bone Spine 67:504-508.

8. Briole V (2005) L'arthroscopie permet-elle de poser l'indication de méniscectomie dans les lésins méniscales dégénératives? Etude prospective de 52 cas. In: Mémoire du DIU d'arthroscopie, Université Paris VII.

9. Chatain F, Robinson AH, Adeleine P, Chambat P, Neyret P(2001) The natural history of the knee following arthroscopic medial meniscectomy. Knee Surg Sports Traumatol Arthrosc 9:15-18.

10. Costa CR, Morrison WB, Carrino JA (2004) Medial meniscus extrusion on knee MRI: is extent associated with severity of degeneration or type of tear? AJR Am J Roentgenol 183:17-23.

11. Crues JV III, Mink J, Levy TL, Lotysch M, Stoller DW (1987) Meniscal tears of the knee: accuracy of MR imaging. Radiology 164:445-448.

12. Dorfmann H, Juan LH, Bonvarlet JP, Boyer T (1987) Arthroscopy of degenerative lesions of the internal meniscus. Classification and treatment. Rev Rhum Mal Osteoartic 54:303-310.

13. Dorfmann H, Keime F, Caille A, Boyer T (1993) Résultats des méniscectomies. A propos de 25 LMD type IV. Annales de la Société Française d'Arthroscopie.

14. Englund M, Niu J, Guermazi A, Roemer FW, Hunter DJ, Lynch JA et al (2007) Effect of meniscal damage on incident

15. Englund M, Niu J, Guermazi A, Roemer FW, Hunter DJ, Lynch JA, Lewis CE, Torner J, Nevitt MC, Zhang YQ, Felson DT (2007) Effect of meniscal damage on the development of frequent knee pain, aching, or stiffness. Arthritis Rheum 56:4048-4054.

16. Fahmy NR, Williams EA, Noble J (1983) Meniscal pathology and osteoarthritis of the knee. J Bone Joint Surg Br 65:24-28.

17. Ferrer-Rocca O, Vilalta C (1978) Lesions of the meniscus. Part 1: macroscopic and histologic findings. Clin Orthop Rel Res 289-300.

18. Ferrer-Rocca O, Vilalta C (1978) Lesions of the meniscus. Part II: horizontal cleavages and lateral cysts. Clin Orthop Rel Res 301-307.

19. Fischer SP, Fox JM, Del Pizzo W, Friedman MJ, Snyder SJ, Ferkel RD (1991) Accuracy of diagnoses from magnetic resonance imaging of the knee. A multi-center analysis of one thousand and fourteen patients. J Bone Joint Surg Am 73:2-10.

20. Frank A (1993) Les lésions méniscales internes sur genou stable en 1992. Enquête de la SFA. In: Annales de la Société Française d'Arthroscopie, pp 34-41.

21. Guten GN, Kohn HS, Zoltan DJ (2002) 'False positive' MRI of the knee: a literature review study. WMJ 101:35-38.

22. Hodler J, Haghighi P, Pathria MN, Trudell D, Resnick D(1992) Meniscal changes in the elderly: correlation of MR imaging and histologic findings. Radiology 184:221-225.

23. Jerosch J, Castro WH, Assheuer J (1996) Age-related magnetic resonance imaging morphology of the menisci in asymptomatic individuals. Arch Orthop Trauma Surg 115: 199-202.

24. LaPrade RF, Burnett QM 2nd, Veenstra MA, Hodgman CG (1994) The prevalence of abnormal magnetic resonance imaging findings in asymptomatic knees. With correlation of magnetic resonance imaging to arthroscopic findings in symptomatic knees. Am J Sports Med 22:739-745.

25. Lequesne M, Godefroy F, Dang N, Bard M, Massare C, Amouroux J (1987) The future of regressive, radiographically silent, lateral pain of the knee. Perimeniscitis or future gonarthrosis? Rev Rhum Mal Osteoartic 54: 417-423.

26. Lerer DB, Umans HR, Hu MX, Jones MH (2004) The role of meniscal root pathology and radial meniscal tear in medial meniscal extrusion. Skeletal Radiol 33:569-574.

27. Lu KH (2006) Arthroscopic meniscal repair and needle aspiration for meniscal tear with meniscal cyst. Arthroscopy 22:1367; e1361-e1364.

28. Muscolo DL, Costa-Paz M, Ayerza M, Makino A (2006) Medial meniscal tears and spontaneous osteonecrosis of the knee. Arthroscopy 22:457-460.

29. Puig L, Monllau JC, Corrales M, Pelfort X, Melendo E, Caceres E (2006) Factors affecting meniscal extrusion: correlation with MRI, clinical, and arthroscopic findings. Knee Surg Sports Traumatol Arthrosc 14:394-398.

30. Raunest J, Hotzinger H, Burrig KF (1994) Magnetic resonance imaging (MRI) and arthroscopy in the detection of meniscal degenerations: correlation of arthroscopy and MRI with histology findings. Arthroscopy 10:634-640.

31. Steadman JR, Ramappa AJ, Maxwell RB, Briggs KK (2007) An arthroscopic treatment regimen for osteoarthritis of the knee. Arthroscopy 23:948-955.

32. Zanetti M, Pfirrmann CW, Schmid MR, Romero J, Seifert B, Hodler J (2003) Patients with suspected meniscal tears: prevalence of abnormalities seen on MRI of 100 symptomatic and 100 contralateral asymptomatic knees. AJR Am J Roentgenol 181:635-641.

radiographic knee osteoarthritis. Arthritis Rheum 56:S835-S834 (abstract 742).

2.3 半月板与骨性关节炎

N. Pujol, P. Boisrenoult

引　言

半月板退行性撕裂常可在膝关节骨性关节炎患者行关节镜探查或 MRI 影像学检查时发现[19]。本章的目的是探讨膝关节骨性关节炎的影像学表现（X 线和 MRI）和关节镜下特点以及半月板退行性变的病变特点，以利于明确诊断和给予相应的正确处理。

骨性关节炎

40 岁以上患者出现非创伤性膝关节疼痛通常考虑为骨性关节炎所致。双侧负重位 X 线检查包括前后伸直位和屈曲位（Rosenberg 位即屈曲 45°，schuss 位即屈曲 30°）摄片、侧位和屈曲 30° 切线位摄片都是对病变进行系统评估所必须的。通常，在膝关节半屈曲位下摄片较完全伸直位更易观察到膝关节骨性关节炎关节间隙缩窄表现，这是由于半屈位时股骨髁后侧部分更易显示，而此处关节软骨也更易发生损伤[6]。

X 线

骨性关节炎 (OA) 诊断常基于患者的影像学表现。影像学诊断标准于 1957 年由 Kellgren 和 Lawrence 提出[13]。还有 Ahlback[1] 和 Brandt[5] 等

N. Pujol (✉)
P. Boisrenoult
Orthopaedic Department, Centre Hospitalier de Versailles,
177, rue de Versailles, 78157 Le Chesnay, France
e-mail: npujol@ch-versailles.fr

提出的分级评分系统也常被采用（表 2.3.1）。这些诊断分级系统对于明确诊断及评估胫股关节 OA 病变严重性具有相同的有效性，但这些评估系统与关节镜下评估关节软骨退变的实际程度并无明显的相关性[15]。

OA 影像学表现包括：局部骨赘形成、关节间隙缩窄（JSN）、软骨下骨坏死和软骨下骨囊肿形成。骨赘形成是 OA 最为典型的表现，通常认为其在关节间隙缩窄之前即已发生。骨赘形成于承受应力较小的区域，典型者位于膝关节周缘部位，导致关节接触面积增大，进而导致关节局部应力承受相应减小。

很多研究发现，膝关节骨性关节炎患者疼痛症状与影像学表现并不匹配，15% ～ 53% 影像学诊断为 OA 的患者可出现膝关节疼痛症状[12,18]。

骨赘形成与膝关节疼痛症状出现对于诊断 OA 的敏感性为 83%，特异性为 93%[2]。如诊断关节间隙缩窄需行伸直位前后位 X 线片和 schuss 位或 Rosenberg 位 X 线片检查，这是由于膝关节软骨常累及区域是位于关节屈曲 30° ～ 60° 时股骨与胫骨的接触区域[24]。传统的伸直负重前后位 X 线片可能忽略"轻微的"膝关节间隙缩窄，因此必须行膝关节屈曲前后位 X 线检查[25]。

Schuss 位为膝关节屈曲 30° 负重后前位摄片，Rosenberg 位为膝关节屈曲 45° 负重后前位摄片。目前文献中并无二者的对比数据研究，因此我们建议在检查过程中可考虑两个位置均予以拍摄 X 线片以便进行对比分析。

Schuss 位在关节间隙大于 3mm 时具有良好的病变显示作用[4]。关节间隙小于 2mm 与 3 ～ 4 级

表 2.3.1 **Kellgren-Lawrence、Ahlback 和 Brandt 影像学评分系统**

分值	Kellgren-Lawrence	Ahlback	Brandt
0	正常	正常	正常
1	微小骨赘形成或怀疑骨性关节炎	关节间隙缩窄 < 3mm	关节间隙缩窄 < 25% 并存在其他伴随表现
2	明显骨赘形成，关节间隙正常	关节间隙消失或几乎消失	关节间隙缩窄 50% ～ 75% 无其他伴随表现
3	明显骨赘形成，关节间隙轻度缩窄	轻度骨磨损表现（< 5mm）	关节间隙缩窄 50% ～ 75% 并存在其他伴随表现
4	明显骨赘形成，关节间隙重度缩窄并伴软骨下骨坏死	中度骨磨损（5 ～ 15mm）	关节间隙缩窄 > 75% 并存在其他伴随表现
5	—	严重骨磨损（> 15mm）	—

软骨退变具有明显的相关性[24]。此外，半月板切除术前及术后内侧胫股关节间隙高度在负重条件下 schuss 位 X 线片无明显改变，这说明关节间隙缩窄并非是半月板切除所致，而是骨性关节炎特异性的病理影像学改变[22]。

超过半数患者关节间隙缩窄（JSN）与严重的软骨病变相关，为 OA 进行性改变的表现[8]。

MRI

软骨厚度

很多研究结果表明 MRI 在局部软骨缺损和变薄检出方面具有高度敏感性和特异性[9,20]。

最近，有学者采用半定量评分系统对膝关节骨性关节炎的器官整体 MRI 影像学改变进行了评估[16,21]。

法国关节镜学会（SFA）提出的 MRI 软骨病变分级系统与关节镜探查结果存在明显相关性（κ = 0.83）。MRI 软骨病变的量化技术评估已成为可能，其与解剖学所见软骨病变存在明显相关性[9,20]。

骨髓水肿

最近一项回顾研究表明，MRI 所见骨髓水肿与伴有疼痛症状的骨性关节炎具有相关性。该研究中 400 例骨性关节炎患者，78% 合并膝关节疼痛患者行 MRI 检查可见骨髓水肿信号，仅 30% 存在骨髓水肿信号表现者无症状[10]。

另一项对比研究结果表明，36% 存在骨髓水肿信号患者可出现膝关节疼痛症状，而无膝关节疼痛患者中仅 1% 出现骨髓水肿信号[26]。

骨髓水肿与骨性关节炎疼痛症状出现具有明显相关性，不论患者是否合并半月板退行性病变。因此，半月板退行性病变并非已出现骨髓水肿的骨性关节炎患者疼痛症状出现的主要原因，尤其是发生于胫骨平台的骨髓水肿，此类患者即使行半月板切除术也并不能缓解疼痛症状。

关节镜探查

目前已提出很多软骨损伤关节镜下分型系统，其中最常应用的是 SFA 分型系统：0 级：正常；1 级：软骨软化；2 级：软骨浅表区纤维化，累及软骨厚度小于 50%；3 级：软骨深部损伤，累及软骨厚度大于 50%；4 级：软骨下骨外露[8]（图 2.3.1）。

半月板退行性变

关节镜分型

详见 2.2 部分。

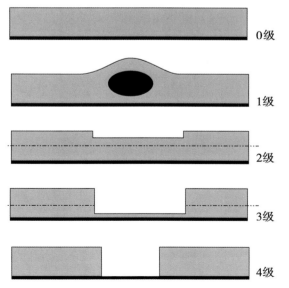

图 2.3.1 SFA 软骨损伤分级系统

MRI 分型（图 2.3.2）

Raunest 等提出以下半月板病变损伤 MRI 分型系统。Ⅰ级：半月板内部圆形高信号，未累及关节接触面；Ⅱ级：半月板体部层裂，未累及关节接触面；Ⅲ级：水平层裂累及关节面[23]。

此分级系统目前广泛应用于非创伤性半月板退行性撕裂。

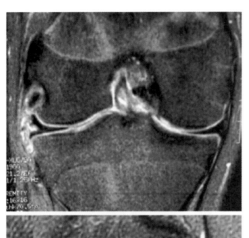

1级

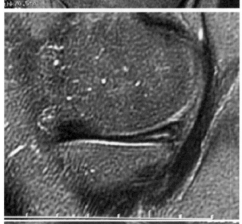

2级

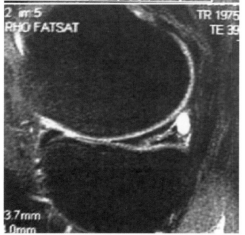

3级

图 2.3.2　半月板退行性病变 MRI 分型。自上到下分别为 1 级、2 级、3 级病变

半月板脱出（图 2.3.3）

内侧半月板脱出定义为内侧半月板相对于胫骨平台内侧缘向内侧明显移位（＞ 3mm）。病理性内侧半月板脱出与轻微或明显的大骨赘形成或软骨缺损明显相关[11,14,17]。半月板半脱位程度与关节间隙缩窄程度有关。此外，半月板半脱位与有症状的膝关节骨性关节炎明显相关。

内侧半月板脱出可能与半月板功能丧失有关，是半月板全切除术的指征。内侧半月板脱出后行关节镜下半月板切除术的预后目前尚不肯定。

半月板与骨性关节炎

半月板退行性病变患者是否存在临床症状？

有学者对 100 例怀疑半月板退行性撕裂患者行队列分析研究[26]，评估有症状表现患者半月板 MRI 表现并与对侧无症状膝关节进行比较。结果表明，57 例有症状者和 36 例无症状者均可发现半月板撕裂信号，内侧半月板水平裂信号可见于 32 例有症状者膝关节和 29 例无症状者膝关节，

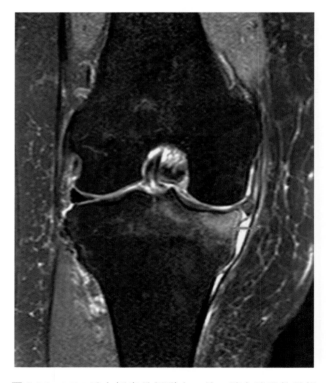

图 2.3.3　MRI 示内侧半月板脱出，骨。髓水肿及软骨损伤信号

有症状患者多可出现骨髓水肿和关节周围软组织异常信号表现。MRI 检查出现半月板辐射状撕裂和复杂裂伴移位信号者常有症状。

Bhattacharyya 等[3] 对 154 例平均 53 岁的骨性关节炎患者行对比研究后发现，该组无症状患者 76% 合并半月板撕裂，91% 有症状者合并半月板撕裂（$P < 0.005$），OA 分级严重程度也与半月板撕裂高发生率存在相关性。有症状的骨性关节炎组在疼痛和主观评分方面与半月板撕裂与否并无明显关联。

OA 与半月板退行性病变的关联性何在？

有学者在一组 294 例平均年龄 47±6 岁患者的对照研究中发现，半月板退行性变与患者年龄（OR = 16/ 年）和 BMI（OR = 1.06 ~ 1.11kg/m^2）存在相关性。MRI 表现方面，半月板退行性变患者软骨损伤信号较对照组更为明显，尤其在内侧胫股关节[7]。

半月板退行性变在存在关节软骨退行性变患者中更为多见。

小　结

膝关节骨性关节炎患者关节软骨和半月板可出现类似程度的病变损伤表现，这表明二者在解剖学和疾病发生机制方面存在密切的联系。关节间隙缩窄影像学表现与关节软骨严重缺损明显相关。许多骨性关节炎患者的症状多在膝关节间隙缩窄之前即已出现。MRI 有助于明确关节软骨病变情况、不稳定的退变性半月板撕裂以及骨髓水肿情况，并且有助于分析这些因素在疼痛症状发生中所起的作用。

参考文献

1. Ahlback S（1968）Osteoarthrosis of the knee. A radiographic investigation. Acta Radiol Diagn（Stockh）（suppl 277）：7-72.

2. Altman R, Asch E, Bloch D, Bole G, Borenstein D, Brandt K, Christy W, Cooke TD, Greenwald R, Hochberg M et al（1986）Development of criteria for the classification and reporting of osteoarthritis. Classification of osteoarthritis of the knee. Diagnostic and Therapeutic Criteria Committee of the American Rheumatism Association. Arthritis Rheum 29:1039-1049.

3. Bhattacharyya T, Gale D, Dewire P, Totterman S, Gale ME, McLaughlin S, Einhorn TA, Felson DT（2003）The clinical importance of meniscal tears demonstrated by magnetic resonance imaging in osteoarthritis of the knee. J Bone Joint Surg Am 85-A:4-9.

4. Boegard T, Rudling O, Petersson IF, Sanfridsson J, Saxne T, Svensson B, Jonsson K（1997）Postero-anterior radiogram of the knee in weight-bearing and semiflexion. Comparison with MR imaging. Acta Radiol 38:1063-1070.

5. Brandt KD, Fife RS, Braunstein EM, Katz B（1991）Radiographic grading of the severity of knee osteoarthritis: relation of the Kellgren and Lawrence grade to a grade based on joint space narrowing, and correlation with arthroscopic evidence of articular cartilage degeneration. Arthritis Rheum 34:1381-1386.

6. Brandt KD, Mazzuca SA, Conrozier T, Dacre JE, Peterfy CG, Provvedini D, Ravaud P, Taccoen A, Vignon E（2002）Which is the best radiographic protocol for a clinical trial of a structure modifying drug in patients with knee osteoarthritis? J Rheumatol 29:1308-1320.

7. Ding C, Martel-Pelletier J, Pelletier JP, Abram F, Raynauld JP, Cicuttini F, Jones G（2007）Knee meniscal extrusion in a largely non-osteoarthritic cohort: association with greater loss of cartilage volume. Arthritis Res Ther 9:R21.

8. Dougados M, Ayral X, Listrat V, Gueguen A, Bahuaud J, Beaufils P, Beguin JA, Bonvarlet JP, Boyer T, Coudane H et al（1994）The SFA system for assessing articular cartilage lesions at arthroscopy of the knee. Arthroscopy 10:69-77.

9. Drape JL, Pessis E, Auleley GR, Chevrot A, Dougados M, Ayral X（1998）Quantitative MR imaging evaluation of chondropathy in osteoarthritic knees. Radiology 208:49-55.

10. Felson DT, Chaisson CE, Hill CL, Totterman SM, Gale ME, Skinner KM, Kazis L, Gale DR（2001）The association of bone marrow lesions with pain in knee osteoarthritis. Ann Intern Med 134:541-549.

11. Gale DR, Chaisson CE, Totterman SM, Schwartz RK, Gale ME, Felson D（1999）Meniscal subluxation: association with osteoarthritis and joint space narrowing. Osteoarthritis Cartilage 7:526-532.

12. Hannan MT, Felson DT, Pincus T（2000）Analysis of the discordance between radiographic changes and knee pain in osteoarthritis of the knee. J Rheumatol 27:1513-1517.

13. Kellgren JH, Lawrence JS（1957）Radiological assessment of osteo-arthrosis. Ann Rheum Dis 16: 494-502.

14. Kenny C（1997）Radial displacement of the medial meniscus and Fairbank's signs. Clin Orthop Relat Res（339）：163-173.

15. Kijowski R, Blankenbaker D, Stanton P, Fine J, De Smet A（2006）Arthroscopic validation of radiographic grading scales of osteoarthritis of the tibiofemoral joint. AJR Am J Roentgenol 187:794-799.

16. Kornaat PR, Ceulemans RY, Kroon HM, Riyazi N, Kloppenburg M, Carter WO, Woodworth TG, Bloem JL（2005）MRI assessment of knee osteoarthritis: Knee Osteoarthritis Scoring System（KOSS）-inter-observer and intra-observer reproducibility of a compartment-based scoring system. Skeletal Radiol 34:95-102.

17. Lerer DB, Umans HR, Hu MX, Jones MH（2004）The role of meniscal root pathology and radial meniscal tear in medial meniscal extrusion. Skeletal Radiol 33:569-574.

18. Lethbridge-Cejku M, Scott WW Jr, Reichle R, Ettinger WH, Zonderman A, Costa P, Plato CC, Tobin JD, Hochberg MC (1995) Association of radiographic features of osteoarthritis of the knee with knee pain: data from the Baltimore Longitudinal Study of Aging. Arthritis Care Res 8:182-188.

19. Noble J, Hamblen DL (1975) The pathology of the degenerate meniscus lesion. J Bone Joint Surg Br 57:180-186.

20. Pessis E, Drape JL, Ravaud P, Chevrot A, Dougados M, Ayral X (2003) Assessment of progression in knee osteoarthritis: results of a 1 year study comparing arthroscopy and MRI. Osteoarthritis Cartilage 11:361-369.

21. Peterfy CG, Guermazi A, Zaim S, Tirman PF, Miaux Y, White D, Kothari M, Lu Y, Fye K, Zhao S, Genant HK (2004) Whole-Organ Magnetic Resonance Imaging Score (WORMS) of the knee in osteoarthritis. Osteoarthritis Cartilage 12:177-190.

22. Prove S, Charrois O, Dekeuwer P, Fallet L, Beaufils P (2004) Comparison of the medial femorotibial joint space before and immediately after meniscectomy. Rev Chir Orthop Reparatrice Appar Mot 90:636-642.

23. Raunest J, Hotzinger H, Burrig KF (1994) Magnetic resonance imaging (MRI) and arthroscopy in the detection of meniscal degenerations: correlation of arthroscopy and MRI with histology findings. Arthroscopy 10: 634-640.

24. Rosenberg TD, Paulos LE, Parker RD, Coward DB, Scott SM (1988) The forty-five-degree posteroanterior flexion weight-bearing radiograph of the knee. J Bone Joint Surg Am 70:1479-1483.

25. Vignon E, Piperno M, Le Graverand MP, Mazzuca SA, Brandt KD, Mathieu P, Favret H, Vignon M, Merle-Vincent F, Conrozier T (2003) Measurement of radiographic joint space width in the tibiofemoral compartment of the osteoarthritic knee: comparison of standing anteroposterior and Lyon schuss views. Arthritis Rheum 48:378-384.

26. Zanetti M, Pfirrmann CW, Schmid MR, Romero J, Seifert B, Hodler J (2003) Patients with suspected meniscal tears: prevalence of abnormalities seen on MRI of 100 symptomatic and 100 contralateral asymptomatic knees. AJR Am J Roentgenol 181:635-641.

总 结

P. Beaufils

创伤性半月板损伤

原发性创伤性半月板损伤的诊断需符合以下两个标准：（1）必须有明显的致膝关节扭伤或应力承受（如下蹲等）的外伤史；（2）受伤之前半月板组织结构正常（半月板大体形态须完整）。半月板组织正常老化过程中并不能排除外伤损伤的可能性。总的来说半月板创伤性撕裂多为垂直撕裂和纵向撕裂。

参照以往对骨折的描述，半月板损伤的描述应包括受累半月板（内侧或外侧半月板）、撕裂方向、撕裂与半月板关节囊连接部位的关系、损伤部位（如体部、前后角等）等内容。根据损伤所在区域、是否为易于移位的较大撕裂（如桶柄样撕裂）、是否存在易于伴发瓣状裂和复杂裂的辐射状裂等因素的不同，患者的临床表现也各不相同，后者多为慢性病变损伤的表现。

患者症状的出现多由于不稳定的半月板撕裂游离缘引起。桶柄样撕裂常因撕裂部位移于股骨髁下方而主要表现为绞索、弹响等症状，还可能出现膝关节内、外侧明显的疼痛等症状。根据受累间室不同，患者表现可各不相同。这些症状出现多是由于关节腔内应力异常增高所致。

创伤性半月板病变损伤的处理需考虑以下两个问题：（1）患者膝关节是否稳定；（2）损伤能否缝合修复。

P. Beaufils
Orthopaedic Department, Centre Hospitalier de Versailles,
177, rue de Versailles, 78150 Le Chesnay, France
e-mail: pbeaufils@ch-versailles.fr

膝关节前方不稳定的诊断主要依靠膝关节物理检查，Lachman 试验阳性为其确诊的主要物理检查试验。在治疗过程中需注意半月板撕裂和膝关节前方不稳定两个因素常相互影响，正确诊断是处理的关键。

本章提出了半月板的损伤分型，但并未完全涉及损伤的可修复性及修复指征，而是注重于讨论损伤的初期评估，这有利于在诊治过程中正确地制订治疗方案及保证治疗效果。

年轻患者近期损伤为半月板损伤后修复的常见指征，但缝合修复仅限于位于半月板血供丰富区的损伤。术前 MRI 检查的目的并非仅是对撕裂的诊断，还包括对损伤部位、大小、撕裂方向及受伤半月板组织的评估，以明确撕裂是否适宜行缝合修复处理。目前已有很多文献研究证实 MRI 在明确半月板撕裂缝合修复可行性方面的重要价值，即使是在临床诊断明确之后 MRI 检查也对半月板病变损伤的诊治具有重要的指导意义。

半月板退行性病变损伤

半月板退行性病变定义为无外伤史或因细微外伤导致的继发性半月板病变损伤。与创伤性半月板损伤相反，其在一定程度上可看做是半月板组织老化过程或组织老化的加速过程。此概念最初由 Smillie 和 Noble 基于其相关临床和病理学研究提出，其研究结果最终为临床关节镜探查和 MRI 影像学研究结果所证实。半月板内异常的 MRI 信号多由于组织黏液样变性所致，可在病变后期发现，有时也可在病变早期出现。

半月板退行性病变与骨性关节炎的关系目前尚不清楚，相关研究文献中仍存在争议。但骨性关节炎如合并存在半月板损伤，需与无膝关节退行性变的半月板病变损伤相鉴别。

目前对此方面我们的观点是：

半月板退行性变及其相关的病理学改变是半月板组织随年龄增长而出现老化的自然结果，可由于关节反复磨损而加速发展。与骨性关节炎相反，半月板退行性病变多见于男性，男女比为 2∶1，这就支持了原发性半月板退行性病变损伤的概念。半月板退行性变多发生于 40～50 岁，但可能在患者症状出现之前很早即已出现病变，甚至可发生于年轻的运动员。无论是在关节镜下探查或 MRI 影像学检查，其主要表现均为半月板水平裂或瓣状裂且多是由之前的水平撕裂发展而来。半月板组织退变后撕裂多为瓣状裂并可在 MRI 清楚显示。

需注意 MRI 影像学检查时见到的半月板内的异常信号，这些信号反映了半月板组织的老化过程，可能被误判为撕裂或被误认为需行手术处理。临床上医师面对此异常信号需首先明确以下两个重要问题：（1）患者的临床表现是否与半月板病变相关？（2）关节软骨情况如何及是否存在骨性关节炎改变？

随着 MRI 技术的广泛应用，人们发现以往常被认为与半月板损伤相关的症状可能是由于其他影响到髌骨或关节软骨的病变所致。

为此，需注意在临床诊疗过程中应首先遵循以下原则：（1）异常的半月板 MRI 信号可能为正常表现，随年龄增大其发生率将增高；（2）需全面评估关节内软骨病变情况，为此需要行标准的 X 线摄片检查，包括双侧对比 schuss 位片。

以上信息并不能进一步明确半月板退行性病变损伤是否会导致膝关节骨性关节炎的发展。目前我们已能够对无伴发明显软骨损伤的半月板病变损伤与膝关节骨性关节炎伴发的半月板病变损伤进行鉴别，前者又被称为原发性半月板退行性变，为"真正的"半月板病变损伤，后者又被称为半月板关节病。临床上，行 schuss 位 X 线摄片以明确关节间隙是否缩窄可明确半月板关节病诊断。原发性半月板退行性变［处理方式主要为半月板（部分）切除术］被认为是可以治愈的。其他病变所致的半月板病变损伤行半月板切除术被认为仅为症状缓解性质手术，在临床上对此类病变患者需慎重采用半月板切除术。

半月板损伤类型多种多样……

临床医生在诊断半月板病变损伤时应思路广泛，结合考虑各种病变类型的流行病学特点和半月板解剖学特性等各方面因素，以有利于针对不同病变损伤类型提出最佳的治疗方案。

第 3 部分
术前物理检查和
影像学检查

3.1 物理检查和标准 X 线检查

N. Pujol, P. Boisrenoult

引 言

半月板撕裂行关节镜下处理是目前临床上的常见术式,术前需通过与病人沟通采集病史、体检和行 X 线检查以明确诊断并完成相关鉴别诊断,并据具体情况决定是否行 MRI 或 CT 关节造影检查以进行进一步评估。本章主要讨论半月板损伤诊断常用的体检方法的有效性和术前常规 X 线摄片等检查方法的临床意义,并对相关文献予以回顾。

体 检

体检前需详细询问病史。患者既往膝关节过屈活动时突然出现疼痛、绞索、反复关节肿胀症状需注意予以全面评估。静息痛、活动受限、髌骨内侧压痛症状常与半月板撕裂无关[1]。

年轻患者出现创伤性膝关节疼痛应与 40 岁左右非创伤性慢性膝关节疼痛患者相鉴别。

常用于半月板损伤诊断的检查

McMurray 试验 [13]

行 McMurray 试验检查时患者仰卧,检查者立于受累膝关节一侧,一手置于足跟,另一手置于膝关节内侧,给予膝关节外翻应力,膝关节由

N. Pujol (✉)
P. Boisrenoult Orthopaedic Department Hôpital Andre Mignot,
177, rue de Versailles, 78157 Le Chesnay, France
e-mail: npujol@ch-versailles.fr

完全屈曲至完全伸直活动的同时胫骨内旋,此后胫骨外旋并重复上述动作。关节间隙出现弹响和压痛为 McMurray 征阳性表现(图 3.1.1)。

Apley 试验 [4]

行 Apley 加压研磨试验时患者俯卧,膝关节屈曲 90°。自胫骨向股骨远端施加压力,同时胫骨向外旋转评估内侧半月板,胫骨向内旋转评估外侧半月板,如出现疼痛或向上牵拉胫骨无痛或疼痛减轻即为阳性。

关节间隙触诊

触摸关节间隙可出现疼痛或不适症状。

如怀疑创伤性半月板撕裂,体检、诊断和处

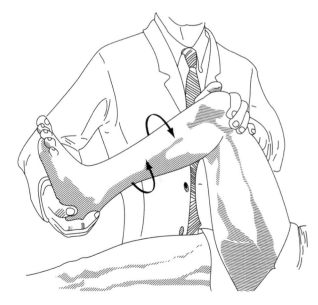

图 3.1.1 McMurray 试验

理过程中需明确前交叉韧带是否断裂。

　　Lachmann 试验常用于评估前交叉韧带的完整性。自膝关节上方稳定固定股骨，另一只手置于胫骨近端，膝关节屈曲 20°～30°，将小腿移向前方，可触及明显止点感。如止点感觉较软或胫骨前移明显为阳性。

体检的有效性分级证据

　　评估半月板损伤的物理检查试验准确性方面的回顾研究文献可被分为三类 [18,20,21]。这些回顾文献分析了关节间隙触诊、McMurray 征和 Apley 研磨试验在诊断半月板撕裂方面的有效性（表 3.1.1）。

　　通常认为，检查者熟练掌握体检方法需经历较长的学习曲线，随着临床经验的丰富，体检准确性也将会不断提高。半月板相关物理检查的可重复性目前仍不清楚且相关文献研究数据少见。

　　所有半月板相关物理检查试验均有明显的异质敏感性和特异性。McMurray 征和 Apley 研磨试验被认为具有高度特异性（分别为 0.81 和 0.86），但敏感性较低（分别为 0.44 和 0.42）。关节间隙触诊似乎具有高敏感性（平均 0.69），但特异性较低（平均 0.55）。

　　单个的临床物理检查试验对于明确诊断是不够的。如在诊断中结合三个不同临床体检试验结果则可显著提高诊断准确性。通常如合并韧带损伤则临床物理检查试验准确性可能降低。而且，半月板退行性撕裂物理检查的准确性较年轻急性损伤的物理检查试验准确性差 [23]。

　　有学者在一项前瞻性研究中对伴骨性关节炎不稳定型半月板撕裂患者临床体检试验有效性进行了评估 [10]，152 例（平均年龄 60 岁）有症状的骨性关节炎患者，保守治疗无效后行关节清理包括不稳定的半月板撕裂部分切除术，术前物理检查试验包括 McMurray 征检查，敏感性为 88%，特异性为 20%，阳性诊断率为 62%，阴性检出率为 53%。检查者之间认同率较差（κ＜0.4）。

常规 X 线检查

　　对怀疑创伤性半月板撕裂的年轻患者，X 线检查可明确是否合并膝关节骨折，受累膝关节前后位和侧位 X 线摄片检查是必须的。

　　40 岁以上非创伤性膝关节疼痛患者行 X 线检查可评估关节软骨和关节内的退行性病变情况。临床上骨性关节炎半月板退行性撕裂与单纯半月板撕裂的处理方法各不相同。

　　此类病人需常规行双侧膝关节承重前后位、侧位、Schuss 位 [16] 或 Rosenberg 位 [17] 和屈曲 30°切线位 X 线摄片检查。

　　骨性关节炎病变进展过程中骨赘出现往往早于关节间隙缩窄。X 线检查提示骨赘出现并出现相应关节疼痛症状在诊断膝关节骨性关节炎方面具有 83% 的敏感性和 93% 的特异性 [2]。关节间隙缩窄可在膝关节伸直前后位、Schuss 位或 Rosenberg 位 X 线摄片观察到，这是因为膝关节软骨病变通常的累及区域为屈曲 30°～60° 时股骨和胫骨的接触区域 [17]。负重伸直前后位 X 线摄片可能忽略轻微的关节间隙狭窄（图 3.1.2），因此必须加拍屈曲前后位片 [24]。

　　Schuss 位片为负重膝关节屈曲 30° 后前位片，Rosenberg 位为膝关节屈曲 45° 后前位片。

　　关于以上两种方法的文献对比数据目前仍缺乏，在临床上行 X 线摄片检查时可二者选其一。

　　Schuss 位 X 线摄片在关节间隙大于 3mm 时具有较好的可重复性 [6]。关节间隙小于 2mm 与关节软骨 3 度或 4 度退行性变明显相关 [17]。此外，膝关节站立前后位片和 Schuss 位片在明确半月板切除术前及术后内侧胫股关节间隙高度方面无明显差异，这表明关节间隙缩窄的原因并非半月板切除而是 OA 的特异性病理变化所致 [15]。

　　关节间隙缩窄大于 50% 说明膝关节存在严重的软骨损伤，为 OA 病变进展的表现 [8]。

小　结

　　全面的临床体检及详细询问病史是正确诊断半月板损伤的前提。需注意年轻创伤性膝关节疼痛与 40 岁左右慢性进行性膝关节疼痛症状相鉴别。年轻膝关节创伤患者需常规行包括前后位片和侧位片在内的标准 X 线摄片检查。

　　40 岁左右非创伤性膝关节疼痛应首先考虑是否存在膝关节骨性关节炎。膝关节双侧负重位 X 线检查，包括伸直和屈曲前后位、侧位和屈曲 30°

表 3.1.1　半月板撕裂临床物理检查有效性的系统分析回顾

研究	年份	证据水平	年龄	检查半月板	例数	试验内容	敏感性	特异性	阳性似然比	阴性似然比
Fowler[11]	1991	1	-	内、外	80	关节间隙触诊	0.85	-	-	-
						MuMurray 征	0.29	-	-	-
						Apley 研磨试验	0.16	-	-	-
Anderson[3]	1986	4	-	内、外	100	关节间隙触诊	0.77	-	-	-
						MuMurray 征	0.58	0.29	0.8	1.5
						Apley 研磨试验	0.69	0.86	4.8	-
Barry[15]	1983	4	-	内、外	44	关节间隙触诊	0.76	0.43	1.3	0.6
						MuMurray 征	0.56	1	8.9	0.5
Noble[14]	1980	4	-	内、外	200	关节间隙触诊	0.79	0.11	0.9	1.9
						MuMurray 征	0.63	0.57	1.5	0.6
Grifka[12]	1994	4	47 (15~78)	内、外	113	关节间隙触诊	0.95	0.05	1.0	1.1
						MuMurray 征	0.66	0.63	1.8	0.5
						Apley 研磨试验	0.58	0.80	2.9	0.5
Steinbruck[22]	1988	3	31	内	300	关节间隙触诊	0.73	0.62	1.9	0.4
						MuMurray 征	0.34	0.86	2.3	0.8
						Apley 研磨试验	0.47	0.82	2.6	0.6
				外	300	关节间隙触诊	0.53	0.53	5.9	0.5
						MuMurray 征	0.10	0.10	605	0.9
						Apley 研磨试验	0.23	0.23	19.5	0.8
Bocree[7]		4	32.7 (6~71)	内	203	关节间隙触诊	0.64	0.69	2.1	0.5
						MuMurray 征	0.29	0.87	2.3	0.8
				外	203	MuMurray 征	0.28	0.87	2.1	0.8
							0.25	0.90	2.5	0.8
Saengnipanthkul[19]		4	26 (14~59)	内	73	关节间隙触诊	0.58	0.74	2.2	0.6
						MuMurray 征	0.47	0.94	8.5	0.6
Corea[9]		4	25.3 (18~40)	内	93	MuMurray 征	0.65	0.93	9.5	0.4
				外	93	MuMurray 征	0.52	0.94	8.0	0.5

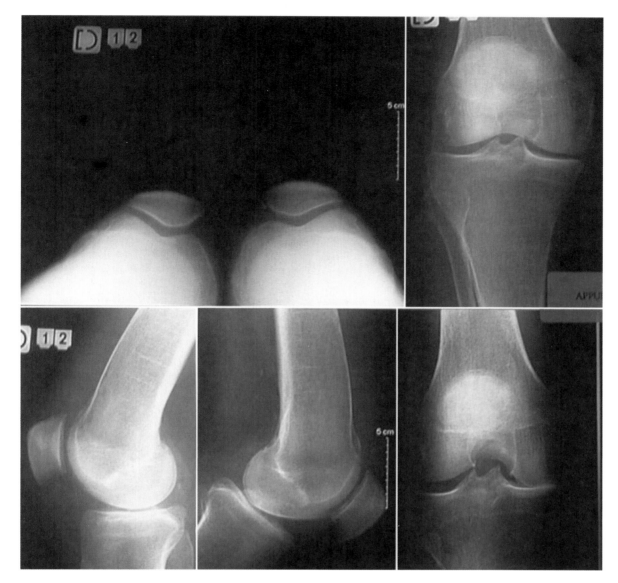

图 3.1.2 45 岁患者右膝关节疼痛，行半月板切除术后，标准伸直前后位 X 线片示关节间隙中度缩窄，而 schuss 位 X 线片示关节间隙明显缩窄

切线位摄片检查是行 MRI、CT 等进一步影像学检查之前所必须的检查内容。

参考文献

1. Abdon P, Lindstrand A, Thorngren KG（1990）Statistical evaluation of the diagnostic criteria for meniscal tears. Int Orthop 14:341-345.
2. Altman R, Asch E, Bloch D, Bole G, Borenstein D, Brandt K, Christy W, Cooke TD, Greenwald R, Hochberg M et al（1986）Development of criteria for the classification and reporting of osteoarthritis. Classification of osteoarthritis of the knee. Diagnostic and Therapeutic Criteria Committee of the American Rheumatism Association. Arthritis Rheum 29:1039-1049.
3. Anderson AF, Lipscomb AB（1986）Clinical diagnosis of meniscal tears. Description of a new manipulative test. Am J Sports Med 14:291-293.
4. Apley A（1947）The diagnosis of meniscus injuries. J Bone Joint Surg 29:78-84.
5. Barry OC, Smith H, McManus F, MacAuley P（1983）Clinical assessment of suspected meniscal tears. Ir J Med Sci 152:149-151.
6. Boegard T, Rudling O, Petersson IF, Sanfridsson J, Saxne T, Svensson B, Jonsson K（1997）Postero-anterior radiogram of the knee in weight-bearing and semiflexion. Comparison with MR imaging. Acta Radiol 38:1063-1070

7. Boeree NR, Ackroyd CE（1991）Assessment of the menisci and cruciate ligaments: an audit of clinical practice. Injury 22:291-294.

8. Cibere J（2006）Do we need radiographs to diagnose osteoarthritis? Best Pract Res Clin Rheumatol 20:27-38.

9. Corea JR, Moussa M, al Othman A（1994）McMurray's test tested. Knee Surg Sports Traumatol Arthrosc 2:70-72.

10. Dervin GF, Stiell IG, Wells GA, Rody K, Grabowski J（2001）Physicians' accuracy and interrator reliability for the diagnosis of unstable meniscal tears in patients having osteoarthritis of the knee. Can J Surg 44:267-274.

11. Fowler PJ, Lubliner JA（1989）The predictive value of five clinical signs in the evaluation of meniscal pathology. Arthroscopy 5:184-186.

12. Grifka J, Richter J, Gumtau M（1994）Clinical and sonographic meniscus diagnosis. Orthopade 23:102-111.

13. McMurray T（1942）The semilunar cartilages. Br J Surg 29:407-414.

14. Noble J, Erat K（1980）In defence of the meniscus. A prospective study of 200 meniscectomy patients. J Bone Joint Surg Br 62-B:7-11.

15. Prove S, Charrois O, Dekeuwer P, Fallet L, Beaufils P（2004）Comparison of the medial femorotibial joint space before and immediately after meniscectomy. Rev Chir Orthop Reparatrice Appar Mot 90:636-642.

16. Railhac JJ, Fournie A, Gay R, Mansat M, Putois J（1981）A radiologic study of the knee in an antero-posterior incidence with light flexion and standing up position. Its interest in the diagnosis of femoro-tibial osteoarthrosis [author's transl]. J Radiol 62:157-166.

17. Rosenberg TD, Paulos LE, Parker RD, Coward DB, Scott SM（1988）The forty-five-degree posteroanterior flexion weight-bearing radiograph of the knee. J Bone Joint Surg Am 70:1479-1483.

18. Ryzewicz M, Peterson B, Siparsky PN, Bartz RL（2007）The diagnosis of meniscus tears: the role of MRI and clinical examination. Clin Orthop Relat Res 455:123-133.

19. Saengnipanthkul S, Sirichativapee W, Kowsuwon W, Rojviroj S（1992）The effects of medial patellar plica on clinical diagnosis of medial meniscal lesion. J Med Assoc Thai 75:704-708.

20. Scholten RJ, Deville WL, Opstelten W, Bijl D, van der Plas CG, Bouter LM（2001）The accuracy of physical diagnostic tests for assessing meniscal lesions of the knee: a meta-analysis. J Fam Pract 50:938-944.

21. Solomon DH, Simel DL, Bates DW, Katz JN, Schaffer JL（2001）The rational clinical examination. Does this patient have a torn meniscus or ligament of the knee? Value of the physical examination. JAMA 286:1610-1620.

22. Steinbruck K, Wiehmann JC（1988）Examination of the knee joint. The value of clinical findings in arthroscopic control. Z Orthop Ihre Grenzgeb 126:289-295.

23. Terry GC, Tagert BE, Young MJ（1995）Reliability of the clinical assessment in predicting the cause of internal derangements of the knee. Arthroscopy 11:568-576.

24. Vignon E, Piperno M, Le Graverand MP, Mazzuca SA, Brandt KD, Mathieu P, Favret H, Vignon M, Merle-Vincent F, Conrozier T（2003）Measurement of radiographic joint space width in the tibiofemoral compartment of the osteoarthritic knee: comparison of standing anteroposterior and Lyon schuss views. Arthritis Rheum 48:378-384.

MRI、MRI 关节造影和 CT 关节造影检查

W. C. J. Huysse, K. L. Verstraete

3.2

引　言

　　半月板损伤是引起膝关节疼痛最常见的原因之一。详细的影像学检查对于半月板损伤区域的评估和选择正确的处理方式是至关重要的。术后影像学检查对于术后处理、随访和明确各种继发损伤也很重要。在选择不同的影像学检查时应考虑到很多因素，目前，MRI 是学者们在患者初诊、术后和移植术后普遍使用并认同的影像学检查方法。MRI 为无创检查且在明确半月板病变损伤方面具有高度敏感性。MRI 关节造影与单纯 MRI 检查相比并未提高未行手术治疗患者半月板病变的诊断准确性，但在明确缝合后半月板再次撕裂方面具有实用意义。CT 关节造影检查目前已较少采用，可用于存在 MRI 检查禁忌患者（如体内有骨科内固定物者）。本章探讨非手术和术后患者半月板影像学评估的常用技术，并对非手术及手术处理后患者半月板 MRI 影像学表现的相关研究进行回顾。

常规影像学检查和关节造影

　　半月板在常规 X 线片上无显示，下肢全长站立位片有助于评估患者膝关节力线排列情况。膝关节内翻或外翻畸形可导致内侧或外侧半月板应

K. L. Verstraete（✉）
W. C. J. Huysse
Department of Radiology, Ghent University Hospital,
De Pintelaan 185, 1K12 IB, 9000 Ghent, Belgium
e-mail: Koenraad.Verstraete@uzgent.be

力异常改变，从而导致早期半月板退变以至发生撕裂。如患者术前 X 线摄片检查提示膝关节存在明显力线排列异常，则表明膝关节软骨已完全退化，为半月板移植术的禁忌证[44]。

　　X 线检查也可发现其他一些半月板损伤征象，如关节间隙缩窄、胫股关节广泛退行性变等。双侧膝关节前后位 X 线造影摄片对比有助于鉴别半月板撕裂与软骨钙质沉着症，此二者即使行 CT 和 MRI 检查也往往难以鉴别（图 3.2.1）。

　　在无 CT 或 MRI 检查条件时可行单对比或双对比膝关节造影观察半月板表面情况并明确半月板是否撕裂。据估计此影像学检查技术在诊断内侧半月板撕裂方面准确率为 82% ~ 99%，诊断外侧半月板撕裂准确率为 68% ~ 93%。此检查方法对操作技术要求较高，可在无 CT 或 MRI 情况下用于评估半月板损伤情况。

CT 和 CT 关节造影检查

　　目前认为无关节内碘化对比造影剂注射的 CT 扫描检查在诊断半月板病变方面无实用价值。CT 关节造影和 MRI 检查在明确半月板撕裂诊断方面准确率相当[26,27,48]。CT 关节造影检查与 MRI 相比已较少在临床上运用，这是因为该技术为有创操作及电离辐射对人体的不良影响作用。而且与关节造影技术直接相关的并发症如化脓性关节炎等与含碘的对比造影介质关节内注射有关[13]。

　　CT 关节造影是在无 MRI 影像学检查手段或患者存在 MRI 禁忌证时的有效替代检查方法（图 3.2.2）。CT 关节造影技术与 MRI 关节造影技术的

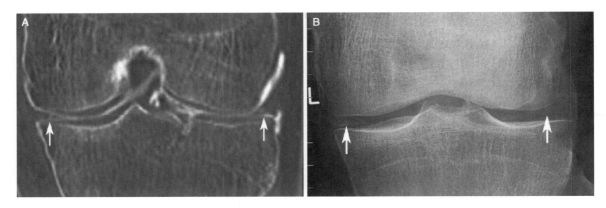

图 3.2.1 （A）CT 关节造影下膝关节冠状位重建所见和（B）前后位 X 线平片所见。（A）图中内侧半月板和外侧半月板下面（箭号所示）线性高密度区域为半月板部分撕裂征象；（B）图中内、外侧半月板表现为软骨钙质沉积（箭号所示），应在 CT 和 X 线平片二者之间仔细观察对比，明确是否二者出现的密度改变均由软骨钙质沉积引起

原理相似，在对缝合修复处理后半月板评估方面也很有效，本章后部分将详细探讨。

　　螺旋影像采集技术的发展使得 CT 关节造影的空间显示能力得以增强，同时随着多向扫描技术的发展，图像获取速度也比以往增快。双向螺旋 CT 技术对于不稳定型半月板撕裂和移位小于半月板 1/3 宽度的撕裂碎片具有准确的检出率[46]。但此技术在明确半月板囊肿和骨髓水肿等合并病变损伤方面仍有缺陷[49]。半月板囊肿可在碘化对比剂进入囊腔后得以很好地显示，典型者造影剂注射后 1 小时扫描可见与半月板相邻的半透明结构[25]，如造影剂未进入囊腔，则常与周围组织分辨不清而不易被发现。

　　CT 关节造影不能显示骨髓水肿病变，骨挫伤

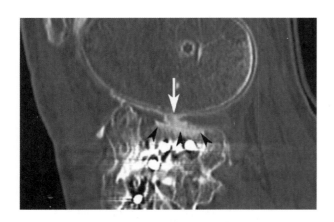

图 3.2.2 CT 关节造影矢状面重建影像，虽然位置邻近，外侧半月板（白色箭号）与胫骨平台（黑色箭头）之间的巨大软骨缺损仍可清晰显示

在合并皮质或软骨下骨骨折时方可显示(图 3.2.3)。

　　CT 关节造影的最大缺点是不能发现位于后外侧沟的韧带损伤，如外侧副韧带和后交叉韧带损伤[47]，内侧副韧带损伤和前交叉韧带损伤可通过如前交叉韧带轮廓改变（如韧带变厚及韧带后部变凸）等间接征象明确诊断。

MRI 和 MRI 关节造影检查

　　半月板 MRI 影像学检查具有很高的有效性，其主要用于评估膝关节内紊乱等病变情况。此技术为无创检查且在明确半月板病变方面准确率很高，其对内侧半月板撕裂诊断的敏感性和特异性达到约 90%，对外侧半月板撕裂诊断特异性与内侧半月板撕裂相同，但诊断敏感性较低（约为 80%）。

　　间接或直接 MRI 膝关节造影检查在明确非手术或手术处理后膝关节半月板病变方面准确率无明显提高[57]。但直接 MRI 膝关节造影在明确半月板修复后情况方面具有一定有效性。

影像检查技术

　　使用专用膝关节扫描线圈可产生一致的高信噪比，可避免因使用平面扫描线圈而导致的自后方向前方的信号衰减。为获得良好的半月板信号影像需要自旋回声序列位于较小区域（16cm 或更小），扫描厚度应小于 3mm，矩阵大小至少

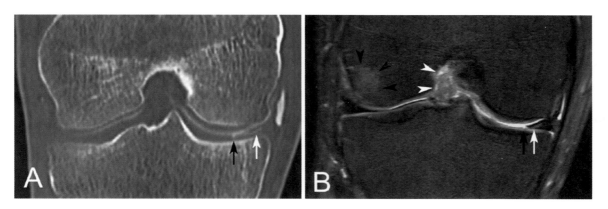

图 3.2.3 （A）CT 关节造影膝关节冠状位重建所见和（B）MRI T2 加权像 FSE 序列冠状位均显示内侧半月板体部（白色箭号所示）斜行撕裂，CT 关节造影无骨挫伤（黑色箭头所示）或前交叉韧带撕裂（白色箭头所示）表现，但在 MRI 明显可见。黑色箭号示软骨微小病变，在 CT 关节造影可明显观察到

192×256 间歇频率，且包括方位解码相。必须行矢状面和冠状面扫描。

传统 T1 加权自旋回声、质子密度加权或梯度回波影像由于其高敏感性，为适宜的半月板撕裂探查扫描序列[16]。长时回声序列如 T2 加权像扫描敏感性低而特异性高（图 3.2.4）。

有学者建议不采用快速自旋回声序列扫描，因其（敏感率约为 80%）较传统自旋回声扫描敏感性低[2]，这是因为快速自旋回声扫描所成影像较为模糊。通过减小回波链长度和增加矩阵大小（达 384×512）优化快速自旋回声扫描影像可使此序列同等水平自旋回声扫描所成影像质量提高，可使其所成影像质量提高至自旋回声序列水平，但与快速自旋回声序列相比检测时间有所延长[1,8,14,34]。

脂肪抑制是可用于半月板病变探查的敏感扫描序列，可去除由于骨内黄骨髓和软组织内脂肪导致的高信号干扰[16]，使脂肪抑制扫描下半月板信号的动态范围增大、半月板撕裂信号更为清晰。此方法目前已被广泛使用，尽管仍缺乏支持其提高撕裂检出率的证据[16,35]。

正常半月板影像学解剖特点

正常半月板 T1 和 T2 加权像扫描表现为均质、低信号。矢状面上半月板前后角呈黑色三角形信号，二者锐利游离缘相对，内侧半月板后角较前角大，外侧半月板前后角大小一致。自外周即内侧半月板内侧和外侧半月板外侧观察，半月板呈领结形。半月板前后角较体部厚。在冠状面上半月板也呈三角形，在膝关节内，内外侧半月板三角形顶点相对。

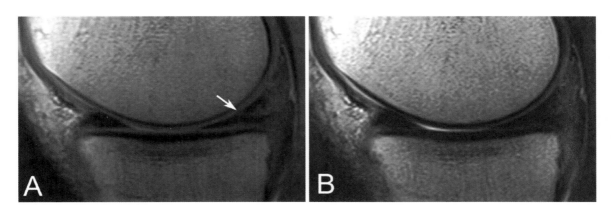

图 3.2.4 （A）矢状位质子密度加权扫描和（B）短时回声扫描显示关节面邻近部位（箭头所示）高密度信号，90% 与镜下探查撕裂相对应；（B）长时回声扫描损伤部位并未显像

MRI 为诊断半月板变异包括半月板皱褶和盘状半月板的有效影像学检查手段之一。半月板皱褶为少见变异，表现为单个对称的游离半月板内缘皱褶。矢状面上表现为 S 形沿游离缘走行的皱褶（图 3.2.5）。冠状面上为不连续但密度正常的信号表现。盘状半月板 MRI 扫描显示其较正常半月板大，常与正常半月板难以鉴别，半月板前后角在三层或三层以上 5mm 厚度矢状面扫描保持连续信号为诊断依据。

异常半月板信号

半月板异常高信号可大体分为三级：1 级为圆形、球形的半月板内高信号，未延伸至半月板关节面。成人 1 级信号提示半月板内出现黏液样变。在儿童，1 级信号可能并非黏液样变性，与正常供应血管随年龄增长而逐渐消失有关。1 级信号在内侧半月板后角最为明显，此处高信号在许多成年人可见。2 级信号主要表现为线性高密度影但未累及关节面，有人认为其为 1 级信号进行性发展的表现，为半月板表面和内部不同摩擦应力导致胶原束断裂的信号表现。存在半月板 1 级和 2 级信号的患者行关节镜探查时很少发现撕裂病变。

3 级半月板异常信号指线形、圆形或复杂形状密度增高区域信号且病变至少累及一侧关节面。关节镜检查发现半月板撕裂的患者中 90% 可见 MRI 3 级信号[9,21]。5% 的 3 级半月板异常信号仅为半月板内部层裂，此时如行关节镜探查时不使用探钩仔细探查则病变可能被漏诊。

某些病变情况下如半月板挫伤和软骨钙质沉着，半月板内异常信号不能归类到上述三级中，尽管挫伤半月板周围高信号看起来像是撕裂信号（图 3.2.6），但其信号并不清楚，与撕裂半月板的锐利、不连续状信号存在区别。影像学检查见明显的透明软骨或纤维软骨内明显钙质沉积提示为钙质沉着症，其在 T1 加权像或质子密度加权扫描序列影像上表现为局部高密度信号，可与半月板撕裂相混淆[16]。需注意在少数病例异常信号并非半月板撕裂、挫伤或变性的表现，其产生的原因目前仍不清楚[21]。

半月板病变的影像学分析

半月板病变在 MRI 影像上可表现为异常的半月板信号和异常的形态改变信号。短 TE 扫描影像（16 ~ 20ms）上与半月板关节面相邻的内部高信号是半月板撕裂的典型表现。如在一个以上相邻层面出现此类高信号则诊断特异性明显提高[11]，如 T2 加权像也出现信号增高则诊断准确率更高（图 3.2.7）。除非裂口有关节液充盈，多数半月板撕裂在长 TE 扫描时信号显示不清。

MRI 影像学检查示半月板异常形态改变也是未经治疗的半月板撕裂的信号表现之一，异常形态影像学表现还包括盘状半月板、波状外形和内侧半月板皱褶，形态学异常改变信号常与撕裂相关。影像学异常表现需与仔细的临床物理检查相结合以明确诊断。

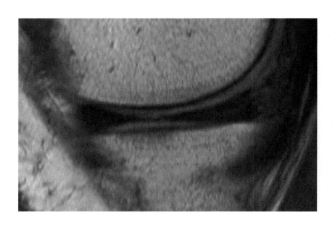

图 3.2.5 矢状面质子密度加权 FSE 序列，可见半月板皱褶细微波状信号表现

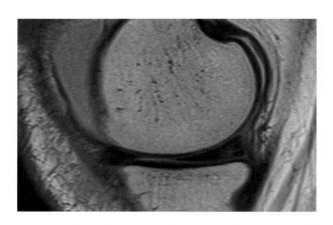

图 3.2.6 质子密度加权 FSE 序列矢状位扫描示近期外伤后内侧半月板挫伤

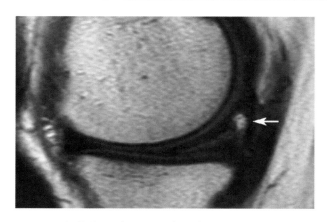

图 3.2.7 矢状位 T2 加权 FSE 扫描序列，T2 加权像（TR：4000 ms，TE：96 ms）扫描高密度线性信号是诊断撕裂最为准确的标准，图中显示半月板囊肿（箭号所示）更进一步证实了撕裂诊断

半月板损伤

半月板撕裂的分类

纵向 / 垂直撕裂

纵向撕裂方向与半月板外缘平行并与半月板内纵向排列纤维束方向一致。常发生于半月板外周或中 1/3 部，撕裂常起于后角，矢状面扫描可良好地显示此类撕裂病变，冠状位影像用于评估撕裂在半月板内的延伸范围。

半月板关节囊分离不常见但在诊断膝关节损伤时需十分注意，其表现为半月板外周或与关节囊连接部位的垂直撕裂。由于撕裂位于半月板内血供丰富区域，此类损伤可愈合且易于缝合修复[34]。撕裂损伤与正常血供部位的半月板关节囊连接常不易鉴别，除非在撕裂部位出现液体浸润信号。

纵向撕裂内侧部分移位又称为桶柄样撕裂，此类半月板撕裂游离部分常位于髁间窝（图 3.2.8），也可位于半月板后角残留部分上方、下方或后侧[58]。MRI 诊断桶柄样撕裂的敏感性据报道为 44% ~ 64%[16]，观察连续两个矢状面扫描，如半月板领结样影像信号缺失则可考虑明确诊断[17]。在正常半月板，连续两个矢状面扫描可观察到两个领结样影像，如半月板出现桶柄样撕裂则可在第二个矢状面扫描影像中由于半月板游离缘撕裂而无领结样形态信号。桶柄样撕裂第二个表现是双 PCL 征，在 PCL 下方出现低强度信号结构影像（图 3.2.8B）。

水平裂

水平（或层裂）撕裂方向与半月板表面平行或呈很小角度且与半月板关节囊连接部位垂直。撕裂通常可起自半月板游离缘或半月板下表面（图 3.2.9）。水平裂通常为退变引起，多见于老年并出现半月板黏液样变性患者。半月板撕裂与黏液样变性的信号密度可能相同，因此短 TE 扫描影像难以评估撕裂深度。尽管在临床上 MRI 对水平撕裂常过度评估，但也有例外，当液体进入撕裂部位时，T2 加权像可以准确显示撕裂程度。水平撕裂部分可以像"活瓣"一样，使撕裂部位积聚液体并最终在半月板关节囊连接部位形成囊肿。这

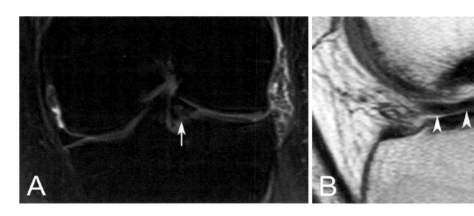

图 3.2.8 （A）冠状面脂肪浸润和（B）矢状位质子密度加权 FSE 扫描序列影像学表现。（A）半月板周缘部位较长垂直撕裂，游离缘移位（长箭号所示）后位于胫骨髁间棘；（B）矢状面示半月板撕裂部位移位，表现为后交叉韧带（PCL）下方又一个低密度信号结构（短箭头所示）

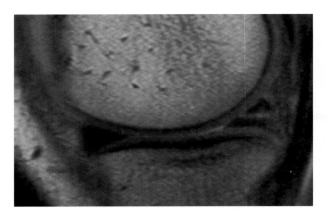

图 3.2.9　矢状位 T2 加权 FSE 扫描序列，年轻患者不典型水平撕裂，撕裂起于半月板上表面

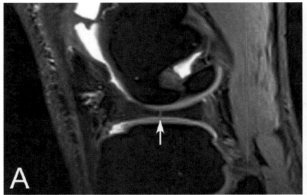

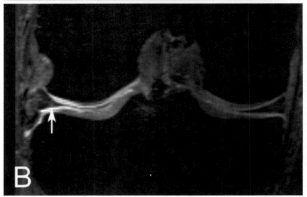

图 3.2.10　（A）DESS 3D 同向梯度回波序列扫描，矢状位重建和（B）冠状位重建。（A）年轻足球运动员外侧半月板全层辐射状撕裂，箭号示细微高密度线性信号；（B）半月板游离缘变钝（箭号所示）只能在 1mm 厚度 DESS 3D T2 加权扫描序列中观察到

些囊肿可以发展到很大并压迫周围结构[5]。

辐射状裂

辐射状裂起自半月板游离缘并延伸至外周，撕裂与纵向分布胶原纤维束垂直。此类型撕裂可降低半月板抗张强度并导致半月板出现移位。多数辐射状撕裂较浅且常未累及半月板中 1/3。辐射状裂 MRI 影像表现据其大小、部位和撕裂方向以及撕裂是否累及半月板全层而各不相同（图3.2.10）[43]。全层撕裂与半月板环行轴线方向垂直故较易明确诊断，此类型撕裂通常在至少一个影像平面上出现半月板形态不连续信号。在一个或多个影像平面上半月板内侧三角形变钝和领结样形态不连续也是典型的表现。

斜　裂

斜裂（或鹦鹉嘴样裂）与辐射状裂相似，撕裂起自半月板游离缘，半月板纵向胶原纤维结构连续性中断。撕裂延伸至半月板周缘时呈纵向走行（图 3.2.11）。MRI 检查示至少一个平面半月板游离缘变钝，在连续影像中可观察到垂直走行的纵向撕裂，有时可观察到撕裂半月板三角形信号"被拉长"，这种表现说明半月板撕裂部位向膝关节内侧移位。此类型撕裂不稳定，可引起明显的疼痛和机械症状（如绞索和打软腿）。大的撕裂部位移位在影像学检查中可很好显示，但较小的游离缘移位常被忽视，影像学检查提示半月板异常缩小需注意仔细观察[17]。

复杂裂

复杂裂为合并纵向、辐射状、水平裂等单纯撕裂类型的联合撕裂。撕裂可呈现各类不同的信号表现，也可表现为游离缘或异常浸润信号。复杂裂常由退变引起并需与严重的黏液样变性相鉴别。

半月板囊肿

半月板囊肿在行 MRI 检查的存在膝关节疾患患者中检出率为 4% ～ 6%，内侧半月板发病率为外侧半月板的 2 倍[16]。常与半月板撕裂有关[7]且为膝关节出现不适症状的原因。MRI 检查表现为高信号[7,16]，此高信号在 T2 加权像上较液体信号密度低，但在压力下半月板囊肿内部液体可被挤入相邻软组织，形成半月板周围囊肿（图 3.2.12），在 T2 加权像上表现为高信号，而此时肿胀的半月

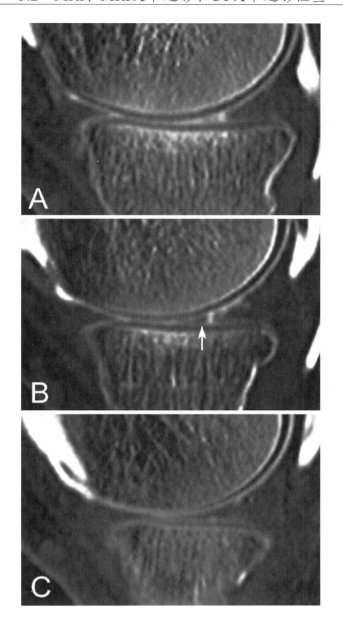

图 3.2.11 CT 矢状位重建连续扫描切面显示半月板斜裂。(A) 半月板后角变钝;(B) 半月板中部缺损影像,箭号示游离缘;(C) 扫描示恢复正常半月板形态表现

板压力降低可表现为正常半月板形态信号。

MRI 检查中存在的误区

　　MRI 是明确半月板撕裂的有效影像学检查手段。但影像学表现在判读时可能出现偏差,从而导致误诊。半月板前角之间的附着结构如半月板前横韧带、后外侧沟与外侧半月板相邻的腘肌腱和与外侧半月板后角连接的半月板股骨韧带起始

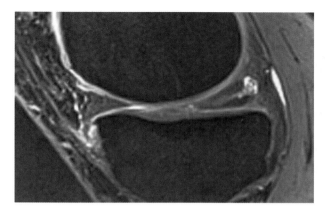

图 3.2.12 矢状位 DESS 3D T2 加权梯度回声序列水分信号激活扫描,内侧半月板后角下部撕裂,导致半月板周围囊肿形成,囊肿内碎片信号

部等都可被误诊为半月板撕裂,导致假阳性诊断结果[11]。其他可能导致误诊的原因包括软骨钙化(图 3.2.13)、半月板挫伤、半月板撕裂愈合和半月板后角退行性病变[6,15]。

　　短回声序列(如质子密度加权)扫描时,如半月板与静态磁场呈 55° 角,可人为造成半月板后角出现增强信号。此磁场成角现象常发生于外侧半月板,这是外侧半月板撕裂检出率低于内侧半月板的原因[30]。降低外侧半月板磁场成角效应(magic-angle effect)的方法是膝关节轻度外展,使半月板后角方向发生改变。但此方法并未将内侧半月板角度改变,故不能引起内侧半月板磁场成角效应。

　　位于内侧半月板后角下表面的撕裂,尤其是位于周缘者,可在 MRI 很好地显示,但在关节镜探查中常被忽视。为避免之,医师可使用附加探查切口,使用有角度的镜头和探钩探查撕裂。假阴性探查结果包括小的未及全层的稳定撕裂、位于红区的极外周部位撕裂和外侧半月板后角撕裂[11,20]。

术后影像学表现

　　随着治疗性膝关节镜手术技术的广泛开展,术后半月板 MRI 影像学检查手段也得以广泛运用[33]。半月板在关节镜下的人工处理痕迹可经 MRI 检查得以显示(图 3.2.14)。由于术中关节镜器械置入而遗留的沿入路分布的金属碎片可表现为自旋回声和快速自旋回声扫描序列影像上的小

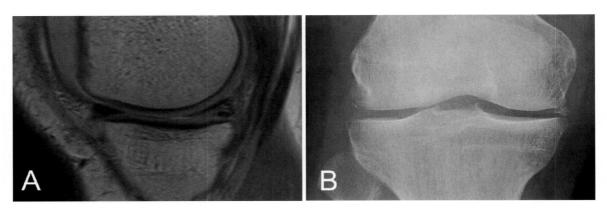

图 3.2.13 （A）矢状位质子密度加权 FSE 序列扫描和（B）前后位 X 线片。尽管 MRI 表现为内侧半月板后角 3 级信号，但患者 X 线检查可见局部钙质沉积，半月板退行性撕裂诊断不明确

面积信号缺失。这些信号在梯度回波序列影像中可更好地显示。此外，小的金属分子信号也可能位于膝关节软骨内，尤其是在股骨髁后侧区域。

其他术后人工痕迹包括纤维瘢痕信号沿关节镜入路通道分布，尤其在 Hoffa 脂肪垫明显，或术后数月 T2 加权像上呈明显高密度信号带，这说明局部有新鲜肉芽组织形成。由于器械反复穿入髌支持带，可出现纤维性增厚或局部缺损并导致髌腱增厚反应信号。术后近期可观察到关节渗出或器械通道部位积液信号。

半月板术后 MRI 影像表现

部分切除半月板术后，残留半月板形态信号表现和信号强度与正常半月板信号表现不同，这

使得术后影像学评估较为困难[37]。小部分半月板切除时，其表现可与术前影像学表现相似。原发性半月板撕裂影像学诊断标准为半月板无典型的正常形态信号表现。半月板广泛切除术后的影像学表现差异很大，可表现为残留半月板均质、轮廓平滑信号或不均匀的表面明显不规则信号[37]。术后再次撕裂（图 3.2.15）的诊断准确率因此也较低。为了提高术后再次撕裂的诊断准确率，White 等[57] 对患者术后直接（和间接）MRI 关节造影与标准的 MRI 表现进行了比较研究，结果表明，尽管直接 MRI 关节造影准确率较高，但与其他影像学检查方法相比并无明显差异。

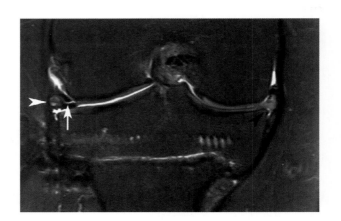

图 3.2.15 冠状位脂肪浸润质子密度加权 FSE 序列扫描，外侧半月板体部线性高密度信号（箭号）可能是撕裂或切除半月板中心部分后关节面应力改变导致半月板内部退行性变所致。白色箭头所示为半月板囊肿信号表现，因此主要考虑为撕裂所致；黑色箭头示内侧半月板替代移植物植入部位，患者既往曾行胫骨截骨术

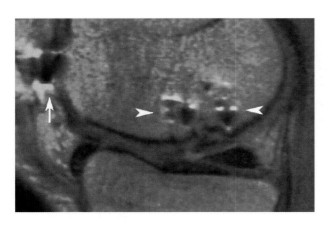

图 3.2.14 矢状位质子密度加权 FSE 序列扫描，镜下入路后人工金属痕迹可在 Hoffa 脂肪垫（箭号所示）及自体骨软骨移植物周围（箭头所示）显示

半月板缝合术后影像学表现

研究显示，半月板修复后延伸至表面的高密度线性信号在缝合术后至少 1 年仍可观察到[12,15]。这些高密度信号与模糊的撕裂信号相似并可被误诊为再次撕裂或误认为撕裂修复不成功。如 MRI 显示撕裂部位信号与原发撕裂部位信号完全不同，则应考虑是否为再次撕裂。如在修复部位发现与关节面相连的高信号区域，需慎重诊断再次撕裂并予以鉴别。在 T2 加权像上关节液进入半月板裂缝部位而表现为高密度信号为特异性较高而敏感性较低的半月板再次撕裂征象（图3.2.16）[56]。其他半月板再次撕裂的指征包括明显的不规则的阶梯样异常信号、半月板轮廓突然改变、半月板游离缘信号[42]等。

直接 MR 关节造影和 CT 关节造影是在明确半月板修复后再次撕裂方面有效的影像学检查方法，患者术前及术后行常规 MRI 检查其信号表现常相似[24]。T2 加权像上缝合后高密度信号可能是瘢痕组织信号或再次撕裂信号，其鉴别需观察对比造影剂是否进入撕裂区域。CT 关节造影不能观察到瘢痕组织，对比剂进入半月板内则可考虑为再次撕裂。然而，在靠近关节面的撕裂缝合部位也可观察到局部凹陷造成的造影剂浸润信号。间接 MR 关节造影往往无效，这是因为撕裂部位缝合后产生肉芽组织表现为增强信号可导致假阳性结果[57]。

半月板移植术后 MRI 表现

半月板移植的目的是防止半月板全切后膝关节软骨出现进行性退行性变。年轻且既往行半月板全切除术存在疼痛、肿胀等半月板缺失症状者应考虑行半月板移植术[52,53]，要求术前患者无膝关节不稳定症状且膝关节力线排列良好，按国际关节软骨修复学会（International Cartilage Repair Society，ICRS）评分标准膝关节软骨损伤需在 3 级以下。在患者行 ACL 重建术时可考虑同时行内侧半月板移植术，因内侧半月板缺失可导致 ACL 移植物应力承受增大[28]。由于半月板移植相关手术风险及目前已证实其具有有限的软骨保护效应，目前不推荐行预防性半月板移植术[51]。

半月板同种异体移植要求移植物供体准确匹配，以增加异体移植物存活机会并在移植后最大可能发挥其软骨保护效应。为使供体半月板与受体匹配，临床上有很多影像学评估测量方法，但其准确性各不相同，目前最常应用的是 Pollard 等[31]提出的结合 X 线摄片检查的评估测量方法。此方法行前后位 X 线摄片检查确定半月板宽度，侧位 X 线摄片测得胫骨平台长度分别乘以 0.8 和 0.7 得出内侧半月板和外侧半月板长度。

MRI 检查用于评估半月板异体移植术后供体半月板在受体胫股关节内的位置、供体半月板与受体关节囊连接情况、移植后供体半月板发生退行性变情况及移植后供体半月板相邻关节软骨病变情况[29,32,54,55]。半月板移植后常见的 MRI 表现为供体半月板退行性变信号表现。移植物松动或

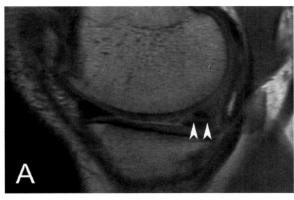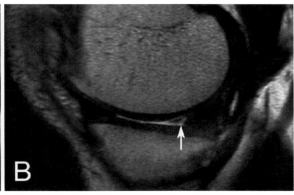

图 3.2.16 （A）矢状面质子密度扫描和（B）T2 加权 FSE 序列扫描影像。（A）箭头示半月板缝合术后水平走行高信号影考虑并非撕裂，但可观察到较小的游离缘；（B）箭号示液体进入撕裂间隙，位于缝合后的半月板后角与游离缘之间

撕裂少见。通常可发现移植后半月板体部脱出，可表现为轻度的外侧移位，严重者移植物脱出位于膝关节内、外侧沟（图 3.2.17）[45,50]。

　　理想情况下，移植后半月板 MRI 信号密度应与自体半月板相似。但在术后不久移植物半月板常表现为高密度信号，此后随访复查可见此高密度信号无改变或呈进行性信号改变[39,41]。Verdonk 等[51]认为此信号改变是由于半月板移植物内部水分及细胞外基质成分发生改变所致，而非移植半月板撕裂的信号表现。半月板与自体关节囊连接部位也可表现为密度增高信号，这与细胞长入、瘢痕组织形成和半月板周围再血管化等组织学改变相关[29,32]。此外，大量微小金属物质可在半月板关节囊连接部位显示，读片时这些信号改变在半月板移植物信号密度正常时有助于判定移植物形态和位置（图 3.2.18）。

　　半月板同种异体移植少见并发症包括移植物自关节囊分离并导致桶柄样撕裂或层裂，通常移植后半月板游离缘可表现为轻度不规则形态信号[29,54,55]。

人工半月板替代物移植后 MRI 表现

　　由胶原[40]、透明质酸[22]、聚氨酯[10]和其他有机分子材料构成的半月板移植物最近已应用于临床。此类支架移植物植入的目的并非恢复半月板的生理力学特性，而是为自体半月板组织长入和新鲜组织形成提供基质。为实现该类型移植物的稳定固定，需注意保证患者受体半月板周缘连

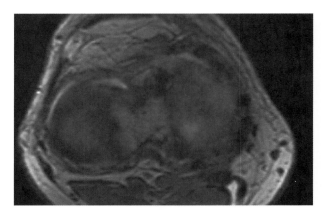

图 3.2.18　横断面 T2 加权 DESS 3D 梯度回声序列扫描，可见半月板关节囊连接部位金属残留信号，为半月板移植后的典型表现

接结构完整。临床应用前后的组织学分析研究表明该型内植物植入术后宿主细胞胶原支架组织和纤维组织可顺利长入，随后自体纤维组织重塑并最终形成纤维软骨样组织结构[4]。

　　目前，此类移植物术后影像学表现鲜有报道[3,18]。患者术后 MRI 研究数据显示，膝关节间隙至移植术后 3 年可无明显改变，并可观察到新生组织呈高密度信号改变，为组织成熟的表现。聚氨酯半月板支架移植物也在移植后呈高密度信号改变。移植术后 1 周 MRI 检查示支架移植物信号密度在 T1 和 T2 加权像以及快速自旋回声序列扫描与水的信号密度接近（图 3.2.19）[19]。移植

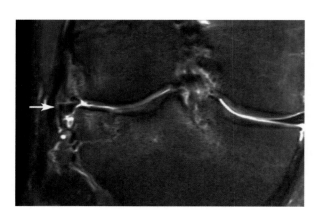

图 3.2.17　冠状位质子密度加权脂肪浸润扫描，由于移植后固定不牢固，移植后半月板出现移位倾向，箭号示外侧半月板移植后由于新近外伤致供体半脱位于外侧间室

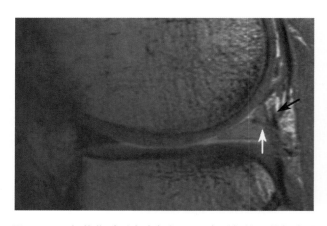

图 3.2.19　矢状位质子密度加权 FSE 序列扫描，外侧半月板后角切除后行聚氨酯支架替代物移植，可观察到受体半月板与关节囊连接部位（白色箭号）以及供体缝合部位（黑色箭号），注意观察自体半月板前角与后方充满水分的瘢痕替代组织之间的信号差异

术后 3 ～ 12 个月，MRI 检查仍可明显观察到移植物信号，为较正常半月板密度明显增高的信号影。

参考文献

1. Anderson MW, Raghavan N, Seidenwurm DJ et al（1995）Evaluation of meniscal tears: fast spin-echo versus conventional spin-echo magnetic resonance imaging. Acad Radiol 2:209-214.

2. Blackmon GB, Major NM, Helms CA（2005）Comparison of fast spin-echo versus conventional spin-echo MRI for evalu-ating meniscal tears. AJR Am J Roentgenol 184:1740-1743.

3. Buma P, Ramrattan NN, van Tienen TG et al（2004）Tissue engineering of the meniscus. Biomaterials 25: 1523-1532.

4. Buma P, van TT, Veth R（2007）The collagen meniscus implant. Expert Rev Med Devices 4:507-516.

5. Burk DL Jr, Dalinka MK, Kanal E et al（1988）Meniscal and ganglion cysts of the knee: MR evaluation. AJR Am J Roentgenol 150:331-336.

6. Burke BJ, Esacobedo EM, Wilson AJ et al（1998）Chondrocalcinosis mimicking a meniscal tear on MR imaging. AJR Am J Roentgenol 170:69-70

7. Campbell SE, Sanders TG, Morrison WB（2001）MR imaging of meniscal cysts: incidence, location, and clinical significance. AJR Am J Roentgenol 177:409-413.

8. Cheung LP, Li KC, Hollett MD et al（1997）Meniscal tears of the knee: accuracy of detection with fast spin-echo MR imaging and arthroscopic correlation in 293 patients. Radiology 203:508-512.

9. Crues JV III, Mink J, Levy TL et al（1987）Meniscal tears of the knee: accuracy of MR imaging. Radiology 164:445-448.

10. de Groot JH（2005）Polyurethane scaffolds for meniscal tis-sue regeneration. Med Device Technol 16:18-20.

11. De Smet AA, Norris MA, Yandow DR et al（1993）MR diagnosis of meniscal tears of the knee: importance of high signal in the meniscus that extends to the surface. AJR Am J Roentgenol 161:101-107.

12. Deutsch AL, Mink JH, Fox JM et al（1990）Peripheral meniscal tears: MR findings after conservative treatment or arthroscopic repair. Radiology 176:485-488.

13. Dupas B, Frampas E, Leaute F et al（2005）Compli-cations of fluoroscopy-, ultrasound-, and CT-guided percutaneous interventional procedures. J Radiol 86:586-598.

14. Escobedo EM, Hunter JC, Zink-Brody GC et al（1996）Usefulness of turbo spin-echo MR imaging in the evaluation of meniscal tears: comparison with a conventional spin-echo sequence. AJR Am J Roentgenol 167:1223-1227.

15. Farley TE, Howell SM, Love KF et al（1991）Meniscal tears: MR and arthrographic findings after arthroscopic repair. Radiology 180:517-522.

16. Helms CA（2002）The meniscus: recent advances in MR imaging of the knee. AJR Am J Roentgenol 179: 1115-1122.

17. Helms CA, Laorr A, Cannon WD Jr（1998）The absent bow tie sign in bucket-handle tears of the menisci in the knee. AJR Am J Roentgenol 170:57-61.

18. Hoben GM, Athanasiou KA（2006）Meniscal repair with fibrocartilage engineering. Sports Med Arthrosc 14:129-137.

19. Huysse WCJ, Verdonk R, Verdonk P et al（2008）Imaging findings after meniscal repair with degradable polyurethane scaffold: preliminary results. Skeletal Radiol 37:593-593.

20. Justice WW, Quinn SF（1995）Error patterns in the MR imaging evaluation of menisci of the knee. Radiology 196:617-621.

21. Kaplan PA, Nelson NL, Garvin KL et al（1991）MR of the knee: the significance of high signal in the meniscus that does not clearly extend to the surface. AJR Am J Roentgenol 156:333-336.

22. Kon E, Chiari C, Marcacci M et al（2008）Tissue engineering for total meniscal substitution: animal study in sheep model. Tissue Eng Part A 14:1067-1080.

23. Lotysch M, Mink J, Crues J et al（1986）Magnetic resonance imaging in the detection of meniscal injuries. Magn Reson Imaging 4（P）: 185.

24. Magee T, Shapiro M, Rodriguez J et al（2003）MR arthrography of postoperative knee: for which patients is it useful? Radiology 229:159-163.

25. Malghem J, Vande Berg BC, Lebon C et al（1998）Ganglion cysts of the knee: articular communication revealed by delayed radiography and CT after arthrography. AJR Am J Roentgenol 170:1579-1583.

26. Manco LG, Berlow ME（1989）Meniscal tears-comparison of arthrography, CT, and MRI. Crit Rev Diagn Imaging 29: 151-179.

27. Manco LG, Kavanaugh JH, Fay JJ et al（1986）Meniscus tears of the knee: prospective evaluation with CT. Radiology 159:147-151.

28. Nawata M, Wakitani S, Nakaya H et al（2005）Use of bone morphogenetic protein 2 and diffusion chambers to engineer cartilage tissue for the repair of defects in articular cartilage. Arthritis Rheum 52:155-163.

29. Patten RM, Rolfe BA（1995）MRI of meniscal allografts. J Comput Assist Tomogr 19:243-246.

30. Peterfy CG, Janzen DL, Tirman PF et al（1994）"Magicangle" phenomenon: a cause of increased signal in the normal lateral meniscus on short-TE MR images of the knee. AJR Am J Roentgenol 163:149-154.

31. Pollard ME, Kang Q, Berg EE（1995）Radiographic sizing for meniscal transplantation. Arthroscopy 11:684-687.

32. Potter HG, Rodeo SA, Wickiewicz TL et al（1996）MR imaging of meniscal allografts: correlation with clinical and arthroscopic outcomes. Radiology 198:509-514.

33. Recht MP, Kramer J（2002）MR Imaging of the postoperative knee: a pictorial essay. Radiographics 22:765-774.

34. Rubin DA, Kneeland JB, Listerud J et al（1994）MR diagnosis of meniscal tears of the knee: value of fast spin-echo vs conventional spin-echo pulse sequences. AJR Am J Roentgenol 162:1131-1135.

35. Schafer FK, Schafer PJ, Brossmann J et al（2006）Value of fat-suppressed proton-density-weighted turbo spin-echo sequences in detecting meniscal lesions: comparison with arthroscopy. Acta Radiol 47:385-390.

36．Selesnick FH, Noble HB, Bachman DC et al（1985）Internal derangement of the knee: diagnosis by arthrography, arthroscopy, and arthrotomy. Clin Orthop Relat Res（198）: 26-30.

37．Smith DK, Totty WG（1990）The knee after partial meniscectomy: MR imaging features. Radiology 176:141-144.

38．Sproule JA, Khan F, Rice JJ et al（2005）Altered signal intensity in the posterior horn of the medial meniscus: an MR finding of questionable significance. Arch Orthop Trauma Surg 125:267-271.

39．Stoller DW, Martin C, Crues JV III et al（1987）Meniscal tears: pathologic correlation with MR imaging. Radiology 163:731-735.

40．Stone KR, Steadman JR, Rodkey WG et al（1997）Regeneration of meniscal cartilage with use of a collagen scaffold. Analysis of preliminary data. J Bone Joint Surg Am 79:1770-1777.

41．Thornton DD, Rubin DA（2000）Magnetic resonance imaging of the knee menisci. Semin Roentgenol 35:217-230.

42．Totty WG, Matava MJ（2000）Imaging the postoperative meniscus. Magn Reson Imaging Clin N Am 8:271-283.

43．Tuckman GA, Miller WJ, Remo JW et al（1994）Radial tears of the menisci: MR findings. AJR Am J Roentgenol 163: 395-400.

44．van Arkel ER, de Boer HH（1995）Human meniscal transplantation. Preliminary results at 2 to 5-year follow-up. J Bone Joint Surg Br 77:589-595.

45．van Arkel ERA, Goei R, de Ploeg I et al（2000）Meniscal allografts: evaluation with magnetic resonance imaging and correlation with arthroscopy. Arthroscopy 16:517-521.

46．Vande Berg BC, Lecouvet FE, Poilvache P et al（2000）Dualdetector spiral CT arthrography of the knee: accuracy for detection of meniscal abnormalities and unstable meniscal tears. Radiology 216:851-857.

47．Vande Berg BC, Lecouvet FE, Poilvache P et al（2002）Anterior cruciate ligament tears and associated meniscal lesions: assessment at dual-detector spiral CT arthrography. Radiology 223:403-409.

48．Vande Berg BC, Lecouvet FE, Poilvache P et al（2002）Assessment of knee cartilage in cadavers with dual-detector spiral CT arthrography and MR imaging. Radiology 222: 430-436.

49．Vande Berg BC, Lecouvet FE, Poilvache P et al（2002）Spiral CT arthrography of the knee: technique and value in the assessment of internal derangement of the knee. Eur Radiol 12:1800-1810.

50．Verdonk P, Depaepe Y, Desmyter S et al（2004）Normal and transplanted lateral knee menisci: evaluation of extrusion using magnetic resonance imaging and ultrasound. Knee Surg Sports Traumatol Arthrosc 12:411-419.

51．Verdonk PC, Verstraete KL, Almqvist KF et al（2006）Meniscal allograft transplantation: long-term clinical results with radiological and magnetic resonance imaging correlations. Knee Surg Sports Traumatol Arthrosc 14:694-706.

52．Verdonk R（2002）Meniscal transplantation. Acta Orthop Belg 68:118-127.

53．Verdonk R, Almqvist KF, Huysse W et al（2007）Meniscal allografts: indications and outcomes. Sports Med Arthrosc 15:121-125.

54．Verstraete KL, Vanderwoude HJ, Hogendoorn PCW et al（1996）Dynamic contrast-enhanced MR imaging of musculoskeletal tumors: Basic principles and clinical applications. JMRI 6:311-321.

55．Verstraete KL, Verstraete P, Lootens T et al（1996）Spectrum of MR imaging findings of meniscal allografts, with clinical and arthroscopic correlation. Radiology 201:537.

56．Verstraete KL, Verdonk R, Lootens T et al（1997）Current status and imaging of allograft meniscal transplantation. Eur J Radiol 26:16-22.

57．White LM, Schweitzer ME, Weishaupt D et al（2002）Diagnosis of recurrent meniscal tears: Prospective evaluation of conventional MR imaging, indirect MR arthrography, and direct MR arthrography. Radiology 222:421-429.

58．Wright DH, De Smet AA, Norris M（1995）Bucket-handle tears of the medial and lateral menisci of the knee: value of MR imaging in detecting displaced fragments. AJR Am J Roentgenol 165:621-625.

骨扫描

3.3

S. F. Dye

大多数骨科医生是基于解剖结构和生物力学概念范畴来认识肌肉骨骼系统疾病。骨科手术学中有很多词汇如骨折、撕裂、破裂、半脱位、软骨钙化、不稳定等等，即使是在膝关节退行性病变如骨性关节炎，学者们往往也是根据其病变结构特点进行描述，如关节间隙缩窄、骨赘、骨质疏松、骨坏死、软骨下骨囊肿、游离体等等。这些描述与正常关节组织内的实际病变过程并无联系，这是因为对这些肌肉骨骼系统疾病的病理学认识在很大程度上是基于骨科医生当时所能利用的影像学手段。X 线平片、CT、超声波探查甚至是 MRI 影像学检查所提供的主要是疾病解剖学和病理学相关证据。与这些常规检查方法相比，锝[99]亚甲基二磷酸盐骨扫描显像为目前仍较少运用的影像学检查手段。它采用正电发射层析扫描技术，可进一步明确肌肉骨骼系统代谢方面的信息。锝骨扫描可揭示正常关节骨组织内大量骨细胞的内环境稳态特性（正常骨组织生理代谢过程）[4]。骨扫描影像显示造影剂摄入增加说明相应骨组织区域失去稳态特性，局部代谢增强。此类代谢相关影像学研究（如铊心脏扫描）要求受检对象为活体组织，而目前 MRI 技术仍无法分辨活体和尸体关节影像[4]。

目前学者们已经认识到，如膝关节存在退行性病变则行骨扫描检查时可显示骨组织代谢活动增强（图 3.3.1A、B），而 X 线表现正常的患者行骨扫描检查时可发现类似的骨内环境失稳态表现。如 MRI 诊断为内侧半月板撕裂的患者，行 X 线摄片检查可无异常表现，骨扫描检查则可发现异常的膝关节内侧间室内环境失稳态表现（图 3.3.2A～C）。以往，多数骨科医生在对此类患者的诊治过程中认为半月板纤维软骨结构病变是仅有的病理改变。由于 X 线平片和 MRI 上骨组织无异常表现，骨组织被理所当然地认为无病理改变。

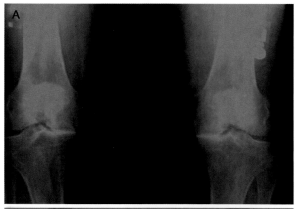

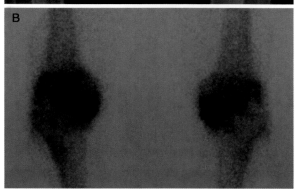

S. F. Dye
University of California San Francisco, 45 Castro Street,
San Francisco, CA 94114-1019, USA
e-mail: sfdyemd@aol.com

图 3.3.1 （A）前后位 X 线片示双膝内侧间室进行性退行性变；（B）前后位骨扫描提示双膝内侧间室造影剂摄取增高（骨组织内环境失稳态表现）

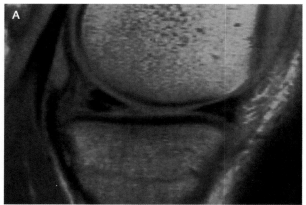

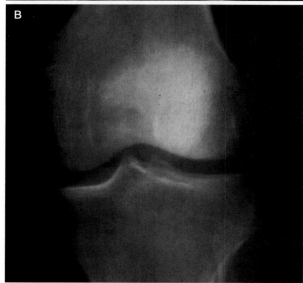

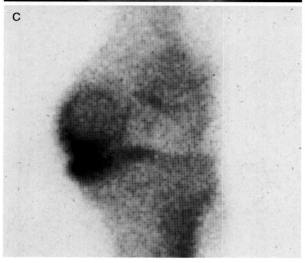

图 3.3.2　（A）矢状位 MRI 检查提示内侧半月板后角撕裂；（B）患者内侧半月板撕裂，前后位膝关节 X 线检查表现正常；（C）虽然 X 线表现正常，MRI 骨信号无异常，但前后位骨扫描影像显示内侧间室骨内环境稳态失衡

我们经研究证实此类情况下 96% 的患者存在膝关节内异常的骨组织病理改变。如行锝 99 亚甲基二磷酸盐骨扫描，可发现内侧间室骨组织内环境失稳态表现，这说明半月板撕裂可导致膝关节骨组织产生相应病变效应。此外，我们经研究认为骨组织内环境失稳态（骨扫描显示骨组织代谢活动增加）为无明显影像学改变的膝关节骨关节炎病变可能进行性发展的早期指征 [2,4,5]，如骨组织代谢活动未恢复正常则说明骨组织内环境稳态重置，这是骨性关节炎出现早期结构性改变的前提。这些结构性改变包括关节间隙缩窄、骨赘形成等。我们还观察到骨扫描阳性结果即骨组织内环境失稳态可在行半月板手术处理后恢复正常，骨性关节炎及导致关节退行性变的病理过程可在早期得以预防（图 3.3.3A、B）[2,4]。

膝关节整体功能

作者认为，任何骨科手术治疗应尽可能本着安全和有预见性的原则，以利于恢复骨组织内环境稳态。目前学者们在评价关节功能时提出一个新概念——关节整体功能（Envelope of Function）（图 3.3.4A、B）。此关节整体功能 [1] 反映了与关节内环境稳态相匹配甚至是相对应的关节应力承受范围。如较小的应力作用于关节，可发生失用性改变如肌肉萎缩和骨钙质丢失等；如过度应力施加于整个关节（施加于关节的应力大小与应力施加频率产生的能量效应是等同的）即可发生劳损性改变，如长跑运动员突然加速可导致出现应力骨折。如过度高应力施加于关节，则可出现如骨折或软骨韧带撕裂等明显的结构性病变损伤。

膝关节手术处理（如部分半月板切除或内侧半月板切除）术后，患者膝关节功能可能并未恢复至损伤前正常状态。半月板撕裂可以被看作是膝关节生物力学传导功能的损伤，而对此关节解剖结构目前尚无完全、彻底的修复手段，因此从结构方面来讲患者膝关节不能恢复至受伤前正常状态。然而，如果患者术后关节整体功能仍处于最高水平，则可能实现关节生理功能的正常化，从而可以防止因组织内环境失稳态导致的骨性关节炎进展，保持并恢复组织正常内环境稳态。如患者在术后改变运动方式，参加自行车和游泳等

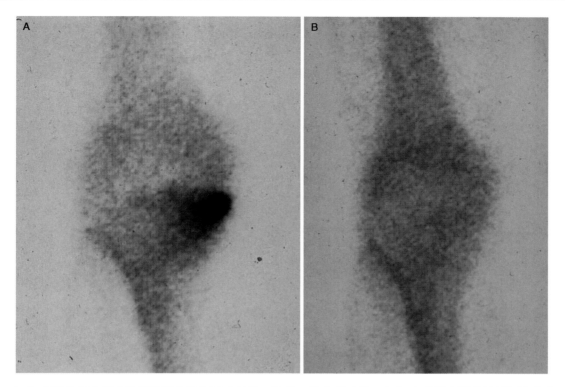

图 3.3.3 （A）右膝关节内侧半月板撕裂术后骨扫描表现，患者 X 线表现正常；（B）患者行内侧半月板切除术后 7 年骨扫描检查，骨组织内环境稳态恢复，X 线表现无异常

低强度运动而非是高强度或剪切力运动（如篮球和板球运动）则可能实现术后膝关节在整体功能范围内的应力承受状态。

骨扫描检查应用的临床相关建议

作者习惯对每一位前来就诊的半月板病变患者术前行骨扫描检查，术前骨扫描检查有助于评估患者半月板损伤后膝关节的病理生理状态，并与患者术后骨扫描结果相比较以明确患者膝关节生理功能状态的改善情况。如术前患者骨扫描提示为骨内环境失稳态表现，则术后骨内环境失稳态恢复正常为完全恢复的金标准。这是每个患者都乐意接受的且可能出现的预后结果。同时需向患者讲明此正常骨内环境稳态可能在术后 1 年到 1 年半甚至更长时间才能恢复。

很多患者就诊时 MRI 影像学检查提示半月板撕裂，但其症状与影像学表现并不符合，骨扫描胫骨内侧近端阳性表现和内侧半月板撕裂有症状者具有明显相关性，当患者 MRI 检查结果提示内侧半月板撕裂而骨扫描结果正常时，需慎重考虑其症状产生的原因[3]。作者认为，一过性的关节滑囊撞击征在临床上也是引起膝关节疼痛的常见原因，可与 MRI 检查发现的无症状的内侧半月板撕裂相混淆。

其他患者的自身因素如身高、体重、性别、营养状况、年龄、关节力线排列、病理解剖和神经肌肉支配等因素都可在组织内环境稳态水平方面产生调控作用。作者建议在进行半月板损伤治疗相关研究时需同时行术前和术后骨扫描检查以利于对比分析。

相信随着未来影像学诊断技术的不断发展，活体关节内组织包括关节软骨、半月板纤维软骨、韧带、滑膜、关节囊、肌肉、动脉和神经等的内环境失稳态状态将都能够得到充分的显示。当此类信息在临床上能同时提供并可被持续检测到

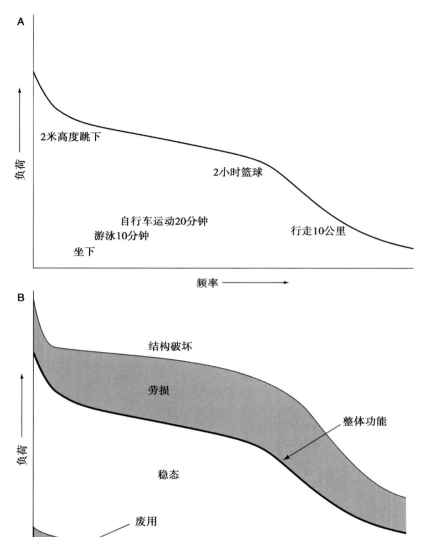

图 3.3.4 （A）关节整体功能[1]反映了与关节内环境稳态相匹配的关节应力承受范围。此整体功能也可表现为正常成人膝关节在 12 小时内的最适宜的应力承受能力；（B）关节整体功能为膝关节等特定肌骨骼系统在不同应力／频度下的内环境稳态特征，如关节承受应力较小，可出现废用性改变（如肌肉萎缩及骨钙质丢失等）。如关节承受过度应力，可能出现关节结构相应病变（如骨折、韧带撕裂或关节软骨破坏等）

时，相关疾病的诊治水平将会得到很大提高。

参考文献

1．Dye SF（1996）The knee as a biologic transmission with an envelope of function. Clin Orthop Relat Res 325:10-18.

2．Dye SF（2002）The role of technetium bone scans in orthopaedic outcome evaluation. Sports Med Arthrosc Rev 10: 220-228.

3．Dye SF（2006）Dr Hughston's legacy: a dedication to the fundamentals. Am J Sports Med 34:316-317.

4．Dye SF, Chew MH（1993）The use of scintigraphy to detect increased osseous metabolic activity about the knee. J Bone Joint Surg 75A:1388-1406.

5．Dye SF, Wojtys EM, Fu FH et al（1998）Factors contributing to function of the knee joint after injury or reconstruction of the anterior cruciate ligament. J Bone Joint Surg 80A: 1380-1393.

临床体检和影像学检查的目的是：（1）准确地诊断半月板损伤及描述其病变特征（见分型章节）；（2）发现其他关节内合并损伤；（3）指导正确的手术处理，这有赖于前述正确的诊断和对合并损伤的有效评估。后者将在以后治疗原则相关章节进一步论述。

有两种半月板损伤情况必须明确鉴别：（1）患者半月板损伤是否为新近或之前膝关节外伤所致，即创伤性半月板损伤；（2）原发性膝关节疼痛患者出现半月板病变症状，即半月板退行性变。

膝关节外伤史

物理检查

如患者出现膝关节旋转运动或下蹲时局部绞索症状时诊断半月板损伤并不困难，膝关节完全伸直时则不会出现关节绞索症状，患者膝关节伸直活动时可伴有关节间隙疼痛症状。如绞索症状可自行消失，需仔细询问患者当时绞索症状如何消失（是否为出现弹响后症状突然消失）以鉴别真性绞索和假性绞索，后者常为各种原因引起的局部疼痛、髌骨不稳定或不常见的骨软骨游离体所致。

除较为明显的关节绞索症状外，半月板损伤临床诊断常较困难。体检未必能得出可靠的结论。

P. Beaufils
Orthopaedic Department, Centre Hospitalier de Versailles,
177, rue de Versailles, 78157 Le Chesnay, France
e-mail: pbeaufils@ch-versailles.fr

Pujol 认为半月板损伤行 Apley 试验和 McMurray 试验的诊断特异性相对较高但敏感性低，关节间隙压痛特异性较低但敏感性较高。

合并损伤

物理检查对于诊断和评估半月板损伤及其他伴随损伤尤其是由于 ACL 撕裂引起的膝关节前方不稳定是十分重要的。

Lachman 试验由于其很高的特异性和敏感性为 ACL 撕裂的首选物理检查试验，试验阳性结果为触及柔软的止点感，此时即可明确诊断为 ACL 撕裂。在临床上检查时触及止点停顿延迟但有明显的止点感为 ACL 部分断裂的指征，或提示韧带拉长及 ACL 可能断裂后残端部分愈合并附着于后交叉韧带。物理检查通常可提供疑似半月板损伤的足够信息并明确诊断脉络（如关节是否稳定等）但尚不能明确诊断。影像学检查可进一步证实半月板损伤（撕裂本身可能无症状，尤其是在合并膝关节前方不稳定者）并为明确损伤具体特征提供有效的信息，因此是诊断所必须的检查手段。

影像学表现

需常规行双侧负重位 X 线摄片检查。即使患者存在膝关节外伤史，半月板损伤后 X 线检查关节间隙缩窄也很少见，但可能发现其他如关节内骨软骨游离体或髌股关节发育不良等病变。MRI 为临床较常采用的影像学检查方法，如患者存在膝关节外伤史，MRI 检查可明确垂直纵向撕裂诊断并明确撕裂形态特点等信息（如受累半月板、撕裂长度、撕裂方向、与半月板周围组织之间的关系和是否存在撕裂移位等）。因此 MRI 对于半月板损伤后进一步手术处理具有重要的指导意义。

是否应该常规行 MRI 检查？

如患者出现急性膝关节绞索症状则需急诊行关节镜探查术，此时并不建议等待 MRI 检查结果。手术中可以在处理引起关节绞索症状的半月板损伤后行撕裂缝合修复或行半月板切除术。手术室需备齐半月板缝合所需各种手术器械。

如患者出现反复的典型的关节绞索症状则主要依靠临床物理检查完成诊断。此时 MRI 检查为可选择的影像学检查手段之一。MRI 有助于术前评估、明确损伤是否能够修复或需行切除术，有利于进一步明确患者病变形态。

如仅怀疑患者半月板损伤则常需进一步行 MRI 检查。

在某些特殊情况下，如慢性膝关节 ACL 功能不全（ACL-deficient knee）但无半月板病变的临床表现时，MRI 检查往往被认为是优于物理检查的检查手段，可明确半月板损伤并对进一步手术处理具有指导意义（见手术指征相关章节）。

对于之前已明确诊断而未行手术治疗的患者，即使怀疑半月板损伤也很少建议行 CT 关节造影和 MRI 关节造影检查。造影技术的优点并非是其特异性和敏感性上优于常规 MRI 检查，常规 MRI 检查后怀疑合并关节软骨局部损伤时可行关节造影检查，造影技术在评估半月板切除术后仍有症状患者方面十分有效（见相关章节）。

自发性膝关节疼痛病史

自发性膝关节疼痛常与半月板退行性变相关并需与早期或进行性膝关节骨性关节炎相鉴别。

典型者疼痛症状由于机械因素引起且局限于关节间隙。男性、既往有从事高强度体力活动史、突然出现疼痛症状和局限于内侧膝关节间隙后侧的疼痛症状可能与半月板损伤有关。但有时可能仅有很少的特异性较低的线索有助于明确诊断。

X 线检查，尤其是 schuss 位摄片对于评估关节间隙宽度是十分重要的。关节间隙缩窄是关节软骨磨损的表现。半月板损伤或半月板切除术本身并不会引起关节间隙缩窄。

如患者出现关节间隙缩窄 X 线表现，则可明确诊断为膝关节骨性关节炎，此时 MRI 检查并非必须。尽管此时 MRI 检查可发现骨性关节炎常合并的半月板病变损伤，但此时半月板病变损伤可能并非患者症状产生的原因。如患者症状突然加重，行 MRI 检查则有益于对病变的进一步评估，可发现合并的"创伤性"半月板撕裂。如关节间隙正常，应常规行 MRI 检查明确是否存在半月板损伤及损伤是否累及半月板表面（3 级损伤），这对于手术治疗具有重要的指导意义。如证实病变位于半月板内部则需保守治疗。其他与膝关节骨性关节炎软骨退行性变相关的早期征象如半月板脱出、软骨下局部病变导致"镜面样"反应（looking-glass subchondral reaction）信号、局部骨缺血坏死也可在 MRI 检查中观察到，这些病理改变为关节镜下半月板切除术的禁忌证。

小　结

病史采集和物理检查是对半月板病变损伤进行系统诊断和评估的关键。但此二者在明确诊断和了解半月板病变特点以及确定手术处理方法方面并未提供足够的信息。影像学检查包括 X 线、MRI 检查为目前普遍应用的检查手段。只有结合临床物理检查和病史采集并结合患者影像学表现才能得出正确的诊断结果并进一步选择适当的治疗方法。

第 4 部分
手术技术

4.1 内、外侧半月板切除术

K. F. Almqvist, A. A. M. Dhollander, P. Verdonk, Ph. Neyret, R. Verdonk

引 言

半月板在维持膝关节正常功能方面具有重要作用。半月板是位于股骨髁和胫骨之间的 C 形纤维软骨,以往曾经认为其为无功能的小腿肌肉进化残留物。目前认为,半月板为膝关节复杂的生物力学结构的重要组成部分[1,3]。学者们对其结构、功能及生理学特性等又有了新的认识,并认为在处理半月板撕裂时应尽可能保留半月板。在对撕裂半月板病变评估并进行手术修复时,需对其解剖、组成和力学特性及其修复后的愈合特点有全面的理解和认识[5]。

关节镜下半月板切除术

引 言

以往学者们提倡,半月板撕裂后为避免二次手术处理需行全切除术[7]。Trillat 认为[8],保留半月板周缘组织结构可缓冲超过 50% 的自股骨向胫骨传导的压应力。随着关节镜技术的发展,目前

K. F. Almqvist (✉)
A. A. M. Dhollander
P. Verdonk
R. Verdonk
Department of Orthopaedic Surgery and Traumatology,
Ghent University Hospital, De Pintelaan 185, 9000 Ghent, Belgium
e-mail: fredrik.almqvist@ugent.be

P. Neyret
Department of Orthopaedic Surgery, Centre Albert Trillat-Centre
Livet, Hôpital de la Croix-Rousse, Hospices Civils de Lyon,
8, rue de Margnolles, 69300 Lyon-Caluire, France

"适度"的半月板切除已成为半月板损伤病变处理的金标准,上述观点已于 1982 年为 Northmore-Ball 和 Dandy[6] 以及 Gillquist 和 Oretorp[4] 所证实。

关节镜下内侧半月板切除术

行镜下内侧半月板切除术时应根据医师习惯给予患者腰麻或全身麻醉,术中通常使用下肢止血带,患肢由大腿固定架固定后可给予膝关节外翻应力以便更好地显露内侧间室结构。

术中采用经典的关节镜探查入路,有时可附加经髌腱入路,并可根据医师喜好采用髌上内侧或外侧灌洗入路。

如镜下探查发现半月板损伤,探钩置于损伤部位可探及并评估半月板损伤情况。

如需缝合半月板,需采用特定的缝合技术缝合固定损伤部位。

如为(慢性)层状撕裂、辐射状裂或复杂裂,常需要行半月板切除术(图 4.1.1)。

探钩掀开撕裂游离缘可直接观察到损伤部位并将其自附着部位切除(图 4.1.2)。术者需注意不要忽略游离于关节腔的撕裂碎片。如发现关节腔中游离半月板切除碎片,可将冲洗液充盈关节后反流使碎片被"吸入"关节镜头前方后取出。

如为半月板桶柄样撕裂,其后侧撕裂附着部分可使用关节镜剪予以切除。在张力条件下(使用抓取钳牵拉)经外侧入路将撕裂前角切除。在操作时需注意游离缘是否游离于关节腔难以取出。应尽可能避免经半月板基底部切除游离缘,有时切除游离撕裂部分可从前角开始,然后是后角连接

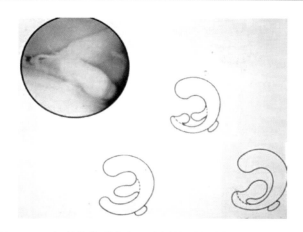

图 4.1.1　辐射状撕裂有发展为瓣状裂的趋势，从而出现相应症状，如出现症状则需行半月板部分切除术

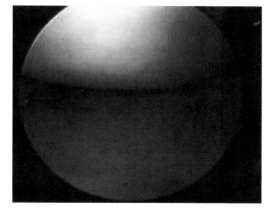

图 4.1.3　部分半月板切除后，残留半月板基底部不规则部分需予以修整至表面平整（by courtesy of Bell and Glaser[2]）

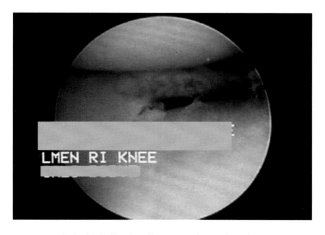

图 4.1.2　慢性瓣状撕裂可能出现局部机械绞索难以切除。切除后游离碎片可能导致游离体形成而不易清除，此时可改变灌洗液水流方向使之充盈关节，以利于游离体清除

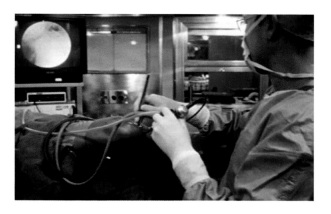

图 4.1.4　术中患肢置于 Cabaud 位利于外侧间室显露

部位，可以经前内侧入路移除半月板撕裂缘。

部分切除半月板撕裂游离缘后，任何半月板残留部分的不规则部位都需予以修剪平整，并需使用探钩再次检查半月板基底部是否稳定（图4.1.3）

关节镜下外侧半月板切除术

采用经典的关节镜探查手术入路，必要时可采用经髌腱辅助入路，并可使用髌骨上内侧或上外侧切口灌洗入路。

关节镜下行外侧半月板切除术时，外侧皮肤

切口应位于关节间隙和经髌腱切口上方。给予内翻应力有利于外侧间室显露（Cabaud 位　图4.1.4）。

术中可自外侧切口置入探钩评估半月板损伤情况。有时由于外侧切口置入探钩后镜下观察操作困难，可经内侧探查切口置入探钩以利于探查及观察病变情况。

外侧半月板病变可有不同的临床表现。建议术中适当地切除病变以利于缓解症状。半月板基底部腘肌腱裂孔需予以特别注意保护以免损伤，此处断裂或切断后常导致关节退行性变和外侧半月板功能丧失。从目前所知生物力学角度来讲，外侧半月板切除术后由于并发腘肌腱及其周围组织损伤而预后较差。

外侧半月板瓣状裂和复杂的桶柄样撕裂切除技术与关节镜下内侧半月板切除术相似。

半月板切除术后，半月板残留基底部需予以

修整以保证周缘平整。

特殊情况

如术中探查内侧半月板后角困难，在止血带远端或于膝关节后内侧皮肤皱褶处施加外翻应力并被动伸直膝关节有助于显露后内侧间室。目前临床上与前交叉韧带松弛相关的半月板后部周缘撕裂的处理仍很棘手，此时损伤的半月板后角常易于游离至股骨髁后方。相当一部分此类半月板损伤可予以缝合修复。

如探查证实撕裂部分半月板必须切除，助手可通过给予膝关节伸直、外翻及最大程度内旋应力以良好显示半月板后角。内侧间室紧缩患者，可松解内侧副韧带以显露内侧间室（图 4.1.5）。可使用穿刺针经皮穿刺后完成松解，也可自关节腔内侧使用 Steadman 抓取器械逐次松解，此松解操作并无关节软骨损伤危险。

术后康复

半月板切除术后康复原则相对简单，需避免在术后最初几天负重。术后 2 ~ 3 周开始需根据不同职业及所需体力强度要求开始恢复工作活动。术后 3 ~ 6 周可开始参加体育活动。

并发症

半月板切除术后并发症少见，术后感染发生率为约 0.1%；关节积液多见于外侧半月板切除术后，这是因为外侧胫骨平台较内侧胫骨平台更为凸起、外侧胫骨平台与股骨髁形态更不匹配，从而导致半月板切除后局部产生机械撞击所致。与半月板缝合手术不同，关节镜下半月板切除术很少出现相应的神经或血管并发症。

切开半月板切除术

引　言

在 20 世纪 60 年代关节镜下半月板切除术出现之前，损伤半月板经关节切开后施行切除。由于关节切开术中为良好显露半月板体部需离断内、外侧半月板前角附着部，而切除半月板前角后不利于维持半月板环状应力保护功能，目前此术式已不为学者们所提倡。特殊情况下，如后内侧半月板基底部撕裂时仍需经内侧切开入路行缝合修复。

手术技术

切开内侧半月板切除术

关节切开、内侧半月板切除处理内侧半月板病变术式目前已不再使用。

以往曾有学者取与髌骨平行长 2 ~ 3 cm 的皮肤切口显露内侧间室，术中将内侧半月板前角离断后即可显露半月板体部。

如为半月板桶柄样撕裂，撕裂半月板前后角

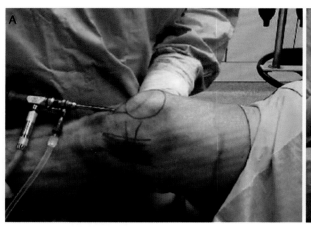
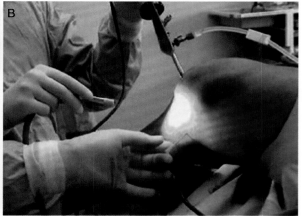

图 4.1.5　（A）术前标记膝关节间隙及内侧副韧带（右膝关节）；（B）术中使用穿刺针穿刺进入内侧副韧带纤维进行松解，同时给予外翻应力，直至内侧间室可良好显露

附着部位必要时也可予以适当切除，残留的半月板基底部可部分保留膝关节内侧间室的机械应力保护功能。

如为半月板后角基底部撕裂，采用膝关节后侧切口有利于显露撕裂部位。术中确定关节间隙后，取与内侧副韧带走行相平行的皮肤切口。关节后侧切开关节囊后显露半月板基底部，并可显露各种类型半月板后角撕裂损伤，术中可垂直缝合固定半月板后角。此技术将在半月板修复技术章节（4.3章节）详细讨论。

切开外侧半月板切除术

切开外侧半月板切除术曾经在临床上被广泛运用。膝关节屈曲90°，取与髌骨平行、长2～3cm的膝关节外侧皮肤切口。切开关节囊及切除外侧半月板前角后可良好显露半月板体部。

可在膝关节内翻屈曲Cabaud位下行外侧半月板切除。有些情况下，可保留外侧半月板基底部完整性。

切开外侧半月板全切除术后膝关节外侧间室应力承受增大并可导致进行性膝关节软骨退行性变，因此此术式目前已被放弃。

小　结

尽管切开半月板切除术近30年来曾被广泛运用，目前就处理原则而言其手术适应证已很少。很多存在膝关节疼痛症状的患者可能以往曾行切开半月板切除术。长期随访研究结果表明，患者术后数年可出现膝关节退行性变影像学表现并可呈进行性改变。一些研究发现这些影像学改变与患者进行性发展的临床症状相关。另有其他研究发现这些影像学改变与切开半月板全切术明显相关。一项超过10年的术后随访研究结果表明，患者术后满意率仅为42.5%～61%，明显低于中期随访研究所得结果。这些长期随访研究结果证实了一些导致半月板手术后预后不良的特定因素，如术前患者年龄较小、伴发韧带损伤、膝关节不稳定、先天性对侧膝内翻或外翻畸形、外侧半月板切除术及术后长期存在不适症状等，这些因素都与术后预后不良相关。直接对比研究（head-to-head studies）发现切开半月板部分切除术较切开半月板全切术预后好，因此半个世纪以来学者们在临床上常选择切开半月板部分切除术，但目前缺少此式的长期随访研究。镜下半月板切除术后患者膝关节 Fairbank 改变和其他不良功能结果是否会出现、改善或同样发展目前尚不清楚。

参考文献

1．Annandale T（1885）An operation for displaced semilunar cartilage. Br Med J 1:779.

2．Bell J, Glaser J（2001）Long-term follow-up of open meniscectomy: a case report and literature review. Iowa Orthop J 21:73-75.

3．Escalas F, Quadras J, Caceres E et al（1997）T-Fix anchor sutures for arthroscopic meniscal repair. Knee Surg Sports Traumatol Arthrosc 5:72-76.

4．Gillquist J, Oretorp N（1982）Arthroscopic partial meniscectomy. Clin Orthop Relat Res 167:29-33.

5．Kennedy JC, Alexander IJ, Hayes KC（1982）Nerve supply of the human knee and its functional importance. Am J Sports Med 10:329-335.

6．Northmore-Ball MD, Dandy DJ（1982）Long-term results of arthroscopic partial meniscectomy. Clin Orthop Relat Res 167:34-42.

7．Smillie IS（1978）Injuries of the knee joint. Churchill Livingstone, London.

8．Trillat A（1973）Les lésions méniscales internes. Les lésions méniscales externes. Chirurgie du genou. Journées Lyonnaises de Chirurgie du Genou, avril 1971, Villeurbanne, Simep.

半月板修复生物力学

S. Seil, D. Pape

引 言

如手术适应证选择得当，患者行半月板缝合修复术后的中期和远期成功率能够达到 70% ～ 80%。尽管这些结果令人满意，但最近来自法国的研究结果表明半月板修复仅适用于不超过 3% ～ 5% 的很小一部分半月板病变患者 [14]，有鉴于法国关节镜学会（French Arthroscopic Society，SFA）在法国骨科界的学术影响，我们可以认为欧洲其他国家的情况基本类似。这些临床研究结果表明半月板修复技术仍有提升余地。半月板缝合修复技术是目前临床上应用广泛的外科手术技术，且其更趋向于微创、安全和易于推广运用。早期临床研究结果表明采用各种不同的半月板缝合手术技术患者在术后预后方面无明显差异。

适应证

半月板缝合修复手术适应证通常有以下 3 种：
半月板实体部分常需缝合修复，尤其是半月板后角垂直撕裂或桶柄样撕裂类型；水平裂或辐射状裂通常不能修复；外侧半月板中部水平裂呈层状分离常需予以修复，通常与合并的外侧半

R. Seil（✉）
D. Pape
Service de Chirurgie Orthopédique et Traumatologique, Centre d'Orthopédie et de Médecine du Sport, Centre Hospitalier-Clinique d'Eich, 78, rue d'Eich, 1460 Luxembourg, Luxembourg
e-mail: seil.romain@chl.lu
e-mail: pape.dietrich@chl.lu

板囊肿切除同时施行；辐射状撕裂修复较少见，但有报道某些儿童患者可予以修复。

半月板关节囊连接处的周缘撕裂较前述撕裂类型少见，此类型关节镜下诊断通常较为困难，有时可能漏诊。修复此类型撕裂常需采用经典的缝合技术以使撕裂部位得以良好愈合。半月板与其胫骨连接韧带分离（半月板根性撕裂）可导致半月板将轴向应力转变为环状应力的功能完全丧失，其临床效应与半月板全切除术类似 [2]。上述这些损伤少见，直到最近才有此类损伤缝合修复技术相关的临床报道（图 4.2.1）。

半月板修复技术的实验验证

半月板修复后的生物力学评估仅指通过实验模拟体部完全垂直撕裂并予以修复后进行分析。实验研究的目的是为了评估并改进半月板缝合后

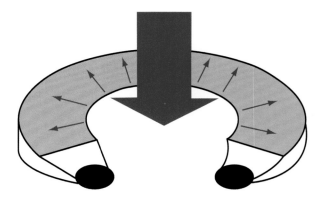

图 4.2.1 半月板修复术的目的是为了恢复半月板生物力学特性，恢复其将轴向应力（大红箭头）转变为辐射方向应力（小箭头）的功能。实现该功能的前提是半月板前、后角必须经半月板胫骨韧带固定于胫骨（黑色点状区域）

促进愈合的机械因素，如改进半月板缝合方法和推出新的半月板缝合修复器械，而非改进生物性促进愈合因素。修复可采用一代缝合器械、二代坚强固定器械和三代弹性缝合锚钉三种技术。理想条件下此类实验研究可解决以下问题：（1）器械如何固定；（2）器械固定强度的影响因素；（3）器械固定程度如何；（4）器械固定时间；（5）各种器械是否有负面影响。

为精确模拟临床条件下完全型垂直撕裂的修复环境，实验中需对半月板修复愈合过程中的不同时间点予以良好复制：（1）修复后即时（t = 0）又被称为半月板尸体标本实验研究时的 0 点时间；（2）愈合期（t = 0 ～ 12 周），此期实验研究可在组织培养模型或实验动物样本中实施；（3）愈合期后（t > 12 周）。目前半月板缝合修复 12 周后的生物力学特性研究方面仅有相关的动物实验研究报道。

半月板修复初期（0 点，Time-Zero）的实验研究

大多数半月板修复后的实验研究为 0 点期的相关研究，学者们对不同的半月板缝合和固定修复方法的弹性固定强度（tensile fixation strength，TFS）[24,30,33,37,38] 进行了对比研究 [1,3-8,11,12,15,18,31,40,42,45-47]（表 4.2.1 和表 4.2.2）。

研究中往往运用材料检测系统（INSTRON®，ZWICK®，MTS®）来分析不同修复装置的 TFS，在张力条件下对修复后半月板或修复器械施以与缝线或内植物长轴平行的单轴轴向应力（uniaxial load），记录应力 - 分离曲线下的弹性固定强度（图 4.2.2）。多数实验研究模拟半月板体部大的垂直撕裂以使该部位无法实现应力传导，通常对每一个缝合或固定修复装置在实验前先给予评估。每个研究都对撕裂病变予以标准量化处理，以利于在研究中进行适当的对比分析。

Kohn 和 Siebert[24] 在其首次半月板缝合修复实验研究中提出了两个半月板修复的基本生物力学原则，并对切开半月板修复技术和关节镜修复技术进行了比较，结果表明，半月板环行分布水平排列的胶原束特点决定了垂直缝合后 TFS 高于水平缝合，而且浅层致密的薄层胶原纤维缝合较

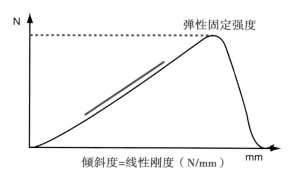

图 4.2.2 修复后极限失效强度可在应力 - 分离曲线中显示，曲线坡度形态反映了半月板修复后强度改变

单纯缝合深层胶原束可提高褥式缝合的 TFS。

接下来学者们在相关生物力学实验研究中发现，不同半月板缝合或修复器械修复后 TFS 受不同因素影响。这些影响因素包括：实验半月板的自然属性 [动物（迄今为止实验中常使用牛和猪半月板）或人类半月板；年轻或年老尸体半月板]（图 4.2.3）、缝线强度、修复装置插入角度、器械的设计特点（器械头部形状、倒刺等）、器械的机械特性（如其厚度、弹性等）。而且，不同生物力学实验的研究方法各不相同，目前对于实验条件尚无统一认识。这就说明了一些修复器械在不同的研究中 TFS 结果存在差异的原因。

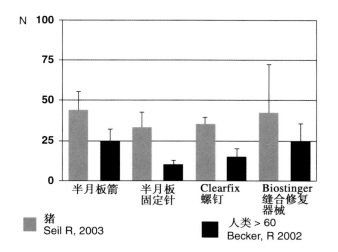

图 4.2.3 图示各种二代半月板修复装置失效强度差异。结果表明，老年尸体标本试验结果差于猪半月板标本，这说明实验半月板组织学特性对不同修复装置的临床效果也有影响

表 4.2.1   半月板缝合后弹性固定强度的相关研究总结

作者	半月板种类	缝合方法	缝合材料	弹性固定强度（N）
Albrecht-Olsen 等 [1]	小牛	水平褥式缝合	Maxon-0	49
Asik 等 [4,5]	小牛	水平褥式缝合	Prolene-1	98
		垂直褥式缝合	Prolene-1	130
		尾部打结技术	Prolene-1	64
		单环垂直缝合	Prolene-1	136
		半环垂直缝合	Prolene-1	128
Barber 和 Herbert [6]	猪	垂直褥式缝合	Mersilene 2-0	80
		水平褥式缝合	Mersilene 2-0	56
Boenisch 等 [12]	小牛	垂直单环缝合	Ti-cron 2-0	72.4
		水平褥式缝合	Ti-cron 2-0	68.3
Dervin 等 [15]	人（±67 岁）	垂直单环缝合	Ethibond 2-0	58.3
Kohn 和 Siebert [24]	人（17 ~ 41 岁）	尾部打结技术	PDS 0	24
		水平褥式缝合	Ethibond 2-0	89
		垂直环状缝合	Vicryl 2-0	105
		水平缝合（切开）	Vicryl 2-0	44
Arnozky 和 Lavagnino [3]	小牛	垂直褥式缝合	PDS 0	52
McDermott 等 [26]	小牛	垂直褥式缝合	PDS 0	73
Post 等 [30]	猪	垂直褥式缝合	Ethibond 2-0	89.3
			0-PDS	115.9
			1-PDS	146.3
		水平褥式缝合	Ethibond 2-0	59.7
			0-PDS	66.1
			1-PDS	73.81
		尾部打结技术	0-PDS	68.6
			1-PDS	69.3
Rimmer 等 [33]	人（45 ~ 81 岁）	水平褥式缝合	Ethibond 3-0	29
		双环垂直缝合	Ethibond 3-0	63
		单环垂直缝合	Ethibond 3-0	67
Seil 等 [37]	猪	垂直褥式缝合	PDS 2-0	63
			PDS 2-0	54
			PDS 2-0	61
			Ethibond 2-0	59
			Ethibond 2-0	58
			Ethibond 2-0	64
		水平褥式缝合	PDS 2-0	58
			PDS 2-0	64
			Ethibond 2-0	58
			Ethibond 2-0	57
Seil 等 [38]	猪	垂直褥式缝合	PDS 2-0	62
			PDS 0	112
			PDS 1	131
		水平褥式缝合	PDS 2-0	66
			PDS 0	103
			PDS 1	99
Song 和 Lee [42]	猪	尾部打结技术	PDS 1	54
		水平褥式缝合	PDS 1	75
		垂直单环缝合	PDS 1	114
Zantop 等 [48]	猪	水平褥式缝合	Ethibond 2-0	64
		垂直褥式缝合	Ethibond 2-0	57

表 4.2.2　不同半月板修复器械弹性固定强度的研究分析

作者	半月板类型	内植物类型	弹性固定强度（N）
半月板箭			
Albrecht-Olsen 等 [1]	小牛	半月板箭（13mm）	53
		半月板箭 +24 小时 NaCl	54
Barber 和 Herbert[6]	猪	半月板箭（13mm）	33
Becker 等 [7-10]	人	半月板箭（13mm）	25
Boenisch 等 [12]	小牛	半月板箭（10mm）	19
		半月板箭（10mm）	35
		半月板箭（13mm）	39
		半月板箭（13mm）	39
		半月板箭（16mm）	53
Dervin 等 [15]	人	半月板箭（13mm）	30
Durselen 等 [17]	猪	半月板箭	52
Fisher 等 [18]	猪	半月板箭	40
Arnoczky 和 Lavagnino[3]	小牛	半月板箭（n.a）	58
		半月板箭（分子聚合物）	63
McDermott 等 [26]	小牛	半月板箭	34
Seil 等 [40]	猪	半月板箭（13mm）	44
Song 和 Lee[42]	猪	半月板箭（13mm）	38
Bellemans 等 [11]	人	半月板箭（10mm）	19
		半月板箭（13mm）	33
		半月板箭（16mm）	39
Zantop 等 [45,46]	小牛	半月板箭（10mm）	49
其他内植物			
Barber 和 Herbert[6]	猪	BioStinger	78
		半月板螺钉	33
		Meniscal Fastener	30
		SD Sorb Staple（10mm）	31
		T-Fix	50
Becker 等 [7-10]	人	BioStinger	25
		半月板螺钉	15
		Meniscal Dart	10
		Meniscal Fastener	33
		T-Fix	51
Durselen 等 [17]	猪	Meniscal Fastener	29
		半月板螺钉	22
Fisher 等 [18]	猪	半月板钉	4
		T-Fix	45
		半月板箭	40
Kocabey 等 [23]	人	FastT-Fix（垂直缝合）	125
		FastT-Fix（水平缝合）	90
		RapidLoc	87

表 4.2.2 续   不同半月板修复器械弹性固定强度的研究分析

作者	半月板类型	内植物类型	张力固定强度（N）
Arnoczky 和 Lavagnino[3]	小牛	BioStinger	35
		半月板螺钉	35
		Meniscal Fastener	27
		SD Sorb Staple	9
McDermott 等 [26]	小牛	Fastener	41
		T-Fix	49
Seil 等 [40]	猪	BioStinger	42
		半月板螺钉	30
		半月板钉（Mensical Dart）	28
		SD Sorb Staple（10mm）	37
		T-Fix	31
Bellemans 等 [11]	人	T-Fix	48
		SD Sorb Staple	4
Zantop 等 [47]	小牛	FastT-Fix（垂直缝合）	106
		FastT-Fix（水平缝合）	87
		RapidLoc	45

我们 [37] 和 Post 等 [30] 经实验研究发现，半月板缝合后 TFS 主要取决于缝合材料的自身特性。我们发现，使用 2-0 号 PDS 缝线水平或垂直褥式缝合半月板损伤后二者 TFS 无明显差异，垂直缝合随着缝合材料强度增加而修复效果更佳（图 4.2.4）。我们还发现即使是使用强度更大的缝合材料，水平缝合也还是存在一定的强度上限，水平缝合后强度上限约为 100N。这说明半月板水平缝合后最大 TFS 不仅取决于缝合材料强度，还取决于缝合半月板自身组织特性。基于以往的文献研究结果，我们认为缝合修复半月板的 TFS 差异值在 50 ～ 150N 之间。

随着二代半月板修复固定器械的不断推出，其相应的实验测试手段也更为复杂。二代半月板修复器械修复后 TFS 可能受器械插入角度及置入半月板组织内倒刺数量的影响。Boenisch 等 [12] 研究发现，半月板箭（Meniscus Arrow®）（BionX Implant 公司，Blue Bell 公司，PA 公司）修复时如向尾侧倾斜 30% 则 TFS 下降 66%，此研究表明修复器械的 TFS 易受到多种外部因素影响，从而解释了导致一些半月板修复器械在不同实验研究中显示出不同结果的原因。这些差异在半月板箭和 BioStinger 器械（BioStinger®）（Linvatec 公司、Largo 公司、FL 公司）相关的实验研究中最为明

图 4.2.4   图示 2-0、0 号和 1 号 PDS 缝线褥式缝合修复后失效强度差异比较（from Seil et al.[38]）。红线为其他相关研究中褥式或套圈缝合失效强度值总体差异。这些研究无缝线材料（最细为 2-0 号 USP 缝线）及实验组织模型的相关对照因素

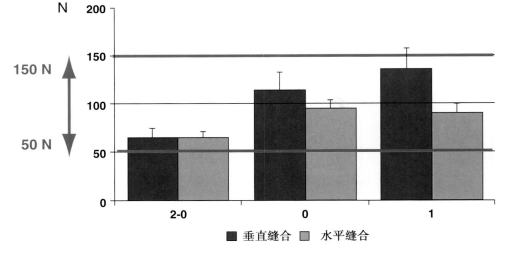

显。Arnoczky 和 Lavagnino 研究[3]发现半月板箭平均 TFS 为 57.5N（±13.8），BioStinger 内植物平均 TFS 为 35.1N（±6.7），Barber 和 Herbert 研究[6]发现二者平均 TFS 分别为 33.4N（±8.4）和 78.3N（±30.6）（图 4.2.5）。在一些实验研究中这些器械 TFS 值与 2-0 号 UPS 缝线相当。也有研究结果表明，二代缝合器械的平均 TFS 值小于缝线的 TFS 值。

三代半月板缝合器械 TFS 值明显高于二代器械。Kocabey 等[23]和 Zantop 等[45-47]经研究发现三代缝合器械修复后 TFS 值可达到其他实验研究中 0 号或 1 号 PDS 线缝合修复后水平。这些实验研究都表明垂直 FasT-Fix 修复器械修复后 TFS 值最高。

模拟半月板缝合后早期愈合阶段(0 ~ 12 周)的实验研究

临床上在术后恢复阶段膝关节应给予支具保护且通常患者应有至少 6 周的术后康复期。之后 6 周术后康复的目的是为了完全恢复膝关节的活动度。患者在术后 12 周内一般不能参加体育活动。

尽管目前模拟半月板修复后早期影响愈合的生物力学特性因素较困难，学者们经过不断的探索还是在此方面取得一些研究成果。为了对此阶段修复后愈合质量进行模拟分析，需对以下四个因素进行分析研究：首先，缝线或器械修复后 TFS 值随时间而出现的变化[3,16]；其次是作用于膝关节的反复应力对半月板修复后产生的影响[17,37,38,47]；第三是作用于膝关节的剪应力对半月板修复部位产生的影响[18,48]；第四是压应力对修复部位产生的影响[41]。

水解作用

学者们通过组织培养模型研究分析半月板缝合和修复后器械水解时间对修复后半月板所产生的影响，这些研究对修复后半月板组织进行一个时期的培养后，测定特定时期的 TFS 值。Dienst 等[16]研究发现使用 PDS 缝线修复半月板后 TFS 值降低近 50%，而使用不可吸收缝合材料修复后 TFS 值无明显改变。Arnoczky 和 Lavagnino 研究[3]发现 BioStinger 修复器械、半月板箭和 Clearfix Screw TFS 值在修复后 24 周内无明显改变。但是，可迅速降解吸收材料组成的修复装置（SD 钉，Surgical Dynamics 公司；Norwalk, CT, 由 PLA/PGA 材料组成；Mitek 半月板修复系统，由 PDS 缝线构成）修复术后 24 周和 12 周可以观察到其完全失去固定强度。

往复应力

为模拟半月板修复后生理条件下的反复应力承受环境，人们在半月板修复的实验研究中提出

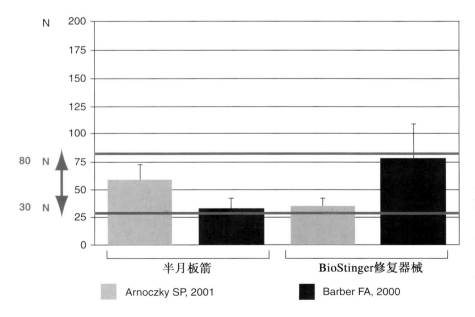

图 4.2.5 图示两种半月板修复器械修复后失效强度（Arnoczky 和 Lavagnino[3]、Barber 和 Herbert[6]）。同种修复器械在不同的实验研究中结果均存在明显差异。红线为不同器械应用于不同半月板组织（人类、猪和小牛）修复的失效强度差异

半月板箭　　　BioStinger修复器械

Arnoczky SP, 2001　　　Barber FA, 2000

往复应力重建技术的概念[35]。与先前静态的应力试验相比，此研究技术有了两个基本发现：首先，半月板撕裂缝合修复后在应力条件下撕裂部位两部分之间可出现数毫米的间隙[8,26,37,47]；其次，往复应力条件下可能出现修复部位修复后再次断裂。而且，在承受往复应力时修复部位的间隙或移位程度与损伤修复后的牢固程度密切相关。

二代修复装置的往复应力实验研究结果表明，修复装置失效可能是由于内植物断裂[3,40]或修复装置在半月板组织内滑动引起[40]。一些器械的设计特点决定了其在应力条件下的不同表现。内植物倒刺数量和修复装置头端大小与装置的失效呈反比关系。以上结果也解释了 BioStinger 器械和半月板箭修复后具有与褥式缝合相同稳定性的原因[8]。McDermott 等[26] 比较四种半月板修复固定方法（垂直 2-0 号 PDS 线缝合、Meniscal Fastener、T-Fix 和半月板箭）后发现半月板箭在较低应力条件下把持力较高，其修复后撕裂部位在应力条件下产生的缝隙最小。

三代缝合器械中，垂直 FasT-Fix 修复装置在往复应力作用下具有良好的生物力学特性（应力下修复部位间隙较小且固定更为坚强），与水平 FasT-FIX 修复和 RapidLoc 装置相比，其在应力作用下表现为修复部位间隙较小且修复后强度较高[23,27]。

剪应力

Fisher 等[18] 首次对各种缝合修复装置的剪应力作用因素进行了研究分析，其研究结果与单纯轴向应力实验研究结果存在明显差异。使用半月板钉（Meniscus Staple）修复撕裂部位后在剪应力作用下修复部位 TFS 值为单纯轴向应力作用下的 2 倍，半月板箭和水平 PDS 1 号线缝合修复后 TFS 值仅为单纯轴向应力作用下的 40%。

Zantop 等[48] 对 Ethibond 2-0 缝线水平或垂直缝合修复后半月板的延伸特性进行了量化比较分析，结果表明在剪应力作用下水平缝合较垂直缝合效果更好，经 1000 次反复剪应力施加于修复后组织后，水平缝合后组织拉伸度（2.8±1.1mm）较垂直缝合后拉伸度（4.6±2.0mm）小，二者 TFS 值无明显差异。因此他们认为，水平缝合修

复的半月板组织在剪应力作用下抵抗组织拉伸效果的能力明显优于垂直缝合修复，其原因目前仍不十分清楚。

压应力

早期二代修复装置在应用中出现了新的并发症，包括"路轨样"股骨髁软骨损伤等[13,19,36,44]，此经最近胫股关节压应力实验研究已得到证实。我们在一项尸体标本生物力学研究中对各种半月板缝合修复器械是否会引起术后患者膝关节伸直、屈曲 45° 和 90° 位下的静态（接触应力 1200N）和动态内侧半月板股骨接触面的接触面积及接触压力异常进行了分析研究[39]，结果表明，传统褥式缝合后局部无异常接触面积 / 应力比值改变，但 Meniscus Arrow®、Clearfix Screw® 和 Meniscal Dart® 修复后可观察到接触面积 / 应力比值分别为 89%、54% 和 29%（图 4.2.6）。如这些修复器械头部较小则相应数值会明显减小。与之相反，Becker 等[9] 在实验研究中对修复后器械头部组织周围局部施加 350N 轴向应力后并未发现特殊的应力峰值范围。

压应力对 Clearfix 螺钉和半月板箭修复后固定强度和修复后半月板组织强度的维持具有促进作用[41]。在往复应力作用下，半月板箭修复后局部应力承受增加 3 倍，而螺钉修复后局部应力承受增加 23 倍。在应力作用下撕裂部位间隙亦有所减小。两种缝合固定装置修复后 TFS 值增加约 50%。有趣的是，缝合装置不受轴向压应力的影响。

模拟修复后期（≥ 12 周）

在此阶段，半月板修复过程实验研究内容主要是通过动物实验研究分析瘢痕组织失效强度（表 4.2.3）。Kawai 等[21] 发现狗半月板撕裂修复后 TFS 值在术后 3 个月可达正常对照组的 80%。其他学者得出的数值与正常值范围差异较大，这说明半月板修复后形成瘢痕组织在修复后 3 ～ 4 个月并未达到正常半月板组织的生物力学要求。Koukoubis 等[25] 发现狗半月板组织撕裂在修复后 1 年时间内 TFS 值不断增高。

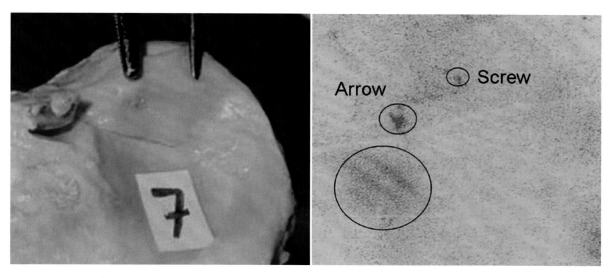

图 4.2.6　图示两个二代半月板修复装置修复半月板撕裂后在膝关节应力条件下产生的"印记"（小的环形区域），大的环形区域为胫股关节最大压力承受区域

表 4.2.3　半月板修复的动物实验研究总结

	动物模型	术后时限（月）	弹性固定强度
Port 等 [29]	山羊	4	正常组织的 30%
Kawai 等 [21]	狗	3	正常组织的 80%
Roeddecker 等 [34]	兔	3	纤维胶：43% 缝合：26% 未处理：19%
Koukoubis 等 [25]	狗	12	SD 缝合针＞缝合
Guisasola 等 [20]	绵羊	1.5	＜正常的 50%

活体内的应力作用

活体内半月板修复后的张力作用机制目前仍不清楚。除了张力作用外，还有压应力和剪应力作用于修复后半月板组织。这些复杂的应力作用机制在活体实验中很难再现。仅有少数研究结果试图揭示这一重要机制。Kirsch 等 [22] 对内侧半月板后角缝合尸体模型进行研究后发现，其所承受张应力远远低于预期值（不超过 10N）。Becker 等 [9] 建立内侧半月板后角桶柄样撕裂模型并观察膝关节屈曲 0°～120° 修复部位承受张力变化情况，并在不同的应力条件下（如承重、不承重和旋转状态下）对分离作用应力进行评估，其结果与 Kirsch 等的研究结果相同——局部承受应力值不超过 10N。而且屈曲角度增加并未引起局部分离应力

增加。研究者认为，其他因素如剪应力可能也是决定半月板组织修复后机械稳定性的重要因素。这些研究的局限性在于实验本身并非在动态条件下完成且实验模型无完整膝关节韧带结构的作用存在 [28]。目前所知，ACL 撕裂情况下内侧半月板承受 2 倍于正常情况下的应力 [28]，因此 ACL 撕裂行半月板修复后半月板也应承受类似程度的应力。

Richards 等 [32] 对猪尸体膝关节外侧半月板纵向撕裂模型进行了研究，在撕裂部位置入压力传感器，膝关节反复屈伸活动，结果表明撕裂部位在膝关节屈伸活动整个过程中承受压力，不存在引起半月板撕裂分离的半月板损伤内部负压。因此他们认为，撕裂后局部应力传导缺失说明半月板撕裂部位形态修复比撕裂部位强度修复更为重要。

小　结

　　自从 Kohn 和 Siebert 于 1989 年发表其半月板损伤修复后生物力学方面的相关研究结果以来，半月板修复后的生物力学基础及半月板组织修复的相关实验研究已有了很大进展。一代缝合修复技术的评估实验研究结果表明半月板修复后的生物力学特性取决于半月板的解剖特点、半月板组织的特性、缝合技术及缝合材料等因素。

　　20 世纪 90 年代及最近 10 年以来人们对二代和三代修复装置进行了评估研究。二代修复器械的推出说明半月板修复向微创技术迈出了重要的一步，其修复后组织生物力学特性常较传统缝线缝合技术修复成功的"金标准"低。随着往复应力等生物力学概念的提出，目前对于修复的生物力学实验评估研究趋于更为复杂化，半月板修复评估应包括在生理应力条件下修复部位的强度和间隙改变等标准。三代弹性缝合锚钉修复已达到了微创和正常的生物力学特性要求，即达到了缝线缝合技术的愈合标准。这些锚钉装置与改进了的全内（all-inside）缝合技术相结合，可能成为今后半月板修复技术的首选。

　　半月板在特定病理条件下的应力作用机制及修复后愈合再生过程中的生物力学机制尚需进一步的深入研究。

参考文献

1. Albrecht-Olsen P, Lind T, Kristensen G, Falkenberg B（1997）Failure strength of a new meniscus arrow repair technique: biomechanical comparison with horizontal suture. Arthroscopy 13:183-187.

2. Allaire R, Muriuki M, Gilbertson L, Harner CD（2008）Biomechanical consequences of a tear of the posterior root of the medial meniscus. Similar to total meniscectomy. J Bone Joint Surg Am 90（9）:1922-1931.

3. Arnoczky SP, Lavagnino M（2001）Tensile fixation strengths of absorbable meniscal repair devices as a function of hydrolysis time. An in vitro experimental study. Am J Sports Med 29（2）:118-123.

4. Asik M, Sener N, Akpinar S, Durmaz H, Göksan A（1997）Strength of different meniscus suturing techniques. Knee Surg Sports Traumatol Arthrosc 5:80-83.

5. Asik M, Sener N（2002）Failure strength of repair devices versus meniscus suturing techniques. Knee Surg Sports Traumatol Arthrosc 10（1）:25-29.

6. Barber FA, Herbert MA（2000）Meniscal repair devices. Arthroscopy 16（7）:754-756.

7. Becker R, Schroder M, Starke C, Urbach D, Nebelung W（2001）Biomechanical investigations of different meniscal repair implants in comparison with horizontal sutures on human meniscus. Arthroscopy 17（5）:439-444.

8. Becker R, Starke C, Heymann M, Nebelung W（2002）Biomechanical properties under cyclic loading of seven meniscus repair techniques. Clin Orthop 400:236-245.

9. Becker R, Wirz D, Wolf C, Goepfert B, Nebelung W, Friederich N（2005）Measurement of meniscofemoral contact pressure after repair of bucket-handle tears with biodegradable implants. Arch Orthop Trauma Surg 125:254-260.

10. Becker R, Brettschneider O, Gröbel KH, von Versen R, Stärke C（2006）Distraction forces on repaired bucket-handle lesions in the medial meniscus. Am J Sports Med 34（12）:1941-1947.

11. Bellemans J, Vandenneucker H, Labey L, Van Audekercke R（2002）Fixation strength of meniscal repair devices. Knee 9(1):11-14.

12. Boenisch UW, Faber KJ, Ciarelli M, Steadman JR, Arnoczky SP（1999）Pull-out strength and stiffness of meniscal repair using absorbable arrows or Ti-Cron vertical and horizontal loop sutures. Am J Sports Med 27:626-631.

13. Calder S, Myers PT（1999）Broken arrow: a com-plication of meniscal repair. Arthroscopy 15:651-652.

14. Charrois O（2008）Enquête de pratique SFA/ESSKA/SOFCOT. In: Symposium on Le ménisque latéral. Congrès de la Société Francaise d'Arthroscopie, Paris.

15. Dervin GF, Downing KJ, Keene GC, McBride DG（1997）Failure strengths of suture versus biodegradable arrow for meniscal repair: an in vitro study. Arthroscopy 13:296-300.

16. Dienst M, Seil R, Kuehne M, Kohn D（2001）Cyclic testing of meniscal sutures after in vitro culture. In: 20th Annual Meeting Arthroscopy Association of North America, Seattle, Washington.

17. Durselen L, Schneider J, Galler M, Claes LE, Bauer G（2003）Cyclic joint loading can affect the initial stability of meniscal fixation implants. Clin Biomech（Bristol, Avon）18:44-49.

18. Fisher SR, Markel DC, Koman JD, Atkinson TS（2002）Pull-out and shear failure strengths of arthroscopic meniscal repair systems. Knee Surg Sports Traumatol Arthrosc 10（5）:294-299.

19. Ganko A, Engebretsen L（2000）Subcutaneous migration of meniscal arrows after failed meniscus repair. A report of two cases. Am J Sports Med 28（2）:252-253.

20. Guisasola I, Vaquero J, Forriol F（2002）Knee immobilization on meniscal healing after suture: an experimental study in sheep. Clin Orthop 395:227-233.

21. Kawai Y, Fukubayashi T, Nishino J（1989）Meniscal suture. An experimental study in the dog. Clin Orthop（243）:286-293.

22. Kirsch L, Kohn D, Glowik A（1999）Forces in medial and lateral meniscus sutures during knee extension-an in vitro study. J Biomech 31（suppl.1）:104.

23. Kocabey Y, Chang HC, Brand JC Jr, Nawab A, Nyland J, Caborn DN（2006）A biomechanical comparison of the FasT-Fix meniscal repair suture system and the Rapid-Loc device in cadaver meniscus. Arthroscopy 22（4）:406-413.

24. Kohn D, Siebert W (1989) Meniscus suture techniques: a comparative biomechanical cadaver study. Arthroscopy 5:324-327.

25. Koukoubis TD, Glisson RR, Feagin J, Seaber AV, Schenkman D, Korompilias AV, Stahl DL (1997) Meniscal fixation with an absorbable staple. An experimental study in dogs. Knee Surg Sports Traumatol Arthrosc 5:22-30.

26. McDermott ID, Richards SW, Hallam P, Tavares S, Lavelle JR, Amis AA (2003) A biomechanical study of four different meniscal repair systems, comparing pull-out strength and gapping under cyclic loading. Knee Surg Sports Traumatol Arthrosc 11:23-29.

27. Nyland J, Chang H, Kocabey Y, Nawab A, Brand J, Caborn DN (2008) A cyclic testing comparison of FasT-Fix and RapidLoc devices in human cadaveric meniscus. Arch Orthop Trauma Surg 128 (5): 489-494.

28. Papageorgiou CD, Gil JE, Kanamori A, Fenwick JA, Woo SL, Fu FH (2001) The biomechanical interde-pendence between the anterior cruciate ligament replacement graft and the medial meniscus. Am J Sports Med 29:226-231.

29. Port J, Jackson DW, Lee TQ, Simon TM (1996) Meniscal repair supplemented with exogenous fibrin clot and autogenous cultured marrow cells in the goat model. Am J Sports Med 24:547-555.

30. Post WR, Akers SR, Kish V (1997) Load to failure of common meniscal repair techniques: effects of suture technique and suture material. Arthroscopy 13:731-736.

31. Rankin CC, Lintner DM, Noble PC, Paravic V, Greer E (2002) A biomechanical analysis of meniscal repair techniques. Am J Sports Med 30 (4): 492-497.

32. Richards DP, Barber FA, Herbert MA (2005) Compressive loads in longitudinal lateral meniscus tears: a biomechanical study in porcine knees. Arthroscopy 21 (12): 1452-1456.

33. Rimmer MG, Nawana NS, Keene GC, Pearcy MJ (1995) Failure strengths of different meniscal suturing techniques. Arthroscopy 11:146-150.

34. Roeddecker K, Muennich U, Nagelschmidt M (1994) Meniscal healing: a biomechanical study. J Surg Res 56:20-27.

35. Seil R, Rupp S, Krauss PW, Benz A, Kohn D (1998) Comparison of initial fixation strength between biodegradable and metallic interference screwsand a press-fit fixation technique in a porcine model. Am J Sports Med 26 (6): 815-819.

36. Seil R, Rupp S, Dienst M, Müller B, Bonkhoff H, Kohn D(2000) Chondral lesions after arthroscopic meniscus repair using meniscus arrows. Arthroscopy 16 (7): E17.

37. Seil R, Rupp S, Kohn D (2000) Cyclic testing of meniscal sutures. Arthroscopy 16:505-510.

38. Seil R, Rupp S, Jurecka C, Rein R, Kohn D (2001) Der Einfluß verschiedener Nahtstärken auf das Verhalten von Meniskusnähten unter zyklischer Zugbelastung. Unfallchirurg 104 (5): 392-398.

39. Seil R, Rupp S, Mai C, Pape D, Kohn D (2001) The footprint of meniscus fixation devices on the femoral surface of the medial meniscus: a biomechanical cadaver study. ISAKOS congress, Montreux.

40. Seil R, Rupp S, Jurecka C, Georg T, Kohn D (2003) Réparation méniscale par fixations biodégradables: étude biomécanique comparative. Rev Chir Orthop 89:35-43.

41. Staerke C, Bochwitz C, Groebel K, Unterhauser F, Becker R (2004) The effect of meniscus compression on the biomechanical properties of repaired meniscal lesions. Winner of the AGA-DonJoy Award 2003. Arch Orthop Trauma Surg 124:221-225.

42. Song EK, Lee KB (1999) Biomechanical test comparing the load to failure of the biodegradable meniscus arrow versus meniscal suture. Arthroscopy 15 (7): 726-732.

43. Walsh SP, Evans SL, O'Doherty DM, Barlow IW (2001) Failure strengths of suture vs. biodegradable arrow and staple for meniscal repair: an in vitro study. Knee 8 (2): 129-133.

44. Whitman TL, Diduch DR (1998) Transient posterior knee pain with the meniscal arrow. Arthroscopy 14:762-763.

45. Zantop T, Eggers AK, Musahl V, Weimann A, Hassen-pflug J, Petersen W (2004) A new rigid biodegradable anchor for meniscus refixation: biomechanical evaluation. Knee Surg Sports Traumatol Arthrosc 12 (4): 317-324.

46. Zantop T, Eggers AK, Weimann A, Hassenpflug J, Petersen W (2004) Initial fixation strength of flexible all-inside meniscus suture anchors in comparison to conventional suture technique and rigid anchors: biomechanical evaluation of new meniscus refixation systems. Am J Sports Med 32 (4): 863-869.

47. Zantop T, Eggers AK, Mushal V, Weimann A, Petersen W (2005) Cyclic testing of flexible all-inside meniscus suture anchors: biomechanical analysis. Am J Sports Med 33:388-394.

48. Zantop T, Temmig K, Weimann A, Eggers AK, Raschke MJ, Petersen W (2006) Elongation and structural properties of meniscal repair using suture techniques in distraction and shear force scenarios: biomechanical evaluation using a cyclic loading protocol. Am J Sports Med 34 (5): 799-805.

半月板修复：手术技术

F. Jouve, H. Ovadia, N. Pujol, P. Beaufils

长期随访研究结果表明半月板切除术后膝关节将可能出现退行性变和关节间隙缩窄[14,15]，因此，临床上保留半月板手术技术日益受到人们的重视。目前学者们对半月板的生物力学功能及半月板切除后对膝关节应力传导、缓冲震荡、本体感觉和关节稳定性方面的不良影响已有了清楚的认识[1,7,17]。

半月板修复手术首次由 Annandale 报道[4]，但在当时此技术并未广泛推广并一度为人们所遗忘。和很多其他膝关节手术一样，半月板修复技术的推广也是得益于关节镜技术的发展。Ikeuchi[16]于 1969 年首次在关节镜下行半月板修复手术。

镜下半月板修复手术技术包括自内而外、自外而内和全关节内修复技术[9,10]。前二者要求经皮缝合半月板组织，患者易出现神经血管并发症。20 世纪 90 年代以来，临床上推出了多种多样的关节内半月板缝合内植物，使得缝合技术操作更为简单易行。

原　则

半月板修复在关节镜直视下施行，首先行独立于修复技术的镜下常规探查操作。

F. Jouve（✉）
H. Ovadia
Clinique Saint George, 2 Avenue de Rimiez,
06100 Nice, France
e-mail: jouve@ovadia-jouve.com

N. Pujol
P. Beaufils
Orthopaedic Department, Centre Hospitalier de Versailles,
177, rue de Versailles, 78157 Le Chesnay, France

镜下入路建立

患者仰卧位，给予局麻或全麻。取标准的镜下探查前外侧和前内侧入路，有时可能需经髌腱正中的 Gillquist 入路行探查及操作。膝关节轻度屈曲并给予外翻应力可显露内侧半月板后角，膝关节屈曲 90° 并给予内翻应力即 Cabaud 位可显露外侧半月板后角。

影像学技术对于诊断是有帮助的，镜下探查有利于准确诊断及评估撕裂类型，镜下对病变损伤予以评估后可立即决定下一步手术处理方式。撕裂类型（如垂直、纵向、水平状、辐射状或复杂裂）和撕裂长度在镜下可很好地观察到，在术中使用探钩探查撕裂部位及其与半月板关节囊连接的关系。1 ~ 2cm 的小撕裂具有很好的愈合能力，可不予以缝合修复。

内侧半月板外周 20% ~ 30% 和外侧半月板外周 10% ~ 25% 血供丰富[5]。可根据半月板的血供分区对撕裂进行分区，根据 Arnoczky 和 Warren 撕裂部位分区系统[5]，0 区为外周半月板关节囊连接部分，1 区为红 - 红区，2 区为红 - 白区，3 区为白 - 白区。Dehaven 认为距外周关节囊连接部位 3mm 以内的半月板撕裂部位存在血供，距外周关节囊连接部位大于 5mm 则无血供，撕裂位置介于两者之间则血供存在差异[12]。红 - 红区撕裂和红 - 白区撕裂可予以修复。位于白 - 白区的半月板撕裂修复后愈合潜力差。

关节镜探查时尚需观察镜下半月板大体形态是否正常以及明确是否存在半月板退行性改变。

最后是对半月板缝合区域的准备，如为有移

位的桶柄样撕裂可尝试给予解剖复位后缝合修复。

总的来说，半月板修复的理想指征为年轻患者新鲜的垂直撕裂损伤，撕裂应位于半月板周缘 3 ~ 4mm 以内，撕裂长度为 1 ~ 2cm 且患者膝关节稳定。

创面修整

术中可使用篮钳、半月板锉或刨刀清除撕裂部位纤维瘢痕组织（图 4.3.1）。撕裂部位周围半月板组织新鲜化处理有利于促进修复后愈合并保护半月板内部组织。有时可使用穿刺针自半月板周围穿刺以刺激出血并诱导产生血供通道。半月板后内侧部瘢痕组织清理较为困难，Pujol 等[20] 建议清理后内侧部时可采用后侧入路。

固 定

不同的半月板撕裂部位（如内侧或外侧半月板）修复时不论采用何种器械，半月板后部撕裂时植入物或缝线常经同侧入路置入，体部中份撕裂时修复装置常经对侧入路置入。需置入足够的缝线或缝合器以防止撕裂部位缝合后间隙大于 3 ~ 5mm。使用缝合线时，应使用不可吸收（如 Ethibond 缝线）和（或）缓慢吸收缝线（如 PDS 缝线）。

如为桶柄样撕裂，需评估撕裂能否复位。陈旧的桶柄样撕裂常由于局部缩小导致撕裂缘回纳复位后再次移位，作用于撕裂部位的张力可对修复装置产生中和作用，此两种因素可降低修复后撕裂部位愈合的概率。

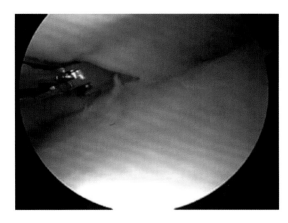

图 4.3.1 半月板撕裂缘使用篮钳予以修整

对于大的桶柄样撕裂，可经 Gillquist 髌腱正中入路置入探钩固定游离缘于合适位置，然后采用各种修复装置予以缝合修复。

修复技术

一代切开修复技术

一代修复技术为切开缝合修复技术[4]。DeHaven 等[13] 曾详细描述此缝合修复技术，术中须经侧副韧带后方入路切开关节囊直接显露半月板撕裂部位（图 4.3.2）。如为外周垂直纵向撕裂，需经侧副韧带后侧切开关节囊直接显露半月板后角及撕裂部位；如为水平撕裂，则需切开半月板关节囊连接部位以显露半月板周缘及水平撕裂部位（图 4.3.2）。

可使用 4-0 号可吸收缝线垂直缝合撕裂部位，需解剖缝合半月板周缘和关节囊连接部位并恢复半月板周缘高度。缝合间距 2 ~ 3mm，缝合从半月板撕裂最深部位或撕裂中间部位开始，将半月

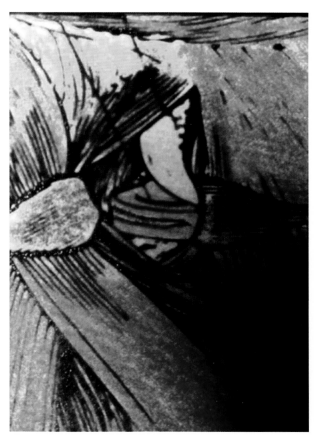

图 4.3.2 经侧副韧带后方入路显露半月板后部水平裂

板撕裂周缘复位于半月板关节囊连接部位后在关节腔内缝线打结。缝合完成后完全伸直膝关节确认修复后的稳定性。

此外，也可经关节囊垂直缝合撕裂部位后关节外打结缝线或经关节囊水平缝合撕裂部位后关节外打结缝线，术中可利用各种可吸收或不可吸收缝合材料缝合修复撕裂部位。

此缝合技术对内侧半月板后角和中部损伤显露良好，但在外侧半月板由于腘肌腱解剖结构阻挡而显露病变困难，半月板前角损伤修复尤其是外侧半月板前角撕裂需行前侧切开入路显露。此技术的主要优点在于其缝合修复后固定坚强，尤其是半月板周缘小于 3mm 的损伤修复后。位于红 - 白区（距半月板周缘 3 ~ 5mm）的垂直纵向撕裂经后侧入路难以显露。我们认为经韧带后侧入路切开修复技术仅适用于修复水平裂。

一代切开缝合修复技术的主要缺点在于存在术中隐神经或其分支损伤的危险性。

二代关节镜下自内而外或自外而内修复技术

二代修复技术即关节镜下自内而外或自外而内修复技术。此技术推出的目的是为了避免因后侧入路切开所致的血管神经并发症及修复位于红 - 白区的半月板损伤。

自内而外半月板修复技术（图 4.3.3）

此技术运用多种弯曲的单管或双套管长工作通道，使用长的可弯曲细针穿 2-0 或 0 号可吸收或不可吸收缝线自内而外缝合撕裂部位。术中可采用水平或垂直褥式缝合方法，经后内侧或后外侧切口于关节囊外抓取缝线，使用大的拉钩保护后方血管神经结构以防止损伤，关节囊外打结并固定缝线。

与一代切开技术一样，此技术的主要缺点是并发血管神经损伤的危险性。外侧半月板修复时可能损伤腓总神经。需自外侧副韧带后方、股二头肌前方进行切开分离并显露撕裂部位。隐神经和大隐静脉在内侧半月板修复时易损伤，需自内侧副韧带后方切开显露。

自外而内的半月板修复技术（图 4.3.4）

1985 年 Warren 首次提出自外而内修复技术，

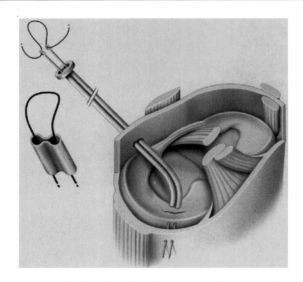

图 4.3.3　双套管缝合操作器械自内而外半月板缝合修复技术

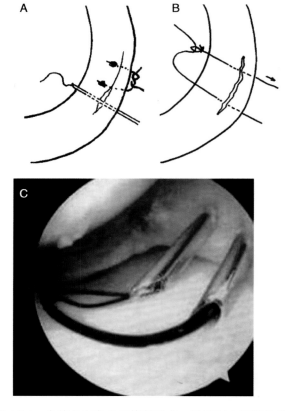

图 4.3.4　自外而内半月板修复技术，缝线穿入穿刺针并自关节腔内拉出。（A）关节内打结并牵拉加压；（B）可将第一根缝线穿入第二根缝线做成的环套，牵拉第二根缝线后第一根缝线拉出关节外，两端在关节囊外打结，这样关节腔内可不遗留线结；（C）镜下观（courtesy X Cassard）

最初是为了减低外侧半月板切开修复时腓总神经损伤危险性。术中使用 18 号套管腰穿针自关节外向内穿入撕裂部位,镜下看到穿刺针尖后,缝线(可使用单股可吸收 0 号 PDS 线)穿入腰穿针内孔进入关节腔后自前外侧关节镜入口拉出,缝线一端打结后回拉导出缝线,重复上述过程并将缝线末端在辅助切口显露后在关节囊外打结直至撕裂部位固定良好。缝线也可分别贯穿置于半月板股骨和胫骨面以保持修复后的平衡状态。

缝合过程中第一根缝线应穿过位于由第二根缝线之前做成的环套(图 4.3.4b),牵拉第二根缝线后可避免关节内遗留牵拉线结,然后再在关节外将第一根缝线两端打结固定。

在修复过程中自内而外和自外而内技术可相互结合使用,前者主要用于半月板后角和中份损伤修复,后者用于半月板前角缝合常效果满意。

两种技术都可用于修复长的纵向撕裂。

三代半月板修复器械

为在修复中不使用辅助的皮肤切口并替代单纯的缝线缝合修复,人们设计出了锚钉、螺钉等一些特殊的半月板修复器械(图 4.3.5)[8]。这些植入物多数具有生物可吸收性,由强度较高的 L- 多聚乳酸构成(PLLA)。

Albrecht-Olsen 等[2] 首先推出了生物可吸收钉(即 Biofix 半月板箭,Bioscience 公司,Tampere,Finland)全内半月板撕裂修复技术。植入物外形呈 T 形,体部有数个倒刺,状似鱼钩。带倒刺的体部穿入半月板后,其远端固定于半月板周缘部分,T 形植入物的头部沿半月板轴向置入撕裂部位,常置于靠半月板撕裂上表面部位。

自常规关节镜入路置入带钝性针芯的操作通道,通道尖端置于合适撕裂部位后拔出针芯,经操作通道使用穿刺针在撕裂部位预置内植物通道。注意操作时应在内植物通道确实固定后拔出穿刺针,半月板箭推入操作通道至半月板表面并自预制通道打入半月板体部,将内植物沿撕裂部位轴向固定于半月板外周缘。

植入物置入间隔为 5mm,使用专用植入枪可加快操作速度。

置入半月板箭无需附加切开入路,较小的神经血管损伤风险是此技术的主要优点,此技术操作省时且易于掌握。

此修复技术的主要缺点是:(1)其较垂直缝合修复强度低[6,18];(2)易于形成关节内游离体;(3)易并发关节内滑囊炎和形成半月板囊肿病变;(4)位于半月板表面的器械头部可能导致关节软骨磨损,为此已有头部较小的三代装置推出以避免上述相关并发症出现。

四代全内缝合技术

最新推出的半月板撕裂修复装置为自锁缝合修复装置,结合了关节内半月板修复技术(即无辅助切口,较小的神经损伤并发症)和缝线缝合技术的优点(即更好的固定强度)。这些装置的使用基于一些共同特点:锚定杆固定位于关节囊外部;通过滑结牵拉完成缝线加压并沿轴向固定半月板撕裂部位。此类植入物在膝关节承重活动半月板产生相对移动时具有抵抗变形和分离能力且对膝关节软骨磨损较小。类似修复装置有 RapidLoc(DePuy Mitek Products,Westwood,MA),FasT-Fix(Smith and Nephew Endoscopy,

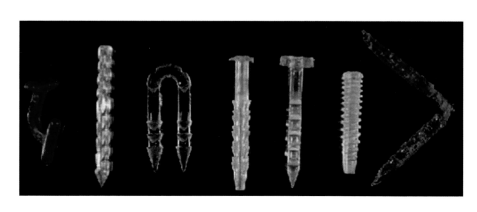

图 4.3.5　半月板修复器械。自左到右分别为 J Fast 固定器(Mitek 公司),半月板固定针(Arthrex 公司),Biomet 回形针,Biostinger 固定器(Linvatec 公司),半月板箭(Bionx 公司),Clearfix 螺钉(Innovasive 公司),SDsorb 半月板回形针(Surgical dynamics 公司)

Andover，MA）和最近推出的 Meniscal Cinch（Arthrex，Naples，FL）修复器械。

RapidLoc 系统（图 4.3.6）

RapidLoc 修复系统由三部分组成：前端的顶帽、穿刺导针及套管，和一根 2.0 号 Panacryl 缝线（Mitek，Somerville，NJ）或一根 Ethibond 2.0 号缝线（Ethicon，Somerville，NJ）。穿刺导针可为直形或呈弯曲 12° 或 27°，修复撕裂时应相对于撕裂半月板周缘通过前端的顶帽轴向加压固定撕裂部位。

清理半月板撕裂部位后根据具体情况选择合适角度的穿刺导针（直形或 12°、27° 弯曲）。在金属保护套管保护下将穿刺枪和穿刺针经适宜入路置入，器械穿过髌前脂肪垫后可移除保护套管。

RapidLoc 系统操作技术要点为：将与操作手柄相连的穿刺针穿入半月板撕裂部位后，穿刺针前推进入撕裂部位达硅胶套管（其为深度限制装置）顶端后导出远端阻挡塞，感觉到止点感后反向牵拉缝线至确认远端阻挡塞固定牢固，使用专用推节器牵拉前方的顶帽至缝合部位产生张力。重复以上过程并最终完成缝合修复。

FasT-Fix（图 4.3.7）

FasT-Fix 为 Smith&Nephew 公司 T-Fix 半月板修复器械的改进产品，该装置中两个 5mm T-Fix 高分子缝线锚定杆由 0 号不可吸收编织涤纶线连接，两个锚定杆之间缝线滑动牵拉可产生拉紧效果。FasT-Fix 早期产品穿刺针呈直形或呈弯曲 22°。最新产品为 Ultra FasT-Fix，其推结滑动更为容易且缝线（UltraBraid）更为牢固。该系统推出的反向弯曲穿刺针用于修复半月板下表面撕裂。

术中白色穿刺深度限定装置设定可根据探钩探查所见半月板撕裂程度剪切至合适长度，通常为 16 ～ 18mm 斜形剪开，这样在操作中可使其方向与半月板上表面保持平行。FasT-Fix 系统置入需经合适的入路经专用蓝色拆分套管导入撕裂部位，以避免软组织干扰或软骨损伤。

有时也可使用槽形金属导入装置导入修复装置。FasT-Fix 修复系统置入半月板撕裂部位前方并沿轴向穿过半月板撕裂部位和关节囊，旋转穿刺针可确定穿刺是否已穿过撕裂部位，并使缝合装置与半月板表面尽量保持垂直。撕裂部位置入穿刺针后，应将穿刺针旋转 180° 并与胫骨平台保持平行，轻微晃动穿刺针后拉出使第一个缝线锚定杆固定于关节囊后方。镜下见到穿刺针尖后推动手柄上的开关将第二个缝线锚定杆导出，确实导出后可闻及弹响声。导针距第一个穿刺点 5mm 沿垂直、水平或斜形方向再次穿入，穿入半月板和关节囊后，再次退出导针并旋转释放第二个缝

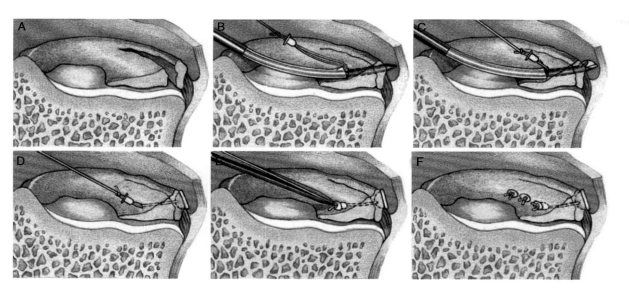

图 4.3.6　Rapidloc 系统（Mitek 公司）修复半月板撕裂。（A）显示半月板撕裂部位；（B）穿刺针尖穿过撕裂部位；（C）穿刺后导出远端塞；（D）缝线顶帽向半月板撕裂方向牵拉；（E）使用推结器将顶帽沿缝线走行牵拉；（F）图示使用 3 个 RapidLoc 内植物修复半月板撕裂（Courtesy of DePuy Mitek）

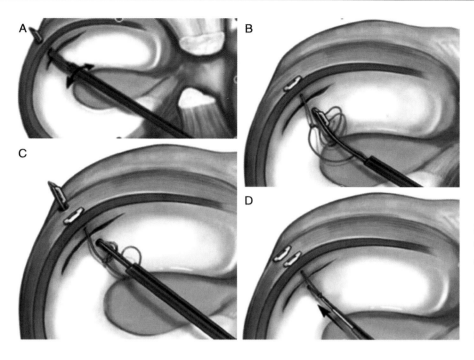

图 4.3.7 FasT-Fix 半月板修复装置修复半月板撕裂。（A）第一个锚定杆经穿刺针置入；（B）穿刺针置于半月板撕裂部位内侧前份（镜下观）；（C）第二个锚定杆穿刺置入相应关节囊部位；（D）用专用推结器拉紧缝线（Courtesy of Smith & Nephew）

线锚定杆，随后导针移出关节腔并拉出缝线游离端；牵拉缝线并将滑结前推，此时可使用探钩沿撕裂半月板轴向施加反作用力（图 4.3.8）；使用推结器使事先已打结的滑结拉紧，拉紧缝线后检查缝合是否已达到预期张力效果并剪线。可按上述过程每隔 4 ～ 5mm 间断缝合直到修复完成。此器械可完成水平、斜形或垂直褥式缝合（图 4.3.9）。

带一定弯曲角度的缝合系统在修复位于内外侧间沟的半月板撕裂时可达到良好的对位。从手术操作角度来讲，其易于将第二个锚定杆置于第

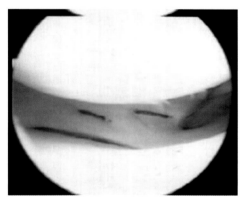

图 4.3.9 水平褥式缝合半月板上表面(FasT-Fix 装置修复)

一个锚定杆前方，利于显露病灶并可防止缝线缠绕（图 4.3.10）。

半月板锚钉连线（Mensical Clinch）（图 4.3.11）

Mensical Clinch 是 Arthrex 公司的最新产品，为带两个固定锚定杆的自调带缝线半月板修复系统。此器械修复后撕裂部位应力承受能力较高，其两个低 PEEK 锚定杆内植物为一根 2-0 号 FiberWire 缝线滑结连接，带有弧度及前方开槽的穿刺通道易于到达任何撕裂部位。器械前端有刻度可用于估测自穿刺点到关节囊的距离。测定穿刺深度后将操作手柄上的深度设定按钮前推完成

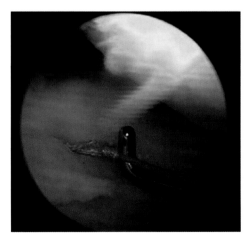

图 4.3.8 牵拉缝线游离端并使用探钩在半月板表面施加反作用力拉紧缝线（FasT-Fix 装置修复）

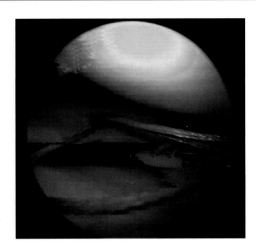

图 4.3.10 使用 FasT-Fix 修复半月板撕裂时，为良好的显露需将第二个缝线锚定杆置于第一个缝线锚定杆前方

深度设置。之后将 Meniscal Clinch 操作通道置入撕裂部位附近，其前端可用于在首次穿刺针穿刺之前复位撕裂。将第一个穿刺针穿入撕裂部位，植入时操作通道前端应与半月板穿刺通道表面贴附。将第一个穿刺针前推至设定的操作通道深度后将其自操作通道移出，移除穿刺针时方向轻微下压确保第一个穿刺针与第二个穿刺针之间互不干扰。之后将第二个穿刺针推入，同时操作通道移至半月板第二个穿刺点表面，植入第二个穿刺针后推挤穿刺手柄，至其达到预设深度。轻柔地牵拉手柄附近的外部缝线可使第二个穿刺针穿刺引起的缝线松动部分拉紧。移出穿刺针及操作通道后，使用推线 / 剪线器牵拉缝线游离缘并剪线。推结过程中需拉紧外部缝线。滑结推入时可感觉

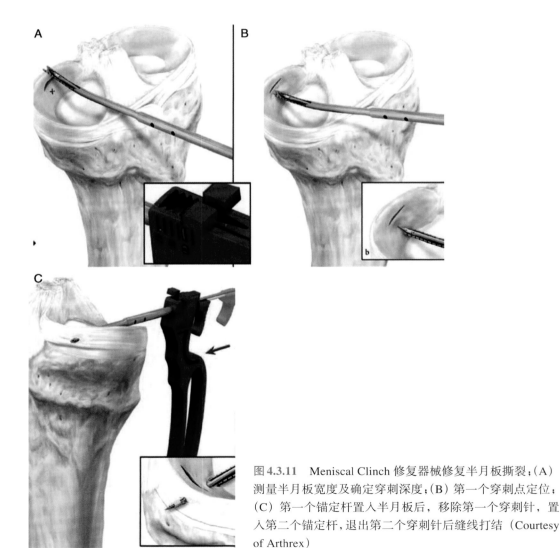

图 4.3.11 Meniscal Clinch 修复器械修复半月板撕裂；（A）测量半月板宽度及确定穿刺深度；（B）第一个穿刺点定位；（C）第一个锚定杆置入半月板后，移除第一个穿刺针，置入第二个锚定杆，退出第二个穿刺针后缝线打结（Courtesy of Arthrex）

到半月板组织的反作用力。

以上三种缝合器械可使半月板后部和中部后份撕裂得以很好的修复。因此已成为目前此部位半月板撕裂修复的"金标准"。但由于其进针弯曲度不够，故尚不适用于前角撕裂缝合。

特殊病例

半月板前角撕裂（图 4.3.12）

关节镜下半月板前角撕裂病变不易显露，单纯前角周缘损伤尤其是外侧半月板前角撕裂并不少见。修复外侧半月板前角损伤时，采用全内和自内而外修复技术往往难以完成操作，因此可采用自外而内修复技术进行修复。

缝合时可使用腰穿针将缝线导入膝关节腔（图 4.3.13），缝线两端经缝线交换后沿轴向穿入半月板撕裂部位，关节囊外打结。

桶柄样撕裂

前述全内缝合修复半月板后角和中部技术和自外而内缝合修复前角损伤技术也可用于修复桶柄样撕裂。

较长桶柄样撕裂患者，可使用探钩经穿髌腱 Gillquist 入路将轴向的撕裂缘复位固定后修复撕裂部位。

水平层裂

半月板修复主要适应证为垂直纵向走行的周缘损伤，对某些水平层裂年轻运动员患者也可选

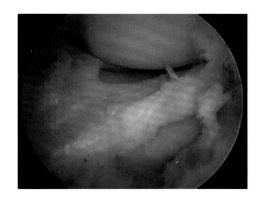

图 4.3.12　外侧半月板前角撕裂镜下观

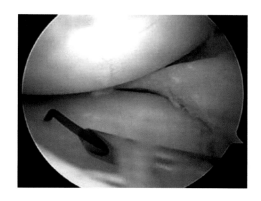

图 4.3.13　自外而内修复技术修复半月板

择性地给予缝合修复。

此类损伤运用镜下技术常较难修复。尤其是 MRI 检查表现为 2 级损伤信号的水平层裂，其镜下为正常半月板结构表现，因此不可能对位于半月板内部的损伤部位进行新鲜化处理。此外，镜下难以将缝线置于垂直于损伤部位的方向。因此我们建议此类损伤行切开修复。首先经镜下证实存在撕裂并找到其与关节面分离部位后切开显露损伤半月板关节面，切口入路位于侧副韧带后方。切开半月板关节囊连接部位以直接显露半月板后缘。显露水平裂撕裂部位后使用刮勺刮除退变组织。使用 PDS 线垂直缝合撕裂半月板全层（图 4.3.14）后闭合切口。

小　结

临床上应尽可能保留半月板以降低尤其是在年轻患者因半月板损伤而导致的继发性膝关节骨性关节炎病变的发生率，但这是一项具有挑战性的手术技术。半月板修复技术目前已比较成熟且对于不同损伤形式和损伤部位其处理方式也各不相同。目前临床上尚无统一的半月板病变损伤处理技术规范，但各类不同的修复技术具有各自不同的适应证。

尽管目前全内四代缝合技术为多数半月板病变损伤修复的"金标准"，自内而外、自外而内甚至是切开修复技术仍在很多特殊病例得到运用。手术治疗的目的是为了达到坚强、可靠的修复。

在不久的将来，人们可利用干细胞、生长因子或细胞因子等生物学技术以促进损伤部位修复

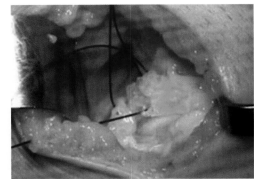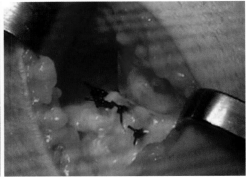

图 4.3.14 切开垂直缝合修复水平层裂技术

后的愈合。这些生物介质可调控组织修复的一些关键过程如细胞增殖、细胞定向迁移、细胞分化及细胞外基质的合成等。

参考文献

1. Ahmed A, Burke D（1983）In vitro measurement of static pressure distribution in synovial joints: part I. Tibial surface of the knee. J Biomech Eng 105:216-225.

2. Albrecht-Olsen P, Kristensen G, Tormala P（1993）Meniscus bucket-handle fixation with an absorbable Biofix tack: development of a new technique. Knee Surg Sports Traumatol Arthrosc 1:104-106.

3. Anderson K, Marx RG, Hannafin J, Warren RF（2000）Chondral injury following meniscal repair with a biodegradable implant. Arthroscopy 16:749-753.

4. Annandale T（1885）An operation for displaced semilunar cartilage. Br Med J 1:779.

5. Arnoczky SP, Warren RF（1982）Microvasculature of the human meniscus. Am J Sports Med 10:90-95.

6. Arnoczky SP, Lavagnino M（2001）Tensile fixation strengths of absorbable meniscal repairs as a function of hydrolysis time. Am J Sports Med 29:118-123.

7. Baratz ME, Fu FH, Mengato R（1986）tears: the effect of meniscectomy and of repair on intraarticular contact areas and stress in the human knee. A preliminary report. Am J Sports Med 14:270-275.

8. Barber FA, Herbert MA（2000）Meniscal repair devices. Arthroscopy 16:613-618.

9. Barber FA, McGarry JE（2007）Meniscal repair techniques. Sports Med Arthrosc 15:199-207.

10. Boyd KT, Myers PT（2003）Meniscus preservation; rationale, repair techniques and results. Knee 10:1-11.

11. Calder S, Myers PT（1999）Broken arrow: a com-plication of meniscal repair. Arthroscopy 15:651-652.

12. DeHaven KE（1990）Decision-making features in the treatment of meniscal lesions. Clin Orthop 252:49-54.

13. DeHaven KE, Black K, Griffiths HJ（1989）Open meniscus repair. Technique and two to nine year results. Am J Sports Med 17:788-795.

14. Fairbank TJ（1948）Knee changes after meniscectomy. J Bone Joint Surg Br 30:664-670.

15. Hede A, Larsen E, Sandberg H（1992）Partial versus total meniscectomy. A prospective, randomised study with long term follow-up. J Bone Joint Surg Br 74:118-121.

16. Ikeuchi H（1975）Surgery under arthroscopic control. In: Proceeding of the Societe Internationale d'Arthroscopie. Rheumatology XX:57-62.

17. Kurosawa H, Fukubayashi T, Nakajima H（1980）Loadbearing mode of the knee joint: physical behavior of the knee joint with or without menisci. Clin Orthop 149: 283-290.

18. McDermott ID, Richards SW, Hallam P, Tavares S, Lavelle JR, Amis AA（2003）A biomechanical study of four different meniscal repair systems, comparing pull-out strengths and gapping under cyclic loading. Knee Surg Sports Traumatol Arthrosc 11:23-29.

19. Menche DS, Phillips GI, Pitman MI, Steiner GC（1999）Inflammatory foreign-body reaction to an arthroscopic bioabsorbable meniscal arrow repair. Arthroscopy 15:770-772.

20. Pujol N, Panarella L, Selmi TAS, Neyret P, Fithian D, Beaufils P（2008）Meniscal healing after meniscus repair. A CT arthrography assessment. Am J Sports Med 36: 1489-1495.

21. Ross G, Grabill J, McDevitt E（2000）Chondral injury after meniscal repair with bioabsorbable arrows. Arthroscopy 16:754-756.

22. Warren RF（1985）Arthroscopic meniscus repair. Arthroscopy 1:170-172.

半月板修复技术：促进半月板愈合

M. Jacobi, R. P. Jakob

引　言

半月板组织损伤后的愈合能力有限，由于其在应力传导、应力分散和吸收震荡、关节软骨保护、关节润滑和膝关节稳定方面具有重要作用，人们提出了多种增加其修复后愈合机会的手段[23,39,40,42]。半月板组织缺失对年轻患者膝关节功能尤其具有长期的不良影响，因为半月板组织缺失后可导致关节内局部应力增加，未发育完全的膝关节由于应力改变提前而导致膝关节退行性变并最终导致骨关节炎过早发生[9,31]。半月板撕裂后愈合能力由多种因素决定，如撕裂形态、撕裂到手术修复的间隔时间、患者年龄及撕裂部位等。半月板愈合的主要条件是血供，而半月板的血管分布特点也决定了其有限的愈合能力。Arnoczky 和 Warren 对半月板血供的解剖特点进行了详细的描述，其分型系统中红 - 红区为外周血供丰富区域且愈合潜力较中央红 - 白区和白 - 白区好[3]。损伤越靠近半月板中心部位，愈合能力越差。红区纵向撕裂缝合修复后愈合机会最大。早在 1936 年，King[21] 就指出半月板撕裂后能否愈合关键取决于局部是否存外周血供。

R. P. Jakob (✉)

Orthopaedic Department, Spital Tafers, Maggenberg 1, 1712 Tafers, Switzerland

e-mail: jakobr@h-fr.ch

M. Jacobi

Orthopaedic Department, Kantonsspital Fribourg, Bertigny, 1708 Fribourg, Switzerland

半月板愈合的前提条件

对半月板修复后愈合的促进因素的认识是基于目前对半月板修复后成功愈合的一些基本要求的普遍认识。

正确的半月板缝合技术能使修复后半月板获得良好的稳定性。采用不同缝合技术和装置修复后半月板稳定性的研究在目前已取得很多成果[1,5,6,10,43]。缝合技术的选择根据损伤部位、损伤大小和损伤形态等因素而各不相同。

膝关节不稳定为半月板修复后愈合的负相关因素。有报道前交叉韧带（ACL）功能不全患者半月板撕裂后愈合率为20% ~ 70%[2,20,25,33]，而行前交叉韧带重建同时行半月板缝合后，愈合率可达 80% ~ 100%[20,25,33,34,37]。因此，合并 ACL 功能不全患者缝合半月板同时应行 ACL 重建。

理想的可缝合修复半月板组织应无局部退行性病变。通常，创伤性和退行性半月板撕裂区分并不严格。慢性创伤性半月板撕裂常合并不同程度的半月板退行性病变，而存在退行性改变的半月板组织易发生创伤性撕裂。此类患者是否适于缝合常取决于医师的意愿。对于年轻患者，目前认为即使存在半月板退行性变仍应尽可能保留半月板组织。

促进半月板愈合的加强技术

机械钻孔（图 4.4.1）

促进半月板愈合的一个基本方法是机械钻

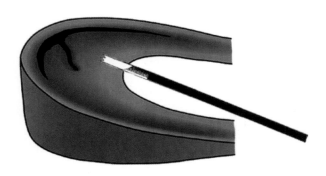

图 4.4.1　钻孔技术

孔。此技术是通过建立血供通道增加局部血供以促进半月板愈合，据报道此方法具有一定的促进愈合效果[11,24]。Zhang 和 Arnold[44] 认为此技术可提高缝合修复后愈合率且并发症较少，其相关研究中对一组 36 例患者行撕裂部位钻孔和缝合修复，2 例修复后再次撕裂（6%），另一组 28 例患者仅行撕裂缝合修复，其中 7 例再次撕裂（25%），以上研究结果中，愈合与否的评估是基于患者临床表现而非术后关节镜探查结果。

打磨（图 4.4.2）

半月板撕裂部位周围滑膜和撕裂表面打磨可刺激修复部位局部出血和促进修复周围组织释放有利愈合的生长因子。此技术操作简单，建议在每例半月板修复病例中均采用该方法[7]。在羊实验模型研究中，该方法较血纤维凝块植入技术[27,32] 预后更好。Uchio 等[38] 对 47 位半月板修复患者行回顾性队列研究分析并行术后关节镜探查评估预后，发现 45 例采用该方法的患者术后无临床症状，术后关节镜探查见 34 例患者完全愈合（71%），10 例部分愈合（21%），4 例未愈合（8%）。

其中至少 32 例半月板损伤部位不在红 - 红区。

滑膜移植（图 4.4.3）

游离或带蒂滑膜移植覆盖于半月板或移植于半月板撕裂部位在动物实验研究模型中已被深入广泛研究并证实可提高各损伤区域的愈合能力[12,13,36]。目前此技术临床应用的相关数据结果仍较缺乏，临床上仅有 7 例非血供区域滑膜移植修复后愈合的报道[20]。术中行长约 3cm 前内侧关节显露切口，自半月板周围关节囊切开并掀起滑囊移植片，翻转并覆盖缝合于半月板撕裂部位表面。

高频电流刺激（图 4.4.4）

Pavlovich[28] 曾报道 4 例运用高频电流刺激技术促进修复后半月板的愈合。术中运用甘氨酸溶液灌注膝关节并使用高频 A/C 电极自半月板关节囊外周连接部位穿过撕裂部位至半月板内部反复电流

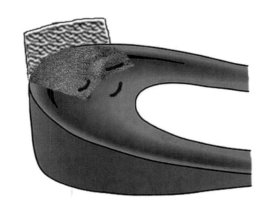

图 4.4.3　滑膜移植片移植

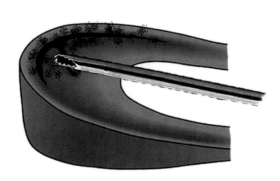

图 4.4.2　刨刀打磨处理撕裂周围组织

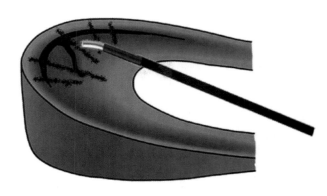

图 4.4.4　高频电流刺激技术

刺激，并对撕裂缘进行电流刺激。所有 4 例患者术后关节镜探查见撕裂部位全部愈合并可参加体育活动。该技术相关的临床文献研究报道较少。

生物胶（图 4.4.5）

有文献报道建议在术中使用氰基丙烯酸酯胶（Cyanoacrylate glue）[22] 和纤维胶 [17,18,26] 以促进愈合。Ishimura 等对 40 位患者、共 61 个半月板运用纤维胶进行修复，其中 35 例行术后镜下探查。生物胶使用之前，用关节镜锉对撕裂部位进行新鲜化处理。如半月板探查见退行性变可在使用生物胶后行 2 ～ 3 针加强缝合。结果显示运用此修复技术 77% 的患者预后优良，11.5% 预后中等，11.5% 预后不良。氰基丙烯酸酯生物胶仅在体外环境中得以测试，结果显示采用该技术较单独缝合术后半月板具有较好的机械力学特性 [22]。

外源性血纤维凝块（图 4.4.6）

目前，临床上血纤维凝块植入技术在半月板缝合修复术中得到了日趋广泛的应用。血纤维凝块自患者血液获得，制备后经专用操作管道注射到修复部位。此技术常与传统缝合技术结合使用。使用外源性血纤维凝块可促进瘢痕形成并利于细胞长入及产生促进愈合的生长因子。狗模型中运用此技术可刺激损伤部位修复过程 [4]，有学者建议延伸至非血供区域的复杂撕裂采用此技术 [8,15,35]。

筋膜覆盖加血纤维凝块半月板修复技术（图 4.4.7）

使用磨钻新鲜化处理撕裂半月板周围滑膜、

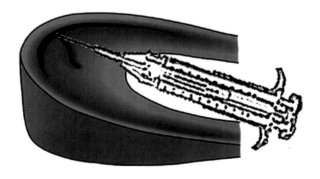

图 4.4.5 生物胶修复半月板撕裂

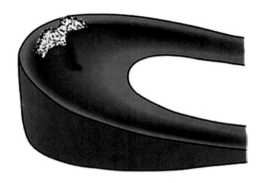

图 4.4.6 外源性血纤维凝块的应用

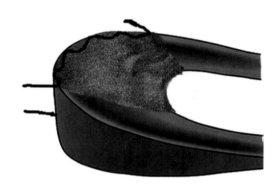

图 4.4.7 筋膜覆盖半月板修复技术

半月板白 - 白区撕裂部位及桶柄样撕裂表面。首先缝合修复半月板，然后取大腿远端前外侧切口并制备长方形筋膜条覆盖并缝合于半月板修复区表面。

外源性血凝块注射于已缝合修复并覆盖了筋膜条的半月板撕裂部位。此方法对操作技术要求较高，目前临床上仅有 1 例术后早期成功的个案报道，认为此技术可提高复杂裂修复后愈合率 [16]。就外侧半月板中 1/3 撕裂的修复而言，此技术仍有很高的失败率。有报道运用筋膜覆盖结合外源性纤维凝块技术缝合修复复杂半月板撕裂，术后镜下探查证实 31 例患者中 26 例完全愈合。

半月板包裹技术（图 4.4.8）

半月板包裹技术是基于先前医师们的临床实践经验发展而来，该技术首次于 2003 年应用于临床。术中运用胶原基质膜包裹半月板撕裂部位，局部可产生某种生物反应，这些生物反应可促进撕裂部位细胞长入并提高缝合后的稳定性。我们

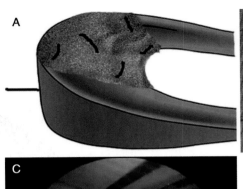
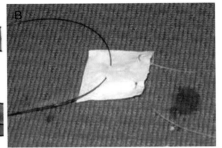
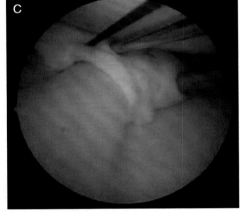

图 4.4.8 （A）胶原膜覆盖技术示意图；
（B）胶原膜植入前制备；
（C）镜下观胶原膜植入后

对 30 例半月板红 - 白区或白 - 白区撕裂患者［其中包括复杂裂、创伤性撕裂伴局部退行性变延迟缝合和（或）撕裂修复后未愈合等各种类型］采用此技术缝合修复，相关数据见表 4.4.1。

　　缝合技术：半月板撕裂部位复位后首先采用自内而外缝合技术贯穿缝线，缝线经后内侧或对侧后外侧切口导出关节腔，一枚 20mm × 20mm Ⅰ/Ⅲ 型胶原基质膜事先用不同颜色的两根 2-0 号缝线贯穿固定其下角，之后胶原基质膜经由 7 ～ 8mm 口径镜下通道由两根 20cm 长的轻度弯曲带尖导针植入。一导针经由穿入缝线的半月板修复部位后方穿入关节囊，另一导针经由穿入缝线的半月板修复部位前方穿入关节囊，经导管用

第三根固定于胶原膜中部的缝线牵拉胶原基质片可防止胶原基质膜缠绕。胶原基质膜下半部分置于缝合半月板下表面，另一半则置于修复半月板上表面，缝线两头使用自内而外缝合技术方法打结并坚强固定。固定后可加强缝合几针（可加强缝合 10 针），最终完成胶原基质膜及半月板撕裂部位缝合固定。此技术常不需关节内水充盈过程，可经导管空气充盈关节腔，因在液体介质下基质膜缠绕往往不可避免。

　　结果：经术后平均随访 2.5 年（1 ～ 5 年），3 例患者仍存在明显症状（10%）。其中 2 例最终行半月板切除术，另一患者（20 岁女性，二次缝合桶柄样撕裂）行第三次缝合并行减压截骨术，最终达到临床愈合。其他 27 例患者术后无症状。此外尚需注意以下并发症，1 例由于关节粘连需在麻醉下行患肢功能锻炼；1 例由于隐神经卡压症状需术后给予相应处理；1 例 ACL 重建后由于再次外伤导致修复部位再次撕裂，但半月板修复部位完整。

　　结论：即使是严重损伤患者，此修复加强技术也能增加愈合率。尽管术后评估手段不包括二次关节镜探查，90% 的患者平均随访 2.5 年无临床症状。与筋膜覆盖技术临床效果相似，但

表 4.4.1　半月板撕裂修复患者基础数据

男 / 女	9/11
伴发损伤	10 例伴 ACL 损伤行 ACL 重建 1 例内侧半月板撕裂给予常规缝合
内 / 外侧半月板	23/7 皆位于红 - 白区或白 - 白区
复杂裂	15
桶柄样撕裂	11
水平裂	4

此方法的缺点是技术要求较高且手术时间长。

半月板应力卸载（图 4.4.9）

多数内侧半月板撕裂患者可并发膝内翻畸形[14]。尽管多数患者仅表现为轻度畸形，但其受累间室仍可出现明显的应力传导机制的改变[19]。为增加撕裂缝合修复后愈合率，有作者对 7 例初次修复或缝合后再次撕裂修复并合并膝内翻患者行高位胫骨开放楔形截骨术，以减轻半月板缝合后局部的高应力承受，术后 1 年取出固定钢板后，均行关节镜探查，结果表明所有半月板均完全愈合。半月板损伤缝合修复后以降低受累间室应力承受为目的的截骨处理是防止缝合后再次撕裂的适宜的治疗方法，尤其是在年轻患者。

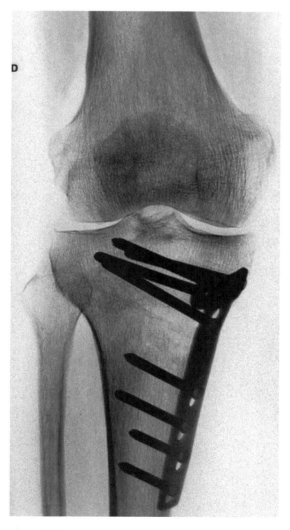

图 4.4.9　高位胫骨开放楔形截骨减压术后 X 线表现

细胞水平治疗和基因治疗

随着对半月板相关细胞生物学、损伤后愈合反应过程及损伤后愈合促进因素认识的不断深入，细胞水平和基因水平的相关治疗可能成为未来的趋势。许多实验室研究和动物试验研究对细胞水平治疗及基因治疗进行了广泛深入的研究[29,30,41]，但目前这些相关的治疗方法尚未应用于临床。

小　结

目前，半月板损伤后手术处理时尽量保留半月板组织以防止半月板切除后出现膝关节相应间室退行性变的观点已为骨科医师认同。但在促进半月板非血供区撕裂修复后愈合方面，目前尚无有效方法。尽管如此，学者们还是推出了各种促进半月板撕裂修复后愈合的有效方法。简单的如打磨、钻孔等技术方法目前已广泛应用于临床，复杂的处理技术如包裹、血纤维凝块植入技术等目前仍很少使用。其他如生物胶、高频电流刺激等可能已经被放弃使用。上述这些促进愈合技术在临床有效性和实用性研究中的相关证据水平较低。

参考文献

1. Albrecht-Olsen P, Lind T, Kristensen G et al（1997）Failure strength of a new meniscus arrow repair technique: biomechanical comparison with horizontal suture. Arthroscopy 13:183-187.

2. Albrecht-Olsen P, Kristensen G, Burgaard P et al（1999）The arrow versus horizontal suture in arthroscopic meniscus repair. A prospective randomized study with arthroscopic evaluation. Knee Surg Sports Traumatol Arthrosc 7:268-273.

3. Arnoczky SP, Warren RF（1982）Microvasculature of the human meniscus. Am J Sports Med 10:90-95.

4. Arnoczky SP, Warren RF, Spivak JM（1988）Meniscal repair using an exogenous fibrin clot. An experimental study in dogs. J Bone Joint Surg Am 70:1209-1217.

5. Barber FA, Herbert MA, Richards DP（2004）Load to failure testing of new meniscal repair devices. Arthroscopy 20:45-50.

6. Bellemans J, Vandenneucker H, Labey L et al（2002）Fixation strength of meniscal repair devices. Knee 9:11-14.

7. Boyd KT, Myers PT（2003）Meniscus preservation; rationale, repair techniques and results. Knee 10:1-11.

8. Cannon WD Jr, Morgan CD（1994）Meniscal repair: arthroscopic repair techniques. Instr Course Lect 43:77-96.

9. Fairbank TJ (1948) Knee joint changes after menis-ectomy. J Bone Joint Surg Br 30:664-670.

10. Farng E, Sherman O (2004) Meniscal repair devices: a clinical and biomechanical literature review. Arthroscopy 20: 273-286.

11. Fox JM, Rintz KG, Ferkel RD (1993) Trephination of incomplete meniscal tears. Arthroscopy 9:451-455.

12. Gershuni DH, Skyhar MJ, Danzig LA et al (1989) Experimental models to promote healing of tears in the avascular segment of canine knee menisci. J Bone Joint Surg Am 71:1363-1370.

13. Ghadially FN, Wedge JH, Lalonde JM (1986) Experimental methods of repairing injured menisci. J Bone Joint Surg Br 68:106-110.

14. Habata T, Ishimura M, Ohgushi H et al (1998) Axial alignment of the lower limb in patients with isolated meniscal tear. J Orthop Sci 3:85-89

15. Henning CE, Lynch MA, Yearout KM et al (1990) Arthroscopic meniscal repair using an exogenous fibrin clot. Clin Orthop Relat Res (252): 64-72.

16. Henning CE, Yearout KM, Vequist SW et al (1991) Use of the fascia sheath coverage and exogenous fibrin clot in the treatment of complex meniscal tears. Am J Sports Med 19:626-631.

17. Ishimura M, Ohgushi H, Habata T et al (1997) Arthroscopic meniscal repair using fibrin glue. Part I: experimental study. Arthroscopy 13:551-557.

18. Ishimura M, Ohgushi H, Habata T et al (1997) Arthroscopic meniscal repair using fibrin glue. Part II: clinical applications. Arthroscopy 13:558-563.

19. Johnson F, Leitl S, Waugh W (1980) The distribution of load across the knee. A comparison of static and dynamic measurements. J Bone Joint Surg Br 62:346-349.

20. Kimura M, Shirakura K, Hasegawa A et al (1995) Second look arthroscopy after meniscal repair. Factors affecting the healing rate. Clin Orthop Relat Res (314): 185-191.

21. King D (1936) The healing of the semilunar cartilage. J Bone Joint Surg Am 18:333.

22. Koukoubis TD, Glisson RR, Feagin JA Jr et al (1995) Augmentation of meniscal repairs with cyanoacrylate glue. J Biomed Mater Res 29:715-720.

23. Levy IM, Torzilli PA, Warren RF (1982) The effect of medial meniscectomy on anterior-posterior motion of the knee. J Bone Joint Surg Am 64:883-888.

24. McAndrews PT, Arnoczky SP (1996) Meniscal repair enhancement techniques. Clin Sports Med 15:499-510.

25. Morgan CD, Wojtys EM, Casscells CD et al (1991) Arthroscopic meniscal repair evaluated by second-look arthroscopy. Am J Sports Med 19:632-637; discussion 637-638.

26. Nabeshima Y, Kurosaka M, Yoshiya S et al (1995) Effect of fibrin glue and endothelial cell growth factor on the early healing response of the transplanted allogenic meniscus: a pilot study. Knee Surg Sports Traumatol Arthrosc 3:34-38.

27. Ochi M, Uchio Y, Okuda K et al (2001) Expression of cytokines after meniscal rasping to promote meniscal healing. Arthroscopy 17:724-731.

28. Pavlovich RI (1998) Hi-frequency electrical cautery stimulation in the treatment of displaced meniscal tears. Arthroscopy 14:566-571.

29. Peretti GM, Caruso EM, Randolph MA et al (2001) Meniscal repair using engineered tissue. J Orthop Res 19:278-285.

30. Peretti GM, Gill TJ, Xu JW et al (2004) Cell-based therapy for meniscal repair: a large animal study. Am J Sports Med 32:146-158.

31. Rangger C, Klestil T, Gloetzer W et al (1995) Osteoarthritis after arthroscopic partial meniscectomy. Am J Sports Med 23:240-244.

32. Ritchie JR, Miller MD, Bents RT et al (1998) Meniscal repair in the goat model. The use of healing adjuncts on central tears and the role of magnetic resonance arthrography in repair evaluation. Am J Sports Med 26:278-284.

33. Rosenberg TD, Paulos LE, Wnorowski DC et al (1990) Arthroscopic surgery: meniscus refixation and meniscus healing. Orthopade 19:82-89.

34. Scott GA, Jolly BL, Henning CE (1986) Combined posterior incision and arthroscopic intra-articular repair of the meniscus. An examination of factors affecting healing. J Bone Joint Surg Am 68:847-861.

35. Sethi PM, Cooper A, Jokl P (2003) Technical tips in orthopaedics: meniscal repair with use of an in situ fibrin clot. Arthroscopy 19:E44.

36. Shirakura K, Niijima M, Kobuna Y et al (1997) Free synovium promotes meniscal healing. Synovium, muscle and synthetic mesh compared in dogs. Acta Orthop Scand 68:51-54.

37. Tenuta JJ, Arciero RA (1994) Arthroscopic evaluation of meniscal repairs. Factors that effect healing. Am J Sports Med 22:797-802.

38. Uchio Y, Ochi M, Adachi N et al (2003) Results of rasping of meniscal tears with and without anterior cruciate ligament injury as evaluated by second-look arthroscopy. Arthroscopy 19:463-469.

39. Voloshin AS, Wosk J (1983) Shock absorption of meniscectomized and painful knees: a comparative in vivo study. J Biomed Eng 5:157-161.

40. Walker PS, Erkman MJ (1975) The role of the menisci in force transmission across the knee. Clin Orthop Relat Res (109): 184-192.

41. Weinand C, Peretti GM, Adams SB Jr et al (2006) Healing potential of transplanted allogeneic chondrocytes of three different sources in lesions of the avascular zone of the meniscus: a pilot study. Arch Orthop Trauma Surg 126:599-605.

42. Wilson AS, Legg PG, McNeur JC (1969) Studies on the innervation of the medial meniscus in the human knee joint. Anat Rec 165:485-491.

43. Zantop T, Eggers AK, Weimann A et al (2004) Initial fixation strength of flexible all-inside meniscus suture anchors in comparison to conventional suture technique and rigid anchors: biomechanical evaluation of new meniscus refixation systems. Am J Sports Med 32:863-869.

44. Zhang Z, Arnold JA (1996) Trephination and suturing of avascular meniscal tears: a clinical study of the trephination procedure. Arthroscopy 12:726-731.

半月板囊肿

4.5

C. Hulet, B. Lebel, B. Locker

引　言

　　半月板囊肿在临床上相对少见。据报道其在半月板撕裂患者中发生率为 0.27% ~ 5%。Maffuli 等[26] 报道外侧半月板囊肿与内侧半月板囊肿比例为 5：1，Seger 和 Woods[39] 报道二者比例为 10：1。早期文献报道中，Nicaise[29] 和 Ebner[11] 认为其为关节滑膜形成的疝。长期以来半月板囊肿在病因学和病理学方面存在很多争论[38]，多数学者认为其为半月板"退行性改变"所致。病变通常呈隐袭性进展。Locker 等[23] 和 Wroblewski[41] 报道很多病例（50%）存在创伤性致病因素。我们认为[18] 创伤致病者仅占 32%。

　　与半月板囊肿相关的半月板撕裂发生率为 18% ~ 100%。Reagan 等[34] 提出，外侧半月板囊肿病变存在不同的发展阶段并与半月板内原发撕裂的位置和撕裂病变进展相关，外侧半月板撕裂病变可向其周缘和（或）内侧关节面延伸，可能发展为半月板囊肿病变。20 世纪以来，学者们提出了多种半月板囊肿处理方法[20,22,33,35]，包括切开半月板切除术加囊肿病变切除术、切开单纯囊肿病变切除术、囊肿内激素注射等。最近，人们提出了镜下囊肿减压加半月板部分切除术、切开囊

肿切除加半月板部分切除或半月板缝合修复术等处理方法[13]。

　　MRI 是诊断半月板囊肿有效的影像学检查手段，可明确半月板内组织病变情况、病变部位和其他关节内合并损伤（如软骨损伤等）情况。这些信息对于制订合理的术前计划是十分重要的。无症状患者通常建议行保守治疗。法国关节镜学会对 98 例行镜下外侧半月板切除术的患者进行随访研究，术后随访至少 10 年，随访内容包括患者临床表现和 X 线影像学检查（包括 schuss 位片）等，结果表明，38% 的患者出现关节间隙缩窄症状及 X 线表现[9]，因此学者们认为，半月板囊肿治疗应遵循尽量保留半月板的原则。

　　本章对半月板囊肿的临床评估及其处理方法选择进行了探讨，并提出了相应的治疗原则。

临床评估

病史及物理检查

　　半月板囊肿（图 4.5.1）患者症状常持续数月至数年。我们的经验[18]：患者确诊平均年龄为 33 岁（12 ~ 69 岁）。半月板囊肿主要累及中青年患者，表现为膝关节内局部疼痛症状。Becton 和 Young[6] 曾报道 1 例 5 岁发病儿童患者。患者常主诉为定位不清楚的关节疼痛症状，与外侧间室前方局部肿块和皮下囊肿相关。关节渗出、绞索及打软腿症状少见。囊肿长度常小于 2cm。巨大囊肿压迫腓神经或引起腘动脉压迫症状者也有报道。如存在位于膝关节外侧的囊肿包块随膝关节屈曲活动而消失（Pisanis 征）症状则可进一步明

C. Hulet (✉)
Orthopaedic and Traumatology Department, University of Caen, Avenue de la Cote de Nacre, 14033 Caen, France
e-mail: hulet-c@chu-caen.fr

B. Lebel
B. Locker
Department of Orthopaedic Surgery and Traumatology, CHU Caen, Avenue de la Cote de Nacre, 14033 Caen, France

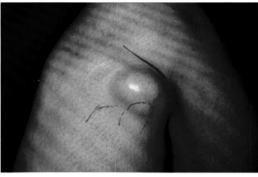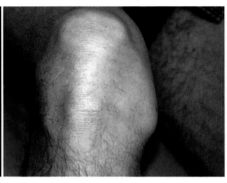

图 4.5.1 （A）典型外侧半月板囊肿表现（左膝）；（B）32 岁内侧半月板囊肿患者表现为膝关节内侧皮下囊肿形成（右膝）

确诊断。外侧半月板囊肿由于其位置相对靠前且位于皮下位置表浅，故较内侧半月板囊肿易于诊断。通常，外侧半月板囊肿与外侧半月板前、中交界部相连，内侧半月板囊肿与内侧半月板后角或后中交界部连接。内侧半月板囊肿通常位置较深且更大。鉴别诊断包括无囊肿形成的半月板撕裂、膝关节游离体、滑膜炎症、局部腱鞘囊肿、肌腱炎和肿瘤等。

诊　断

治疗前完善相关影像学检查是十分必要的，可明确伴随病变、半月板撕裂情况及囊肿病变部位。常规 X 线检查包括负重前后位及侧位片。对大于 40 岁的患者建议行 schuss 位摄片以评估关节间隙 [5]。内、外侧胫骨平台或股骨髁病变（图 4.5.2）常由于附近的半月板囊肿病变压迫所致 [2]。MRI 为诊断和评估所必须，可明确半月板撕裂程度（图 4.5.2），并可详尽显示囊肿大小、半月板关节接触面受累程度及囊肿与半月板撕裂的联系。MRI 可明确关节内合并病变（尤其是在诊断关节软骨病变方面），对于明确诊断和制订治疗计划具有指导意义。多数研究表明，患者半月板囊肿病变都与撕裂损伤存在明显关联 [17,18,30,39]。我们同意

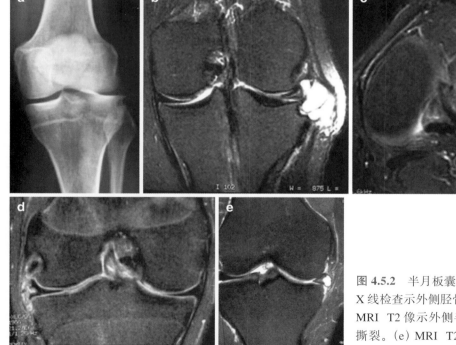

图 4.5.2　半月板囊肿影像学表现。（a）常规 X 线检查示外侧胫骨平台骨质破坏。（b ~ d）MRI T2 像示外侧半月板囊肿及合并半月板撕裂。（e）MRI T2 像示内侧半月板囊肿及半月板撕裂

Reagan 等[34]的观点，即外侧半月板囊肿病变的发展存在一些特定的进展阶段，如患者半月板囊肿病变发展至一定阶段则可进展为半月板完全撕裂。

水平层裂为合并半月板撕裂中最常见的类型[10,17,26,31]。Glasgow 等[17]对 70 例半月板撕裂患者进行统计研究后发现，其中 30 例为单纯水平层裂，23 例为斜形水平层裂，4 例为盘状半月板。Hulet 等[18]经统计研究发现水平撕裂占半月板撕裂的 64%（56% 为水平层裂，10% 为复杂裂）。以往文献研究报道中已证实，水平层裂常与外侧半月板囊肿相关。单纯辐射状撕裂较少合并半月板囊肿病变。半月板囊肿常位于外侧半月板中份，21% 的患者病变延伸至半月板前份。Saidi 等[36]报道 5 例内侧半月板囊肿患者，所有撕裂皆位于半月板后份。Campbell 和 Mitchell 等[8]在一项 MRI 影像学回顾性研究中发现，74% 的内侧半月板囊肿（N = 72）与后角临近，研究中 90% 的患者合并半月板水平层裂。

半月板囊肿治疗前需制订详细计划，Reagan 等[34]认为，半月板囊肿可能与延伸至关节面的半月板 3 级损伤或形态及关节接触面完整的半月板 2 级损伤相关。患者症状、年龄或关节内伴随病变等因素对治疗方法选择也具有指导意义。

治疗方法

保守治疗

以往临床上曾报道两种类似的半月板囊肿治疗方法：囊肿穿刺抽吸后局部注射激素类药物[4]，改进后的超声引导下经皮穿刺引流技术最近也有报道[28]。有报道激素类药物注射可诱导炎症反应导致囊肿继发性纤维样病变[27]。据 Mills 和 Henderson 报道[27]，激素类药物注射仅可使患者数周内症状缓解并可能在之后复发。最近 MacMahon 等[25]运用超声引导下经皮引流治疗半月板囊肿技术，对 18 例患者（13 例内侧半月板、5 例外侧半月板）囊肿部位行局部麻醉和激素类药物注射均效果良好。囊肿穿刺可用于由于年龄（大于 45 岁）、活动水平及合并软骨损伤等因素而不适宜手术治疗的患者。

半月板撕裂累及关节接触面（3 级损伤）的半月板囊肿

镜下半月板切除术与囊肿处理

此方法适用于半月板 3 级撕裂且在关节间隙外侧可触及肿块者，临床上此类病变最常见。我们对 105 例外侧半月板囊肿患者进行回顾性研究[18]，发现 99% 的半月板囊肿伴发的半月板撕裂累及关节接触面。我们认为半月板囊肿患者伴发水平层裂或其他单独存在的病变损伤为最常见的病变类型。很多作者建议用此方法处理外侧半月板[18,30,34,37]或内侧半月板囊肿病变[7,19,36]。

手术技术

全麻或局部麻醉下建立标准关节镜入路，经外侧髌旁入路建立注水通道。下内侧和下外侧入路用于观察关节内病变并给予相应处理。术中可根据撕裂部位及具体操作过程适时更换操作通道。术中需精细操作并使用探钩探查以明确半月板撕裂病变延伸程度。经皮使用腰穿针给予囊肿穿刺以明确囊肿与半月板的联系（图 4.5.3）。

辐射状撕裂需进行修剪至残留半月板周缘稳定[10]。术中可见撕裂部位典型的黄色黏液样变性

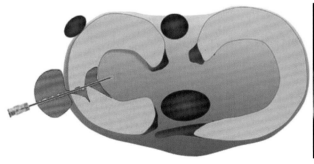

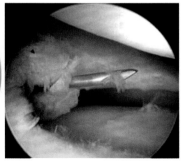

图 4.5.3 术中穿刺针穿入囊肿以明确半月板撕裂部位与囊肿之间连接（Beafils，Hulet 报道）

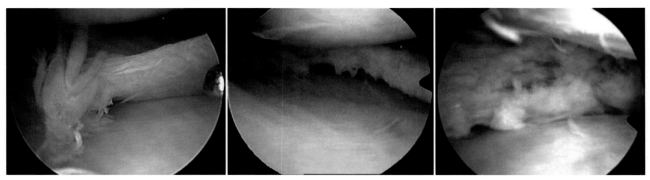

图 4.5.4 外侧半月板水平层裂伴囊肿形成行半月板切除术前（A）及术后（B、C）镜下观，图中黄色为黏液样变性半月板组织

半月板组织（图 4.5.4），此类病变在相关组织学研究文献中常被提及 [4,14,15]。黄色病变组织需予以完全切除，直至镜下可观察到正常半月板组织。术中操作时术者经验十分重要，目前对于正常和病变半月板组织移行部位尚无明确的镜下界定标准。对于腘肌腱穿行部位半月板撕裂组织的处理（全切除或适当保留连接部位）目前仍存在很多争论，完全切除外侧半月板腘肌腱穿行部位病变后往往会导致最终行外侧半月板全切除。

为对囊肿减压，可使用咬钳经半月板撕裂部位穿入囊肿以扩张二者之间连接通道，使囊肿内容物进入关节腔。此外，可将小口径刨刀（图 4.5.5）穿入囊肿对其进行减压，经刨削后刺激局部炎症反应使囊肿内部及其与撕裂部位之间的通道形成瘢痕。我们认为在囊内减压时需特别注意对多囊腔病变的处理。对囊肿巨大无法探钩探查和进行有效刨削者，我们建议行辅助切口下囊肿病变切除术。切除病变后探查如半月板周缘仍能保留并可修复，则行镜下关节内半月板缝合修复术。手术处理完成后关节腔冲洗并缝合镜下通道。术后早期指导患者行等长股四头肌力训练并立即开始负重功能锻炼。

结 果

我们对患者术后 5 年临床随访的研究结果 [18] 与其他相关文献报道结果相符 [1,6,8,16,17,26,27,30,32,34]，结果表明 85% 的患者预后良好 [5]。行病变切除并镜下外侧半月板部分切除的患者术后预后结果与之相似，这说明患者术后功能预后的决定因素是撕裂病变的处理而非囊肿病变切除本身。我们最近的随访研究主要涉及患者膝关节疼痛症状与病变切除同时行内侧半月板切除术的关系。与 Tabib 等 [40] 的研究结果不同，我们发现患者手术年龄、镜下形态特性及关节软骨病变对患者预后无不良影响。囊肿复发并不少见。据 Maffuli 等 [26] 报道，术后复发率可达 9.5%（38 例囊肿 4 例复发），Reagan 等 [34] 报道达 15.6%（32 例囊肿 5 例复发）。这些作者均对切开囊肿切除患者行二次镜下探查后得出上述结论。所有患者病变发生均为原发损伤治疗延误导致半月板撕裂部位病变延伸所致。我们经平均 5 年随访研究发现 [18]，延误治疗者出现骨性关节炎改变的比例为 9%。Appel 等 [3] 报道 23 例半月板囊肿（17 例外侧半月板，6 例内侧半

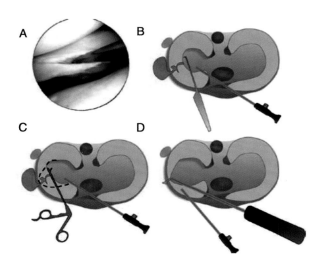

图 4.5.5 3 级半月板撕裂镜下修复技术。（A）镜下示外侧半月板撕裂病变延伸至关节腔；（B）关节腔探查及探钩探查半月板示意图；（C）半月板部分切除；（D）半月板囊肿刨刀减压

月板）行半月板全切除术患者，术后 6 ～ 31 年随访，2 例出现骨性关节炎改变，1 例大于 40 岁的患者术后镜下探查示预后不良。此外，Jaureguito 等[21] 报道 20 例半月板囊肿患者行外侧半月板切除术后平均 8 年随访，患者术后 5 年左右将出现膝关节退行性变影像学表现。法国关节镜学会[9] 得出类似结论：98 例外侧半月板囊肿患者行关节镜下外侧半月板切除，术后随访内容包括患者临床症状及影像学表现（包括屈曲 45° 负重位片），随访时间至少 10 年，结果表明 38% 的患者出现骨性关节炎表现。

囊肿病变切除同时行半月板缝合修复

半月板周缘红 - 红区撕裂合并半月板囊肿很少见。此类病变可行关节镜下半月板缝合修复并行囊肿抽吸或切开囊肿切除术。关节镜下半月板修复可采用自外而内缝合技术。Sarimo 等[37] 对两种不同的手术方法进行对比研究，一组患者行切开囊肿切除后将修复通道置入半月板撕裂部位，缝合修复撕裂半月板后重建半月板关节囊连接部；另一组囊肿病变完全在关节镜下处理并行镜下撕裂部位半月板缝合修整。该研究中对内外侧半月板囊肿病变进行了分组以利于分析比较，更重要的是，两组中的患者均行镜下检查并同时对合并的关节内病变尤其是半月板损伤进行了处理。2006 年 Lu[24] 报道一例半月板囊肿病变源于外侧半月板前角撕裂，运用自外而内修复技术修复半月板撕裂并行囊肿抽吸，术后 14 个月随访无复发。Erginer 等[12] 对内侧半月板前角囊肿仅行镜下减压处理，术后 18 个月随访效果良好。

未达关节面的半月板撕裂并半月板囊肿（2 级损伤）

半月板切除术后破坏性效应的明确使得学者们提出了保留半月板的治疗理念。在半月板囊肿处理过程中也应遵守这一理念。以往此类型病变往往行半月板切除术。由于半月板部分或次全切术后膝关节将出现相应的生物力学变化，目前多数学者建议尽量保留半月板组织并尽可能行半月板缝合修复术。

如为半月板内部组织病变（2 级损伤）并发囊肿，累及半月板中份或后部者可行切开囊肿切除术[7,31]。Howe 和 Koh[19] 对囊肿病变位于半月板前角患者行镜下囊肿减压处理，Lu[24] 建议运用自外而内技术行半月板缝合修复并行囊肿穿刺引流。

手术技术

术中镜下彻底探查半月板上、下表面，明确撕裂病变位置后行切开囊肿切除术及半月板缝合修复术（图 4.5.6）。囊肿与半月板周缘通道予以分离，可运用自外而内或自内而外技术修复半月板撕裂。术中采用切开或镜下修复技术与否取决于囊肿病变部位及手术医师的经验。

结　果

未累及关节面的半月板撕裂合并半月板囊肿临床报道很少见。我们推荐的处理方法经随访证实患者近期及中期效果良好。我们曾报道一例 12 岁患者镜下无法探及的未延伸至关节面的半月板撕裂合并半月板囊肿[18]。囊肿切开后发现自半月板周缘延伸的水平层状撕裂病变，经行囊肿切除及修复不完全性半月板撕裂后，超过 5 年随访提示愈后良好且病变无复发。

Biedert[7] 在其对内侧半月板组织内病变处理的临床随机研究报道中建议采用上述处理方法，此研究中包括 40 例平均年龄 31 岁并合并半月板

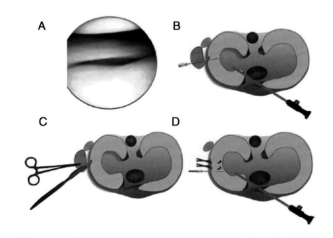

图 4.5.6　2 级半月板撕裂并囊肿处理技术；（A）镜下探查示外侧半月板撕裂未延伸至关节面；（B）探查半月板上、下表面，穿刺针穿入囊肿与病变部位通道；（C）行切开囊肿切除术；（D）自外而内技术修复半月板撕裂

内部水平撕裂患者。作者提出，镜下半月板修复是相对于半月板全切除术术后效果更好的替代处理方法，但早期及中期随访良好的结果尚需进一步长期随访研究证实。

半月板囊肿临床及手术处理决策

如患者出现疑似外侧半月板囊肿临床症状时，首先须行 X 线摄片及 MRI 检查以利于进一步明确诊断。我们的研究结果及其他相关文献[32] 表明：MRI 对于明确外侧半月板囊肿合并病变损伤及确定外侧半月板撕裂大小、部位、撕裂与囊肿连接情况及囊肿病变情况是十分重要的。

如撕裂延伸至关节面，应首先行镜下探查明确撕裂程度（图 4.5.7）。如为小的撕裂，应行囊

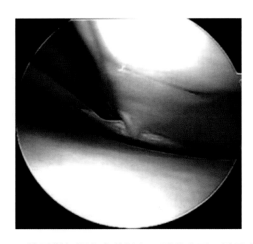

图 4.5.7　镜下详细探查半月板上、下关节面，图示半月板内部不完全性撕裂

肿切除术（通常采用切开技术切除病变）后行半月板修复术以保留半月板组织。如为巨大撕裂和复杂撕裂，则需行镜下半月板部分切除后再行囊肿减压。

如撕裂未达关节面（2 级损伤），应在镜下彻底检查半月板上下关节接触面以明确撕裂病变情况，之后行切开囊肿切除术及半月板修复术（图4.5.8）。

我们提出的半月板囊肿病变治疗决策路径详见图 4.9。为保护膝关节生物力学功能，术中应尽可能保留半月板组织。

小　结

半月板囊肿为半月板撕裂的一个特殊合并症。临床上如患者出现高度怀疑外侧半月板囊肿的症状，应首先行 MRI 检查明确半月板撕裂情况。无症状的半月板囊肿可行保守治疗。如患者出现临床症状，为恢复膝关节的生理功能，应在手术处理时尽量保留半月板组织。因为外侧或内侧半月板切除术将导致患者术后远期预后不良，尽量保留半月板组织已成为目前学者们的共识。半月板超微结构破坏及半月板组织黏液样变性致半月板退行性撕裂，进而导致半月板囊肿病变发生。总的来说，我们同意 Ryu 和 Ting[35] 的观点：目前仍不清楚发生黏液样变性的半月板功能是否正常以及其在集中于关节中心的反复剪应力作用下是否会逐渐失去功能，但此时半月板仍保留有一些功能，此种情况较完全没有半月板更易为患者所接受。

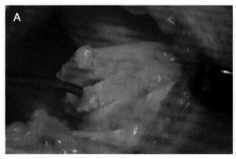
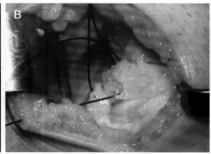
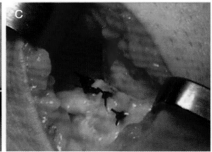

图 4.5.8　切除囊肿后行内侧半月板修复（Collection, Beaufils with permission）。（A）图示内侧半月板后份撕裂；（B）行切开半月板缝合；（C）半月板缝合后所见

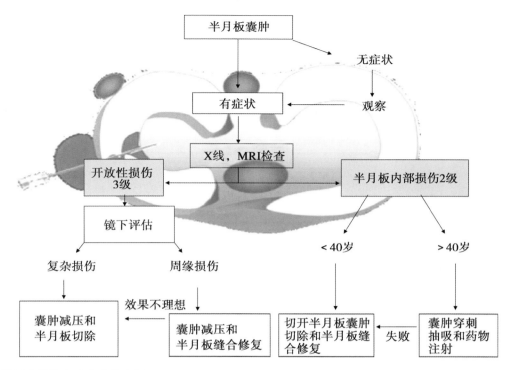

图 4.5.9　半月板囊肿临床治疗决策路径

参考文献

1． Al-Duri Z, Patel DV, Airchroft PM（1994）Meniscal cysts of the knee: a review. Orthop Intern 2:15-26.

2． Al-Khateeb H, Ruiz A（2006）Lateral meniscal cyst producing lesion of the tibial plateau and literature review. Int J Surg. doi:10.1016/j.ijsu.2006.05.004.

3． Appel H（1970）Late results after meniscectomy in the knee joint: a clinical and roentgenologic follow-up investigation. Acta Orthop Scand 133:31.

4． Barrie HJ（1979）The pathogenesis and significance of meniscal cysts. J Bone Joint Surg Br 61:184-189.

5． Beaufils P, Hardy P, Clavert P, Djian P, Frank A, Hulet C, Potel JF, Verdonk R et al; SFA（2006）Adult lateral meniscus. Rev Chir Orthop 92:2S169-2S194.

6． Becton JL, Young H（1965）Cysts of the semilunar cartilage of the knee joint. Arch Surg 90:708-712.

7． Biedert RM（2000）Treatment of intrasubstance meniscal lesions: a randomized prospective study of four different methods. Knee Surg Sports Traumatol Arthrosc 8:104-108.

8． Campbell W, Mitchell J（1929）Semilunar cartilage cysts. Am J Surg 6:330-336.

9． Chambat P, Neyret P et al; SFA（1996）Méniscectomies sous arthroscopie à plus de 10 ans sur un genou stable sans antécédents chirurgicaux. Ann Soc Française Arthrosc 6:93-153.

10． Chassaing V, Parier J, Artigala P（1985）L'arthroscopie opératoire dans le traitement du kyste du ménisque externe. J Méd Lyon 66:449-453.

11． Ebner A（1904）Ein Fall von Ganglion am Kniege-lenksmeniskus. Münch Med Wochenschr 51:1737-1739.

12． Erginer R, Yucel I, Ogut T, Kesmezacar H, Babacan M（2004）Medial meniscus anterior horn cyst: arthroscopic decompression. Arthroscopy 20:9-12.

13． Ferriter PJ, Nisonson B（1985）The role of arthroscopy in the treatment of lateral meniscal cysts. Arthroscopy 1:142.

14． Ferrer-Rocca O, Vilalta C（1980）Lesions of the meniscus. Part I: macroscopic and histologic findings. Clin Orthop 146:289-300.

15． Ferrer-Rocca O, Vilalta C（1980）Lesions of the meniscus. Part II: horizontal cleavages and lateral cysts. Clin Orthop 146:301-307.

16． Flynn M, Kelly JP（1976）Local excision of cyst of lateral meniscus of knee without recurrence. J Bone Joint Surg Br 58:88-89.

17． Glasgow MMS, Allen PW, Blakeway C（1993）Arthroscopic treatment of cysts of the lateral meniscus. J Bone Joint Surg Br 75:299-302.

18． Hulet C, Souquet D, Alexandre P, Locker B, Beguin J, Vielpeau C（2004）Arthroscopic treatment of 105 lateral meniscal cysts with 5-year average follow-up. Arthroscopy 20:831-836.

19． Howe T, Koh J（2007）Arthroscopic internal marsupialization of meniscal cysts. Knee 14:408-410.

20． Jaffres R（1975）Les kystes méniscaux, considérations thérapeutiques et pathogéniques. Rev Rheum 42:519-526.

21． Jaureguito JW, Elliot JS, Lietner T, Dixon LB, Reider B（1995）The effects of partial lateral meniscectomy in an otherwise normal knee: a retrospective review of functional, clinical and radiographic results. Arthroscopy 11:29-36.

22． Lantz B, Singer KM（1990）Meniscal cysts. Clin Sports Med 9:707-725.

23. Locker B, Hulet C, Vielpeau C（1992）Les lésions méniscales traumatiques. Encycl Med Chir Appareil locomoteur 14084:A 10.

24. Lu KH（2006）Arthroscopic meniscal repair and needle aspiration for meniscal tear with meniscal cyst. Arthroscopy 22:1367e1-1367e4.

25. MacMahon J, Brennan D, Duke D, Forde S, Eustace S（2007）Ultrasound-guided percutaneous drainage of meniscal cysts: preliminary clinical experience. Clin Radiol 62:683-687.

26. Maffuli N, Petricciulo F, Pintore E（1991）Lateral meniscal cyst: arthroscopic management. Med Sci Sports Exerc 23:779-782.

27. Mills CA, Henderson IJP（1993）Cysts of the medial meniscus. J Bone Joint Surg Br 75:293-298.

28. Muddu BN, Barrie JL, Morris MA（1992）Aspiration and injection for meniscal cysts. J Bone Joint Surg Br 74:627-628.

29. Nicaise A（1883）Ganglion articulaire du genou. Rev Chir 3:463-465.

30. Parisien JS（1990）Arthroscopic treatment of cysts of the menisci. Clin Orthop 257:154-158.

31. Passler JM, Hofer HP, Peicha G, Wildburger R（1993）Arthroscopic treatment of the meniscal cysts. J Bone Joint Surg Br 75:303-304.

32. Pedowitz RA, Feagin JA, Rajagopalan S（1996）A surgical algorithm for treatment of cystic degeneration of the meniscus. Arthroscopy 12:209-216.

33. Phemister DB（1923）Cysts of the external semilunar cartilage of the knee. JAMA 80:593-595.

34. Reagan WD, McConkey JP, Loomer RL, Davidson RG（1989）Cysts of the lateral meniscus: arthroscopy versus arthroscopy plus open cystectomy. Arthroscopy 5:274-281.

35. Ryu RKN, Ting AJ（1993）Arthroscopic treatment of meniscal cysts. Arthroscopy 9:591-595.

36. Saidi H, Ayach A, Fikry T, Oudeh K, Katabi M（2007）Intraarticular medial meniscal cyst: a report of five cases. J Trauma Sport 24:139-142.

37. Sarimo J, Rainio P, Rantanen J, Orava J（2002）Comparison of two procedures for meniscal cysts: a report of 35 patients with a mean follow-up of 33 months. Am J Sports Med 30:704-707.

38. Segal P, Perringerard I, Raguet M, Jacob M, Adnet JJ（1983）Etude éthiopathogénique des kystes du ménisque externe. Rev Chir Orthop 69:55-60.

39. Seger BM, Woods GW（1986）Arthroscopic manag-ement of lateral cysts. Am J Sports Med 14:105-108.

40. Tabib W, Beaufils P, Prudhon JL, Durey A（1993）Méniscectomies externes arthroscopiques. Résultats à court et à moyen terme de 95 cas. J Trauma Sport 10:19-26.

41. Wroblewski BM（1973）Trauma and the cystic meniscus: review of 500 cases. Injury 4:319-321.

E. Witvrouw，Y. Thijs

半月板切除术后康复

引　言

关节镜下半月板部分切除术后在医师指导下的康复训练过程以往常被忽视，这是因为以往认为即使患者未经特殊的术后处理也可短期内恢复关节功能。然而，相关的术后膝关节功能量化评估研究结果表明，术后 4～8 周多数患者膝关节功能仍未完全恢复，而此时患者往往早已开始恢复工作、参加体育活动或其他功能活动[11,24]。次最大动力活动（submaximal locomotor activity）如步行和上下楼梯时的异常下肢运动及肌肉状态在术后 4 周仍可观察到[12]。如术后 8 周患者在行走和下楼梯时步幅仍比较小，则说明此时患者膝关节功能仍未完全恢复正常。此外，相关肌力评估研究结果表明，部分切除半月板术后 3 周膝关节伸肌肌力下降 20%～40%，而屈肌肌力下降约 20%[10,14,15]。

由于 10% 的伸膝肌及屈膝肌力量缺失与膝关节（再次）外伤有密切关系[5]，因此我们认为术后积极的膝关节神经肌肉协同练习和肌力练习是十分必要的。Moffet 等[24]认为，镜下半月板切除术后前 3 周在医生指导下早期积极的物理治疗对于加快膝关节伸肌力量恢复是十分必要的。

E. Witvrouw（✉）
Y. Thijs
Department of Rehabilitation Sciences & Physiotherapy,
Ghent University Hospital, De Pintelaan 185, 9000 Ghent, Belgium
e-mail: Erik.witvrouw@uzgent.be

康复计划

部分半月板切除术后如患者无明显禁忌和限制可在医生指导下进行康复训练。康复的主要目的是为了减缓术后疼痛和肿胀、恢复关节活动度（ROM）、恢复肌肉功能、恢复下肢神经肌肉协同机制和恢复下肢肌力[6]。

早期术后康复阶段

术后患者可酌情立即负重活动，术后起初几天建议使用双拐辅助活动，股四头肌功能恢复及疼痛完全缓解允许完全负重后可去除双拐。

术后早期处理主要包括缓解疼痛症状和缓解膝关节肿胀，此疼痛和肿胀症状主要是由于术中局部组织损伤所致。

疼痛和肿胀的缓解对于降低术后膝关节反射性抑制机制是十分重要的。反射性抑制是由于术后疼痛和关节渗出对膝关节周围肌肉产生的抑制性作用所致。此机制可防止伤后弱化的关节由于关节内压力过高及关节周围肌肉强烈收缩导致的继发性损伤。因此，反射性抑制为机体的一种自然保护机制，但其也可使受累关节周围肌肉很快出现肌力下降，尤其是那些止点在关节附近的肌肉如股内侧肌等。此外，此抑制作用可抑制康复训练过程中相应肌肉的反应[34]。

因此，尽量减轻疼痛症状和肿胀程度为术后第 1 周内康复过程需达到的首要目标，因为膝关节周围肌力训练在此反射性抑制效应被阻断之后方可有效实施。

术后早期，疼痛和肿胀症状可通过局部冰敷（每 2 小时冰敷 30 分钟）和制动得以缓解。此外，无痛范围内反复低阻抗主动和被动活动（如钟摆运动）可促进膝关节软骨滋养作用从而有利于关节功能恢复[21]。

术后早期应在可忍受的疼痛条件下行主动和被动膝关节活动度训练。此类训练包括：提踵、患肢立于椅子或长凳屈伸练习（图 4.6.1）、单车骑行和手动辅助膝关节活动度练习。术后 4 周内应避免深蹲练习，防止愈合中的半月板组织承受过度应力。

反射性抑制也可导致膝关节神经肌肉协同机制中断[27]。由于该抑制效应的作用，早期肌肉康复训练的主要目的不是为了恢复膝关节周围肌肉的力量，而是提高膝关节的神经肌肉协同能力及恢复膝关节本体感觉功能。

可通过肌肉位置维持练习加强股四头肌神经 - 肌肉协同功能。患者仰卧，在不同膝关节屈曲角度下行等长收缩练习。不建议在膝关节完全伸直下行股四头肌位置维持练习，因为伸直位下练习可能导致膝关节囊发生撞击。通过此练习患者等长收缩持续时间应最终能够达到 10 秒。应指导患者每日 10 组、每组 10 次练习，直到患者在仰卧位条件下能完全自主控制股四头肌运动，此后可在负重条件下或在坐位和站立位下进一步练习（图 4.6.2）。

不同体位（平躺、坐位、站立位）及不同膝

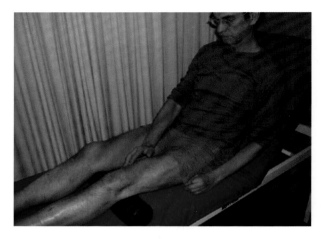

关节屈曲角度下股四头肌与缝匠肌协同收缩练习也是康复训练的重要内容（图 4.6.3）。此协同练习对于恢复膝关节前后稳定性具有重要作用。

膝关节本体感觉练习对于恢复膝关节功能稳定性也是十分重要的，此类练习可在术后立即开始，早期可轻微负重（如重置练习、仰卧位练习）（图 4.6.4 和图 4.6.5）并逐步增加至负重条件下练习（如在不稳定 / 稳定平面上行单侧稳定性练习）（图 4.6.6）以尽快恢复膝关节本体感觉功能。

第二阶段

经前阶段康复训练，患者对膝关节周围肌肉的支配能力得以良好恢复后，开始行肌力加强训练。股四头肌肌力训练十分重要，有利于提高关节稳定性。股四头肌尚有关节保护功能，在膝关

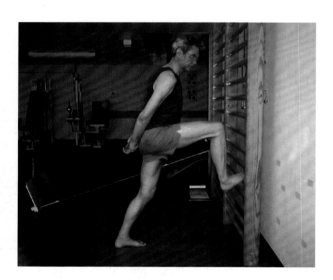

图 4.6.1　图示患者行主动膝关节屈伸练习

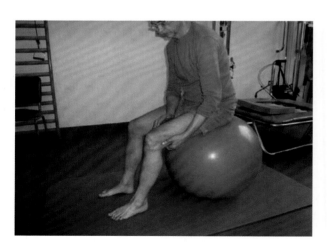

图 4.6.3　股四头肌和缝匠肌协同收缩训练

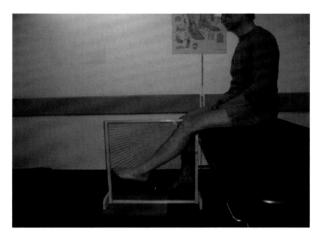

图 4.6.4　重置练习

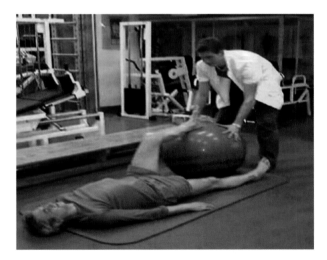

图 4.6.5　理疗师移动健身球，患者保持膝关节稳定的本体感觉恢复练习

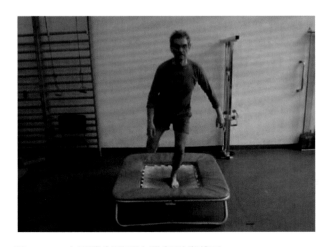

图 4.6.6　在不稳定平面上进行平衡练习

节活动时可起到缓冲应力的作用，因此其具有吸收震荡功能。股四头肌力量减弱会导致其吸收震荡功能减弱，进而导致半月板应力承受增加[27]。

开链动力训练（open kinetic chain，OKC）及闭链动力训练（closed kinetic chain，CKC）相结合的康复练习有助于增强大腿肌力，后者因其对下肢功能更好的恢复作用而将随康复期延长显得更为重要。

根据患者膝关节所能承受的应力，闭合链练习最初在部分负重条件下施行，而后逐渐增至完全负重下练习。练习进展程度取决于患者在练习过程中的疼痛程度及膝关节渗出情况。如上述反应不明显可增加运动量，疼痛时可减少练习次数。下肢闭链康复练习包括压腿练习、下蹲、弓步向前、弓步侧移及步行练习。

如经康复训练后患者膝关节能够完全负重，可开始在完全负重条件下行每次 3 组、每组 10 ~ 12 次闭链康复训练。如此练习也能够轻易完成，可增加至每组 30 次、每次 4 组以增强肌肉耐力。

之后，可通过增加应力提高训练强度。此时可减至每次 3 组、每组 15 次，之后再增加至每次 4 组、每组 20 次。当患者无疼痛或渗出等不良反应时，可每次增加 60% ~ 70% 的最大重复应力（repetition maximum），每次 3 组、每组 15 次。最终一次最大重复应力增加 80%，每组 8 ~ 12 次[19]。

第三阶段

功能活动练习、旋转运动练习、跳、跑和一些体育锻炼活动可于术后 3 ~ 4 周康复训练中开始。

患者通常在术后 1 ~ 2 周能够恢复工作，至术后 3 ~ 4 周恢复体育活动和训练[35]。

半月板缝合修复后的术后康复

引 言

目前，在半月板损伤的临床治疗过程中保留半月板组织的观点已为学者们一致认同。半月板手术治疗的目的是为了尽量修复半月板组织结构和保证其功能完整。人们已将处理的重点从半月板切除技术转向半月板修复技术，随之而来的是缝合修复术后康复过程的相应改变，即使是最好的外科缝合修复技术也有可能因康复计划不足或欠缺而导致手术效果不理想。

半月板修复术后康复过程中，为保护已修复的半月板组织，需减少半月板切除术后康复过程中提倡的相对较为剧烈的训练运动。

Scott 等 [3] 最先发表了有关半月板修复术后康复方面的指导性文献，其中提出，术后 2 个月内应给予膝关节屈曲 30° 制动并避免负重。他们认为，负重可明显增加修复后半月板组织承受的剪应力，早期限制负重对于半月板组织愈合尤其是体部撕裂修复后愈合是十分重要的。

之后，学者们又提出了不同的修复术后康复方案，由于对半月板缝合修复后愈合率的不同认识导致外科医师对术后负重限制时间提出了不同的意见，完全负重时间被推迟到术后 8 ~ 3 周。也有学者建议术后立即开始负重。在术后关节活动度及恢复体育活动时间方面也存在类似的不同观点。

尽管目前文献中仍有争论，临床医师和学者们均一致赞同以下长期被认同的半月板修复后康复护理原则：修复后在愈合早期需有最大的保护时间以利于修复组织的愈合；在愈合过程的成熟阶段及愈合组织成熟阶段为防止组织在重度剪切力下再次撕裂需持续限制活动。

简而言之，半月板修复后康复过程需考虑的问题是何时允许活动、负重和恢复运动。为明确这些问题，我们需要首先明白运动如何影响半月板的愈合过程。

半月板愈合过程

半月板修复后的愈合率

半月板缝合修复后愈合率问题的关键在于半月板修复后愈合需要多长时间及愈合组织的坚强程度。Roeddecker 等 [29] 研究发现兔半月板修复后 12 周再次撕裂所需能量为正常半月板撕裂所需能量的 23%。这说明即使是在缝合修复术后 12 周，修复后的半月板组织仍较正常健康半月板组织明显脆弱。与此相反，有研究报道半月板血供区损伤修复后，在术后 10 周即可完全愈合，至数月后纤维软骨即可恢复至正常形态 [1]。此类研究往往需要半月板修复术后 4 ~ 5 周早期愈合方面的组织学证据。

接下来的问题是术后负重及其他康复练习开始时愈合组织需要承受多大强度。Morrison[25] 研究发现正常步态情况下，人膝关节承受 4 倍于体重的应力。但也有证据表明，在正常不负重及负重情况下膝关节活动过程中只有压应力而无分散应力作用于外周半月板撕裂部位 [4,28]。

影响半月板修复后愈合过程的外在因素

制　动

研究表明半月板缝合修复术后长期制动可能导致修复部位组织胶原成分减少 [9]。此类研究结果支持半月板修复术后早期关节屈伸功能康复锻炼的观点。此外，有人认为，半月板修复术后第 1 日立即开始膝关节康复活动（不论是否行 ACL 重建）对于半月板组织愈合无不良影响 [7,30]。基于以上观点，目前多数术后康复计划主张早期活动。

负　重

限制负重及关节屈伸活动通常是为了避免过度应力影响半月板愈合过程。但 Staerke 等 [33] 的研究表明，施加于修复后半月板组织的压应力可增强半月板内修复内植物的把持力，因此早期负重对于修复后半月板组织的稳定性不一定具有负面作用。基于此研究结果，一些作者甚至主张术后早期负重，但体外实验研究表明这种早期负重需遵循一定的原则以免导致出现相应并发症，另外，这些研究结果与半月板周缘可以吸收由于膝关节负重而产生的环应力的观点相符。羊和兔的相关实验研究结果表明，负重与否对于血供区和非血供区半月板缝合修复后愈合并无明显影响 [13,17]。

仅有少数研究结果表明负重可导致半月板损伤部位缝合修复后明显分离。但与此相反的早期负重观点目前也缺乏与之相关的研究证据。学者们在此方面尚未达成共识。很多作者不建议术后早期负重活动。

影响半月板修复后愈合过程的内在因素

影响半月板修复后愈合过程的内在因素包括：(A) 血供（取决于患者年龄及撕裂部位）；(B)

缝合固定方法，过度缝合可致术后早期缝合失败；（C）撕裂部位（如前、后、内、外等部位）；（D）撕裂大小及类型；（E）合并其他关节内病变情况。

因此，在制订术后康复计划时应考虑到这些内在因素。如外周撕裂愈合速度较快，而延伸至内部非血供区的复杂裂愈合速度较慢，故康复运动时应慎重，等等。辐射状撕裂缝合修复后康复训练时需特别注意，术后早期负重可导致修复部位再次撕裂。内侧半月板修复后失败率高于外侧半月板 [（30% ～ 45%）:（16% ～ 20%）]，大于 4cm 的长撕裂修复后失败率达 59%，小于 2cm 的撕裂修复后失败率仅为 15%[37]。此外，需注意如患者合并明显的膝关节软骨损伤病变[18]则应适时地调整术后康复训练计划，以利于必要时再次行半月板切除处理。

康复计划

传统康复计划

目前常采用的传统康复计划中，术后前 3 ～ 4 周不允许负重，建议术后 4 周内限制膝关节屈曲活动（不超过 90°）。医师指导下的膝关节伸 - 屈肌开链肌力练习于术后 2 ～ 3 周开始，闭链伸 - 屈肌练习于术后 4 ～ 5 周开始。术后 2 个月开始单车练习。足后踏运动较正常前踏运动作用于胫股关节的压力小[26]，因此我们建议术后 2 周内即开始足后踏康复练习。术后 5 ～ 6 个月开始参加轻体力活动和跑步运动。术后 9 ～ 12 周参加剪应力体育活动（pivoting sports）[8,16,36]。

快速康复的训练方法

半月板修复术后快速康复训练指在可允许的条件下术后患肢立即完全负重，允许患者术后立即在膝关节无痛范围内屈伸活动，肿胀消退后增加早期主动活动量。渗出或软组织肿胀仍存在时应避免膝关节大角度被动屈曲练习。术后前 6 周膝关节负重下屈曲活动范围应不超过 90°。术后第 1 天可在不承重条件下膝关节 0° ～ 90° 范围内屈伸活动，至术后 3 ～ 4 周屈曲可增至 120°，6 周后可在膝关节正常活动范围内屈伸练习。半月板前角损伤患者应注意避免膝关节过伸练习。

开链肌力训练在术后第 1 周后即可开始，闭链肌力练习在术后第 5 周开始。低抗力单车练习和游泳可在术后第 6 周开始。如无明显膝关节渗出，完全屈伸、直行、慢跑可在术后 4 ～ 5 个月开始。患者疼痛症状消失、无肿胀或能够正常跑步及参加更敏捷的练习时（通常为术后 5 ～ 7 个月）即可参加剪应力体育活动[3,20,22,32]。

多数作者基于相关临床表现、MRI 检查和术后镜下探查研究结果认为，80% 的患者行术后快速康复计划练习后预后良好[2,7,22,23]。其术后恢复结果与传统康复计划恢复结果相同。尽管这些研究中两种康复计划预后无明显区别，目前尚无相关的随机可控研究手段用以评估对比两种康复手段的优劣。

个体化的康复计划

我们与多数学者[3,18]一致认为，在制订术后康复计划时应避免使用僵化的传统或快速康复计划"菜单"，而应基于患者自身的影响半月板愈合的关键因素如血供、缝合固定方法、撕裂部位的解剖特点、撕裂大小和撕裂类型以及关节内伴发病变等因素制订康复计划。

康复师应全面评估患者以便制定出适宜的康复计划。个体化的康复计划应该结合传统康复计划和快速康复计划的特点，并根据患者自身危险因素而制定实施。如存在 2 个以上的危险因素（如内侧半月板受累、巨大撕裂等），个体化的康复计划应倾向于传统康复计划。反之，如危险因素小于 2 个应倾向于快速康复计划。个体化的康复计划可防止膝关节承受过度应力，并防止压应力和剪应力造成的愈合过程中的半月板组织连续性中断。在康复师指导下的辅助性物理治疗可在每日家中施行康复训练的基础上进行。应提醒患者早期力量性练习，包括负重、慢跑、行走、膝关节深度屈曲或轴移运动都在一定程度上可能导致半月板再次撕裂，这在术后前 4 ～ 6 个月中尤其容易发生，此时膝关节完全屈曲和深蹲活动可能导致愈合中的半月板组织连续性中断[18]。

小　结

半月板修复术后康复治疗理念目前仍在不断

更新且其中很多内容还存在争议。两种康复原则
（即传统康复计划和快速康复计划）都被运用于临
床实践并在目前文献中被提及。哪一种更利于患
者术后恢复目前仍待确定。尽管缺乏文献数据支
持，我们仍建议采用个体化的康复计划。

作者认为，在制订术后康复计划时应考虑到
所有影响愈合的内在因素。根据半月板撕裂大小、
类型、血供特点、撕裂部位、手术处理方法及其
他关节内伴发病变如前交叉韧带损伤和关节软骨
损伤等因素制订个体化的康复计划的观点正为学
者们所关注。如存在 2 个以下的内在危险因素，
术后愈合过程将会很快且愈合失败率会很小，此
时建议采用快速康复计划。如存在 2 个以上危险
因素如位于红 - 白区巨大撕裂等则术后半月板愈
合失败率增加，愈合过程将相对减慢，此时为保
证修复后的半月板组织愈合良好应采用传统的康
复计划。

长期纵向回顾分析研究是检验快速康复计划
是否真正有利于患者功能满意恢复的有效方法。

参考文献

1. Arnoczky SP, Warren RF（1983）The microvasculature of the meniscus and its response to injury. An exper-imental study in the dog. Am J Sports Med 11:131-141.

2. Barber FA（1994）Accelerated rehabilitation for meniscus repairs. Arthroscopy 10:206-210.

3. Barber FA, McGarry JE（2007）Meniscal repair techniques. Sports Med Arthrosc Rev 15:4.

4. Becker R, Brettschneider O, Grobel KH（1995）Distraction forces on repaired bucket-handel lesions in the medial meniscus. Am J Sports Med 34:1941-1947.

5. Bender JA, Pierson JK, Kaplan HM et al（1964）Factors affecting the occurrence of knee injuries. J APMR 18:130-134.

6. Brindle T, Nyland J, Johnson L（2001）The meniscus: review of basic principles with application to surgery and rehabilitation. J Athl Train 36(2):160-169.

7. Buseck MS, Noyes FR（1991）Arthroscopic evaluation of meniscal repairs after anterior cruciate ligament recon-struction and immediate motion. Am J Sports Med 19:489-494.

8. DeHaven KE, Lohrer WA, Lovelock JE（1995）Long-term results of open meniscal repair. Am J Sports Med 23: 524-530.

9. Dowdy PA, Miniaci A, Arnoczky SP（1995）The effect of cast immobilization on meniscal healing. An experimental study in the dog. Am J Sports Med 23:721-728.

10. Durand A, Richards CL, Malouin F（1988）Strength recovery of the knee extensor and flexor muscles after meniscectomy by arthroscopy. In: Proceedings of the fifth Biennial Conference of the Canadian Society for Biomechanics, Ottawa, Canada, pp 62-63.

11. Durand A, Richards CL, Malouin F et al（1991）Strength recovery and muscle activation of the extensor and flexor muscles after arthroscopic meniscectomy. Clin Orthop Rel Res 262:210-226.

12. Durand A, Richards CL, Malouin F et al（1993）Motor recovery after arthroscopic partial meniscectomy: analysis of gait and the ascent and descent of stairs. J Bone Joint Surg 75:202-214.

13. Guisasola I, Vaquero J, Forriol F（2002）Knee immobilization on meniscal healing after suture: an experimental study in sheep. Clin Orthop Relat Res 395:227-233.

14. Hamberg P, Gillquist J, Lysholm J et al（1983）The effect of diagnostic and operative arthroscopy and open meniscectomy on muscle strength in the thigh. Am J Sports Med 11:289-292.

15. Hamberg P, Gillquist J, Lysholm J（1984）A compar-ison between arthroscopic meniscectomy and modified open meniscectomy. J Bone Joint Surg 66:189-192.

16. Horibe S, Shino K, Nakata K et al（1995）Second-look arthroscopy after meniscal repair. J Bone Joint Surg Br 77:245-249.

17. Huang TL, Lin GT, O'Connor S et al（1991）Healing potential of experimental meniscal tears in the rabbit. Preliminary results. Clin Orthop Relat Res 267:299-305.

18. Heckmann TP, Barber-Westin SD, Noyes FR（2006）Meniscal repair and transplantation: indications, techniques, rehabilitation, and clinical outcome. J Orthop Sports Phys Ther 36(10):795-814.

19. Heyward VH（1997）Advanced fitness assessment and exercise prescription. Human Kinetics, Leeds, UK.

20. Jokl P, Stull PA, Lynch JK et al（1989）Independent home versus supervised rehabilitation following arthroscopic knee surgery: a prospective randomized trial. Arthroscopy 5:298-305.

21. Lederman E（2002）Harmonic techniques. Churchill Living-stone, Edingburgh, London.

22. Mariani PP, Santori N, Adriani E et al（1996）Accelerated rehabilitation after arthroscopic meniscal repair: a clinical and magnetic resonance imaging evaluation. Arthroscopy 12:680-688.

23. McLaughlin J, DeMaio M, Noyes FR et al（1994）Reh-abilitation after meniscus repair. Orthopedics 17:465-471.

24. Moffet H, Richards CL, Malouin F et al（1994）Early and intensive physiotherapy accelerates recovery postarthroscopic meniscectomy: results of a randomized controlled study. Arch Phys Med Rehab 75:415-426.

25. Morrison JB（1969）Function of the knee in various activities. Biomed Eng 4:573-580.

26. Neptune RR, Kautz SA（2000）Knee joint loading in forward versus backward pedalling: implications for rehabilitation strategies. Clin Biomech 15:528-535.

27. Palmieri-Smith RM, Kreinbrink J, Ashton-Miller JA et al（2007）Quadriceps inhibition induced by an experi-mental knee joint effusion affects knee joint mechanics during a single-legged drop landing. Am J Sports Med 35:1269-1275.

28. Richards DP, Barber FA, Herbert MA（2005）Compressive loads in longitudinal lateral meniscus tears: a biomechanical stuy

in porcine knees. Arthroscopy 21:1452-1456.

29． Roeddecker K, Muennisch U, Nagelschmidt M（1994）Arthroscopic meniscal repair evaluated by second-look arthroscopy. J Surg Res 56:20-27.

30． Rubman MH, Noyes FR, Barber Westin SD（1998）Arthroscopic repair of meniscal tears that extend into the avascular zone. A review of 198 single and complex tears. Am J Sports Med 26:87-95.

31． Scott GA, Jolly BL, Henning CE（1986）Combined posterior incision and arthroscopic intra-articular repair. J Bone Joint Surg 68 A:847-855.

32． Shelbourne KD, Patel DV, Adsit WS et al（1996）Rehabilitation after meniscal repair. Clin Sports Med 15:595-612.

33． Staerke C, Bochwitz C, Groebel KH et al（2004）The effect of meniscus compression on the biomechanical properties of repaired meniscal lesions. Arch Orthop Trauma Surg 124:221-225.

34． Stokes M, Young A（1984）The contribution of reflex inhibition to arthrogenous muscle weakness. Clin Sci 67:7-14.

35． Stpierre DMM（1995）Rehabilitation following arthroscopic meniscectomy. Sports Med 20（5）：338-347.

36． Tenuta JJ, Arciero RA（1994）Arthroscopic evaluation of meniscal repairs factors that effect healing. Am J Sports Med 22:797-802.

37． Tuckman DV, Bravman JT, Lee SS et al（2006）Outcomes of meniscal repair. Minimum 2-year follow up. Bull Hosp Joint Dis 63（3-4）：100-104.

4.7 总 结

R. Verdonk

本书的目的是为了阐述保留半月板组织的重要性，在严格掌握手术适应证及掌握正确手术技术的前提下应尽量避免行半月板切除术。

半月板并非机体在进化中形成的残余结构，而是膝关节特有的应力传导系统中不可缺少的一部分。

尽量少切除半月板组织、保留半月板周缘组织等都是外科医师应遵守的适宜的原则。在处理已撕裂的半月板组织时应注意避免修整后局部仍存在撞击，后者将导致患者在旋转应力下出现关节疼痛症状。

关节镜技术具有可重复性，在存在持续的机械性关节紊乱症状时可行关节镜探查并给予相应处理。应根据患者的临床症状决定是否需行二次镜下手术处理。如仅基于影像学表现而反复手术探查将不利于临床症状的改善。

因此，医师在考虑行半月板切除术之前应首先尝试尽可能修复半月板。除部分切除术以外，应利用各种技术手段将半月板残余部分缝合固定于半月板基底部。

生物力学研究和半月板修复器械修复效果研究应涉及各个方面因素，经以往的深入研究，张应力被认为对术后组织愈合不起主要作用，而作用于半月板的剪应力起主要作用，但在体外实验研究中剪应力的作用机制模拟不易实现。

以往临床实践表明，红-红区撕裂在伤后4～6周可自行愈合，此部位损伤可给予适当关节制动处理即可，固定制动的目的是为了有利于稳定损伤部位和瘢痕组织长入。

由于目前无法行人体内实验研究，植入物材料的相关研究中应着重研究其材料特性、安全性、是否易于植入等因素并获取其在半月板愈合过程中作用机制的客观证据。

最近研发出的镜下半月板缝合装置均固定于半月板外周缘，多数装置固定效果良好。长期随访结果表明其临床愈合率达80%。其应用失败多由于指征选择不当或伴发膝关节不稳定所致。半月板组织条件差、细胞成分减少为较少的修复后愈合不良的原因，此类情况在以往文献中很少被提及，在术中可见半月板组织呈黄色，这些退行性变改变常与患者年龄和膝关节长期过度应力承受相关，并可对术后愈合过程产生不利影响。此退行性变表现之一为半月板囊肿，外侧半月板腘肌腱穿行部位周围易于承受较大剪应力，导致该部位发生水平撕裂后易于形成半月板囊肿病变。如囊肿病变与关节腔相通且患者有明显的症状存在，则需切除半月板囊肿病变，并修复撕裂的半月板。为防止继发性关节软骨损伤，应尽量修复半月板组织。

适宜的术后康复计划对于患者获得良好的预后是十分重要的。目前尚无术后康复计划方面可靠的科学研究证据。制订个体化康复计划并在制订计划时考虑到影响术后愈合过程的各种内在因素可获得更好的临床预后结果，这是毋庸置疑的。

R. Verdonk
Department of Orthopaedic Surgery and Traumatology, Ghent University Hospital, De Pintelaan 185, 9000 Ghent, Belgium
e-mail: rene.verdonk@ugent.be

第 5 部分
术后评估

功能及客观评分：生活质量评估

P. Verdonk, R. Verdonk

膝关节功能 / 症状评分系统总结

预后评分方法	评估内容	分值项目	对半月板术后评估的作用	对其他病变的评估作用
半月板相关评分				
Tegner 活动水平评分 Tegner 和 Lysholm[1]	根据患者主诉评估运动水平	0 分：膝关节病变致功能丧失； 1 ~ 5 分：能够工作活动或从事娱乐性体育活动； 6 ~ 9 分：可从事强度较大的娱乐性体育活动和体育比赛，国家队或国际水平足球运动员	用于评估膝关节半月板损伤[2,3]	无
Lysholm 评分及修正和改进后的 Lysholm 评分 Lysholm 和 Gill-quist[4]，Tegner 和 Lysholm 评分[1,4]	以患者主诉膝关节不稳定症状为主要内容的评分标准 该评分可对膝关节术后预后进行评估并于1985 年进一步改进。修正后的 Lysholm 评分系统专门用于评估半月板损伤	8 个分项目：跛行、支撑、爬楼梯、下蹲、不稳定情况、大腿萎缩情况、疼痛和肿胀 修订版 Lysholm 评分系统使用"关节交锁"取代旧版中的"大腿肿胀" 总分值 0 ~ 100 分，Lysholm 评分及修正后的 Lysholm 评分系统 77 分优良，再改进后的 Lysholm 评分 84 分优良	目前被应用于大多数存在半月板损伤病例的相关研究和评估[2,3]	尚可用于存在膝关节病变的运动员患者[5]，可用于膝关节软骨损伤预后总体评估[3]，也可用于急性髌骨脱位预后评估[6]
国际膝关节文件委员会（IKDC）评分表	根据患者主诉日常生活中涉及膝关节症状与膝关节功能情况的评分系统	18 个问题，总分数最低 0 分（差），最高 100 分（良好）	可用于半月板损伤后膝关节评估[7]	Irrgang 等[8] 采用 IKDC 主观膝关节评分表评估不同膝关节病变时关节症状及功能。尤其适用于存在多种膝关节病变患者，Higgins 等运用该评分系统评估存在各种膝关节病变的患者[9]

P. Verdonk（✉）
R. Verdonk
Department of Orthopaedic Surgery and Traumatology, Ghent
University Hospital, De Pintelaan 185, 9000 Ghent, Belgium
e-mail: pverdonk@yahoo.com

（续）

预后评分方法	评估内容	分值项目	对半月板术后评估的作用	对其他病变的评估作用
膝关节外伤和骨性关节炎预后评分系统（KOOS）Roos 和 Lohmander[10]	根据患者主诉对膝关节运动损伤术后如 ACL 重建、半月板切除、胫骨截骨及创伤后骨性关节炎术后进行评估	5 个分项（问题）：疼痛（9）；症状（7）；日常生活活动水平（17）；运动及娱乐活动（5）；膝关节相关的生活质量改变（4）正常为 100 分，评分时每个项目单独评估，最小分项分值 0，最大分项分值 100，分数越高功能越好	用于评估半月板切除术后合并或不合并膝关节骨性关节炎病变患者[11]	用于评估全膝关节置换术后[12] 及 ACL 重建术后膝关节功能[13]
西安大略半月板评估系统（WOMET）Kirkley[14]	用于评估存在半月板病变患者生活质量的疾病相关评分系统	共 16 个子项分别对体征（9 项）、体育活动和娱乐、工作、生活方式（4 项）及情感因素（3 项）等进行评估	用于评估半月板病变治疗后的预后[12]	无
目视对比评分（VAS）——膝关节病变主观病史评估	用于评估膝关节功能受限程度	VAS 评估系统是患者在 10 厘米长度标尺上进行对比描述评估，其描述长度代表关节受累及症状严重程度	用于评估半月板损伤患者膝关节功能受限程度[15]	也可用于评估存在前、后交叉韧带功能不全或膝关节软骨软化患者关节功能受限程度[15]
非半月板相关评分				
辛辛那提膝关节评分系统 Marx 等[5]	基于临床表现及患者主诉对韧带损伤和重建、高位胫骨截骨术、半月板缝合修复术和异体移植术后进行评估的评分系统	6 个子项：症状（20 分），日常活动及体育运动水平（15 分），体检（25 分）；膝关节稳定性检查（2 分），影像学表现（10 分）；功能检查（10 分）。总分 0（差）~ 100 分（良好）	无	用于评估运动员膝关节病变[5]，及膝关节韧带重建后预后的相关评估研究[16]
VAS 疼痛评分系统 Wallerstein[17]	常用于评估疼痛症状[18]	VAS 评估系统是患者在 10 厘米长度标尺上进行对比描述评估，其测量长度代表疼痛程度，如无痛和剧痛等	目前临床上尚无半月板术后特异的疼痛评分系统，此评分系统广泛运用于疼痛评估，多数文献中采用此系统对膝关节术后进行评估	对于疼痛评估具有良好的实用性且被广泛采用[19]
西安大略和 McMaster 大学骨性关节炎指数（WOMAC）Bellamy[17]	用于髋、膝关节骨性关节炎等特异性疾患评估	包括 3 个子项（问题）：疼痛（5）；僵硬（2）；关节功能（17）。最小 0 分，总分 96 分，如采用分量表总分为 0 ~ 100 分，分值越高，功能越差，也可反向评估（最差 0 分，最好 100 分）	无	可用于对膝关节骨性关节炎的评估[21]；在进行评估时可利用书写、电脑或触屏技术手段[22]

（续）

预后评分方法	评估内容	分值项目	对半月板术后评估的作用	对其他病变的评估作用
简易临床预后 36 项评估（SF-36）Ware 和 Sherbourne[23]	基于临床预后研究的全身预后评估方法，也用于特殊疾病预后评估	多项目评分用于评估 8 个健康方面问题：1）由于健康原因体力活动受限程度；2）由于体力及情感问题参加社会活动受限程度；3）由于体力健康原因导致日常工作活动受限程度；4）疼痛程度；5）心理健康程度如心理抑郁及欢乐程度；6）由于情感因素所致日常工作活动受限程度；7）精力旺盛及疲劳程度；8）全身健康状况	无文献研究证明该评估系统对半月板损伤具有指导意义，但其在很多研究中被用于预后评估，也可作为半月板术后预后评估手段[24]	可作为全膝关节置换术预后评估的有效手段[25]
临床预后研究 12 项评估短表格（SF-12）Ware 等[26]	为疾病特异性全身健康状况预后评估手段	为 SF-36 问题中筛选出的 12 个问题	无文献证明该评估系统对半月板损伤术后预后评估具有指导意义，但在一些文献中其也作为半月板术后预后评估手段[27]	与 SF-36 问卷评估相同
Tapper 和 Hoover 评估系统[28]	半月板切除术后症状及功能丧失程度相关分级评估系统	共 4 级：优：无症状，无膝关节功能丧失；良：在剧烈活动后轻微疼痛伴轻度的无力及渗出症状，总体来讲关节功能无受限；中等：患者屈膝及爬楼梯困难等症状存在，无力、疼痛或不适症状可影响日常生活某些方面，患者关节功能部分丧失，日常活动无障碍但无法参加如滑冰、网球、足球等激烈的体育运动；差：症状严重，所有问及项目均结果不良，休息时也疼痛，活动受限、交锁症状存在，患者行走等活动明显受限且是由于膝关节因素造成	此评估手段的实用性目前尚未被文献证实	无
Flandry 问卷评估 Flandry 等[29]	对患者行膝关节客观症状相关问卷评估	包括 28 个问题及一份 VAS 问卷表格，分值 0 ~ 100 分	未证实	曾用于 182 例存在膝关节症状患者的评估[29]

预后评分方法	评估内容	分值项目	对半月板术后评估的作用	对其他病变的评估作用
膝关节预后调查（KOS）日常生活活动量表（ADLS）Irrgang 等 [30]	根据患者主诉评估由于膝关节病变及损伤后日常生活膝关节功能受限情况	17 个项目评估由于症状及功能受限对日常生活活动的影响情况,总分 0 ~ 100 分,100 分提示无临床症状且功能水平良好	未证实	可用于多数膝关节外伤及病变后功能受限情况评估 [30],也可用于运动员膝关节病变相关评估 [5]
膝关节评估评分系统（KASS）Mahomed 等 [31]	包括膝关节主观及客观功能评估	主观评估 60 分, 客观评估 40 分, 良好的预后要求较治疗前至少提高 10 分或总分高于 75 分	未证实	van Arkel 和 Boer [32] 在一项 KASS 评估系统研究中认为其由于无 Lysholm 评分内容故可能会被放弃；KASS 评分系统结果仅为成功或不成功, 而 Lysholm 评分系统结果包括良、好、可三级
Noyes 症状分级及体育活动评估系统 Noyes 等 [33]	对膝关节病变术前及术后参加体育活动状况进行评估	评估参加体育活动的强度及术前、术后参加体育活动的变化, 引起上述变化的病变, 自我评价功能受限情况, 参加不同体育活动的能力情况	未证实	未证实
Marx 运动水平评分 Marx 等 [34]	根据患者描述的膝关节分级附加评分及全身预后健康状况评估系统	4 方面问题包括跑、急起、急停及轴移运动, 每项分值 0 ~ 4 分, 每月小于 1 次 0 分, 每周大于 4 次 4 分。最小 0 分, 最大 16 分	未证实	可用于评估膝关节病变患者预后 [33]
美国骨科医师学会膝关节运动相关分级评分系统 [35]。	为肌骨骼系统疾病预后数据评估及干预系统的一部分	5 部分, 共 23 个问题。由核心部分：僵硬、肿胀、疼痛和功能改善情况, 活动时是否存在交锁症状, 打软腿, 日常活动受限程度及膝关节活动时疼痛等问题组成	未证实	可用于运动员患者膝关节病变情况评估 [5]
牛津膝关节评分 Dawsond 等 [36]	依据膝关节疾病患者主诉的预后评估系统	12 个问题, 每个问题 5 个选项	未证实	可用于膝关节骨性关节炎 [37] 及行全膝关节置换患者预后评估 [35]
膝关节学会（KSS）评分系统 Insall 等 [38]	从临床医师评估为主评估系统	2 部分, 仅评估膝关节的分级评分系统和患者行走及上下楼梯的功能分级评分系统。最大功能评分为患者能无限长距离行走及正常上下楼梯	未证实	未证实

参考文献

1. Tegner Y, Lysholm J (1985) Rating systems in the evaluation of knee ligament injuries. Clin Orthop Relat Res 198:43-49.

2. Briggs KK, Kocher MS, Rodkey WG, Steadman JR (2006) Reliability, validity, and responsiveness of the Lysholm knee score and Tegner activity scale for patients with meniscal injury of the knee. J Bone Joint Surg Am 88 (4): 698-705.

3. Kocher MS, Steadman JR, Briggs KK, Sterett WI, Hawkins RJ (2004) Reliability, validity, and responsiveness of the Lysholm knee scale for various chondral disorders of the knee. J Bone Joint Surg Am 86-A (6): 1139-1145.

4. Lysholm J, Gillquist J (1982) Evaluation of knee ligament surgery results with special emphasis on use of a scoring scale. Am J Sports Med 10:150-154.

5. Marx RG, Jones EC, Allen AA, Altchek DW, O'Brien SJ, Rodeo SA et al (2001) Reliability, validity, and responsiveness of four knee outcome scales for athletic patients. J Bone Joint Surg Am 83:1459-1469.

6. Paxton EW, Fithian DC, Stone ML, Silva P (2003) The reliability and validity of knee-specific and general health instruments in assessing acute patellar dislocation outcomes. Am J Sports Med 31 (4): 487-492.

7. Crawford K, Briggs KK, Rodkey WG, Steadman JR (2007) Reliability, validity, and responsiveness of the IKDC score for meniscus injuries of the knee. Arthroscopy 23 (8): 839-844.

8. Irrgang JJ, Anderson AF, Boland AL, Harner CD, Kurosaka M, Neyret P, Richmond JC et al. (2001) Development and validation of the international knee documentation committee subjective knee form. Am J Sports Med 29 (5): 600-613.

9. Higgins LD, Taylor MK, Park D, Ghodadra N, Marchant M, Pietrobon R et al (2007) Reliability and validity of the International Knee Documentation Committee (IKDC) Subjective Knee Form. Joint Bone Spine 74 (6): 594-599.

10. Roos EM, Lohmander LS (2003) The Knee injury and Osteoarthritis Outcome Score (KOOS): from joint injury to osteoarthritis. Health Qual Life Outcomes 1:64.

11. Roos EM, Roos HP, Ekdahl C, Lohmander LS (1998) Knee injury and Osteoarthritis Outcome Score (KOOS) - validation of a Swedish version. Scand J Med Sci Sports 8 (6): 439-448.

12. Roos EM, Toksvig-Larsen S (2003) Knee injury and Osteoarthritis Outcome Score (KOOS) - validation and comparison to the WOMAC in total knee replacement. Health Qual Life Outcomes 1:17.

13. Roos EM, Roos HP, Lohmander LS, Ekdahl C, Beynnon BD (1998) Knee Injury and Osteoarthritis Outcome Score (KOOS) - development of a self-administered outcome measure. J Orthop Sports Phys Ther 28:88-96.

14. Kirkley A, Griffin S, Whelan D (2007) The development and validation of a quality of life - measurement tool for patients with meniscal pathology: the Western Ontario Meniscal Evaluation Tool (WOMET). Clin J Sport Med 17:349-356.

15. Höher J, Münster A, Klein J, Eypasch E, Tiling T (1995) Validation and application of a subjective knee questionnaire. Knee Surg Sports Traumatol Arthrosc 3 (1): 26-33.

16. Barber-Westin SD, Noyes FR, McCloskey JW (1999) Rigorous statistical reliability, validity, and responsiveness testing of the Cincinnati Knee Rating System in 350 subjects with uninjured, injured, or anterior cruciate ligament-reconstructed knees. Am J Sports Med 27 (4): 402-416.

17. Wallerstein SL (1984) Scaling clinical pain and pain relief. In: Bromm B (ed) Pain measurement in man: neurophysiological correlates of pain. Elsevier, New York.

18. Bijur PE, Silver W, Gallagher EJ (2001) Reliability of the visual analog scale for measurement of acute pain. Acad Emerg Med 8 (12): 1153-1157.

19. Price DD, McGrath PA, Rafii A, Buckingham B (1983) The validation of visual analogue scales as ratio scale measures for chronic and experimental pain. Pain 17:45-56.

20. Bellamy N (1989) Pain assessment in osteoarthritis: experience with the WOMAC osteoarthritis index. Semin Arthritis Rheum 18 (4 suppl 2): 14-17.

21. Roos EM, Klässbo M, Lohmander LS (1999) WOMAC osteoarthritis index. Reliability, validity, and responsiveness in patients with arthroscopically assessed osteoarthritis. Western Ontario and MacMaster Universities. Scand J Rheumatol 28(4): 210-215.

22. Wright RW (2009) Knee injury outcomes measures. J Am Acad Orthop Surg 17 (1): 31-39.

23. Ware JE Jr, Sherbourne CD (1992) 36-item short-form health survey (SF-36). I. Conceptual framework and item selection. Med Care 30 (6): 473-483.

24. Sekiya JK, West RV, Groff YJ, Irrgang JJ, Fu FH, Harner CD (2006) Clinical outcomes following isolated lateral meniscal allograft transplantation. Arthroscopy 22 (7): 771-780.

25. Lingard EA, Katz JN, Wright RJ, Wright EA, Sledge CB et al (2001) Validity and responsiveness of the Knee Society Clinical Rating System in comparison with the SF-36 and WOMAC. J Bone Joint Surg Am 83-A (12): 1856-1864.

26. Ware J Jr, Kosinski M, Keller SD (1996) A 12-Item Short-Form Health Survey: construction of scales and preliminary tests of reliability and validity. Med Care 34 (3): 220-233.

27. Hommen JP, Applegate GR, Del Pizzo W (2007) Meniscus allograft transplantation: tenyear results of cryopreserved allografts. Arthroscopy 23 (4): 388-393.

28. Tapper EM, Hoover NW (1969) Late results after meniscectomy. J Bone Joint Surg Am 51 (3): 517-526.

29. Flandry F, Hunt JP, Terry GC, Hughston JC (1991) Analysis of subjective knee complaints using visual analog scales. Am J Sports Med 19:112-118.

30. Irrgang JJ, Snyder-Mackler L, Wainner RS, Fu FH, Harner CD (1998) Development of a patient-reported measure of function of the knee. J Bone Joint Surg Am 80 (8): 1132-1145.

31. Mahomed MN, Beaver RJ, Gross AE (1992) The long-term success of fresh, small fragment osteochondral allografts used for intraarticular post-traumatic defects in the knee joint. Orthopedics 15:1191-1199.

32. van Arkel ERA, de Boer HH (2002) Survival analysis of human meniscal transplantations. J Bone Joint Surg Br 84-B:227-231.

33. Noyes FR, Barber SD, Mooar LA（1989）A rationale for assessing sports activity levels and limitations in knee disorders. Clin Orthop Relat Res 246:238-249.

34. Marx RG, Stump TJ, Jones EC, Wickiewicz TL, Warren RF（2001）Development and evaluation of an activity rating scale for disorders of the knee. Am J Sports Med 29: 213-218.

35. American Academy of Orthopaedic Surgeons（1998）Scoring algorithms for the lower limb outcomes data collection instrument, version 2.0. American Academy of Orthopaedic Surgeons, Rosemont.

36. Dawson J, Fitzpatrick R, Murray D, Carr A（1998）Questionnaire on the perceptions of patients about total knee replacement. J Bone Joint Surg Br 80-B:63-69.

37. Conaghan PG, Emerton M, Tennant A（2007）Internal construct validity of the Oxford Knee Scale: evidence from Rasch measurement. Arthritis Rheum 57（8）：1363-1367.

38. Insall JN, Dorr LD, Scott RD, Scott WN（1989）Rationale of the Knee Society clinical rating system. Clin Orthop Relat Res 248: 13-14.

5.2 术后影像学评估：X 线、CT 关节造影、MRI 关节造影

G. Nourissat, C. Pradel, N. Pujol

引　言

　　影像学检查对有症状的半月板病变损伤患者行手术治疗具有重要的指导意义。关于影像学检查在明确半月板损伤患者手术指征和评估半月板手术处理临床结果方面重要性的研究有很多。如术后临床效果不满意且症状未缓解或需进一步明确手术效果时，术后影像学检查可作为二次关节镜探查的替代手段。以往文献中对半月板术前影像学表现进行了很多探讨，但术后影像学相关研究仍比较少。本章将讨论半月板切除术后、半月板修复术后及半月板异体移植术后影像学表现，并明确各种影像学检查的适应证。术后进一步的相关影像学检查有利于二次手术方案的制订和实施。

半月板术后影像学检查的原则

　　正常、未行手术处理且无临床症状的半月板在所有 MRI 检查信号序列中均表现为低信号[29]。如

G. Nourissat (✉)
Service de Chirurgie Orthopédique et Traumatologie, Hôpital Saint Antoine, Université Pierre et Marie Curie Paris 6, 184, rue du Faubourg Saint Antoine, 75012 Paris, France
e-mail: geoffroy.nourissat@sat.aphp.fr

C. Pradel
Service de Radiologie, Hôpital Saint Antoine, Université Pierre et Marie Curie Paris 6, 184, rue du Faubourg Saint Antoine, 75012 Paris, France

N. Pujol
Orthopaedic Department, Hôpital Andre Mignot, 177, rue de Versailles, 78157 Le Chesnay, France

之前曾行半月板手术处理，提示术后半月板再次撕裂的典型 MRI 表现为：（1）如 Rubin 和 Paletta 所指出，短 TE 影像如质子密度扫描序列表现为撕裂内部信号增强且增强信号明显延伸至半月板关节面；（2）半月板形态异常信号表现[25]。

　　传统 MRI 检查为诊断半月板病变损伤的有效手段，但在评估半月板修复术后方面可靠性欠佳[5,29]，愈合良好的半月板组织内的瘢痕组织信号与半月板撕裂信号相似，需注意予以鉴别[1,6]。

　　半月板术后异常形态信号可持续至术后 27 周[6]，质子密度扫描影像异常信号表现可持续达 13 年[14]。因此仅仅依靠信号密度异常并不能区别半月板修复后愈合组织与急性撕裂。T2 加权像上延伸至撕裂部位的液体信号有利于进一步证实术后未愈合[12,30]。

半月板切除术后影像学表现

X 线检查

　　临床上可利用多种影像学检查方法评估半月板切除术后愈后情况。早期骨性关节炎 X 线表现为关节间隙缩窄。Prové 等[21]行前瞻性研究以证实半月板切除术是否为关节间隙缩窄的原因，后期运用计算机分析技术对比术前及术后伸直位和屈曲 30° 前后位 X 线摄片表现，结果表明，半月板切除术前及术后的关节间隙测量值无明显差异。基于这些研究数据他们认为，半月板切除术后存在疼痛症状的关节间隙缩窄表现应考虑诊断为膝关节内软骨破坏，而并非仅仅是半月板切除

的结果，尤其是行外侧半月板切除术的年轻患者和运动员[3]。

半月板切除术后 1～2 个月患者出现持续性的伴疼痛症状的关节渗出应考虑为进行性软骨溶解破坏表现。

在此情况下，应尽快行双膝站立前后位、侧位、schuss 位和切线位摄片以明确是否存在术后早期关节间隙缩窄表现（图 5.2.1）。

双对比关节造影

双对比关节造影技术首次应用于 20 世纪 70 年代早期，用于诊断半月板损伤。Nicholas 等[15]，报道，与手术探查相比，其诊断准确率为 97.5%。其对内侧半月板损伤诊断准确率为 99.7%，对外侧半月板损伤诊断准确率为 93%。

MRI 检查

半月板（部分）切除术后 MRI 检查可明确术后疼痛或反复出现的不适症状的原因是否为再次撕裂或是撕裂延伸所致（详见 3.2 章节）。1990 年，Smith 和 Totty 首先报道了部分切除半月板术后 MRI 表现[26]，其研究的目的是为了明确有症状但未行手术处理的半月板撕裂 MRI 表现是否与术后再次撕裂的表现一致。研究中 51 例患者行半月板部分切除术，患者被分为以下三组：第一组患者半月板至少保留 2/3 且无骨性关节炎表现；第二组半月板切除超过 1/3，无骨性关节炎表现；第三

组不论半月板保留多少均存在骨性关节炎表现。结果表明，半月板切除未及 1/3 者，其 MRI 表现与未行半月板手术者相一致。因此，他们认为通常情况下部分半月板切除术后膝关节 MRI 表现与半月板正常膝关节 MRI 表现无法有效区分。如半月板切除范围扩大，则可有明显的异常表现，可表现为平滑的外形改变信号、信号不均匀及表面不规则信号（占 30%）。如出现不规则信号，需考虑行二次关节镜探查明确是否存在半月板再次撕裂。因此作者得出结论，传统的 MRI 诊断标准可用于诊断残留半月板无明显形态不规则信号的撕裂。如在半月板术后出现明显的形态不规则信号，则可能也是撕裂信号，尤其是在撕裂未发生移位时，需注意鉴别（图 5.2.2）。

Ciliz 等[4] 对半月板术后传统 MRI 和 MRI 关节造影检查技术进行对比研究，72 例术后仍有疼痛症状的再次撕裂患者，其中 45 例行术后二次关节镜探查。结果表明，传统 MRI 技术诊断敏感性为 54%，MRI 关节造影诊断敏感性为 94.5%，二者诊断特异性分别为 75% 和 87.5%，准确率为 57.7% 和 93.4%。因此作者得出结论，此两种影像学诊断技术总的准确率存在明显差异。涉及白 - 白区的半月板小部分切除术后行传统 MRI 检查足以保证诊断准确性，半月板切除范围较大的患者术后行 MRI 关节造影诊断准确性更高[4]。

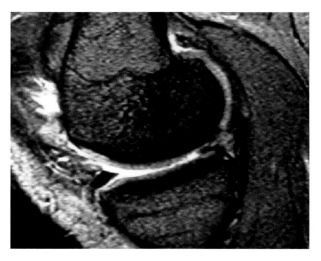

图 5.2.2　内侧半月板后角部分切除术后 MRI 表现。难以确定局部非同源性的信号表现是再次撕裂还是不稳定的局部撕裂

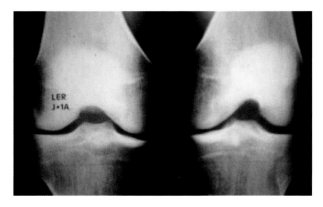

图 5.2.1　右膝外侧半月板切除术后进行性软骨破坏 X 线表现

CT 关节造影（图 5.2.3）

Mutschler 等对 20 例半月板术后二次关节镜探查患者行术前及术后 CT 关节造影检查并进行对比研究[18] 后初步得出结论：CT 关节造影对术后半月板再次撕裂诊断的敏感性和特异性分别为 100% 和 78%。其诊断标准与其他术前诊断标准一致，即半月板撕裂内部造影剂检测、半月板周缘与关节囊连接部位分离及半月板撕裂游离缘。作者行相关回顾性分析研究后认为，半月板术后撕裂部位探查的敏感性和特异性在第一份报告中为 79% 和 89%，在第二份报告中为 93% 和 89%，这说明传统关节造影检查对半月板撕裂的诊断界定标准可能在临床上表现为对术后再次撕裂诊断的过度敏感性。κ 系数统计学分析表明放射学医师在阅片中得出的结论往往一致[18]。

基于以上研究结果，我们建议半月板术后再次撕裂的诊断可采用 CT 关节造影或 MRI 关节造影技术。

半月板术后关节软骨影像学表现

Smith 和 Totty 研究发现 15% 的半月板切除术后患者存在膝关节周围骨赘形成或关节软骨变薄等骨性关节炎影像学表现，这些改变与术后半月板残留长度无关[24]。有文献报道，半月板全切除术后进行性关节软骨退行性变发生率可达 89%，

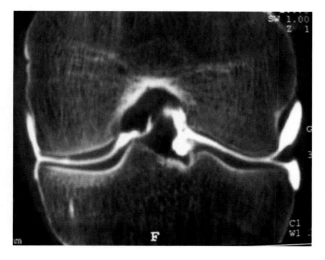

图 5.2.3 半月板全切除术后 CT 关节造影检查所见，无半月板游离缘影像，股骨髁软骨退行性变

与影像学长期随访研究结果一致[11,24,28]。与未手术者相比，半月板全切除术后 21 年患者出现骨性关节炎的危险性增加 14 倍，此危险性与性别、所累及间室或撕裂类型无关[24]。

半月板修复术后影像学表现

关节造影

关节造影为半月板修复后评估的金标准。据 Henning 等提出的标准，半月板撕裂部位经修复后全层愈合为完全愈合，愈合超过撕裂厚度的 50% 也应看作未完全愈合，在任何撕裂部位的愈合未及撕裂全层厚度的 50% 可看做愈合失败[10]（图 5.2.4）。1991 年，Farley 等[7] 报道关节造影较 MRI 在明确半月板修复后遗留损伤方面具有优越性且可用于评估愈合过程。根据 MRI 中级序列和 T1 加权序列扫描所见 3 级信号诊断术后再次撕裂并不可靠，明显的 T2 像高信号在确认撕裂方面敏感性仅为 60%。

MRI 检查

MRI 检查可用于评估半月板愈合情况，明确损伤延伸程度或确定是否修复失败。MRI 常不作为常规检查手段[2]，仅在患者出现不良预后或出现临床症状时选择该检查。1991 年，Farley 等首先对 MRI 在评估半月板愈合方面的敏感性进行了研究[7]，其通过对比修复后半月板（其中部分患者行术后二次镜下探查）MRI 表现与正常无症状半月板 MRI 表现后得出结论，MRI 在诊断修复术后再次撕裂及半月板修复后愈合方面准确性较差（图 5.2.5）。有诊断意义的缝合后再次撕裂 MRI 表现为 T2 像延伸至半月板上下关节面的全层高密度信号，此信号改变在术后 12 周以内并不十分清楚，其敏感性仅为约 60%。有些学者认为该信号改变是半月板上下关节面出现的液性信号。有学者对 MRI 和 MRI 关节造影进行对比研究后认为，后者在诊断半月板修复后再次损伤方面具有更高的准确性。此研究结果推出 10 年后，White 等对 104 例行半月板修复及二次关节镜探查术患者行 MRI 和直接与间接 MRI 关节造影检查，并对其有效性行前瞻性研究对比[34]，结果表明，MRI 敏感

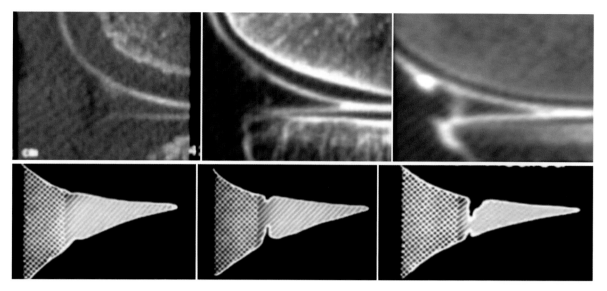

图 5.2.4　根据 Henning 半月板修复后愈合诊断标准，图示半月板撕裂修复后完全愈合、部分愈合和愈合失败

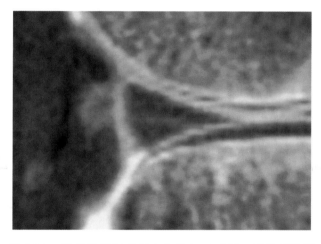

图 5.2.5　半月板修复术后 4 个月 MRI 表现。半月板撕裂部位可见非特异性高密度影，可见缝线影像，但此并非修复失败影像学表现

性为 86%，特异性为 67%，阳性检出率为 83%，阴性检出率为 71%，准确率为 80%。间接 MRI 关节造影（二甲基葡胺三胺五乙酸钆造影剂注射后），上述比率分别为 83%、78%、90% 和 64%，准确率为 81%，直接 MRI 关节造影分别为 90%、78%、90% 和 78%，准确率为 85%。运用钆造影剂检查与之相比无明显数据差异。所有三组样本，κ 值为 0.89，因此该研究结果具有可重复性。

Hantes 等 [9] 对传统 MRI 检查技术和 MRI 关节造影技术在评估半月板缝合修复术后方面的有

效性进行了前瞻性研究，研究中患者未行二次关节镜探查术，但这并不影响对比结果，术后 3、6、12 周行 MRI 检查，所有患者均出现缝合部位异常密度信号。有趣的是，半月板箭和缝线缝合修复可观察到不同的信号改变：二者术后均表现为异物反应信号（慢性炎症反应和肉芽肿形成信号改变），半月板箭修复后可出现关节内游离体信号 [13,19]。

Steenbrugge 等 [39] 对 13 例术后患者进行了为期 13 年的 MRI 评估随访研究，结果表明所有患者术后修复部位均存在异常信号，其中 5 例修复区域为高信号（为黏液样变性或瘢痕形成表现）。另一类似随访研究中，有 5 例存在软骨病变信号，但术前软骨情况无记录数据。

MRI 关节造影

MRI 关节造影目前不常用于半月板修复后评估，但由于其对于半月板缝合修复后愈合状态有效的评估，可能在今后为人们所关注 [17]。

CT 关节造影

我们认为，CT 关节造影为评估半月板修复术后最有效的影像学检查手段。2003 年，法国关节镜学会在其相关回顾性及前瞻性研究报告中指出 [2]，半月板修复后特异性的 CT 关节造影检查具有很高的敏感性，其可明确缝合修复术后愈合程度及撕裂部位的缩小情况，后者对于半月板修复后稳定性的维持具有重要意义 [4]。随后，Pujol 等发表了相关前瞻性研究结果 [22]，该研究中对 53 例半月板撕裂后行修复术患者运用 0.45mm 厚度及 1.6mm 间距 CT 扫描关节造影技术于术后 6 月行矢状面、横断面和冠状面重建评估愈合情况（图 5.2.6），愈合情况依据 Henning 等 [10] 提出的造影技术下愈合标准判定。

评估愈合情况的关键在于撕裂部位前、中、后部的影像重建。此外，总的愈合率百分比量化评估可通过在与半月板纵轴垂直的径向重建影像上测量撕裂整体长度后得出。还可通过重建影像测量半月板各部位宽度并与术前测量值相对比明确愈合情况。

半月板同种异体移植或替代物移植术后影像学表现

半月板同种异体移植术后影像学表现方面的文献报道较少，这是因为目前几乎没有异体移植相关的长期随访研究。X 线摄片检查可用于评估移植术后膝关节骨性关节炎病变，MRI 常用于评估术后愈合过程和移植物形态（图 5.2.7）。目前尚无 CT 关节造影评估移植术后愈合过程方面的相关报道。

X 线检查

中期随访研究结果表明，移植术后关节软骨 X 线改变较少见 [23]。既往一 42 例半月板异体移植术后患者长期随访研究结果表明 [25]，术后行 X 线摄片检查可发现 48% 的患者出现关节间隙缩窄而无其他明显骨性关节炎表现。但必须认识到，X 线摄片并非早期关节退行性变最好的诊断方法 [28]。

MRI 和 MRI 关节造影

学者们在一项长期随访研究中发现，59% 的患者末次随访可发现移植物内 3 级信号，其余为正常 0 级信号 [33]。MRI 也可用于评估移植物在关节内的位置情况。一项类似的相关随访研究结果表明，24% 的患者移植物在膝关节内的位置正常，70% 的移植物部分脱出。脱出部位主要在移植物体中部和前角，且有呈进行性发展的趋势，这是因为在术后前 2 年随访中并未发现此脱出表现 [33]。

很多学者认为半月板移植物在术后 10 年内具有关节软骨保护功能，尽管有研究报道证实移植术后股骨和胫骨软骨退行性变发生率分别为 47% 和 59%，35% 的患者术后行 MRI 检查并未发现进行性关节内股骨或胫骨关节软骨退行性变表现 [8,16,20,31-33,35]。

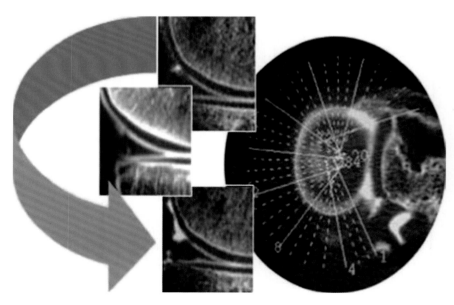

图 5.2.6 CT 关节造影三维重建时半月板前、中、后部相应扫描层面选择

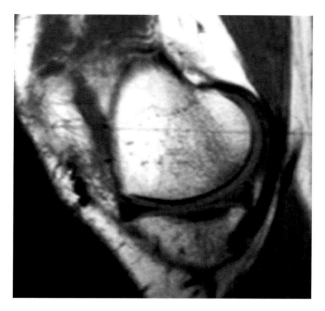

图 5.2.7　半月板替代物移植（胶原半月板内植物）术后 MRI 表现，注意移植物后部不均匀信号改变

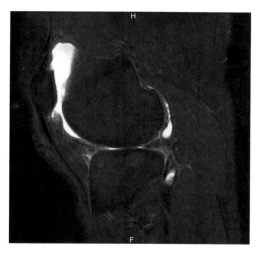

图 5.2.8　外侧半月板异体移植术后 MRI 关节造影表现，图示移植物完全愈合，表现为愈合部位不均匀信号影

半月板移植术后 MRI 关节造影（图 5.2.8）为评估愈合过程和移植组织质量最有效的影像学检查手段。

半月板术后行影像学检查的时机

半月板切除术后

如半月板切除术后患者出现急性疼痛症状，可行 X 线摄片检查以明确是否存在术后软骨溶解破坏，尤其是在外侧半月板切除术后。前后位 X 线摄片检查见关节间隙缩窄常为部分半月板切除术后软骨溶解破坏的表现，可进一步行 MRI 检查以明确诊断。如无关节间隙缩窄 X 线表现，应考虑是否为半月板再次撕裂，此时可进一步行 CT 关节造影或 MRI 关节造影检查。如术后 6 个月出现疼痛，行 X 线摄片检查可明确早期骨性关节炎改变。如考虑为再次撕裂，关节造影、CT 关节造影或 MRI 关节造影为最适宜的检查手段。

半月板修复术和半月板移植术

半月板缝合修复或移植术后不建议常规行影像学检查，半月板修复术后 6 个月如患者出现反复疼痛及机械绞索症状则应考虑行相关影像学检查。

目前，关节造影尤其是 CT 关节造影技术是唯一能够评估半月板愈合过程的影像学检查手段。此外，CT 关节造影检查也可用于评估术后合并软骨病变。

小　结

尽管目前影像学检查对于半月板损伤及损伤后修复或移植替代物治疗的评估已十分有效，但目前常用的影像学检查手段在评估术后效果方面仍显不足。因此，结合二次探查手术结果的相关临床数据对比研究对于术后评估及二次手术决策的制订将具有重要的指导意义。

参考文献

1. Arnoczky SP, Cooper DE, Stadelmeir DM, Hannafin JA（1994）Magnetic resonance signals in healing menisci: an experimental study in dogs. Arthroscopy 10:552-557.
2. Cassard X, Verdonk R, Almqvist KF et al（2004）Meniscal repair. Rev Chir Orthop Reparatrice Appar Mot 90（8 suppl）：3S49-3S75.
3. Charrois O, Ayral X, Beaufils P（1998）Rapid chondrolysis after arthroscopic external meniscectomy. Apropos of 4 cases. Rev Chir Orthop Reparatrice Appar Mot 84（1）：88-92.
4. Ciliz D, Ciliz A, Elverici E, Sakman B, Yuksel E, Akbulut O（2008）Evaluation of postoperative menisci with MR arthrography and routine conventional MRI. Clin Imaging 32:212-219.
5. Davis KW, Tuite MJ（2002）MR imaging of the postoperative meniscus of the knee. Semin Musculoskelet Radiol 6:35-45.

6．Deutsch AL, Mink JH, Fox JM, Arnoczky SP, Rothman BJ, Stoller DW, Cannon WD（1990）Peripheral meniscal tears: MR findings after conservative treatment or arthroscopic repair. Radiology 176:485-488.

7．Farley TE, Howell SM, Love KF, Wolfe RD, Neumann CH（1991）Meniscal tears: MR and arthrographic findings after arthroscopic repair. Radiology 180:517-522.

8．Garrett J（1993）Meniscal transplantation: a review of 43 cases with 2- to 7-year follow-up. Sports Med and Arthrosc Rev 1:164-167.

9．Hantes ME, Zachos VC, Zibis AH, Papanagiotou P, Karachalios T, Malikos KN, Karatanas AH（2004）Evaluation of meniscal repair with serial magnetic resonance imaging: a comparative study between conventional MRI and indirect MR arthrography. Eur J Radiol 50:231-237.

10．Henning CE, Lynch MA, Clark JR（1987）Vascularity for healing of meniscus repairs. Arthroscopy 3:13-18.

11．Jorgensen U, Sonne-Holm S, Lauridsen F, Rosenklint A（1987）Long-term follow-up of meniscectomy in athletes. A prospective longitudinal study. J Bone Joint Surg Br 69:80-83.

12．Lim PS, Schweitzer ME, Bhatia M, Giuliano V, Kaneriya PP, Senyk RM et al（1999）Repeat tear of postoperative meniscus: potential MR imaging signs. Radiology 210:183-188.

13．Menche DS, Phillips GI, Pitman MI, Steinen GC（1999）Inflammatory foreignbody reaction to an arthroscopic bioabsorbable meniscal arrow repair. Arthroscopy 15:770-772.

14．Muellner T, Egkher A, Nikolic A, Funovics M, Metz V（1999）Open meniscal repair: clinical and magnetic resonance imaging findings after twelve years. Am J Sports Med 27:16-20.

15．Nicholas JA, Freiberger RH, Killoran PJ（1970）Doublecontrast arthrography of the knee. J Bone Joint Surg Am 52A:203-220.

16．Noyes FR, Barber-Westin SD, Rankin M（2004）Meniscal transplantation in symptomatic patients less than fifty years old. J Bone Joint Surg Am 86-A:1392-1404.

17．Nourissat G, Beaufils P, Charrois O, Selmi TA, Thoreux P, Moyen B, Cassard X; French Society of Arthroscopy（2008）Magnetic resonance imaging as a tool to predict reparability of longitudinal full-thickness meniscus lesions. Knee SurgSports Traumatol Arthrosc 16（5）：482-486.

18．Mutschler C, Vande Berg BC, Lecouvet FE, Poilvache P, Dubuc JE, Maldague B, Malghem J（2003）Postoperative meniscus: assessment at dual-detector row spiral CT arthrography of the knee. Radiology 228:635-641.

19．Otte S, Klinger H-M, Beyer J, Baums MH（2002）Complications after meniscal repair with bioabsorbable arrows: two cases and analysis of literature. Knee Surg Sports Traumatol Arthrosc 10（4）：250-253.

20．Potter HG, Rodeo SA, Wickiewicz TL, Warren RF（1996）MR imaging of meniscal allografts: correlation with clinical and arthroscopic outcomes. Radiology 198:509-514.

21．Prové S, Charrois O, Dekeuwer P, Fallet L, Beaufils P（2004）Comparison of the medial femorotibial joint space before and immediately after meniscectomy. Rev Chir Orthop Reparatrice Appar Mot 90（7）：636-642.

22．Pujol N, Panarella L, Ait Si Selmi T, Neyret P, Fithian D, Beaufils P（2004）Meniscal healing after meniscus repair: a CT arthrography assessment. Am J Sports Med 36（8）：1489-1495.

23．Rijk PC（2004）Meniscal allograft transplantation - part II: alternative treatments, effects on articular cartilage, and future directions. Arthroscopy 20:851-859.

24．Roos H, Lauren M, Adalberth T, Roos EM, Jonsson K, Lohmander LS（1998）Knee osteoarthritis after meniscectomy: prevalence of radiographic changes after twenty-one years, compared with matched controls. Arthritis Rheum 41:687-693.

25．Rubin DA, Paletta GA Jr（2000）Current concepts and controversies in meniscal imaging. Magn Reson Imaging Clin N Am 8:243-270.

26．Smith DK, Totty WG（1990）The knee after partial meniscectomy: MR imaging features. Radiology 176:141-144.

27．Steenbrugge F, Verstraete K, Verdonk R（2004）Magnetic resonnance imaging of surgically repaired meniscus: a 13 year follow-up study of 13 knees. Acta Orthop Scand 75:323-327.

28．Thomas RH, Resnick D, Alazraki NP, Daniel D, Greenfield R（1975）Compartmental evaluation of osteoarthritis of the knee. A comparative study of available diagnostic modali-ties. Radiology 116:585-594.

29．Thornton DD, Rubin DA（2000）Magnetic resonance imaging of the knee menisci. Semin Roentgenol 35:217-230.

30．Totty WG, Matava MJ（2000）Imaging the posto-perative meniscus. Magn Reson Imaging Clin N Am 8:271-283.

31．van Arkel E, de Boer H（1995）Human meniscal transplantation: preliminary results at 2 to 5-year follow-up. J Bone Joint Sur Br 77:589-595.

32．van Arkel E, de Boer H（2002）Survival analysis of human meniscal transplantations. J Bone Joint Sur Br 84（2）：227-231.

33．Verdonk PCM, Verstraete KL, Almqvist KF, De Cuyper K, Veys EM, Verbruggen G, Verdonk R（2006）Meniscal allograft transplantation: long-term clinical results with radiological and magnetic resonance imaging correlations. Knee Surg Sports Traumatol Arthrosc 14:694-706.

34．White LM, Schweitzer ME, Weishaupt D, Kramer J, Davis A, Marks PH（2002）Diagnosis of recurrent meniscal tears: prospective evaluation of conventional MR imaging, in direct MR arthrography, and direct MR. Radiology 222: 421-429.

35．Wirth C, Peters G, Milachowski K, Kohn D（2002）Longterm results of meniscal allograft transplantation. Am J Sports Med 30（2）：174-181.

第6部分
临床结果

6.1 半月板切除术：临床结果和并发症

J.-M.Fayard, H. Pereira, E. Servien, S. Lustig, P. Neyret

过去数十年以来，关于半月板部分切除、次全切除和全切除术的相关文献报道和论述已有很多。目前，关节镜下半月板切除术仍为骨科常见的术式之一，但该术式存在一些不能被忽视的严重的远期并发症。据美国国家健康统计中心（The National Center of Health Statistic）报道[45]，美国每年约行 450 000 例关节镜下半月板切除术。1948 年 Fairbanks[34] 首次提出了半月板切除术后可能出现膝关节退行性变。此后关于半月板全切术的不同观点和争论也随之展开，半月板全部切除或部分切除技术、切开或在镜下切除半月板技术，以及最近推出的缝合修复、移植技术为目前争论的主要内容。半月板切除术的愈后结果与膝关节软骨病变、前交叉韧带功能及半月板切除范围等因素相关。本章目的是分析半月板切除术后的总体结果及其并发症。

历 史

1866 年 Broadhurst 在伦敦首次提出了半月板切除手术技术[12]。Annandale[7] 在 1885 年首次提

J.-M. Fayard (✉)
E. Servien
S. Lustig
P. Neyret
Centre Albert Trillat, Hôpital de la Croix Rousse,
69300 Lyon-Caluire, France
e-mail: philippe.neyret@chu-lyon.fr

H. Pereira
Orthopaedic Department, Santo António General Hospital,
Largo Professor Abel Salazar, 4099-001 Porto, Portugal

出了半月板修复技术。尽管 King[56] 和 Fairbanks[34] 很早就提出了半月板全切除术后的不良影响及其导致的术后继发性 X 线影像学改变，直到 20 世纪 70 年代，学者们仍然认为半月板为大腿肌肉在进化过程中形成的无重要功能的残留物，并认为半月板切除后对膝关节无特别严重的不良影响[67,107]。1948 年，Ghormley[37] 提出了半月板撕裂后需完全切除的观点，并认为部分半月板切除将导致软骨损伤危险性增高。50 年代，Trillat 和 Dejour[111] 提出了半月板周缘的重要性，Trillat[81] 提出经前内侧膝关节切开入路行内侧半月板内部切除并保留内侧副韧带和半月板周缘术式。直到 20 世纪 70 年代，Smillie[107] 仍建议对大多数半月板撕裂患者行半月板全切术，其观点认为半月板组织切除后可再生——切除整个半月板后可自关节滑囊膜再生出新的半月板组织。但在 1977 年，McGinty 等[72] 经研究发现此观点无科学依据，并指出，Smillie 对于再生半月板组织与切除前半月板组织相似的描述在其所有研究观察样本中均未发现。在对近 800 例膝关节行关节镜二次探查术后，他们发现所有再生后的半月板周缘组织均未超过 5mm。经对 136 例患者术后 5 年随访前瞻性分析研究，他们得出结论，部分半月板切除具有以下优点：术后发病率低、患者术后康复时间短、术后解剖形态良好且关节功能恢复更好。

至 20 世纪 80 年代，生物力学研究结果已证实半月板在膝关节应力传导方面具有重要作用，Kurosawa 等[58] 经研究认为，半月板全切除术后膝关节完全伸直时关节总接触面积将较正常减少 1/3 ～ 1/2。半月板可在膝关节伸直时传导 50% 的

承重应力，在膝关节屈曲时可传导85%的承重应力。体外实验研究结果表明，膝关节伸直和屈曲时半月板可分别传导相应内、外侧间室承重应力的70%和50%。

基于以上研究结果，学者们进一步证实了术中保留半月板组织的重要性，并认为半月板部分切除术的临床预后优于半月板全切术。

1918年，Takagi首次在东京使用显微镜经气体介质对尸体膝关节行镜下操作[108]。Takagi的学生Watanabe在1962年首次行关节镜下半月板部分切除[117,118]，这在目前被公认为是首次关节镜手术。他设计了第一个被用于临床实践的关节镜器械：Watanabe 21号关节镜，并发明了一系列用于关节内操作的手术操作器械。自多伦多Jackson报道[47,49]其关节镜操作技术（图6.1.1）后，镜下手术技术才渐渐开始在西方世界得以开展并被认为是重要的膝关节手术技术之一。由于该手术操作技术相比切开技术具有明显的优势，因此在随后的20世纪80年代在很多医学中心得以开展[11,42,84,104,110]。但这些报道也存在一定的局限性。多数切开半月板全部或部分切除术后的中期和长期随访中，由于涉及膝关节是否稳定、涉及内外侧半月板等多种不同的因素，因此要得出客观的两种术式临床效果的比较结论并非易事。Simpson等[104]经临床研究得出结论，镜下半月板部分切除术临床愈后结果优于切开半月板部分切除术，其对行镜下半月板切除患者的术后随访时

间较短（20年：37年）。Northmore 和 Dandy[84]经平均4年随访研究后得出相同的结论（85%优良率：98%优良率）。Bergstrom等[11]对切开和关节镜下半月板切除术行随机前瞻性对比研究，发现行镜下半月板切除术较切开切除术患者在术后恢复、住院时间和恢复正常工作时间方面更具优势，但两种术式在术后中期关节功能评分方面无明显差异[6]。目前，半月板撕裂治疗的金标准是关节镜下切除术。本章的目的是对目前半月板损伤的治疗理念及手术适应证进行阐述。

临床结果评估

患者术后临床结果评估内容包括术后功能恢复自我满意指数（self-satisfaction index）、功能评分（如IKDC评分[27]或Lysholm评分[19]）、二次手术率、关节退行性变进展程度等。术后X线评估需包括标准单腿站立前后位片、侧位片、尤其应包括膝关节屈曲45°双腿站立前后位片。尽管MRI在半月板评估方面具有较高的敏感性和特异性，但其并非最适宜于术后一般评估手段，建议其最好用于二次手术前的评估。MRI可对半月板撕裂及关节软骨情况进行无创性评估，最近的观点认为MRI关节造影和CT关节造影技术可提高诊断的准确性并可对膝关节恢复情况进行可靠的评估。

半月板切除术后愈后评估的相关文献研究较多，但由于术式较多，目前仍无法对其进行有效的对比评估。

内侧半月板

Kurosawa等[36,58]认为，内侧半月板对于膝关节应力传导具有重要作用，内侧半月板切除后对膝关节软骨、软骨下骨、骨小梁和近端胫骨骨皮质具有明显的不良影响。

半月板并非是牢固固定于胫骨关节面上，其在膝关节屈伸活动时可沿前后方向产生继发性移动，内侧半月板由于其解剖特点而移动性较小。如膝关节稳定，则内侧半月板对于限制胫骨前移并无太大作用，此时在内侧半月板后角被卡于股骨髁和胫骨平台间之前前交叉韧带即已经起到了限制胫骨前移的作用[61]。

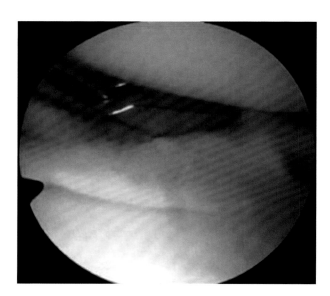

图6.1.1 关节镜下内侧半月板切除术

外侧半月板

胫股关节内、外侧间室存在明显的形态差异，外侧胫骨平台相比内侧胫骨平台更为凸起。因此，失去外侧半月板组织后可导致胫股关节面匹配不良。Walker 和 Hajek[116] 经研究认为，外侧半月板承受外侧间室大部分应力，而内侧间室则由内侧半月板和胫股关节软骨接触面传导应力 [17]。

稳定膝关节半月板切除术

解剖及生物力学研究结果表明，内、外侧半月板在膝关节功能活动中表现不同的功能特性。因此，内、外侧半月板组织切除后也有各自不同的临床表现。

内侧半月板与外侧半月板切除术后比较（表 6.1.1、图 6.1.2）

主观结果

根据内侧或外侧半月板定位的主观结果评估方法目前仍存在争议。法国关节镜学会（SFA）[22] 相关多中心研究结果表明，经术后至少 10 年随访两组患者的 IKDC 主观评分无明显差异，两组患者中超过 85% 的患者认为其膝关节功能正常或基本正常，超过 90% 的患者对其膝关节功能满意或非常满意。Granna 和 Hollingsworth[39] 在其部分半月板切除术后短期随访研究中得出相似的结论。Bonneux 和 Vandekerckhove[15] 得出的结论相反：外侧半月板切除术后仅 48% 的患者主观结果满意

表 6.1.1　内、外侧半月板切除术愈后结果

研究	主观结果	随访时间	功能结果	退行性病变
Neyret 等 [80]		20 年		内侧半月板切除术后 35% 外侧半月板切除术后 12%
Ramadier 和 Beaufils[91]		3 ~ 6 个月	内侧半月板切除术后 90% 满意和非常满意 外侧半月板切除术后 85% 满意	
Ranger 等 [92]		53 个月		内侧半月板切除术后 38% 外侧半月板切除术后 25%
Northmore-Ball 等 [84]		4.3 年	内侧半月板切除术后 88% 满意 外侧半月板切除术后 95% 满意	
Bonneux 等 [15]	外侧半月板切除术后 48% 满意和非常满意	8.2 年		外侧半月板切除术后 39%
Hoser 等 [44]		10.3 年	外侧半月板切除术后 58% 满意或非常满意	外侧半月板切除术后 39% 出现骨性关节炎改变
SFA[22]	内侧半月板切除术后 90% 感觉正常 外侧半月板切除术后 86% 感觉正常	11 年	内侧半月板切除后 86% 无症状 外侧半月板切除术后 80% 无症状	内侧半月板切除术后 22% 外侧半月板切除术后 38%
Higuchi 和 Kimura[43]		12 年	内侧半月板切除术后 84% 满意 外侧半月板切除术后 73% 满意	内侧半月板切除术后 60% 外侧半月板切除术后 33%
Grana 和 Hollingsworth[39]	内侧半月板切除术后 90% 非常满意 外侧半月板切除术后 85% 非常满意	7 个月		
Allen 等 [5]		17 年		外侧半月板切除术后发生率高

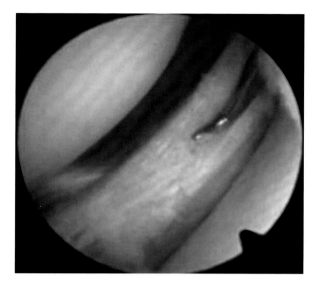

图 6.1.2 关节镜下外侧半月板切除术中所见

或非常满意。McNicholas[68] 报道内侧半月板切除后患者主观愈后结果较好。

功能结果

目前，内、外侧半月板切除术后临床结果对比研究尚无一致的结论。SFA[22] 认为二者在术后疼痛、肿胀或打软等临床表现方面无明显差异。Higuchi 和 Kimura 认为 [43]，不同的半月板切除部位并不会影响患者功能结果，Meredith 和 Losina[73] 经相关综合数据分析研究后得出相同结论。Ramadier 和 Beaufils[91] 认为外侧半月板切除术后患者功能恢复较差，Mac Nicholas 等 [68] 和 Johnson[51] 也得出相同结论。

总的来说，半月板切除术后可获得短期内良好的功能恢复，运动员甚至在短期内可恢复至伤前运动及训练水平，但其膝关节外侧间室功能将明显随时间推移而恶化。Chatain 等 [22] 研究发现外侧半月板切除术后患者的运动水平改变发生率比内侧半月板切除术高。Jaureguito 等 [50] 研究发现，关节镜下外侧半月板部分切除术后功能最大恢复时段是术后 5 个月至术后 2 年。

此外，据报道与内侧半月板切除术相比，外侧半月板切除术后再次手术（如关节镜清理、截骨或关节成形术）率为前者的 2 倍 [15,22,96]。

半月板切除术后对下肢力线排列的影响目前仍存在争议。如仅从应力传导因素考虑，外侧半月板撕裂合并膝外翻或内侧半月板撕裂合并膝内翻由于其导致软骨应力过度承受为预后的负面影响因素。但 Chatain 等 [22,23] 经术后随访 10 年、Neyret 等 [79,80] 经术后 25 ~ 35 年随访研究后发现，术后膝关节力线排列与术前比较无明显差异，目前对此方面尚须进一步的深入研究。

影像学结果

半月板切除术后并发膝关节退行性变目前仍是骨科医师所关注的焦点。Prové 等 [90] 经术后 1 个月短期随访研究发现，半月板切除术后无明显内侧胫股关节间隙高度异常的影像学改变。

SFA 对行内、外侧半月板部分切除术的患者行至少 10 年的临床表现及影像学改变随访对比研究 [22]，所有研究对象术前无外伤史和膝关节手术史且膝关节稳定，行影像学随访评估者对侧膝关节无异常影像学表现，此筛选条件有利于对半月板切除术后膝关节内的病变演化过程进行评估，此研究结果及其他一些研究结果 [5,20,96] 均表明外侧半月板切除术后膝关节可能出现不良的影像学改变。

Neyret 等 [99,80] 对需要手术治疗的骨性关节炎患者的回顾研究发现，其中很多患者有 20 年以上的半月板切除手术史。这些研究表明，骨性关节炎改变的发生时间可能比先前学者估计的要晚。

创伤性撕裂与退行性变所致撕裂

半月板病变损伤类型为临床结果评估时应考虑的另一个因素。文献研究表明，创伤性纵向撕裂较退行性复杂裂术后结果好，Englund 等经术后 [30,31] 平均 16 年随访研究后认为，半月板退行性病变所致撕裂术后结果最差。Osti 等 [86] 经研究认为：半月板纵向撕裂患者行半月板切除术后功能良好率为 100%，复杂裂患者术后功能良好率为 79%。Matsusue 和 Thomson[70] 的研究结果表明，创伤性撕裂术后结果良好率为 74%，退行性撕裂术后结果良好率为 64%。Saragaglia 和 Tourne[98] 经研究认为，半月板退行性变行半月板切除术将最终导致患者明显的愈后不良，此类型半月板损伤常与软骨 Outerbridge[87] Ⅲ 度和 Ⅳ 度损伤密切相关且后者增加了治疗难度。目前伴发软骨损伤本身对临床结果的作用尚不清楚，因为目前尚不清楚半月板撕裂与软骨损伤的关系，尤其是对于膝关节退行性变患者。Matsusue 和 Thomson 认为[70]，复杂退行性撕裂患者常伴发软骨破坏。

经 HAS 2008 年相关文献研究分析[40]证实，软骨破坏是术后膝关节功能不良的最有力的预见因素[73]。如无关节软骨损伤，退行性（48.5% ～ 96%）和创伤性（58% ～ 95%）半月板病变损伤患者行半月板切除术在临床结果方面无明显差异。如合并软骨损伤，则行镜下半月板切除术后优良率仅为 15% ～ 65%。累及髌骨软骨者预后尤差。Ramadier 和 Beaufils 研究[91]发现，胫股关节软骨病变与临床结果不良的关系不明显。术后疼痛和渗出症状的出现与相关软骨病变明显相关[13]。

很多作者认为[13,22,63,98]，患者术后满意率将随年龄增大而不断降低，小于 45 岁患者术后短期和中期满意率约为 85% 而年老患者仅为 75%，大于 55 岁患者术后满意率小于 60%[63]。但此愈后不良结果是由于半月板撕裂还是随年龄增大而伴发的软骨损伤等独立于手术之外的因素引起目前尚未可知[91,98]。Jackson 和 Rouse 认为[48]，是手术干预时膝关节存在的退行性变而非年龄因素影响临床结果。

ACL 功能不全膝关节半月板切除术

膝关节内胫骨相对于股骨前移的主要限制装置是前交叉韧带[103]（图 6.1.3）。ACL 断裂后常伴发半月板损伤[46]。ACL 断裂后膝关节处于不稳定状态并可能导致半月板撕裂、原发半月板撕裂损伤程度增大及撕裂半月板组织退变危险性增加。以往在临床上行韧带重建术之前往往仅行撕裂半月板部分切除处理。总的来说，此类患者中期临床和影像学随访结果将较术前预期差。

如 ACL 功能缺失，内侧半月板后角将在防止胫骨前移方面起主要作用，从而导致内侧半月板后角承受较 ACL 功能正常时更大的应力，这是 ACL 断裂后内侧半月板易于发生撕裂的原因。

从解剖学角度考虑，外侧半月板在膝关节胫骨面上的固定不如内侧半月板牢固[62]。外侧半月板更具移动性，在前后方向有 9 ～ 11mm 移动范围，而内侧半月板仅为 2 ～ 5mm[61,62]。这说明在 ACL 功能不全时外侧半月板和内侧半月板因其在膝关节前后方向的限制作用不同而存在不同的损伤机制。

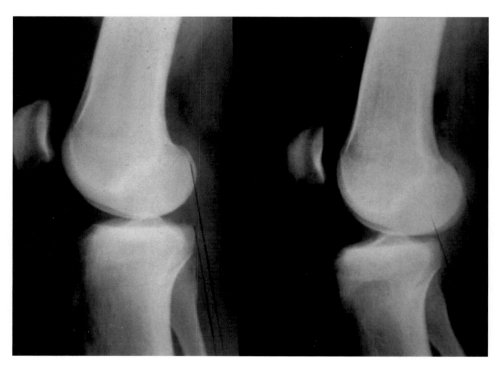

图 6.1.3 X 线检查结果提示 ACL 功能不全患者膝关节前方松弛度增加

单纯半月板切除术（表 6.1.2）

运动水平影响

很多研究表明，ACL 功能不全不利于半月板切除术患者术后恢复至术前体育运动水平。Aglietti 等 [2] 报道，中期随访中仅 31% 的患者能够恢复至伤前参加竞技性体育运动水平，其中 25% 的患者被迫放弃参加体育活动。Hazel 和 Randy[41] 经为期 4 年的术后随访研究后也支持上述观点。Neyret 等 [78,80] 经长期随访研究证实，不稳定膝关节行半月板切除术后运动水平明显降低（31% 的患者放弃体育活动，而膝关节稳定患者行半月板切除术后仅 5% 放弃体育活动），其结果数据明显低于 Bolano 和 Grana[12]（半月板切除术后 5 年随访，74% 的患者可维持或提高原有体育运动水平）以及 Higuchi 和 Kimura[43]（69% 的患者可恢复或提高原有运动水平）的研究结果数据。

主观结果

很多研究 [1,2,41,78] 表明，半月板切除术后结果与患者 ACL 功能相关，Ramadier 和 Beaufils[91] 研究发现，ACL 功能完整患者术后短期主观结果明显良好且主观结果与疼痛和膝关节稳定性明显相关。

功能结果

很多学者认为不稳定膝关节行半月板切除术后短期功能结果可明显改善 [2,35,91]，但随着时间进展患者将出现进行性膝关节功能不良。此外，关节不稳定可导致继发性半月板及软骨损伤，此继发损伤常需二次关节镜手术处理。

影像学结果

影像学评估研究结果表明，膝关节不稳患者行半月板切除术后将易于出现骨性关节炎影像学改变 [3,12,28]，可表现为胫骨髁间棘呈钩状、股

表 6.1.2　ACL 功能与半月板切除术后相关结果

研究	随访	ACL 功能	运动水平	主观结果	功能结果	影像学结果
Ramadier 和 Beaufils[91]	3～6 个月	撕裂 完整		45% 不稳定	77% 良好 91% 良好	
Aglietti 等 [2]	3.5 年	撕裂	31% 仍为竞技性运动员 25% 退出现役	53% 日常活动或娱乐活动不稳定		
Hazel 和 Rand[41]	4 年	撕裂	35/62 例退出体育活动	84% 改善 68% 疼痛及不稳定	66% 渗出	65% 出现骨性关节炎改变
Bolano 和 Grana[12]	5 年	完整	74% 可参加术前或强度更大水平活动		82% 满意	62% 出现退行性变
Higuchi 和 Kimura[43]	12 年	完整	63% 可参加术前或强度更大水平活动		79% 满意	
Tapper 和 Hoover[109]	10～30 年	完整	25% 不能参加足球和滑雪等体育活动			
Neyret 和 Nonell[78]	26 年	撕裂 完整	31% 无法参加体育活动 5% 无法参加体育活动	7% 非常满意 92% 非常满意	31% 良好 68% 良好	65% 出现骨性关节炎改变
Nebelung 和 Wuschech[77]	35 年	撕裂				10/19 患者行全膝关节置换
Von Porat 等 [115]	14 年	撕裂				内侧半月板切除术后 59% 出现退行性变

骨髁间窝骨赘形成、胫骨保持前移并形成后内侧帽状影像（posteromedial cupula）等（图 6.1.4）。Hazel 和 Rand[41] 研究发现 65% 的患者在术后平均 4.3 年将出现骨性关节炎影像学改变。Neyret 和 Donell[78] 报道术后 30 年随访 65% 的患者出现骨性关节炎改变，如更长时间随访则可超过 85%，并认为半月板切除后膝关节出现退行性变与术前 ACL 功能状态密切相关。von Porat 等[115] 报道 ACL 功能不全患者行半月板切除术后 59% 将出现骨性关节炎表现，而半月板完整者此比例仅为 31%。Nebelung 和 Wuschech[77] 对高水平运动员 ACL 撕裂术后平均 35 年随访研究发现，超过 50% 的患者需最终行全膝关节置换术，且这些患者都曾行半月板切除术。

ACL 重建合并半月板切除术

主观结果

　　Kartus 和 Russell 经研究后认为[53]，ACL 重建术后患者膝关节在日常活动后是否会出现疼痛、肿胀常与患者是否同时行半月板切除术相关。Aglietti 等[1] 的研究数据结果表明，如行 ACL 重建同时行内侧半月板切除，则患者术后更易出现膝关节疼痛症状。Dejour 和 Dejour[28] 认为，ACL 重建后行半月板切除术的患者术后膝关节外侧持

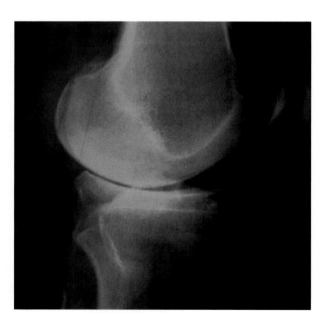

图 6.1.4　X 线示后内侧帽状影像

续疼痛症状发生率将会明显增加。

功能结果

　　部分或全部半月板切除可加重韧带重建术后的膝关节功能不良症状。Ait SiSelmi 等[3] 对 281 例膝关节慢性前方不稳定手术患者随访研究后发现，之前行半月板切除术者关节功能预后不良。Kartus 和 Russell[53] 对 ACL 重建并行半月板切除术后患者行功能评估研究后发现患者术后 IKDC 评分分值较低，未行半月板切除术组 42% 的患者 IKDC 评分为 A 级，半月板切除组中仅 22% 的患者 IKDC 评分为 A 级。此结论为 Bouattour 等[16] 的相关研究所证实，其研究结果表明 48% 未行半月板切除的患者 IKDC 评分为 A 级，半月板切除组仅 11% 的患者 IKDC 评分为 A 级。Dejour 和 Dejour[28] 强调 ACL 重建术后行内侧半月板切除术将导致术后膝关节功能预后不良。Shelbourne 和 Gray[101] 根据半月板和关节软骨情况评估 ACL 重建术后功能愈后，其研究结果表明，韧带重建时半月板和关节软骨完整者主观和客观愈后结果更好。此外，半月板全部切除（与部分切除相比）和外侧半月板切除（与内侧半月板切除相比）不利于患者获得良好的临床结果。

关节松弛度（表 6.1.3）

　　如前所述，内侧半月板为膝关节内限制胫骨前移的次级限制结构。此功能将在 ACL 重建并行内侧半月板切除术后丧失。在此情况下膝关节前后方向移动的限制作用仅依赖于重建韧带。很多学者研究发现，ACL 重建后行半月板切除较半月板完整者可出现明显的关节松弛症状。

退行性变

　　Aglietti 等[1] 研究发现，行半月板切除者术后影像学检查可发现原有的膝关节退行性变加重的表现，行内侧半月板切除后出现膝关节骨性关节炎改变的概率将增加 2 倍。Cohen 和 Amaro[24] 也发现，半月板切除与关节退行性变存在明显关联。此外，Ait Si Selmi 等[3] 以及 Dejour 和 Dejour[28] 描述了由于内侧半月板切除致 ACL 功能缺失患者出现内侧胫股关节骨性关节炎表现。这些膝关节内侧间室退行性变与内侧间室内胫骨前移活动

表 6.1.3　ACL 重建后膝关节松弛度研究结果总结

相关研究	半月板完整时松弛度	同时行半月板切除后松弛度
Bouattour 和 Chatain[16]	1.57mm	5.18mm
Ait Si Selmi 等[3]	3.9mm	4.2mm
Laffargue 和 Delalande[59]	29% 的患者 IKDC 韧带相关项目评分 A 级	0.9% 的患者 IKDC 韧带相关项目评分 A 级
Kartus 和 Russell[53]	78% 的患者 Lachmann 试验阴性	64% 的患者 Lachmann 试验阴性

相关，无膝关节骨性关节炎患者移动平均差异值为 5.7mm，而出现骨性关节炎者为 8.3mm（$P = 0.045$）。继发性骨性关节炎的进展受膝关节前方不稳定程度的影响，Laffargue 和 Delalande[59] 研究认为，如放射学检查局部松弛超过 6mm 则发生骨性关节炎概率将增大，此时，内侧半月板作为胫骨前移的次级限制结构作用的丧失是导致松弛的原因。

其他与膝关节不稳定方式相关的半月板撕裂机制也有报道，但这些撕裂病变方式较少见，不在本章讨论范围内。

并发症

尽管关节镜下半月板切除术通常被认为是一种安全的手术且预后结果令人满意，但对外科医师的手术技术和理论知识要求很高。文献报道手术相关并发症发生率为 0.56% ~ 8.2%[25,102,105,106]。除了前述长期并发症外，尚需注意术后短期及中期并发症。

短期并发症

主要包括与术中半月板组织切除相关操作及其他镜下操作有关的并发症。

感　染

文献报道中，术后感染发生率为 0.004% ~ 0.42%[8,52]。2001 年 SFA 学术论坛报道术后感染率为 0.04%[26] 且与感染相关的报道主要集中在其程度方面。如发现感染，需及时行关节清理及细菌培养检查并使用广谱抗生素。经细菌培养检查后适时调整敏感抗生素。最常见的感染细菌为金黄色葡萄球菌。

术中使用材料及器械断裂

由于膝关节内操作空间狭小及术中使用器械的材料特性等原因，器械及材料断裂已不罕见。早期关节镜手术中光纤断裂发生率为 0.3%[49]。目前，我们仍可见如探钩、关节镜剪、勾刀断裂等个案报道[57,74,102]。目前随着材料及手术技术的不断更新改进，此类并发症已很少见，但在手术操作时仍需对此保持高度警惕。

医源性软骨损伤（图 6.1.5）

在置入操作器械时不可避免的医源性软骨损伤为常见并发症[44,5,57]。Lubowitz 等[64] 最近报道，由于经髁间窝探查位于后内侧间室的内侧半月板后角时操作粗暴致医源性软骨损伤中 28% 为轻度损伤，3% 为中度损伤。此类并发症的产生与不正确的器械置入方式、手术医师的经验及患者膝关节松弛度有关。

韧带损伤

韧带损伤为关节镜手术罕见的并发症。Small[105,106] 曾报道 1184 例膝关节镜手术患者中 2 例出现内侧副韧带损伤。

血管损伤

血管损伤非常少见。1985 年北美关节镜学会并发症委员会（Committee on Complications of the Arthroscopy Association of North America）[25] 报道关节镜手术后血管并发症发生率为 0.005%。

临床上的确有医源性血管损伤的报道[55,75,102]，最严重者为腘动脉损伤导致假性动脉瘤或动静脉血管瘘。

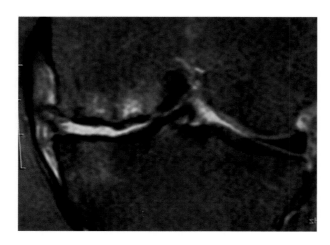

图 6.1.5　内侧半月板切除术后医源性软骨损伤 MRI 影像学检查所见

神经损伤

半月板缝合修复手术时并发神经损伤的危险性较半月板切除术高 [55,102]，不适当的入路设置和器械置入操作可能导致膝关节周围神经损伤。Sherman 和 Fox [102] 报道 0.6% 的患者术后出现隐神经缝匠肌支或髌下支感觉过敏或麻木症状。

滑膜瘘形成

如膝关节囊滑膜在术后未愈合，膝关节内关节液可能流入皮下 [85]，这可能导致切口延缓愈合并使术后感染机会增加。

血栓形成

下肢手术包括膝关节镜手术后可能发生深静脉栓塞或并发局部血栓形成。膝关节镜手术术后并发肺栓塞情况目前尚不确定，但目前在文献中也偶有报道 [99]。

中期并发症

早期软骨溶解

外侧半月板损伤后较内侧半月板损伤更易并发关节软骨退行性变 [4]。早期软骨溶解破坏病变常与外侧半月板切除术相关 [21]，即使是在术前无软骨损伤病变的患者也存在此并发症的危险性。临床上患者表现为术后 1 个月内膝关节外侧局限性疼痛和关节渗出。

累及外侧间室的关节软骨缺损可在术后 MRI 检查中发现并在随后关节镜探查中得以证实。对此软骨溶解破坏病变的处理目前仍存在争议。

一些学者建议给予关节冲洗引流、关节内激素注射和关节制动。另一些学者则主张行更进一步的处理，如微钻孔术、微骨折术或骨软骨移植术（如马赛克法、软骨细胞植入或者同种异体软骨移植）。

半月板切除术后骨坏死 [88] （图 6.1.6 和图 6.1.7 ）

Brahme 等 [18] 于 1991 年首次报道了半月板切除术后骨坏死病变，其病因学和实际发病情况

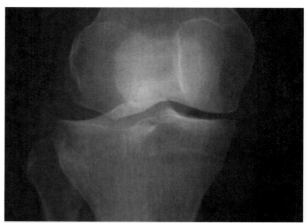

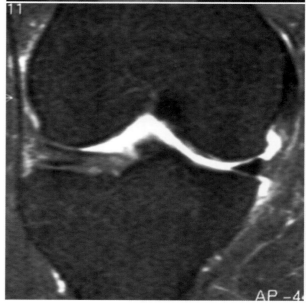

图 6.1.6　半月板切除术后骨坏死二次镜下探查术前 X 线及 MRI 表现

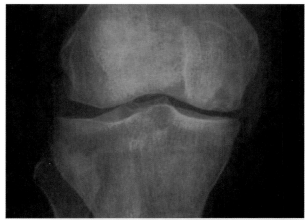

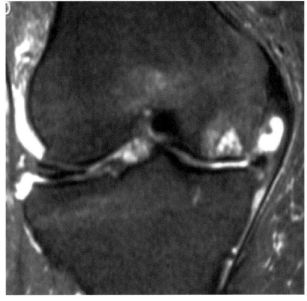

图 6.1.7　半月板切除术后骨坏死（关节镜术后 X 线和 MRI 表现）

目前仍不清楚 [33]，目前认为酒精依赖、血红蛋白病、高压病、长期激素治疗、系统性红斑狼疮和 Gaucher 病与其发生密切相关。与膝关节自发性骨坏死不同，半月板切除术后骨坏死与性别无关联，患者平均发病年龄 58 岁 [89]，股骨内侧髁受累最常见，且常累及被切除半月板所在间室。其血供相关的发病机制假说目前仍存在争议。最近 10 年来，临床上有一些半月板切除术后骨坏死个案报道，一些学者认为，半月板应力传导保护功能丧失后在膝关节应力传导过程中胫股关节面接触压增大导致软骨下骨损伤并最终导致骨坏死。还有学者认为，骨坏死是由于术后软骨渗透性增加导致软骨下骨水肿所致。

骨坏死诊断依赖于术前与术后 MRI 表现的对比。半月板切除术后骨坏死 MRI 表现为局部骨髓水肿，X 线摄片检查可见局部骨坏死表现。有报道激光半月板切除术后由于温度过热可能导致发生骨坏死 [97]。

小　结

随着对半月板在维持膝关节功能重要性方面认识的不断深入，目前在临床上半月板病变损伤的治疗中尽可能保留半月板组织的原则已成为学者们的共识。如前所述，长期随访研究结果表明，半月板全部或部分切除术后都会出现不可避免的不良并发症。随着近年来对半月板解剖形态、血供特点 [9] 和生物特性认识的不断深入以及相关手术技术和操作器械的不断改进，目前半月板缝合修复手术的效果已有了明显提高 [69,71]。学者们一致认为，越过多地切除半月板组织，术后膝关节解剖连续性和生理学特性就越差。现在已有各种不同的缝合技术经临床证实可适用于修复不同的半月板病变损伤类型 [29,32,95]。外源性血纤维凝块 [100]、干细胞 [60]、生长因子 [54]、组织工程技术 [76] 或基因治疗技术 [38] 在临床上有广阔应用前景并已有了相关的临床及实验研究报道。同种异体半月板移植的术后前 10 年随访研究结果 [14,82,83,93,94,113,114] 令人鼓舞。综上所述，半月板损伤的治疗理念仍须随基础理论和损伤类型等相关研究的进展而不断更新 [10]，以实现在治疗过程中满足患者最大的功能期望（包括康复时间和恢复体力活动等方面）[65,66]。

参考文献

1. Aglietti P, Zaccherotti G, De Biase P, Taddei I (1994) A comparison between medial meniscus repair, partial meniscectomy, and normal meniscus in anterior cruciate ligament reconstructed knees. Clin Orthop Relat Res 307:165-173.

2. Aglietti P, Buzzi R, Bassi PB (1988) Arthroscopic partial meniscectomy in the anterior cruciate deficient knee. Am J Sports Med 16:597-602.

3. Ait Si Selmi T, Fithian D, Neyret P (2006) The evolution of osteoarthritis in 103 patients with ACL reconstruction at 17 years follow-up. Knee 13:353-358.

4. Alford JW, Lewis P, Kang RW, Cole BJ (2005) Rapid progression of chondral disease in the lateral compartment of the

knee following meniscectomy. Arthroscopy 21: 1505-1509.

5． Allen A, Denham R, Swan A（1984）Late degenerative changes after meniscectomy: factors affecting the knee after operation. J Bone Joint Surg 66-B:666-671.

6． Andersson-Molina H, Karlsson A（2002）Arthroscopic partial and total meniscectomy: a long term follow-up with matched controls. Arthroscopy 18:183-189.

7． Annandale T（1885）An operation for displaced semilunar cartilage. Br Med J 1:779.

8． Armstrong R, Bolding F, Joseph R（1992）Septic arthritis following arthroscopy: clinical syndromes and analysis of risk factors. Arthroscopy 8:213-223.

9． Arnoczky SP, Warren RF（1982）Microvasculature of the human meniscus. Am J Sports Med 10:90-95.

10． Bardana D, Burks R（2000）Meniscectomy: is there still a role? Oper Tech Orthop 10:183-193.

11． Bergström R, Hamberg P, Lysholm J, Gillquist J（1984）Comparison of open and endoscopical meniscectomy. Clin Orthop 184:133-136.

12． Bolano LE, Grana WA（1993）Isolated arthroscopic partial meniscectomy: functional radiographic evaluation at five years. Am J Sports Med 21:432-437.

13． Bonamo JJ, Kessler KJ（1992）Arthroscopic meni-scectomy in patients over the age of 40. Am J Sports Med 20:422-429.

14． Bhosale A, Myint P, Roberts S et al（2007）Combined autologous chondrocyte implantation and allogenic meniscus transplantation: a biological knee replacement. Knee 14: 361-368.

15． Bonneux I, Vandekerckhove B（2002）Arthroscopic partial lateral meniscectomy long-term results in athletes. Acta Orthop Belg 68:356-361.

16． Bouattour K, Chatain F（2002）Arthroscopic recon-struction of the anterior cruciate ligament. Rev Chir Orthop 88: 130-138.

17． Bourne RB, Finlay JB, Papadopoulos P, Andreae P（1984）The effect of medial meniscectomy on strain distribution in the proximal part of the tibia. J Bone Joint Surg 66-A:1431-1437.

18． Brahme SK, Fox JM, Ferkel RD, Friedman MJ, Flannigan BD, Resnick DL（1991）Osteonecrosis of the knee after arthroscopic surgery: diagnosis with MR imaging. Radiology 178:851-853.

19． Briggs K, Kocher MS, Rodkey W, Steadman JR（2006）Reliability, validity, and responsiveness of the Lysholm knee score and Tegner activity scale for patients with meniscal injury of the knee. J Bone Joint Surg 88-A:698-705.

20． Burks RT, Metcalf MH, Metcalf RW（1997）15-year follow up of arthroscopic partial meniscectomy. Arthroscopy 13: 673-679.

21． Charrois O, Ayral X（1998）Rapid chondrolysis following arthroscopic lateral meniscectomy. Rev Chir Orthop 84:88-92.

22． Chatain F, Adeleine P, Chambat P, Neyret P, Arthros-copie SF（2003）A comparative study of medial versus lateral arthroscopic partial meniscectomy on stable knees: 10-year minimum follow-up. Arthroscopy 19:842-849.

23． Chatain F, Robinson AHN, Adeleine P, Chambat P, Neyret P（2001）The natural history of the knee following arthroscopic medial meniscectomy. Knee Surg Sports Traumatol Arthrosc 9:15-18.

24． Cohen M, Amaro JT（2007）Anterior cruciate ligament reconstruction after 10 to 15 years: association between meniscectomy and osteoarthritis. Arthroscopy 23: 629-634.

25． Committee on Complications of the Arthroscopy Association of North America（1985）Complications of arthroscopy and arthroscopic surgery: results of a national survey. Arthroscopy 1:214-220.

26． Coudane H, Buisson P（2001）Symposium compl-ications de l'arthroscopie. In: Perspectives en arthro-scopie, vol 2. Springer ed Berlin, Heidelberg, 120-137.

27． Crawford K, Briggs K, Rodkey W, Steadman JR（2007）Reliability, validity, and responsiveness of the IKDC score for meniscus injuries of the knee. Arthroscopy 23: 839-844.

28． Dejour H, Dejour D（1999）Chronic anterior laxity of the knee treated by free patellar graft and extra articular lateral plasty: long term results on 148 cases. Rev Chir Orthop 85:777-789.

29． Don J, Husam D（2007）Meniscal repair using the inside-out suture technique. Techn Knee Surg 6:136-146.

30． Englund M, Roos E, Roos H, Lohmander L（2001）Patientrelevant outcomes fourteen years after menis-cectomy: influence of type of meniscal tear and size of resection. Rheumatology 40:631-639.

31． Englund M, Lohmander L（2004）Risk Factors for symptomatic knee osteoarthritis fifteen to twenty-two years after meniscectomy. Arthritis Rheum 50:2811-2819,

32． Espejo-Baena A, Figueroa-Mata A, Serrano-Fernández J, Torre-Solís F（2008）All-inside suture technique using anterior portals in posterior horn tears of lateral meniscus. Arthroscopy 24:369.

33． Faletti C, Robba T（2002）Postmeniscectomy osteonecrosis. Arthroscopy 18:91-94.

34． Fairbanks TJ（1948）Knee joint changes after meniscectomy. J Bone Joint Surg 30-B:664-670.

35． Fowler PJ, Regan WD（1987）The patient with symptomatic chronic anterior cruciate ligament insufficiency. Results of minimal arthroscopic surgery and rehabilitation. Am J Sports Med 15:321-325.

36． Fukubayashi T, Kurosawa H（1980）The contact area and pressure distribution pattern of the knee. Acta Orthop Scand 51:871-879.

37． Ghormley RK（1948）Late joint changes as a result of internal derangements of the knee. Am J Surg 76:496-501.

38． Goto H, Shuler F, Niyibizi C, Fu F, Robbins P, Evans C（2000）Gene therapy for meniscal injury: enhanced synthesis of proteoglycan and collagen by meniscal cells transduced with a TGFβ$_1$ gene. Osteoarthritis Cartilage 8: 266-271.

39． Grana W, Hollingsworth S（1982）Partial arthroscopic meniscectomy. Clin Orthop 164:78-83.

40． Haute Autorité de Santé（HAS）（2008）Recomm-andations professionnelles. Prise en charge thérapeutique des lesions méniscales et des lesions isolées du ligament croisé antérieur du genou de l'adulte.

41． Hazel WA, Rand JA（1993）Results of meniscectomy in the knee with anterior cruciate ligament deficiency. Clin Orthop 292:232-238.

42． Hede A, Larsen E（1992）Partial versus total meniscectomy: a prospective randomized study with long-term follow-up. J Bone Joint Surg 74-B:118-121.

43. Higuchi H, Kimura M (2000) Factors affecting long-term results after arthroscopic partial meniscectomy. Clin Orthop 377:161-168.

44. Hoser C, Fink C (200) Long-term results of arthroscopic lateral meniscectomy in knees without associated damages. J Bone Joint Surg 83-B:513-516.

45. National Center for Health Statistics (1998) Number of ambulatory surgery procedures by procedure category in the US: 1996, vol 2003, p 7. NCHS, Hyattsville.

46. Irvine GB, Glasgow MMS (1992) The natural history of the meniscus in anterior cruciate insufficiency. J Bone Joint Surg 74-B:403-405.

47. Jackson R, Abe I (1972) The role of arthroscopy in the management of disorders of the knee: an analysis of 200 consecutive examinations. J Bone Joint Surg 54-B:310-332.

48. Jackson RW, Rouse DW (1982) The results of partial meniscectomy in patients over 40 years of age. J Bone Joint Surg 64-B:15-33.

49. Jackson RW (1983) Arthroscopic surgery. Current concepts review. J Bone Joint Surg 65-A:416-420.

50. Jaureguito JW, Elliot JS, Lietner T, Dixon LB, Reider B (1995) The effects of arthroscopic partial lateral meniscectomy in an otherwise normal knee: retrospective review of functional, clinical and radiographic results. Arthroscopy 11:29-36.

51. Johnson RJ, Kettelkamp DB, Clark W, Levearton P (1978) Factors affecting late results after meniscectomy. J Bone Joint Surg 56-A:719-729.

52. Johnson LL, Shneider DA, Austin MD, Goodman FG, Bullock JM, DeBruin JA (1982) Two percent glutaraldehyde: a disinfectant in arthroscopy and arthroscopic surgery. J Bone Joint Surg 64-A:237-239.

53. Kartus JT, Russell VJ (2002) Concomitant partial meniscectomy worsens outcome after arthroscopic anterior cruciate ligament reconstruction. Acta Orthop Scand 73:179-185.

54. Kasemkijwattana C, Menetrey J, Goto H, Niyibizi C, Fu F, Huard J (2000) The use of growth factors, gene therapy and tissue engineering to improve meniscal healing. Mater Sci Eng C Biomim Mater Sens 13:19-28.

55. Kim T, Savino R, McFarland E, Cosgarea A (2002) Neurovascular Complications of Knee Arthroscopy. Am J Sports Med 30:619-629.

56. King D (1936) The function of semi-lunar cartilages. J Bone Joint Surg 18:1069-1076.

57. Kramer D, Bahk M, Cascio B, Cosgarea A (2006) Posterior knee arthroscopy: anatomy, technique, application. J Bone Joint Surg 88-A:110-121.

58. Kurosawa H, Fukubayashi T, Nakajima H (1980) Load-bearing mode of the knee joint: physical behavior of the knee joint with or without menisci. Clin Orthop Relat Res 149:283-290.

59. Laffargue P, Delalande JL (1997) Anterior cruciate ligament reconstruction with patellar tendon autograft: a series of 79 cases with prognostic factors evaluation. Rev Chir Orthop 83:505-514.

60. Lee E, Hui J (2006) The potential of stem cells in orthopaedic surgery. J Bone Joint Surg 88-B:841-851.

61. Levy IM, Torzilli PA (1982) The effect of medial meniscectomy on anterior-posterior motion of the knee. J Bone Joint Surg 64-A:883-888.

62. Levy IM, Torzilli PA (1989) The effect of lateral meniscectomy on motion of the knee. J Bone Joint Surg 71-A:401-406.

63. Lotke PA, Lefkoe RT, Ecker ML (1981) Late results following medial meniscectomy in an older population. J Bone Joint Surg 63-A:115-119.

64. Lubowitz J, Rossi M, Baker B, Guttmann D (2004) Arthroscopic visualization of the posterior compartments of the knee. Arthroscopy 20:675-680.

65. Lubowitz J, Ayala M, Appleby D (2008) Return to activity after knee arthroscopy. Arthroscopy 24:58-61.

66. Lysholm J, Gilquist J (1983) Arthroscopic menisc-ectomy in athletes. Am J Sports Med 19:436-438.

67. MacConaill M (1950) The movements of bones and joints 3. The synovial fluid and its assistants. J Bone Joint Surg 32-B:244-252.

68. Mac Nicholas MJ, Rowley DI, Mac Gurty D et al (2000) Total meniscectomy in adolescent: a thirty-year follow-up. J Bone Joint Surg 82-B:217-221.

69. Maitra RS, Miller MD, Johnson DL (1999) Meniscal reconstruction: part I: indications, techniques and graft considerations. Am J Orthop 28:213-218.

70. Matsusue Y, Thomson NL (1996) Arthroscopic partial meniscectomy in patients over 40 years old: a 5 to 11-year follow-up study. Arthroscopy 12:39-44.

71. McCarty E, Marx R, DeHaven K (2002) Meniscus repair: considerations in treatment and update of clinical results. Clin Orthop Relat Res 402:122-134.

72. McGinty JB, Geuss LF, Marvin RA (1977) Partial or total meniscectomy: a comparative analysis. J Bone Joint Surg 59-A:763-766.

73. Meredith DS, Losina E (2005) Factors predicting functional and radiographic outcomes after arthroscopic partial meniscectomy: a review of the literature. Arthroscopy 21:211-223.

74. Milankov M, Savic D (2002) Broken blade in the knee: a complication of arthroscopic meniscectomy. Arthroscopy 18:1-3.

75. Mullen DJ, Jabaji GJ (2001) Popliteal pseudoanevrysm and arteriovenous fistula after arthroscopic menisc-ectomy. Arthroscopy 17:1-4.

76. Muschler G, Nakamoto C, Griffith L (2004) Engineering principles of clinical cell-based tissue engineering. Current concepts review. J Bone Joint Surg 86-A:1541-1558.

77. Nebelung W, Wuschech H (2005) Thirty-five years of follow-up of anterior cruciate ligament-deficient knees in high-level athletes. Arthroscopy 21:696-702.

78. Neyret PH, Donell ST (1993) Results of partial meniscectomy related to the state of the anterior cruciate ligament. J Bone Joint Surg 75-B:36-40.

79. Neyret PH, Donell S, Dejour H (1994) Osteoarthritis of the knee following meniscectomy. Br J Rheumatol 33: 267-268.

80. Neyret Ph, Simon D, Dejour D, Dejour H (1983) Partial

meniscectomy and anterior cruciate ligament rupture in soccer players. A study with a minimum 20-year followup. Am J Sports Med 21:455-460.

81. Neyret PH, Walch G, Dejour H (1988) La meniscectomie interne intra-murale selon la technique de A. Trillat. Résultats à long terme de 258 interventions. Rev Chir Ortho 74: 637-646.

82. Noyes F, Barber-Westin S, Rankin M (2004) Meniscal transplantation in symptomatic patients less than fifty years old. J Bone Joint Surg 86-A:1392-1404.

83. Noyes F, Barber-Westin S, Rankin M (2005) Meniscal transplantation in symptomatic patients less than fifty years old. J Bone Joint Surg 87-A:149-165.

84. Northmore-Ball MD, Dandy DJ (1983) Arthroscopic, open partial and total meniscectomy: a comparative study. J Bone Joint Surg 65-B:400-404.

85. Odumala O, Ayekoloye C (2001) Synovial knee fistula: a cause of prolonged morbidity. Arthroscopy 17:640-641.

86. Osti L, Liu SH, Raskin A, Merlo F, Bocchi L (1994) Partial lateral meniscectomy in athletes. Arthroscopy 10:424-430.

87. Outerbridge RE (1961) The etiology of chondromalacia patellae. J Bone Joint Surg 43-B:752-757.

88. Pape D, Seil R, Anagnostakos K, Kohn D (2007) Postarthroscopic osteonecrosis of the knee. Arthroscopy 23: 428-438.

89. Patel DV, Breazeale NM (1998) Osteonecrosis of the knee current clinical concepts. Knee Surg Sports Traumatol Arthrosc 6:2-11.

90. Prové S, Charrois O, Dekeuwer P, Fallet L, Beaufils P (2004) Hauteur radiologique de l'interligne fémoro-tibial medial avant et immédiatement après méniscectomie. Rev Chir Orthop 90 (7): 636-642.

91. Ramadier JO, Beaufils P (1983) Arthroscopic meniscectomy. Rev Chir Orthop 69:581-590.

92. Ranger C, Klestil T, Gloetzer W et al (1995) Osteoarthritis after arthroscopic partial meniscectomy. Am J Sports Med 23:240-244.

93. Rijk P (2004) Meniscal allograft transplantation-part I: background, results, graft selection and preservation, and surgical considerations. Arthroscopy 20:728-743.

94. Rijk P (2004) Meniscal allograft transplantation-part II: alternative treatments, effects on articular cartilage, and future directions. Arthroscopy 20:851-859.

95. Rodeo S (2000) Instructional course lectures, The American Academy of Orthopaedic Surgeons- arthroscopic meniscal repair with use of the outside-in technique. J Bone Joint Surg 82-A:127-141.

96. Rockborn P, Gillquist J (1995) Outcome of arthro-scopic meniscectomy. Acta Orthop Scand 66:113-117.

97. Rozbruch SR, Wickiewicz TL (1996) Osteonecrosis of the knee following arthroscopic laser meniscectomy. Arthroscopy 12:245-250.

98. Saragaglia D, Tourne Y (1992) Arthroscopic meniscectomy. A comparison of the functional results of the meniscectomies in patients above and below 45 years old. A report of 107 cases. Rev Chir Orthop 78:279-284.

99. Seon J, Song E, Yoon T, Park S, Seo H (2006) An unusual case of pulmonary embolism after arthroscopic meniscectomy. Arch Orthop Trauma Surg 126:641-643.

100. Sethi P, Cooper A, Jokl P (2003) Technical tips in orthopaedics: meniscal repair with use of an in situ fibrin clot. Arthroscopy 19:44.

101. Shelbourne KD, Gray T (2000) Results of anterior cruciate ligament reconstruction based on meniscus and articular cartilage status at the time of surgery. Five-to 15-year evaluations. Am J Sports Med 28:446-452.

102. Sherman OH, Fox JM (1986) Arthroscopy- "no-problem surgery". An analysis of complications in two thousand six hundred and forty cases. J Bone Joint Surg 68:256-265.

103. Shoemaker S, Markolf K (1986) The role of the meniscus in the anterior-posterior stability of the loaded anterior cruciate-deficient knee. J Bone Joint Surg 68-A:71-79.

104. Simpson D, Thomas N, Aichroth P (1986) Open and closed meniscectomy: a comparative analysis. J Bone Joint Surg 68-B:301-304.

105. Small NC (1986) Complications in arthroscopy: the knee and other joints, Committee on Complications of the Arthroscopy Association of North America. Arthroscopy 2: 253-258.

106. Small NC (1988) Complications in arthroscopic surgery performed by experienced arthroscopists. Arthroscopy 4: 215-221.

107. Smillie IS (1970) Injuries of the knee joint, 4th edn. Churchill Livingstone, Edinburgh.

108. Takagi K (1933) Practical experience using Takagi's arthroscope. J Jpn Orthop Assoc 8:132.

109. Tapper E, Hoover N (1969) Late results after meniscectomy. J Bone Joint Surg 51-A:517-526.

110. Tregonning A (1983) Closed partial meniscectomy: early results for simple tears with mechanical symptoms. J Bone Joint Surg 65-B:378-382.

111. Trillat A (1962) Lésions traumatiques du ménisque interne du genou: classification anatomique et diagnostique clinique. Rev Chir Orthop 48:551-560.

112. Trillat A, Dejour H (1968) Considérations sur la chirurgie des ménisques du genou. Lyon Chir 64:440-453.

113. Verdonk P, Demurie A, Almqvist K, Veys E, Verbr-uggen G, Verdonk R (2005) Transplantation of viable meniscal allograft. Survivorship analysis and clinical outcome of one hundred cases. J Bone Joint Surg 87-A: 715-724.

114. Verdonk P, Demurie A, Almqvist K, Veys M, Verbruggen G, Verdonk R (2006) Transplantation of viable meniscal allograft. J Bone Joint Surg 88-A:109-118.

115. Von Porat A, Roos E, Roos H (2004) High preva-lence of osteoarthritis 14 years after an anterior cruciate ligament tear in male soccer players: a study of radiographic and patient relevant outcomes. Ann Rheum Dis 63 (3): 269-273.

116. Walker PS, Hajek JV (1972) The load bearing areas in the knee joint. J Biomech 5:581-589.

117. Watanabe M, Takeda S, Ikeuchi H (1979) Atlas of arthroscopy, 3rd edn. Igaku Shoin, Tokyo, pp 87-91.

118. Watanabe M (1979) Arthroscopy: the present state. Orthop Clin North Am 10:505-521.

M. Katabi, N. Pujol, P. Boisrenoult

引 言

关节镜下半月板手术的并发症相对较少。1985 年北美关节镜学会（Arthroscopy Association of North America，AANA）资助了一项大型回顾性研究分析，De Lee 报道[15] 总的术后并发症发生率为 0.6%。此研究主要针对关节镜探查术及第一代关节镜下操作技术，一些严重的神经血管并发症被此项研究报道所证实。学者们认为，此报告中并发症发生率应低于实际，一些半月板缝合修复术的特异性并发症并未包括在内。报告中镜下半月板手术并发症的多样性是由目前采用的外科手术并发症相关诊断标准的多样性决定的。北美关节镜学会和法国关节镜学会一同进行的一项前瞻性研究结果表明，总的手术并发症发生率为 16%。Coudane 和 Buisson[14] 将并发症定义为患者或手术医师认定的术后出现的各种异常情况。AANA 的一项对 8711 例行膝关节手术患者的前瞻性分析研究结果表明[46]，术后并发症发生率为 1.8%，其中半月板修复术后并发症发生率为 1.2%，较部分半月板切除术并发症发生率（1.7%）低。AANA[45-47] 和 SFA[28] 经对大量半月板切除术

M. Katabi （✉）
Clinique Sainte Marie, 1 rue Christian Barnard,
95520 Osny, France
e-mail: mousskat@noos.fr

N. Pujol
P. Boisrenoult
Orthopaedic Department, Centre Hospitalier de Versailles,
177, rue de Versailles, 78157 Le Chesnay, France

后患者进行分析研究后认为，手术相关的神经血管并发症在最近研究中很少见（表 6.2.1）。

尽量保留和修复半月板组织的治疗理念促使学者们推出了一些目前已用于临床的镜下微创半月板修复技术。在修复半月板时，医源性血管神经损伤包括腓神经、隐神经和腘动脉损伤仍是骨科医师和病人所关注的焦点。为了减小神经血管损伤的危险性，人们推出了各种全内缝合器械如半月板箭、半月板枪、U 形钉和专用螺钉等及与之相应的修复操作技术，这些技术也都有其特异性的并发症如软骨损伤或内植物置入失败等。半月板修复时，医师需注意在半月板修复手术操作时在后外侧或后内侧切口显露、关节外打结、半月板穿刺针和全内修复器械置入等各个操作环节都存在一定的风险性，如操作不当将可能导致关节内结构或关节周围结构医源性损伤(图 6.2.1a)。

血管神经和软组织并发症

所有内、外侧半月板后角和后外侧角修复技术都有潜在的周围血管神经结构损伤的危险性。腘动脉以及腓总神经由于其特殊的解剖位置（图 6.2.1B，C）在外侧半月板修复时可能损伤，修复内侧半月板后角时有可能损伤隐神经（主要为隐神经髌下支损伤）。最近也有半月板修复时胫神经或腘静脉损伤的报道。

半月板修复时穿透或撕裂损伤腘动脉导致假性动脉瘤或动静脉瘘形成十分少见。有报道此并发症多见于镜下半月板切除术中[9,11,47]，由于使用篮钳或刨刀时视野未直接显露所致。Henning

表 6.2.1　半月板修复手术后主要并发症

	AANA1986 年 [45] 回顾性研究 N = 3034	AANA1990 年 [46,47] 前瞻性研究 N = 257	SFA2003 年 [28] 回顾性研究 N = 203	SFA2003 年 [28] 前瞻性研究 N = 75
隐神经损伤	30	1	4	0
腓神经损伤	6	0	0	1
血管损伤	3	0	0	0
软骨损伤	–	–	3	0
半月板损伤	–	–	1	0
滑膜炎	–	–	1	0

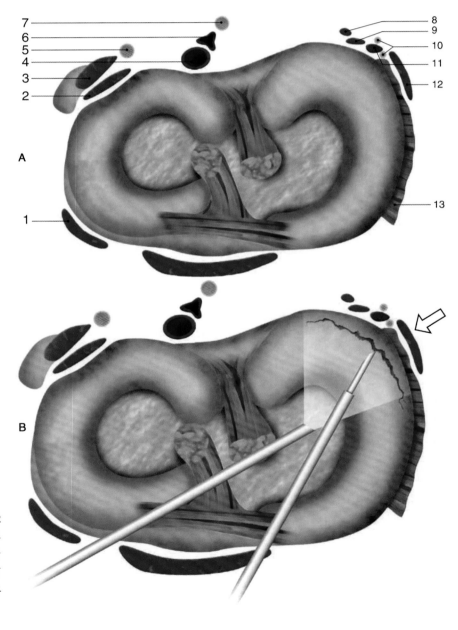

图 6.2.1　（A）1 髂胫束，2 腘肌腱，3 股二头肌腱，4 腘动脉，5 腓神经，6 腘静脉，7 胫神经，8 半腱肌肌腱，9 半膜肌，10 隐神经，11 股薄肌，12 缝匠肌，13 内侧副韧带；（B）内侧半月板修复时可能损伤结构，箭头为后内侧入路；（C）外侧半月板修复时可能损伤结构，箭头所示为后外侧入路切开方向

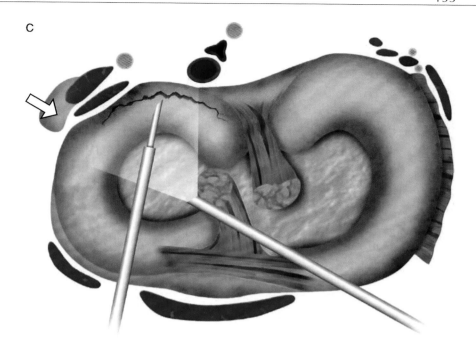

c

图 6.2.1 续

等[24]曾报道一例经后侧入路缝合修复外侧半月板时并发腘动脉损伤。在腘窝近侧，腘动脉位于中线稍偏内侧、腘静脉前方及胫神经内侧。在膝关节水平，腘动脉位于中线偏外侧，与外侧半月板后角相邻（图6.6.2）。因此，经后外侧入路切除外侧半月板或自膝关节后侧导入穿刺针以及使用全内缝合器械修复半月板时可能损伤腘动脉。Cohen等对两种全内修复器械植入外侧半月板后角后与腘动脉之间的距离进行了尸体对比测量[13]。如可能，在全内缝合术中应使用导针限制装置及长度适中的穿刺针及半月板内植物，尽量经对侧入路置入缝合装置相对安全。如采用自内而外修复技术，应利用后外侧切开入路以利于术中穿刺针操作和安全打结。对血管损伤的早期诊断是避免灾难性后果的关键，半月板修复术后早期患者出现异常的疼痛症状时医师应予以高度重视，此时如经体检进一步证实为腘动脉损伤，则需行超声及血管造影（CT或导管置入血管造影）检查，经进一步证实后给予及时手术处理。

外侧半月板腘肌腱穿行部位后侧或其附近撕裂修复时易并发腓总神经损伤，Jurist等[27]经尸体研究发现，采用自内而外技术修复此部位撕裂时，穿刺针置入外侧半月板后角时与腓总神经距离很近。腓总神经在膝关节水平走行于股二头肌

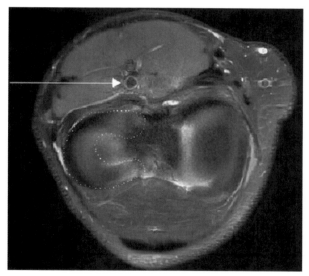

图 6.2.2　MRI 示膝关节水平面扫描腘动脉（箭头）与外侧半月板后角毗邻关系（虚线）

腱后缘后侧，下行并穿过腓肠肌外侧头，在穿入小腿前外侧间室前绕过腓骨小头和腓骨颈。腓总神经的解剖变异较常见，这也是腓总神经在术中易出现医源性损伤的原因。Deutsch等[19]对腓总神经在膝关节周围解剖走行特点的相关尸体研究中发现，腓总神经在膝关节间隙水平发出1～5个腓神经单独分支，腓总神经在腓骨颈或其更远水平发出浅深两支者仅占80%。Krivic等[30]曾报

道 1 例自内而外技术修复外侧半月板撕裂时并发腓总神经完全损伤，并在二次手术时发现患者腓总神经走行异常。半月板修复术中并发腓总神经损伤少见，AANA 相关回顾性研究[45]中，Small 报道 3034 例行半月板修复术患者中仅 6 例并发腓总神经损伤，Boyd 和 Myers[8] 报道 288 例半月板修复患者中 1 例并发术后腓总神经麻痹，该患者于术后 6 周症状恢复。Jurist 等[27] 报道 1 例后外侧切开并行自内而外缝合技术修复外侧半月板患者术中腓总神经完全损伤。采用后外侧切开入路修复半月板时易并发腓总神经损伤（直接损伤或采用自内而外、自外而内技术修复时），可因穿刺、缝线打结于神经干、入路选择不当或后外侧切开显露时神经过度牵拉所致，神经损伤类型与患者预后和功能恢复密切相关。全内修复技术在此方面相对安全但操作时应注意控制器械及内植物的穿入深度。在行后外侧切开时，需在股二头肌腱前方置拉钩保护，同时膝关节固定于屈曲 60°～ 90°位，但应注意此处神经走行可能存在变异；缝合半月板时穿刺针尖应朝向前方，穿刺针或退线器应经对侧入路置入，以尽可能避免穿刺针穿过关节后方时导致腓总神经损伤。

隐神经及其髌下支麻痹为最常见的神经损伤并发症。Barber[4] 报道 24 例采用自内而外技术修复半月板患者中 22% 出现一过性隐神经麻痹症状。Stone 和 Miller[51] 报道其发生率为 43%，其中 8% 在日后随访中仍有症状。SFA 对 203 例半月板修复患者行多中心回顾性研究[28]，4 例患者术后隐神经麻痹都与采用后内侧入路有关。隐神经在膝关节内侧于缝匠肌和股薄肌之间离开 Hunter 管，此部位神经走行可根据膝关节屈伸位置不同而发生变化[36]。膝关节完全伸直时，隐神经位于后内侧沟前方约 2cm，膝关节屈曲 70°～ 90° 时位于关节附近后内侧沟内。Morgan 和 Casscells[36] 建议后内侧入路切开时膝关节应屈曲 10°～ 15°，切口位于膝关节后内侧沟后方 2cm，以避免隐神经损伤。而 Espejo-Baena 等[20] 建议膝关节应屈曲 70°～ 90°，切口应更偏前方和远侧，并提出小腿筋膜与内侧副韧带之间存在所谓的"安全区"和经此区打结的自内而外缝合修复技术。镜下光源照亮后内侧沟有助于隐神经定位[29]，仔细分离皮下组织和关节囊表面打结可防止软组织和神经末

梢嵌顿。自临床上采用全内缝合技术后隐神经损伤已极少见。Splindler 等报道[50]，自内而外缝合技术缝合修复内侧半月板术后隐神经麻痹发生率为 13%，而采用全内半月板箭缝合技术术后隐神经麻痹发生率为 0。采用全内半月板修复技术并发隐神经症状的原因多为内植物失败、移动摩擦[42] 或半月板箭尖端刺激[1]。Espejo-Baena 等[20] 经尸体研究认为，运用自内而外缝合技术修复内侧半月板，穿刺针无穿透血管或神经的危险，后侧缝合线过度牵拉可能造成隐神经损伤。如出现持续隐神经症状，可给予局部注射激素类和长效局麻药治疗，患者通常预后良好。

半月板修复手术中其他软组织损伤也可导致术后持续疼痛症状出现（图 6.2.1B，C）。尸体研究结果表明，各种半月板修复技术如自内而外及全内缝合技术以及采用不同的修复装置均可能导致软组织损伤。曾有学者报道外侧半月板修复术后并发腘肌腱和髂胫束嵌顿[20,35]，内侧半月板修复术后并发大隐静脉及内侧副韧带浅深层嵌顿，术后并发缝匠肌、股薄肌和半膜肌肌腱炎也曾有报道[12,20]。

与半月板手术器械和植入物相关的并发症

采用全内半月板修复技术可减少手术创伤、降低血管神经并发症的发生率、缩短手术时间并可保证修复后半月板能尽量达到垂直缝合修复的生物力学效果。但随着新型半月板修复器械及内植物的不断推出和应用，临床上也随之出现了一些新的并发症。

半月板内植物的可吸收特性可影响其植入后的生物力学特性并可能发生断裂，这是一些内植物特异性并发症产生的原因。很多半月板修复内植物组成成分为多聚乳酸（如 Mitek RapidLoc 内植物）或其衍生物如：L,D- 多聚乳酸（Poly-L,D-lactic）（Arthrex 半月板箭），L- 多聚乳酸（Poly-L-lactic）（Linvatec BioStinger，Clearfix 半月板螺钉）和自增强 L- 多聚乳酸（self-reinforced poly-L-lactic acid）（半月板箭）。L- 多聚乳酸张力强度在术后 6～ 12 周将会明显下降。多聚体内植物结构连续性随时间推移也会不断降低，其分子量逐

渐降低并可能导致最终内植物断裂[21]。低分子量多聚分子内植物可能导致出现非特异性异物排斥反应。使用可生物降解内植物时，由于内植物降解导致的异物排斥反应可能诱发脓性滑膜炎[2,48]。滑膜炎的发病机制目前仍不清楚，内植物的形态和分子晶体结构特性可能对其降解率产生影响并导致滑膜炎症。如术后出现滑膜炎，需取出内植物及其降解碎片。严重炎性反应伴滑膜炎性肿胀应考虑行镜下滑膜清理术，术中应取出所有微小的关节内植物碎片以利于关节功能恢复。

Bionx 半月板箭（Bionx Meniscus Arrow）是最早推出并得到广泛运用的半月板修复内植物，其相关并发症已有很多临床报道。软骨损伤常见，这是由于内植物头部未置入半月板内足够深度所致。软骨损伤常位于股骨髁关节面后方与内植物尾部接触部位，箭头致软骨压痕可累及软骨部分或全层（图6.2.3）。Mitek RapidLoc[5]、Mitek 半月板钉[32]（Mitek Mensical Staple）、Biostinger 生物可吸收内植物[2]（Biostinger bioabsorbable device）及生物可吸收螺钉等也可导致软骨划痕损伤[31,34,39,41,43,44]。Sarimo 等对 13 例利用上述器械行半月板修复患者行二次关节镜探查，发现其中 7 例存在修复部位一定程度的软骨病变[41]，此结果表明这些修复器械与使用垂直缝合或全内 Fast-Fix 缝合技术几乎无软骨

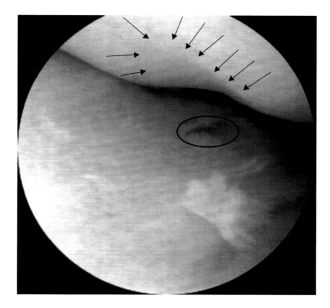

图 6.2.3 术后镜下探查见股骨髁部软骨压痕由于半月板箭尾部所致。（courtesy R Seil，J Menetrey）

损伤并发症相比仍然存在差距[22]。

其他生物可降解半月板内植物的相关并发症包括：修复部位 3 ~ 12 个月内局部刺激症状[26,31,40,41,52,53]、内植物断裂[10,31,39]、内植物皮下游离[7,32,38]、内植物关节内游离[52]、异物反应[33,39]、血肿形成[23]、滑膜囊肿形成[3] 等。由于全内半月板修复操作技术较难掌握，手术医师在不同的镜下操作学习曲线阶段时仍会遇到如关节内内植物松动、内植物关节内游离、内植物植入失败以及缝线收紧时断裂（如使用 Fast-Fix 和 RapidLoc 修复系统时）和术中半月板及软骨损伤等并发症。

非特异性并发症

各种关节镜下半月板手术后的非特异性并发症发生率接近。一些如化脓性关节炎和肺栓塞等严重的术后并发症可能导致严重后果，需予以重视。

膝关节关节镜术后并发感染相对少见，Small[46] 报道 8791 例膝关节镜手术患者术后感染发生率为 0.21%，术后化脓性关节炎检出细菌常为葡萄球菌和链球菌。Blevins 等[6] 报道，长时间手术、关节内注射激素类药物、手术器械尤其是套管消毒不当可增加化脓性关节炎出现的危险性。早期明确诊断后应立即行关节清理，给予抗生素静脉滴注对于完全恢复是至关重要的。

行膝关节镜术患者如未给予术前预防性抗血栓治疗，术后常可能形成深静脉血栓（DVT），常规影像学检查如静脉造影或超声影像可明确诊断。Demers 等[18] 对 184 例患者行术后静脉造影证实其中 17.9% 存在 DVT，其中 4.9% 为关节近侧深静脉血栓，但患者无肺栓塞表现，39.4% 的术后 DVT 患者无临床症状。Delis 等[17] 和 Hoppener 等[25] 报道利用超声检查技术，发现术后 DVT 发病率分别为 7.8% 和 5.7%，Hoppener 等[25] 的研究并未明确 DVT 致病的危险因素。Demers 等[18] 认为如止血带时间超过 60 分钟则发生 DVT 的风险将会明显增加。Delis 等[17] 认为，如患者存在 2 个以上血栓栓塞致病的危险因素则发生 DVT 的概率明显增加。预防性给予低分子肝素治疗可明显降低 DVT 发生率[54]，但也存在一些负面效应如轻微出血或一过性血小板减少，大出血较少见。目前对膝关节镜手术及半月板缝合修复术术后应

用药物预防血栓形成已有共识，但在高危人群及干预时间界定方面仍存在争议。

关节纤维性粘连可能与半月板修复手术有关[29]，尤其是术后膝关节后侧关节囊组织过度紧缩患者。关节纤维性粘连可限制膝关节伸直活动。Morgan 和 Casscells[36] 建议膝关节完全伸直时打结缝线以防止关节囊后部过度紧缩。

反射性交感神经营养不良（reflex sympathetic dystrophy，RSD），即 I 型局部疼痛综合征为一多症状综合征，常累及一侧肢体，其症状包括持续性疼痛、血管舒张功能紊乱和软组织肿胀。O'Brien 等[37] 认为，关节镜手术为患者出现 RSD 的诱因之一。RSD 的发病机制目前仍不十分清楚，因此其治疗也较困难。局部神经阻滞有利于症状缓解。症状完全恢复常需要 6～24 个月。症状恢复与否与是否仍存在解剖结构损伤或导致疼痛存在的诱发因素密切相关[37]。手术后可给予关节内注射长效局麻药物或吗啡缓解疼痛症状，但其减低 RSD 发生率的确切效果尚需进一步证实。髌腱挛缩或髌骨高度改变导致 RSD 罕见[49]，但其可能导致膝关节屈曲活动受限。Dejour 等[16] 建议如患者合并低位髌骨则术后须给予各种 RSD 缓解治疗方法，如症状改善不明显可行髌腱延长术。

在内侧半月板手术中为更好地显露过紧的内侧间室而给予过度外翻应力致内侧间室压力增高并最终导致内侧副韧带撕裂以往也曾有报道[46]。如术中观察内侧半月板后角困难，可给予局部穿刺以松解紧缩的内侧副韧带，运用此方法松解内侧副韧带后常能愈合而无局部松弛或疼痛症状。

此外还有其他膝关节镜术后并发症如出血性关节炎、器械断裂、筋膜间室综合征和膝关节内骨折等。

小　结

镜下半月板缝合修复手术因其相对安全、术后对膝关节功能影响小而优于半月板全切术且已成为目前临床上常见的微创术式。此术式的并发症很少见，血管神经损伤为最严重者且可能导致不良愈后。与切开及缝合修复技术相关的并发症可通过对神经血管解剖的深入认识和合理制订手术计划而得以避免。如需行切开缝合修复则需对后外侧或后内侧切开入路进行合理的设计。骨科医师应对各种修复方法、术中操作要点及全内半月板缝合器械的使用方法十分熟悉，以避免术后并发症出现。

参考文献

1. Albrecht-Olsen P, Kristensen G, Burgaard P et al（1999）The arrow versus horizontal suture in arthroscopic meniscus repair. A prospective randomized study with arthroscopic evaluation. Knee Surg Sports Traumatol Arthrosc 7（5）：268-273.

2. Asik M, Atalar AC（2002）Failed resorption of bioabsorbable meniscus repair devices. Knee Surg Sports Traumatol Arthrosc 10（5）：300-304.

3. Nakamae A, Deie M, Yasumoto M, Kobayashi K, Ochi M（2004）Synovial cyst formation resulting from nonabsorbable meniscal repair devices for meniscal repair. Arthroscopy 20（S2）：16-19.

4. Barber FA（1987）Meniscus repair: results of an arthroscopic technique. Arthroscopy 3（1）：25-30.

5. Barber FA, Coons DA, Ruiz-Suarez M（2006）Meniscal repair with the RapidLoc meniscal repair device. Arthroscopy 22（9）：962-966.

6. Blevins FT, Salgado J, Wascher DC et al（1999）Septic arthritis following arthroscopic meniscus repair: a cluster of three cases. Arthroscopy 15（1）：35-40.

7. Bohnsack M, Börner C, Schmolke S et al（2003）Clinical results of arthroscopic meniscal repair using biodegradable screws. Knee Surg Sports Traumatol Arthrosc 11（6）：379-383.

8. Boyd KT, Myers PT（2003）Meniscus preservation; rationale, repair techniques and results. Knee 10（1）：1-11.

9. Brasseur P, Sukkarieh F（1990）Iatrogenic pseudo-aneurysm of the popliteal artery. Complication of arthroscopic meniscectomy. Apropos of a case. J Radiol 71（4）：301-304.

10. Calder SJ, Myers PT（1999）Broken arrow: a complication of meniscal repair. Arthroscopy 15（6）：651-652.

11. Carlin RE, Papenhausen M, Farber M et al（2001）Sural artery pseudoaneuryms after knee arthroscopy: treatment with transcatheter embolization. J Vasc Surg 33:170-173.

12. Coen MJ, Caborn DN, Urban W et al（1999）An anatomic evaluation of T-Fix suture device placement for arthroscopic all-inside meniscal repair. Arthroscopy 15（3）：275-280.

13. Cohen SB, Boyd L, Miller MD（2007）Vascular risk associated with meniscal repair using RapidLoc versus FasT-Fix: comparison of two all-inside meniscal devices. J Knee Surg Jul 20（3）：235-240.

14. Coudane H, Buisson P（2001）Symposium: complications de l'arthroscopie. Perspectives en arthroscopie. Congrès SFA, vol 2, La Baule, pp 120-137.

15. De Lee J（1985）Complications of arthroscopy and arthroscopic surgery: results of a national survey. Arthroscopy 1:214-220.

16. Dejour D, Levigne C, Dejour H（1995）La rotule basse postopératoire. Traitement par allongement du tendon rotulien. Rev Chir Orthop 81:286-295.

17. Delis KT, Hunt N, Strachan RK et al（2001）Incidence, natural history and risk factors of deep vein thrombosis in elective knee arthroscopy. Thromb Haemost 86（3）：817-821.

18. Demers C, Marcoux S, Ginsberg JS et al（1998）Incidence of venographically proved deep vein thrombosis after knee arthroscopy. Arch Intern Med 158（1）：47-50.

19. Deutsch A, Wyzykowski R, Victoroff B（1999）Evaluation of the anatomy of the common peroneal nerve. Am J Sports Med 27:10-15.

20. Espejo-Baena A, Golano P, Meschian S et al（2007）Complications in medial meniscus suture: a cadaveric study. Knee Surg Sports Traumatol Arthrosc 15（6）：811-816.

21. Farng E, Sherman O（2004）Meniscal repair devices: a clinical and biomechanical literature review. Arthroscopy 20（3）：273-286.

22. Haas AL, Schepsis AA, Hornstein J et al（2005）Meniscal repair using the FasT-Fix all-inside meniscal repair device. Arthroscopy 21（2）：167-175.

23. Hechtman KS, Uribe JW（1999）Cystic hematoma formation following use of a biodegradable arrow for meniscal repair. Arthroscopy 15（2）：207-210.

24. Henning CE, Lynch MA, Yearout KM et al（1990）Arthroscopic meniscal repair using an exogenous fibrin clot. Clin Orthop Relat Res 252:64-72.

25. Hoppener MR, Ettema HB, Henny CP et al（2006）Low incidence of deep vein thrombosis after knee arthroscopy without thromboprophylaxis: a prospective cohort study of 335 patients. Acta Orthop 77（5）：767-771.

26. Hürel C, Mertens F, Verdonk R（2000）Biofix resorbable meniscus arrow for meniscal ruptures: results of a 1-year follow-up. Knee Surg Sports Traumatol Arthrosc 8（1）：46-52.

27. Jurist KA, Greene PW III, Shirkhoda A（1989）Peroneal nerve dysfunction as a complication of lateral meniscus repair: a case report and anatomic dissection. Arthroscopy 5（2）：141-147.

28. Katabi M, Beaufils P, Cassard X（2004）Réparation méniscale, Symposium de la Société Française d'Arthroscopie, analyse de la série globale. Rev Chir Orthop 90（3S）：59-62.

29. Kline AJ, Miller MD（2003）Complications in meniscal surgery. Oper Tech Sports Med 11（2）：134-14.

30. Krivic A, Stanec S, Zic R et al（2003）Lesion of the common peroneal nerve during arthroscopy. Arthroscopy 19（9）：1015-1018.

31. Kurzweil PR, Tifford CD, Ignacio EM（2005）Unsatisfactory clinical results of meniscal repair using the meniscus arrow. Arthroscopy 21（8）：905-907.

32. Laprell H, Stein V, Petersen W（2002）Arthroscopic allinside meniscus repair using a new refixation device: a prospective study. Arthroscopy 18（4）：387-393.

33. Menche DS, Phillips GI, Pitman MI et al（1999）Inflammatory foreign-body reaction to an arthroscopic bioabsorbable meniscal arrow repair. Arthroscopy 15（7）：770-772.

34. Ménétrey J, Seil R, Rupp S et al（2002）Chondral damage after meniscal repair with the use of a bioabs-orbable implant. Am J Sports Med 30（6）：896-899.

35. Miller MD, Blessey PB, Chhabra A（2003）Meniscal repair with the Rapid Loc device: a cadaveric study. J Knee Surg 16（2）：79-82.

36. Morgan CD, Casscells SW（1986）Arthroscopic meniscus repair: a safe approach to the posterior horns. Arthroscopy 2（1）：3-12.

37. O'Brien SJ, Ngeow J, Gibney MA et al（1995）Reflex sympathetic dystrophy of the knee. Causes, diagnosis, and treatment. Am J Sports Med 23（6）：655-659.

38. Oliverson TJ, Lintner DM（2000）Biofix arrow appearing as a subcutaneous foreign body. Arthroscopy 16（6）：652-655.

39. Otte S, Klinger HM, Beyer J, Baums MH（2002）Complications after meniscal repair with bioabsorbable arrows: two cases and analysis of literature. Knee Surg Sports Traumatol Arthrosc 10（4）：250-253.

40. Petsche TS, Selesnick H, Rochman A（2002）Arthroscopic meniscus repair with bioabsorbable arrows. Arthroscopy 18（3）：246-253.

41. Sarimo J, Rantanen J, Tarvainen T et al（2005）Evaluation of the second-generation meniscus arrow in the fixation of bucket-handle tears in the vascular area of the meniscus. A prospective study of 20 patients with a mean follow-up of 26 months. Knee Surg Sports Traumatol Arthrosc 13（8）：614-618.

42. Schneider F, Schroeder JH, Labs K（2003）Failed meniscus repair. Arthroscopy 19（8）：E93-E96.

43. Seil R, Rupp S, Dienst M et al（2000）Chondral lesions after arthroscopic meniscus repair using meniscus arrows. Arthroscopy 16（7）：E1.

44. Siebold R, Dehler C, Boes L et al（2007）Arthroscopic allinside repair using the Meniscus Arrow: long-term clinical follow-up of 113 patients. Arthroscopy 23（4）：394-399.

45. Small NC（1986）Complications in arthroscopy: the knee and other joints. Arthroscopy 2:253-258.

46. Small NC（1988）Complications in arthroscopic surgery performed by experienced arthroscopists. Arthroscopy 4（3）：215-221.

47. Small NC（1990）Complications in arthroscopic meniscal surgery. Clin Sports Med 9（3）：609-617.

48. Song EK, Lee KB, Yoon TR（2001）Aseptic synovitis after meniscal repair using the biodegradable meniscus arrow. Arthroscopy 17（1）：77-80.

49. Soubrier M, Dubost JJ, Urosevic Z et al（1995）Contracture of the patellar tendon: an infrequently recognized complication of reflex sympathetic dystrophy of the knee. Rev Rhum Engl Ed 62（5）：399-400.

50. Spindler KP, McCarty EC, Warren TA et al（2003）Prospective comparison of arthroscopic medial meniscal repair technique: inside-out suture versus entirely arthroscopic arrows. Am J Sports Med 31（6）：929-934.

51. Stone RG, Miller GA（1985）A technique of arthroscopic suture of a torn meniscus. Arthroscopy 1:226-232.

52. Tsai AM, McAllister DR, Chow S et al（2004）Results of meniscal repair using a bioabsorbable screw. Arthroscopy 20（6）：586-590.

53. Whitman TL, Diduch DR（1998）Case report transient posterior knee pain with the meniscal arrow. Arthroscopy 14（7）：762-763.

54. Wirth T, Schneider B, Misselwitz F et al（2001）Prevention of venous thromboembolism after knee arthroscopy with low-molecular weight heparin（reviparin）: results of a randomized controlled trial. Arthroscopy 17（4）：393-399.

6.3 半月板修复：临床结果

N. Pujol, L. Panarella, P. Beaufils

引　言

Fairbank[10] 首先提出半月板次全切除术后远期将并发膝关节退行性变，并对此进行了详细论述。自此之后，学者们推出了各种保留半月板手术技术，包括部分半月板切除术、半月板缝合修复和半月板移植术。

随着关节镜技术在临床上的开展，关于半月板缝合修复技术的临床文献及研究报道已不胜枚举，其内容涉及从切开缝合修复技术到目前已被广泛应用的全内关节镜下修复技术等各个方面，各种修复技术的手术适应证目前已十分明确[4,6,7]。

术后中期及远期随访研究结果[8,11,20-22,29,37,47,52]表明，70% ～ 94% 的患者临床效果良好。据统计这些研究文献中 15% ～ 24% 的患者术后最终行半月板切除术。

评估半月板修复术后的愈合过程的文献报道很少且多为前瞻性研究，术后半月板部分和完全愈合率为 42% ～ 75%[1,4,6,7,17-19,24,39,49]，这些研究文献报道的临床愈合和解剖愈合结果存在明显差异。

对于半月板修复术后愈合质量和效果更为精确的评估有利于进一步了解半月板损伤的病变机制，并以此为依据更进一步提高半月板损伤的治疗水平。本章主要讨论半月板修复术后的临床、主观和解剖结果以及半月板修复术后失败率包括最终行半月板切除术的情况。

临床愈后结果

术后二次行半月板切除术

术后二次行半月板切除术被认为是说明半月板修复手术失败的最终临床结果。Johnson 等[21] 报道行切开半月板修复患者中有 24% 于手术 10 年后再次行半月板切除术。Rockborn 和 Messner[37] 在相关研究文献中报道，患者平均随访 13 年，前述比例为 29%，其中 1/3 患者失败的原因为半月板修复后撕裂病变不愈合，2/3 患者为撕裂病变修复愈合后再次撕裂。

2003 年法国关节镜学会[6] 公布的相关研究结果表明：对 203 例半月板修复术后患者行前瞻性回顾分析，经平均随访 45 个月（半月板存留率见图 6.3.1），其中 23% 的患者最终行二次半月板切除术，24% 的内侧半月板修复术后患者及 11% 的外侧半月板修复术后患者需再次行半月板切除术，这些患者中 79% 是在修复术后前 2 年行半月板切除术。Siebold 等的相关研究结果与之类似[42]：81.5% 的半月板修复术后患者在术后 3 年证实修复失败。Arnoczky 等[2] 经研究进一步证实，半月板愈合过程至少持续 18 个月，早期修复部位不稳定可能导致撕裂半月板组织愈合失败。

早期（术后 6 个月内）修复失败应为技术性失败或手术适应证选择不当所致。发生于术后 6

N. Pujol (✉)
P. Beaufils
Orthopaedic Department, Centre Hospitalier de Versailles,
177, rue de Versailles, 78157 Le Chesnay, France
e-mail: npujol@ch-versailles.fr

L. Panarella
Knee Surgery, Arthroscopy and Sports Traumatology,
Department of Orthopaedic Surgery, University of Rome
"Tor Vergata" Valle Giulia Private Hospital, Rome, Italy

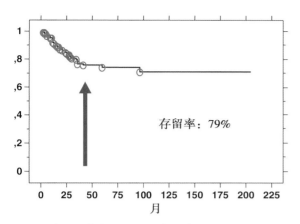

图 6.3.1 半月板修复术后总的存留率

个月到 24 ~ 36 个月内的修复失败最为常见，为"真正的"修复失败并应给予单独评估。术后24 ~ 36 个月，修复失败主要是由于半月板瘢痕组织撕裂所致，为"真正的"修复后再撕裂。最近已有全内半月板修复技术临床愈后结果的系统性文献回顾研究报道[27]。这些回顾研究的证据水平主要为 Ⅳ 级，平均随访时间为 3 ~ 77 个月，其中一些研究对修复失败的定义标准有所不同，这些研究结果表明修复失败率在 0 ~ 43.5% 之间，平均修复失败率为 15%。为了更准确地对术后半月板组织愈合不良所致修复术后失败率进行数据分析，我们挑出其中平均随访时间超过 24 个月的患者，患者总人数约 50 人左右（表 6.3.1），结果表明修复失败率在 4.8% ~ 28%（平均 13%）之间。不同的研究方法（通常为前瞻性研究或无对照组）、患者自身因素（内侧或外侧半月板，ACL功能）和手术因素（手术中使用不同的修复器械）等因素可能导致结果偏差并影响对比研究结果。

功能结果

术后中期及长期随访（2 ~ 20 年）总体预后

相关文献研究结果表明，患者术后良好的临床或功能恢复率为 62% ~ 90%[8,11,20-22,37,47,52]。

法国关节镜学会相关研究结果表明，62% 的患者术后结果良好（包括修复失败和行术后半月板切除术在内）[6]，术后平均主观 IKDC 评分为 80分，97% 的患者术后膝关节屈伸活动功能正常。经对 103 例行半月板修复术患者随访，结果表明其中23 例术后再次行半月板切除术，18 例存在术后膝关节局部疼痛症状，62 例术后膝关节功能正常。

Majewski 等[29]报道，除了修复失败以外（21例 /88 例），膝关节稳定或不稳定患者行半月板修复术后功能结果良好但仍有关节功能不令人满意的方面。Shelbourne 和 Dersam[41]认为，至半月板修复术后 8 年患者主观结果往往较部分半月板切除术后好。Lee 和 Diduch 的研究结果表明，主观结果可随时间进展而恶化：行半月板修复术后 3年患者主观满意率为 90%，6.5 年后仅 70% 的患者术后主观结果良好[26]。

预后影响因素

很多因素可影响半月板修复术后解剖和临床预后。

ACL 功能状态

半月板撕裂患者拟行修复手术时应对其 ACL功能状态进行评估，如合并 ACL 撕裂则应考虑是否同时行 ACL 重建术。

最近研究表明，行半月板修复患者不论其膝关节稳定与否，修复术后的主观及客观结果均相同[1,5,6,33,47]。

ACL 功能缺失患者行半月板修复术后的三个相关研究结果[12,23,46]表明，13% ~ 27% 的患者术后需行二次半月板切除术，33% 的患者需同时行

表 6.3.1　全内关节镜下半月板修复临床失败率文献回顾

作者	N	平均随访时间（月）	失败率（%）	失败标准	证据水平
Siebold 等[42]	105	72	27（28.4）	半月板切除术	Ⅳ
Spindler 等[45]	85	27	7（8.2）	半月板切除术或再次修复	Ⅱ
Kurzweil 等[25]	60	54	17（28）	临床症状	Ⅳ
Koukoulias 等[23]	62	73	3（4.8）	半月板切除术	Ⅲ
Quinby 等[34]	54	34.8	5（9，3）	半月板切除术	Ⅳ

ACL 重建术。如此类患者降低术后运动水平则临床结果更好，此降低运动水平的处理方法并非临床禁忌，但在处理年轻患者时应十分慎重。

撕裂部位

位于半月板血供区（红 - 红区或红 - 白区）内的垂直撕裂应考虑予以修复，位于半月板外 1/3 部的撕裂为修复手术的适应证。红 - 红区修复后患者的预后与红 - 白区修复无明显差异 [6,17,33,35,36,52]。

年轻患者延伸至非血供区的撕裂修复术后随访研究结果表明，75%～80% 的患者临床愈后结果良好 [32,38]。一些位于半月板中部的撕裂，撕裂部位可能与红 - 红区相连，也可考虑予以修复处理。尽管对于该部位是否位于红区难以判定，但对于年轻患者，尽管有行二次半月板切除术的可能，为尽量保留半月板组织也应首先尝试予以修复。

外侧 / 内侧半月板

由于血供相对丰富，外侧半月板撕裂修复后愈合能力优于内侧半月板。Tuckman 等 [48] 发现，外侧半月板修复后愈合率高于内侧半月板（前者修复后 80% 完全愈合，后者为 56%）。

法国关节镜学会相关研究结果 [6] 表明，行内侧半月板修复术的患者中 24% 需行二次内侧半月板切除术，而在外侧半月板此比例为 11%。

年　龄

半月板组织健康水平是较年龄更为重要的决定术后预后的关键因素。20～50 岁年龄段的创伤性垂直纵向撕裂患者如半月板大体形态完整，都应给予修复。

撕裂时间因素

小于 12 周的急性撕裂修复后预后良好，慢性桶柄样撕裂如术中对缝线贯穿半月板关节囊连接部位不给予加压处理则很难复位和愈合。

解剖愈后结果

半月板愈合过程评估

关于 MRI、CT 关节造影和 MRI 关节造影检查在评估术后半月板形态及异体移植术后匹配准确性方面的研究报道有很多 [9,14,15,40]。螺旋 CT 关节造影诊断原发性半月板撕裂的准确性和特异性分别达到 97% 和 90% [50,51]，对半月板部分切除术后再次撕裂诊断敏感性和准确性分别达 100% 和 78%[31]。据我们所知，目前关于 CT 关节造影评估半月板修复术后效果准确性方面的文献研究报道很少，与造影技术评估相关的研究报道也较少 [16,17]。很多学者发现，传统 MRI 用于半月板修复手术效果的评估并不可靠 [2,13]。MRI 关节造影在评估半月板修复手术效果方面的准确性尚需行进一步的术后随访和对比研究证实 [28]。

半月板修复后愈合情况可行二次关节镜探查、关节造影、CT 关节造影或 MRI 关节造影检查进行评估。我们对目前半月板修复术后解剖愈后结果方面的相关文献进行了系统的回顾性研究（表 6.3.2），结果表明 42%～88% 的患者可实现完全愈合。

二次关节镜探查评估愈合情况的相关研究结果表明，73%～88% 的患者可术后完全愈合。而采用关节造影或 CT 关节造影技术评估愈合情况的相关研究结果表明，术后完全愈合率为 45%～59%。以上表明，尽管半月板修复的外科干预手段相同，关节造影和二次关节镜探查在评估术后愈合率方面仍存在差异。

愈合过程与临床愈后

关节镜下半月板修复术后临床结果相关研究的结果差异很大 [8,11,20-22,37,47,52]，术后优良率在 70%～94% 之间。Morgan 等 [30] 报道，84% 的患者术后无症状，其中 65% 愈合而 19% 未完全愈合，愈合失败率 16%，所有愈合失败患者术后都有症状而所有愈合或完全愈合患者术后均无症状。Cannon 和 Vittori[7] 研究发现，50% 的半月板撕裂修复术后不完全愈合患者可在术后 6 个月仍无临床症状。

我们对 53 例镜下半月板全内修复术患者行前瞻性研究 [33]，包括临床及解剖愈合情况评估，患者术前行 MRI 检查，临床评估内容包括术后 6 个月和 12 个月 IKDC 评分。主观 IKDC 评分，26 位患者 A 级，20 位患者 B 级，4 位 C 级（92% 良

表 6.3.2　半月板修复术后解剖愈合相关文献回顾（Henning 评估标准）

评估方法	作者	N	结果（%）		
			愈合（%）	愈合率 > 50%	愈合率 < 50%
镜下探查	Horibe 等 [19]	132	73	17	10
	Asahina 等 [4]	98	74	13	12
	Horibe 等 [18]	36	75	11	14
	Kurosaka[24]	114	79		21
	Ahn 等 [1]	32	82		18
关节造影	Henning 等 [17]	81	71	20	9
镜下探查或关节造影	Scott 等 [39]	178	73	13.5	13.5
	Cannon 和 Vittori[7]	69	59	18	23
		21	88		12
			62		38
镜下探查（15）关节造影（41）	van Trommel 等 [49]	56	45	32	23
CT 关节造影	Beaufils 和 Cassard[6]	62	42	31	27
	Pujol 等 [33]	54	58	24	18

好）。平均主观 IKDC 分值为 78.9（SD，16.2）。根据 Henning 愈合标准，58% 的患者术后半月板完全愈合，24% 部分愈合，18% 愈合失败。总愈合率为 73.1%（SD，38.5）。

在对比解剖和主观结果时，我们发现纵向撕裂愈合率与主观 IKDC 评分（$P < 0.03$，$r^2 = 0.44$）存在关联性。撕裂总体或纵向愈合率可通过测量与半月板长轴相垂直的径向重建影像撕裂长度后计算得出（图 6.3.2）。

研究中 20 例位于半月板后部的撕裂术后愈合率为 59.8%（SD，46.0），而 19 例从半月板后部延伸至中部的撕裂修复术后愈合率为 79.2%（SD，28.2）。单纯位于后部的撕裂愈合率较低（$P < 0.05$）。

van Trommel 等 [49] 也曾报道半月板撕裂部位及撕裂程度不同其愈合率也不相同，其对 51 例患者行自外而内半月板缝合技术修复并行回顾性研究分析，评估手段包括二次关节镜探查、关节造影或 MRI 检查等。我们经研究认为，半月板后角

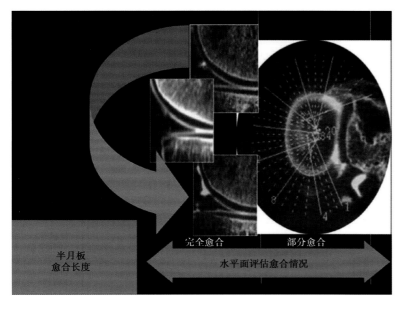

图 6.3.2　CT 关节造影轴面重建评估半月板修复后愈合，图示撕裂整体及纵向愈合率评估

修复后愈合率低，这可能是因为半月板后角撕裂采用自外而内缝合技术修复时不易对半月板后角行垂直缝合。我们的相关研究结果表明[33]，目前采用全内垂直缝合技术修复半月板后角术后愈合率仍较低，这可能是由于半月板后角撕裂部位经标准前方关节镜入路不易进行新鲜化处理所致。Henning 等最先指出半月板撕裂部位新鲜化处理有利于促进愈合[39]。此外可采用钻孔、局部血纤维凝块填充、骨膜覆盖及应用生长因子等促进愈合方法[3,44]。

要创造修复后最适宜的愈合环境并不容易。如使用后侧关节镜入路则可能操作相对容易。

半月板缩小

目前已有半月板切除术后 MRI 检查及二次关节镜探查证实其残留部分缩小的相关研究报道[43]。我们认为，内、外侧半月板中部和内侧半月板后角损伤修复后半月板可明显缩短分别达 10% 和 15%（图 6.3.3）[33]。目前仍不清楚其产生的原因，可能与半月板新鲜化处理、缝线紧缩或愈合过程产生的半月板组织局部吸收效应有关。半月板缩小程度与愈合率明显相关，通常完全愈合的、缩小的半月板具有最好的临床结果（图 6.3.4 和图 6.3.5）。

继发性关节炎

目前，临床上关于半月板缝合修复术后及半月板切除术后膝关节骨性关节炎发生率的对比研究较少。Rockborn 和 Messner[37] 对 30 例行切开半

月板缝合修复患者与另 30 例行关节镜下半月板部分或次全切除患者进行回顾性对比研究，两组患者性别、年龄、外伤距手术时间和随访时间相仿，3 例（10%）行切开修复患者及另 8 例（27%）行半月板切除患者术后关节间隙轻度减小，但患者无严重的骨性关节炎影像学表现。术后 7 年随访，部分半月板切除术后患者关节间隙缩小较缝合修复术后患者常见（$P < 0.05$）。术后 13 年随访即使是成功修复半月板患者在骨性关节炎的发生及其严重程度方面与半月板切除患者相比也无明显差异（$P = 0.06$）。

其他研究中，有学者运用双足站立位 X 线摄片检查结合 Fairbank 分级标准进行评估后得出结论，经术后 10 年随访，与正常未手术患者相比，8% ~ 10% 的患者将出现轻度膝关节骨性关节炎影像学改变。而在对照组，即患者对侧、非手术膝关节其发生率为 3% ~ 5%[8,11,20-22,37,47,52]。

2003 年法国关节镜学会报道，经对 203 例半月板缝合修复患者术后平均随访 4 年的回顾性研究，发现其中 11% 的患者出现膝关节退行性变[6]。

小　结

尽量保留半月板组织尤其对于年轻患者维持膝关节正常功能状态是至关重要的。

半月板是膝关节功能结构的重要组成部分，其功能与膝关节韧带和关节软骨完整性密切相关。

清除半月板撕裂部位周围的纤维组织并给予

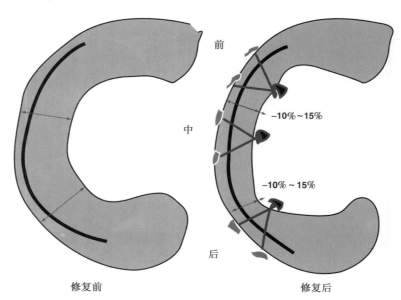

图 6.3.3　半月板修复术后明显缩小

修复前　　　　　　　　　　　　　　　修复后

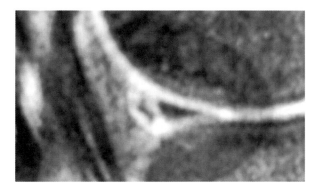

图 6.3.4 半月板修复术前 MRI 检查示位于红 - 红区的复杂裂

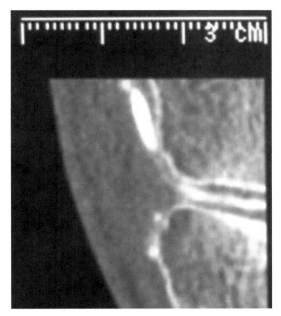

图 6.3.5 半月板修复术后 6 个月 CT 关节造影示半月板完全愈合但修复后半月板缩小

新鲜化处理、使用不可吸收缝线或特殊修复器械牢固缝合修复撕裂部位是目前学者们普遍认同的半月板病变损伤修复的主流技术。

半月板修复术后优良率大于 80%。外侧半月板撕裂修复术后临床效果在膝关节功能状态、是否需行二次半月板切除和愈合率方面均稍优于内侧半月板。

尽管最近 20 年来半月板修复技术已得到不断更新发展，半月板后角修复术后愈合率仍较前角和中部愈合率低，尤其是单纯内侧半月板后角撕裂者。这是由于后角撕裂部位新鲜化操作较难实现，运用后侧关节镜入路更易对撕裂部位行新鲜化处理。

此外，不稳定的半月板撕裂修复后可使撕裂口变小，半月板形态更趋稳定，术后愈合率可达 58%。此愈合后半月板是否能起到应力分散及软骨保护功能目前仍不十分清楚。

半月板修复术后愈合率与患者的主观愈后结果相关。治疗的目的是为了达到最大愈合程度，而非半月板修复后达到一定程度的稳定性。

此外，修复术后半月板宽度可减少 10% ~ 15%，此宽度减小的程度并不大，但可能与愈合率和患者主观愈后结果相关，问题是变窄的完全愈合的半月板组织能否起到保护关节软骨的功能并能起到防止出现术后继发性膝关节退行性变的作用。

以上问题尚需不断的深入研究及长期随访研究证实。

参考文献

1. Ahn JH, Wang JH, Yoo JC（2004）Arthroscopic all-inside suture repair of medial meniscus lesion in anterior cruciate ligament-deficient knees: results of second-look arthroscopies in 39 cases. Arthroscopy 20:936-945.
2. Arnoczky SP, Cooper TG, Stadelmaier DM, Hannafin JA（1994）Magnetic resonance signals in healing menisci: an experimental study in dogs. Arthroscopy 10:552-557.
3. Arnoczky SP, Warren RF, Spivak JM（1988）Meniscal repair using an exogenous fibrin clot. An experimental study in dogs. J Bone Joint Surg Am 70:1209-1217.
4. Asahina S, Muneta T, Yamamoto H（1996）Arthroscopic meniscal repair in conjunction with anterior cruciate ligament reconstruction: factors affecting the healing rate. Arthroscopy 12:541-545.
5. Bach BR Jr, Dennis M, Balin J, Hayden J（2005）Arthroscopic meniscal repair: analysis of treatment failures. J Knee Surg 18:278-284.
6. Beaufils P, Cassard X（2004）Meniscal repair. Rev Chir Orthop Reparatrice Appar Mot 90:3S49-3S75.
7. Cannon WD Jr, Vittori JM（1992）The incidence of healing in arthroscopic meniscal repairs in anterior cruciate ligament-reconstructed knees versus stable knees. Am J Sports Med 20:176-181.
8. Eggli S, Wegmuller H, Kosina J, Huckell C, Jakob RP（1995）Long-term results of arthroscopic meniscal repair. An analysis of isolated tears. Am J Sports Med 23:715-720.
9. Erbagci H, Gumusburun E, Bayram M, Karakurum G, Sirikci A（2004）The normal menisci: in vivo MRI mea-surements. Surg Radiol Anat 26:28-32.
10. Fairbank TJ（1948）Knee joint changes after menisc-ectomy. J Bone Joint Surg Am 30B:664-670.
11. Haas AL, Schepsis AA, Hornstein J, Edgar CM（2005）Meniscal repair using the FasT-Fix all-inside meniscal repair device. Arthroscopy 21:167-175.
12. Hanks GA, Gause TM, Handal JA, Kalenak A（1990）Meniscus repair in the anterior cruciate deficient knee. Am J Sports Med 18:606-611; discussion 612-603.
13. Hantes ME, Zachos VC, Zibis AH, Papanagiotou P, Karachalios T, Malizos KN, Karantanas AH（2004）Evaluation of meniscal repair with serial magnetic resonance imaging: a comparative

study between conventional MRI and indirect MR arthrography. Eur J Radiol 50:231-237.

14. Hauger O, Frank LR, Boutin RD, Lektrakul N, Chung CB, Haghighi P, Resnick D (2000) Characterization of the "red zone" of knee meniscus: MR imaging and histologic correlation. Radiology 217:193-200.

15. Haut TL, Hull ML, Howell SM (2000) Use of roentgenography and magnetic resonance imaging to predict meniscal geometry determined with a three-dimensional coordinate digitizing system. J Orthop Res 18:228-237.

16. Henning CE, Clark JR, Lynch MA, Stallbaumer R, Yearout KM, Vequist SW (1988) Arthroscopic meniscus repair with a posterior incision. Instr Course Lect 37:209-221.

17. Henning CE, Lynch MA, Clark JR (1987) Vascularity for healing of meniscus repairs. Arthroscopy 3:13-18.

18. Horibe S, Shino K, Maeda A, Nakamura N, Matsumoto N, Ochi T (1996) Results of isolated meniscal repair evaluated by second-look arthroscopy. Arthroscopy 12:150-155.

19. Horibe S, Shino K, Nakata K, Maeda A, Nakamura N, Matsumoto N (1995) Second-look arthroscopy after meniscal repair. Review of 132 menisci repaired by an arthroscopic inside-out technique. J Bone Joint Surg Br 77:245-249.

20. Jager A, Starker M, Herresthal J (2000) Can meniscus refixation prevent early development of arthrosis in the knee joint? Long-term results. Zentralbl Chir 125:532-535.

21. Johnson MJ, Lucas GL, Dusek JK, Henning CE (1999) Isolated arthroscopic meniscal repair: a long-term outcome study (more than 10 years). Am J Sports Med 27:44-49.

22. Kotsovolos ES, Hantes ME, Mastrokalos DS, Lorbach O, Paessler HH (2006) Results of all-inside meniscal repair with the FasT-Fix meniscal repair system. Arthroscopy 22:3-9.

23. Koukoulias N, Papastergiou S, Kazakos K, Poulios G, Parisis K (2007) Clinical results of meniscus repair with the meniscus arrow: a 4- to 8-year follow-up study. Knee Surg Sports Traumatol Arthrosc 15:133-137.

24. Kurosaka M, Yoshiya S, Kuroda R, Matsui N, Yamamoto T, Tanaka J (2002) Repeat tears of repaired menisci after arthroscopic confirmation of healing. J Bone Joint Surg Br 84:34-37.

25. Kurzweil PR, Tifford CD, Ignacio EM (2005) Unsatisfactory clinical results of meniscal repair using the meniscus arrow. Arthroscopy 21:905.

26. Lee GP, Diduch DR (2005) Deteriorating outcomes after meniscal repair using the Meniscus Arrow in knees undergoing concurrent anterior cruciate ligament reconstruction: increased failure rate with long-term follow-up. Am J Sports Med 33:1138-1141.

27. Lozano J, Ma CB, Cannon WD (2007) All-inside meniscus repair: a systematic review. Clin Orthop Relat Res 455: 134-141.

28. Magee T, Shapiro M, Rodriguez J, Williams D (2003) MR arthrography of postoperative knee: for which patients is it useful? Radiology 229:159-163.

29. Majewski M, Stoll R, Widmer H, Muller W, Friederich NF (2006) Midterm and long-term results after arthroscopic suture repair of isolated, longitudinal, vertical meniscal tears in stable knees. Am J Sports Med 34 (7): 1072-1076.

30. Morgan CD, Wojtys EM, Casscells CD, Casscells SW (1991) Arthroscopic meniscal repair evaluated by secondlook arthroscopy. Am J Sports Med 19:632-637; discussion 637-638.

31. Mutschler C, Vande Berg BC, Lecouvet FE, Poilvache P, Dubuc JE, Maldague B, Malghem J (2003) Postoperative meniscus: assessment at dual-detector row spiral CT arthrography of the knee. Radiology 228:635-641.

32. Noyes FR, Barber-Westin SD (2000) Arthroscopic repair of meniscus tears extending into the avascular zone with or without anterior cruciate ligament reconstruction in patients 40 years of age and older. Arthroscopy 16:822-829.

33. Pujol N, Panarella L, Ait Si Selmi T, Neyret P, Fithian D, Beaufils P (2008) Meniscal healing after meniscus repair: a CT arthrography assessment. Am J Sports Med 36 (8): 1489-1495.

34. Quinby JS, Golish SR, Hart JA, Diduch DR (2006) All-inside meniscal repair using a new flexible, tensionable device. Am J Sports Med 34 (8): 1281-1286.

35. Reigel CA, Mulhollan JS, Morgan CD (1996) Arthroscopic all-inside meniscus repair. Clin Sports Med 15:483-498.

36. Rockborn P, Gillquist J (2000) Results of open meniscus repair. Long-term follow-up study with a matched uninjured control group. J Bone Joint Surg Br 82:494-498.

37. Rockborn P, Messner K (2000) Long-term results of meniscus repair and meniscectomy: a 13-year functional and radiographic follow-up study. Knee Surg Sports Traumatol Arthrosc 8:2-10.

38. Rubman MH, Noyes FR, Barber-Westin SD (1998) Arthroscopic repair of meniscal tears that extend into the avascular zone. A review of 198 single and complex tears. Am J Sports Med 26:87-95.

39. Scott GA, Jolly BL, Henning CE (1986) Combined posterior incision and arthroscopic intra-articular repair of the meniscus. An examination of factors affecting healing. J Bone Joint Surg Am 68:847-861.

40. Shaffer B, Kennedy S, Klimkiewicz J, Yao L (2000) Preoperative sizing of meniscal allografts in meniscus transplantation. Am J Sports Med 28:524-533.

41. Shelbourne KD, Dersam MD (2004) Comparison of partial meniscectomy versus meniscus repair for bucket-handle lateral meniscus tears in anterior cruciate ligament reconstructed knees. Arthroscopy 20:581-585.

42. Siebold R, Dehler C, Boes L, Ellermann A (2007) Arthroscopic all-inside repair using the Meniscus Arrow: long-term clinical follow-up of 113 patients. Arthroscopy 23:394-399.

43. Smith DK, Totty WG (1990) The knee after partial meniscectomy: MR imaging features. Radiology 176:141-144.

44. Spindler KP, Mayes CE, Miller RR, Imro AK, Davidson JM (1995) Regional mitogenic response of the meniscus to platelet-derived growth factor (PDGF-AB). J Orthop Res 13:201-207.

45. Spindler KP, McCarty EC, Warren TA, Devin C, Connor JT (2003) Prospective comparison of arthroscopic medial meniscal repair technique: inside-out suture versus entirely arthroscopic arrows. Am J Sports Med 31:929-934.

46. Steenbrugge F, Van Nieuwenhuyse W, Verdonk R, Verstraete K (2005) Arthroscopic meniscus repair in the ACL-deficient knee. Int Orthop 29:109-112.

47. Steenbrugge F, Verdonk R, Verstraete K (2002) Long-term assessment of arthroscopic meniscus repair: a 13-year follow-up study. Knee 9:181-187.

48. Tuckman DV, Bravman JT, Lee SS, Rosen JE, Sherman OH (2006) Outcomes of meniscal repair: minimum of 2-year follow-up. Bull Hosp Jt Dis 63:100-104.

49. van Trommel MF, Simonian PT, Potter HG, Wickiewicz TL (1998) Different regional healing rates with the outside-in technique for meniscal repair. Am J Sports Med 26:446-452.

50. Vande Berg BC, Lecouvet FE, Poilvache P, Dubuc JE, Bedat B, Maldague B, Rombouts JJ, Malghem J (2000) Dualdetector spiral CT arthrography of the knee: accuracy for detection of meniscal abnormalities and unstable meniscal tears. Radiology 216:851-857.

51. Vande Berg BC, Lecouvet FE, Poilvache P, Dubuc JE, Maldague B, Malghem J (2002) Anterior cruciate ligament tears and associated meniscal lesions: assess-ment at dualdetector spiral CT arthrography. Radiology 223:403-409.

52. Venkatachalam S, Godsiff SP, Harding ML (2001) Review of the clinical results of arthroscopic meniscal repair. Knee 8:129-133.

第 7 部分
成人手术适应证

7.1 膝关节稳定的创伤性半月板损伤：保守治疗、半月板切除及修复术

K. F. Almqvist, P. Vansintjan, P. Verdonk, R. Verdonk

引 言

多年以来，半月板病变损伤的治疗手段已有了很大的发展和改进。从保守治疗到半月板（次）全切除再到半月板缝合修复术，学者们曾尝试多种手术处理方法。在作出任何治疗决策之前，对半月板的功能及半月板不同部位损伤后愈合潜力的认识是十分重要的。

半月板外周缘血供是损伤修复后愈合的关键（图 7.1.1），其愈合过程与其他结缔组织的愈合过程相似[2,5,9,18,20,42]。

目前多数的相关研究主要集中在半月板垂直或纵向撕裂修复后的愈合过程方面[1,3,4,13,18, 2,23,27,29,33,35]。辐射状撕裂延伸至关节囊者即使修复后愈合[29]也无法维持正常的应力传导生物力学功能[24]。

对患者出现的临床症状进行有条理性的评估分析对于明确损伤类型并制订正确的治疗方案是十分重要的。

创伤性半月板撕裂的临床评估及治疗方案制订

半月板在膝关节承重时具有软骨保护功能，其损伤可能导致膝关节退行性变，因此应及早给予诊断和治疗。

创伤性半月板撕裂的明确诊断主要依靠病史及膝关节物理检查，必要时可结合影像学检查。

病 史

详细询问病史对半月板撕裂的明确诊断是有帮助的。膝关节屈曲 - 伸直旋转外伤致内侧半月板撕裂是最常见的损伤机制。患者跪下或蹲下站起时易发生桶柄样撕裂。半月板后角或前角损伤可能尚伴发有其他损伤。在一些特殊的物理检查试验中给予膝关节旋转应力时患者往往可出现局部疼痛症状[39]。

体 检

半月板撕裂的临床表现各不相同。物理检查可

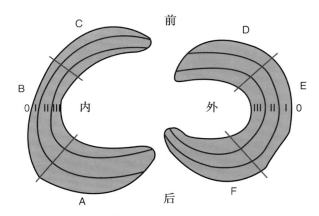

图 7.1.1 半月板血供分区。内侧半月板最前部标记为 C 区，外侧半月板最前部标记为 D 区。0 区为半月板关节囊连接部位，Ⅰ区为半月板外 1/3，Ⅱ区为半月板中 1/3，Ⅲ区为半月板内 1/3（Redrawn from Newman et al.[29]）

K. F. Almqvist (✉)
P. Vansintjan
P. Verdonk
R. Verdonk
Department of Orthopaedic Surgery and Traumatology, Ghent University Hospital, De Pintelaan 185, 9000 Ghent, Belgium
e-mail: fredrik.almqvist@ugent.be

明确患者为内侧半月板损伤或外侧半月板损伤，内侧半月板的损伤发生率为外侧半月板损伤的 10 倍。患者最常见的体征是关节间隙压痛，此外还有很多用于诊断半月板撕裂的特殊物理检查试验 [39]。

影像学

影像学检查如双对比关节造影和 CT 关节造影可用于明确诊断。目前其已为 MRI 检查所取代，后者的诊断准确率高于 90%[14,26,32]。

关节镜探查

关节镜探查并非常规的诊断手段，但镜下探查可进一步明确及修正诊断，证实根据外伤史、体检及影像学检查所见而确定的初步诊断。手术医师经镜下探查可明确损伤大小及其他合并损伤等具体病变情况。目前镜下缝合修复技术已完全取代切开修复技术，成为半月板撕裂处理的主流技术。

半月板撕裂的分型是进一步处理的关键。目前常用的镜下分型系统是 O'Connor 提出的分型系统，其将半月板撕裂分为以下类型：(1) 纵裂；(2) 水平裂；(3) 斜裂；(4) 辐射状裂；(5) 其他撕裂类型包括瓣状裂、复杂裂和退行性半月板撕裂 [6]（图 7.1.2）。

创伤性半月板撕裂治疗决策的制订尚需考虑很多其他因素，治疗的首要目的是尽可能保留有活力的半月板组织。其他需考虑的因素包括撕裂部位、长度、撕裂类型、稳定性及任何影响半月板体部完整性的因素 [11]。

如保守治疗无效，可行镜下探查、半月板缝合修复术。但在处理时应向患者讲明术后可能出现的不良预后结果以利其自行选择治疗方法。半月板切除术后康复期较短，而修复后康复期较长。临床上术者往往需根据镜下探查所见并结合前述缝合修复指征确定最终治疗手段 [39]。

膝关节稳定的半月板创伤性撕裂处理方法及手术适应证

保守治疗：暂不处理

在明确诊断半月板撕裂后，医师首先应明确患者需给予手术处理或行保守治疗。

Cascells[8] 认为并非所有半月板撕裂都可引起临床症状。

对于未累及全层的半月板撕裂和小于 5mm 的全层垂直或斜形半月板撕裂，如损伤内部经镜下探钩探查证实局部稳定，则可暂不处理。小于 5mm 辐射状撕裂也可暂不处理，尤其是在患者无经常性的膝关节过度用力活动时 [39]。

半月板内侧游离缘小于 5mm 的撕裂常不愈合，但如患者无明显症状也可暂不处理 [12,40]。撕裂中心部位移位不超过 3mm 的撕裂为稳定撕裂 [40]，如该稳定撕裂的长度小于 1cm 则可不处理 [4,41]。位于半月板外周 2/3 的稳定的纵向撕裂可不处理，尤其是长度小于 5mm 者 [12]。小于 5mm 的不同类型的部分撕裂尤其是纵向撕裂也可暂不给予手术处理 [39]。

Pujol 和 Beaufils 最近的研究表明，外侧半月板撕裂行保守治疗常有效果 [31]。

镜下探查发现小的无临床症状的半月板撕裂病变可暂不处理，诊断、手术决策制订及手术处理均由同一外科医师实施是保证治疗效果的关键 [39]。

手术处理

如半月板撕裂患者存在明显临床症状，常需给予手术处理。可据病变具体情况行半月板切除术、镜下半月板（部分）切除术或全内镜下缝合修复术。

半月板切除术

有症状的半月板非血供区损伤应行半月板部分切除术（图 7.1.3）。

半月板次全切或部分切除术

以往半月板手术处理时医师并不特别注意保留健康的半月板组织，半月板撕裂后常给予半月板全切或次全切术。1948 年，Fairbank 首先描述了半月板全切除术后膝关节的影像学改变，目前此影像学表现又被称为 Fairbank 改变（股骨髁扁平，周缘骨赘形成，关节间隙缩窄）[15]。

Roos 等 [34]21 年前对 123 例行切开半月板全切除术患者进行对比研究，结果表明半月板切除

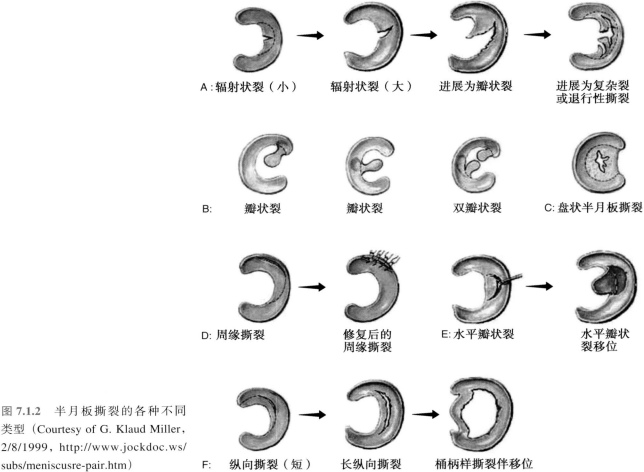

A：辐射状裂（小）　　辐射状裂（大）　　进展为瓣状裂　　进展为复杂裂或退行性撕裂

B：　　瓣状裂　　　　　瓣状裂　　　　双瓣状裂　　C：盘状半月板撕裂

D：周缘撕裂　　修复后的周缘撕裂　　E：水平瓣状裂　　水平瓣状裂移位

图 7.1.2　半月板撕裂的各种不同类型（Courtesy of G. Klaud Miller，2/8/1999，http://www.jockdoc.ws/subs/meniscusre-pair.htm）

F：　纵向撕裂（短）　　长纵向撕裂　　桶柄样撕裂伴移位

术是膝关节骨性关节炎影像学改变最为明显的诱发因素，与对照组未受伤膝关节相比，半月板切除术后膝关节发生退行性变的概率将增高 14 倍。

目前已有研究证实，"适度的"半月板部分切除较半月板全切术更具优越性 [16,17,25,30,38]。

以上这些研究结果使学者们对半月板损伤的治疗理念发生了根本转变。目前临床上，医师在半月板损伤的处理过程中都遵循尽可能保留半月板组织的原则 [21]。

创伤性半月板撕裂的修复

在临床上处理半月板撕裂时，首先应明确受损伤的半月板组织能否被修复。最近 20 年来，一些新技术的推出使得一些以往认为不能修复的半月板撕裂类型也能够得以修复。以往半月板撕裂损伤常需行切开修复，目前镜下修复已成为常用的半月板损伤修复手段。镜下修复技术可分为以

下三种：自内而外修复技术、自外而内修复技术和全内修复技术。

修复的适应证和手术指征

对半月板撕裂相关机制的清楚认识是明确其是否能够被修复的关键。

除了正确的物理检查及对伴发损伤的正确诊断以外，撕裂部位也是确定损伤能否被修复的关键因素。半月板外周 1/3 有足够的血供，Dehaven 认为 [11] 半月板外周 1/3（3mm）以内血供丰富，距外周缘 5mm 则血供缺乏，距外周缘 3 ~ 5mm 范围内为血供移行区（图 7.1.1）。目前的修复技术能够良好修复位于半月板中部和中 1/3 部位的某些撕裂类型。

位于半月板血供区大于 1cm 的长撕裂为缝合修复的最适宜的适应证 [38]（图 7.1.4）。

撕裂类型、撕裂长度及撕裂稳定性也是半月

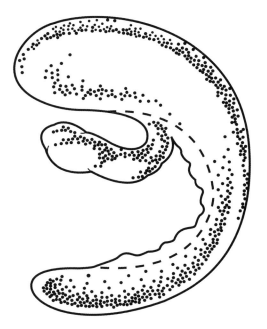

图 7.1.3 半月板部分切除术，图示撕裂部位及术中应切除范围（Courtesy of www.hss.edu/conditions_14341.asp）

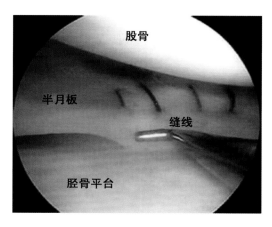

图 7.1.4 半月板撕裂给予镜下缝合修复（Courtesy of www.tarlowknee.com/.../knee-arthroscopy.php）

板是否能够修复的重要决定因素。如环状排列胶原纤维结构完整则修复后愈合机会更大。总的来说，辐射状撕裂最不适宜缝合修复，复杂的桶柄样撕裂伴辐射状裂常见于慢性损伤患者，其较简单的桶柄样撕裂难以缝合修复且修复后不易愈合[4]。斜裂和水平裂也难以修复和愈合。位于外周缘的纵向垂直撕裂最适于修复[3,4,29]。

任何明显的半月板体部损伤，如为复杂裂、

多层层状裂或损伤致半月板形态改变往往难以修复，因为此时半月板结构完整性已被破坏且撕裂部位血供较差[11]。

一些学者报道，半月板急性撕裂修复后组织愈合能力强于慢性撕裂[7,20]。

内侧半月板稳定的周缘撕裂修复可缓解局部疼痛症状及降低二次半月板切除术可能性[31]。

Sgaglione 提出不同撕裂类型修复的手术适应证如表 7.1.1 所示[36]。

小 结

创伤性半月板撕裂的诊断主要依据病史采集及物理检查所见，如诊断不确定可进一步行 MRI 检查以明确诊断。半月板撕裂的分型对于诊断明确后进一步确定治疗方案至关重要。位于红区、红-白区或白区的不同撕裂类型，其相应的处理方式也各不相同。

并非所有半月板撕裂都出现明显的临床症状，小的半月板损伤无症状者可给予保守治疗，尤其是对日常无重体力活动的患者。临床体检所见应与镜下探查所见相符，因此，建议由同一医师行物理检查及镜下探查操作以利于进一步明确缝合修复的手术指征。

非血供区半月板创伤性撕裂应行部分半月板切除术，并在术中尽量保留健康半月板组织。

半月板撕裂缝合修复技术有很多种，撕裂类型、长度和稳定性的确定对于缝合修复方法的选择至关重要。位于外周 1/3 血供区的撕裂尤其适用于采用自内而外、全内或自外而内修复技术进行修复。

表 7.1.1 半月板修复技术和修复指征（Courtesy of Sgaglione[36]）

自外而内缝合	前角撕裂，中 1/3 撕裂，辐射状裂，复杂裂，桶柄样撕裂修复
自内而外缝合	后角撕裂，中 1/3 撕裂，移位的桶柄样撕裂，周缘关节囊部位撕裂，半月板移植
一代固定内植物	后角撕裂，游离缘宽度大于 2～3mm 撕裂，垂直/纵向撕裂
二代缝合固定装置	后角撕裂，中 1/3 撕裂，桶柄样撕裂，辐射状裂

参考文献

1. Alpar EK, Bilsel N (1991) Meniscus repair. Arch Orthop Trauma Surg 110:112-113.

2. Arnoczky SP, Warren RF (1982) Microvasculature of the human meniscus. Am J Sports Med 10:90-95.

3. Barrett GR, Field MH, Treacy SH et al (1998) Clinical results of meniscus repair in patients 40 years and older. Arthroscopy 14:824-829.

4. Belzer JP, Cannon WD Jr (1993) Meniscus tears: treatment in the stable and unstable knee. J Am Acad Orthop Surg 1:41-47.

5. Cabaud HE, Rodkey WG, Fitzwater JE (1981) Medial meniscus repairs. An experimental and morphologic study. Am J Sports Med 9:129-134.

6. Canale ST, Beaty JH (2007) Campbell's operative orthopaedics, 11th edn. Mosby Elsevier, Philadelphia.

7. Cannon WD Jr, Vittori JM (1992) The incidence of healing in arthroscopic meniscal repairs in anterior cruciate ligament-reconstructed knees versus stable knees. Am J Sports Med 20:176-181.

8. Casscells SW (1980) The place of arthroscopy in the diagnosis and treatment of internal derangement of the knee: an analysis of 1000 cases. Clin Orthop Relat Res 151: 135-142.

9. Cassidy RE, Shaffer AJ (1981) Repair of peripheral meniscus tears. A preliminary report. Am J Sports Med 9:209-214.

10. Cooper DE, Amoczky SP, Warren RF (1990) Arthroscopic meniscal repair. Clin Sports Med 9:589-607.

11. DeHaven KE (1990) Decision-making factors in the treatment of meniscus lesions. Clin Orthop Relat Res 252: 49-54.

12. DeHaven KE, Bronstein RD (1997) Arthroscopic medial meniscal repair in the athlete. Clin Sports Med 16:69-86.

13. DeHaven KE, Lohrer WA, Lovelock JE (1995) Long-term results of open meniscal repair. Am J Sports Med 23: 524-530.

14. Ekstrom JE (1990) Arthrography. Where does it fit in? Clin Sports Med 9:561-566.

15. Fairbank TJ (1948) Knee joint changes after menis-cectomy. J Bone Joint Surg Br 30B:664-670.

16. Gillquist J, Hamberg P, Lysholm J (1982) Endoscopic partial and total meniscectomy. A comparative study with a shortterm follow-up. Acta Orthop Scand 53:975-979.

17. Gillquist J, Oretorp N (1982) Arthroscopic partial meniscectomy. Technique and long-term results. Clin Orthop Relat Res 167:29-33.

18. Hamberg P, Gillquist J, Lysholm J (1983) Suture of new and old peripheral meniscus tears. J Bone Joint Surg Am 65A:193-197.

19. Hanks GA, Gause TM, Sebastianelli WJ et al (1991) Repair of peripheral meniscal tears: open versus arthroscopic technique. Arthroscopy 7:72-77.

20. Henning CE, Lynch MA, Clark JR (1987) Vascularity for healing of meniscus repairs. Arthroscopy 3:13-18.

21. Howell JR, Handoll HH (2000) Surgical treatment for meniscal injuries of the knee in adults. Cochrane Database Syst Rev 2:CD001353.

22. Hurel C, Mertens F, Verdonk R (2000) Biofix resorbable meniscus arrow for meniscal ruptures: results of a 1-year follow-up. Knee Surg Sports Traumatol Arthrosc 8:46-52.

23. Jakob RP, Staubli HU, Zuber K et al (1988) The arthroscopic meniscal repair. Techniques and clinical experience. Am J Sports Med 16:137-142.

24. McCarty EC, Marx RG, DeHaven KE (2002) Meniscus repair: considerations in treatment and update of clinical results. Clin Orthop Relat Res 402:122-134.

25. McGinity JB, Geuss LF, Marvin RA (1977) Partial or total meniscectomy: a comparative analysis. J Bone Joint Surg Am 59A:763-766.

26. Mink JH, Levy T, Crues JV III (1988) Tears of the anterior cruciate ligament and menisci of the knee: MR imaging evaluation. Radiology 167:769-774.

27. Morgan CD (1991) The "all-inside" meniscus repair. Arthroscopy 7:120-125.

28. Morgan CD, Casscells SW (1986) Arthroscopic meniscus repair: a safe approach to the posterior horns. Arthroscopy 2:3-12.

29. Newman AP, Anderson DR, Daniels AU et al (1989) Mechanics of the healed meniscus in a canine model. Am J Sports Med 17:164-175.

30. Northmore-Ball MD, Dandy DJ (1982) Long-term results of arthroscopic partial meniscectomy. Clin Orthop Relat Res 167:34-42.

31. Pujol N, Beaufils P (2009) Healing results of meniscal tears left in situ during anterior cruciate ligament reconstruction: a review of clinical studies. Knee Surg Sports Traumatol Arthrosc 17:396-401.

32. Reicher MA, Hartzman S, Duckwiler GR et al (1986) Meniscal injuries: detection using MR imaging. Radiology 159:753-757.

33. Rodeo SA, Warren RF (1996) Meniscal repair using the outside-to-inside technique. Clin Sports Med 15:469-481.

34. Roos H, Lauren M, Adalberth T et al (1998) Knee osteoarthritis after meniscectomy: prevalence of radiographic changes after twenty-one years, compared with matched controls. Arthritis Rheum 41:687-693.

35. Ryu RK, Dunbar WH (1988) Arthroscopic meniscal repair with two-year follow-up: a clinical review. Arthroscopy 4:168-173.

36. Sgaglione NA (2003) The biological treatment of focal articular cartilage lesions in the knee: future trends? Arthroscopy 19(suppl 1):154-160.

37. Shariaree H (1984) O'Connor's textbook of arthroscopic surgery. Lippincott Williams & Wilkins, Philadelphia

38. Tapper EM, Hoover NW (1969) Late results after meniscectomy. J Bone Joint Surg 51A:517-526.

39. Verdonk R, Almqvist FA (2005) Lésions traumatiques des ménisques du genou. In: EMC Appareil Locomoteur. Elsevier, Paris 14-084-A-10, 1-16.

40. Weiss CB, Lundberg M, Hamberg P et al (1989) Non-operative treatment of meniscal tears. J Bone Joint Surg 71A:811-822.

41. Wickiewicz TL (1990) Meniscal injuries in the cruciate-deficient knee. Clin Sports Med 9:681-694.

42. Wirth CR (1981) Meniscus repair. Clin Orthop Relat Res 157:153-160.

创伤性半月板损伤伴前交叉韧带损伤：保守治疗、半月板切除、半月板修复术

O. Charrois, A. Podgorski, P. Beaufils

引 言

半月板和前交叉韧带（ACL）是维持膝关节前后稳定性的主要解剖结构，二者同时损伤为膝关节严重创伤的表现。Gadeyne 等[6] 对 156 例患者行回顾性研究，结果表明，25.6% 的内侧半月板损伤和 21.8% 的外侧半月板损伤及 9% 的内、外侧半月板联合损伤患者可合并 ACL 损伤。临床上处理此类病变损伤时首先应明确以下两个问题：（1）ACL 损伤合并半月板损伤是否影响 ACL 重建手术指征的选择；（2）半月板损伤合并 ACL 损伤是否影响半月板损伤手术指征的选择。

ACL 重建手术指征是否受合并半月板损伤因素的影响？

膝关节前向不稳常合并半月板损伤，此时半月板损伤可能存在两个不同的机制：原发于外伤或膝关节慢性不稳定的结果。此外，患者可能合并其他关节内病变（如软骨损伤、韧带松弛等）。

O. Charrois (✉)
Department of Orthopaedic Surgery, Clinique Arago, 95
Boulevard Arago, 75014 Paris, France
e-mail: charrois@noos.fr

A. Podgorski
Department of Orthopaedics and Traumatology, Centre for
Postgraduate Medical Education, Otwock, Warsaw, Poland

P. Beaufils
Orthopaedic Department, Centre Hospitalier de Versailles,
177, rue de Versailles, 78157 Le Chesnay, France

合并半月板损伤的 ACL 损伤韧带重建指征及手术技术

ACL 重建具有特定的手术指征，须考虑到患者年龄、功能要求和关节稳定性等多方面因素。理论上来讲，合并半月板损伤可能影响重建术式的选择及术后康复计划的制订。如 ACL 重建手术指征不明确（患者功能要求低、患者年龄因素和无膝关节不稳定表现）需行保守治疗时，则其合并的半月板损伤可被看做是一个"麻烦"。短期功能随访研究结果表明，膝关节不稳定患者行半月板切除术的预后较膝关节稳定者差[7]，且前者术后往往会出现原有关节不适症状加重[8]。重建 ACL 同时行半月板切除将对膝关节产生不良影响[4]，长期随访研究结果表明患者愈后结果不良[9,11]，因此行 ACL 重建时应尽量保留半月板组织。

如计划行半月板缝合修复，则应首先恢复膝关节的稳定性。但 Sommerlath 和 Hamberg[16] 认为，膝关节不稳定患者行半月板修复后的失败率仅为 11%，目前多数学者认为，如不行 ACL 重建而仅行半月板缝合修复则手术失败率较高。2003 年法国关节镜学会学者报道[3]，经对 145 例膝关节不稳定并行半月板缝合修复患者（其中仅 14 例未行 ACL 重建术）研究后发现，未行 ACL 重建组患者术后行二次半月板切除者较膝关节稳定组多 2 倍。

ACL 供体类型

在上述研究中[3]，所有患者均行 ACL 单束韧带重建，其中 63% 的患者使用骨 - 髌腱 - 骨移植，

37% 的患者使用腘绳肌腱，重建采用移植腱类型对半月板修复后失败率无明显影响。

移植腱固定技术与双束 ACL 重建术

ACL 损伤可导致膝关节前向不稳定和旋转不稳定。此两种损伤因素可影响原发半月板病变损伤的发展和缝合修复后的愈合能力。单束重建 ACL 可恢复膝关节前后稳定性，术后可通过 X 线（Telos）或关节松弛度检查装置如 KT100 准确评估膝关节稳定性。ACL 单束重建术后膝关节是否能恢复旋转稳定性的评估较为复杂，学者们首先提出了移植腱外侧增强固定技术（lateral tenodesis）[11,13]，但此技术在保护半月板方面缺乏有效性。另外，单束重建与移植腱外侧增强固定技术结合的有效性仍存在争议[1]，目前尚无其促进术后半月板愈合的有效性的报道。最近基于对 ACL 双束解剖及功能特点的研究成果，人们对其又有了新的有趣的认识。双束重建和增强固定技术的手术指征与从前学者们的认识并不一致[19]，其对患者合并半月板损伤转归的影响可能使该技术具有更加特异的适应证。

ACL 重建术后康复

快速有效的康复措施是 ACL 重建术后功能恢复的关键。合并存在的半月板损伤是否会影响康复过程？行半月板切除术后因不需膝关节制动，同时行 ACL 重建术后的康复过程无明显变化。但如同时行半月板缝合修复，则应在半月板缝合修复稳定愈合后根据具体情况决定是否行膝关节负重和（或）制动条件下的康复锻炼。法国关节镜学会相关研究结果[3]表明，术后康复过程的各种相关研究存在很大的结果数据差异，但所有研究结果均表明，ACL 重建并行半月板缝合修复患者（37 例）术后立即行正常负重条件下康复锻炼均存在一定的失败率，此研究结果与目前认为韧带重建术后需给予促进半月板愈合过程相关康复处理的理念相一致。重建术中探查见半月板损伤稳定且不必行缝合修复处理的患者建议术后早期行负重下积极的康复锻炼。Pierre 等[12]经研究认为合并外侧半月板损伤患者应给予积极的康复锻炼，其研究中 35 例行 ACL 重建但合并不同类型

外侧半月板损伤并未给予相应手术处理的患者行标准的康复锻炼后均未行半月板二次手术处理。

不稳定膝关节所致的继发性半月板损伤

膝关节慢性不稳定是导致半月板损伤的诱发因素之一，此情况下如行半月板切除术将会对膝关节功能恢复产生不良影响[9,11]。病史采集及影像学评估是明确半月板病变为原发性或继发于韧带和软骨损伤的重要鉴别手段。

膝关节慢性不稳定性半月板损伤的治疗原则与单纯创伤性撕裂相同，必要时行 ACL 重建及部分半月板切除手术处理，在行 ACL 重建时尚需考虑到侧副韧带功能状态，必要时给予相应处理。

此类患者如发现半月板损伤，多合并半月板组织退行性病变及膝关节软骨退行性变，其处理较单侧创伤性半月板撕裂复杂。如软骨降解破坏局限（伸直位及 schuss 位 X 线检查示关节间隙缩窄未超过 50%，无软骨下骨外露），应考虑行 ACL 重建的同时行半月板撕裂修复。有时也可考虑行胫骨截骨术（病变局限于内侧间室软骨且存在明显膝内翻畸形时）或同种异体半月板移植术，因此类型半月板撕裂病变常难以修复。如患者已有明显的膝关节骨性关节炎表现，此时行韧带重建及半月板相关手术处理不会改善患者骨性关节炎病变进展过程，其治疗原则应同膝关节骨性关节炎，可考虑行截骨术、给予增加关节黏性的相关处理等，如无效最终可考虑行关节置换术。

ACL 重建患者继发半月板损伤

如膝关节 ACL 重建术后继发半月板损伤，需首先考虑之前韧带重建手术效果是否明确。重建术后膝关节松弛度客观评估（Telos 评分或 KT1000 检查）可明确半月板损伤原因，如检查证实膝关节稳定则需给予进一步半月板相关处理，如为关节松弛所致半月板损伤，需考虑再次行韧带重建并行半月板缝合修复。

合并存在的膝关节韧带损伤是否影响半月板手术处理？

半月板损伤处理时应同时考虑到合并膝关节

韧带损伤情况。半月板切除术对膝关节韧带功能不全或行 ACL 重建术的患者关节功能恢复具有明显的不良影响。此外，膝关节不稳定患者半月板缝合修复后常难以愈合。

单纯半月板切除术或其他病变合并行半月板切除术

如前所述，半月板切除对膝关节不稳定患者具有不良影响 [4,9,11]，且可能对 ACL 重建患者术后短期及长期预后产生不良影响。保守治疗或缝合修复后仍有症状的半月板撕裂经确认不可修复者方可考虑行单纯半月板切除术。

半月板缝合修复

半月板纵向撕裂缝合修复操作技术并不困难，法国关节镜学会一项对 145 例半月板撕裂程度相似患者的研究结果 [3] 表明，不稳定膝关节半月板周缘垂直撕裂缝合修复后易于实现愈合，行 ACL 重建同时缝合修复半月板的患者与膝关节稳定行半月板缝合修复的患者在二次半月板切除术的比例方面无明显差异（25% : 23%）。一项 CT 关节造影评估术后半月板愈合情况的研究表明，修复失败率为25% 且与受累半月板相关，27% 的患者需行二次内侧半月板切除术，无外侧半月板修复后需二次手术切除的患者。另外两个愈合决定因素包括撕裂大小及手术操作的顺利程度，手术器械及操作技术的改进有利于提高愈合率。

保守治疗

膝关节稳定性是决定半月板缝合修复后能否愈合的关键因素，问题是未行韧带重建的膝关节不稳定患者半月板损伤时应如何选择手术适应证，目前此方面的文献数据很少。Beaufils 等 [2] 认为此类型半月板损伤可自行愈合，Pierre 等 [12] 对 95 例行韧带重建时发现稳定半月板损伤（撕裂长度小于 20mm，镜下探钩探查无移位）的患者进行研究分析，结果表明所有 35 例外侧半月板损伤均不必行二次半月板切除术，60 例内侧半月板损伤患者中 17% 需行二次半月板切除术（图

7.2.1 和图 7.2.2），决定术后预后的主要影响因素为撕裂大小。Pujol 和 Beaufils [14] 经系统性的文献回顾研究后得出结论，内侧半月板（0% ~ 33%）撕裂后行二次半月板切除术的比例较外侧半月板（0% ~ 22%）高（表 7.2.1 ~ 7.2.3），此研究进一步证实韧带重建可促进外侧半月板修复后的愈合，撕裂稳定性并非是唯一的修复或保守治疗决策制订的决定因素。Beaufils 等 [2] 和 Pierre 等 [12] 建议对内、外侧半月板小于 10mm 的撕裂损伤可不予以缝合修复。我们并不完全赞同上述观点：首先，运用组合器械重建 ACL 同时行镜下半月板修复的患者无明显的术后不良反应；另外，术后关节功能良好及疼痛症状消失被认为与撕裂修复后良好愈合相关 [3]。因此，我们建议 [14] 行 ACL 重建时对内侧半月板周缘撕裂及外侧半月板不稳定撕裂应予以缝合修复。

半月板异体移植及替代物移植

如半月板撕裂患者临床症状明显，经保守治疗无效且无法予以缝合修复，则需考虑行韧带重建术同时行半月板移植或人工合成半月板替代物移植。

低温冷藏 [10,17] 或活体半月板异体移植术 [18] 已经应用于临床并取得了良好效果，但相关前瞻性研究表明，ACL 重建同时行半月板替代物移植与同时行半月板切除术的患者在膝关节功能预后方面无明显差异。

小　结

半月板和前交叉韧带是维持膝关节前后向稳定性的重要结构，这也是二者常同时损伤的原因之一。二者合并损伤可能是外伤所致，也可能是膝关节慢性不稳定的结果。

半月板和前交叉韧带损伤的治疗对患者的预后具有协同作用（图 7.2.3）。目前学者就此方面尚未达成共识，与此相关的临床研究也较少。如二者同时损伤，则 ACL 重建为半月板损伤修复后愈合的关键因素，其对于膝关节功能恢复具有重要意义。在治疗过程中没有必要因合并半月板撕裂损伤而对韧带重建术式的选择进行模式化。

在治疗过程中应遵循尽可能保留半月板组织

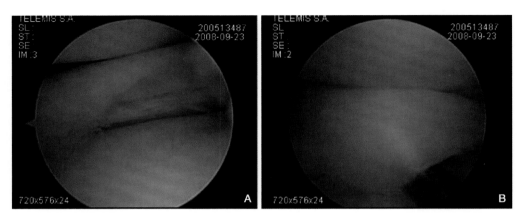

图 7.2.1（A，B）   ACL 撕裂合并外侧半月板内缘垂直撕裂，此类损伤可予以保守治疗

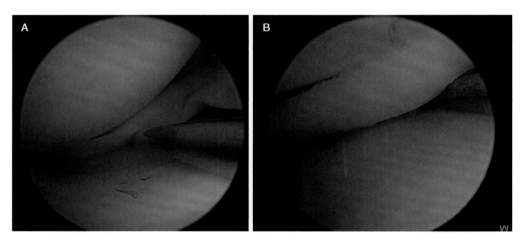

图 7.2.2（A，B）   内侧半月板后角不稳定型垂直撕裂，此类型损伤应予以修复

表 7.2.1   系统文献回顾数据总结——术前因素（Pujol 等）

作者	证据水平	年份	例数 N	平均手术年龄（岁）	受累半月板	手术时限（伤后月）	说明
Weiss	IV	1989	32	25.4（16 ～ 47）	外侧 & 内侧	–	80% 行 ACL 重建，20% 膝关节稳定
Beaufils	III	1992	31	27（17 ～ 41）	外侧 & 内侧	–	
Fitzgibbons	IV	1995	189	22.4（13 ～ 46）	外侧	–	
Talley	IV	2000	44	21.9（13 ～ 49）	外侧 & 内侧	–	
Pierre	IV	2001	95	26±1	外侧 & 内侧	24（1 ～ 120）	
Shelbourne	IV	2001	372	23±7.2	内侧	–	
Yagishita	IV	2004	83	25.4（14 ～ 67）	外侧 & 内侧	–	
Zemanovic	IV	2004	31	28（14 ～ 54）	外侧 & 内侧	18（1 ～ 180）	
Shelbourne	IV	2004	239	22.6（13 ～ 49）	外侧	–	
Lynch	IV	1983	31	20.1（10 ～ 45）	外侧 & 内侧	40.8（1 ～ 384）	

（L：外侧半月板；M：内侧半月板）

表 7.2.2 内侧半月板撕裂保守治疗及手术处理后相关数据总结

作者	例数	撕裂平均长度(mm)	撕裂类型	治疗选择标准	随访时限(月)	临床症状评估	临床症状评分/100	疼痛或机械症状(%)	半月板切除或修复(%)	解剖形态评估手段	愈合情况	处理方法
Beaufils	23	8	全层撕裂	关节稳定	26	是	-	17	0	镜下探查(随访)或关节造影(11)	61%愈合，38%部分愈合，1%未愈合	未处理
Talley	19	<15	全层撕裂	关节稳定	38	是	-	0	21	-	-	未处理
Pierre	60	9.8±4 (5~20)	全层撕裂	关节稳定 <20mm	48	IKDC	-	-	17	-	-	未处理
Yagishita	41	12 (5~25)	16例全层撕裂，25例部分撕裂	关节稳定 <15mm	16 (7~41)	是	-	12	7.3	镜下探查	54%愈合，27%部分愈合，12%撕裂部位延伸	未处理
Zemanovic	8	-	部分撕裂	部分撕裂	24.6	Lysholm	92.1	-	0	-	-	未处理
Shelbourne	139	-	全层撕裂	>10mm	88	问卷	93.1	5	10.8	-	-	未处理
	233	-	-	稳定撕裂			95.4	4.3	6	-	-	磨挫新鲜化处理
Lynch	9	-	-	稳定撕裂	45.6 (36~120)	是	-	66	0	-	-	未处理
Weiss	6	-	部分撕裂	部分撕裂	21.8 (3~50)	Lysholm	-	0	33	镜下探查	50%愈合，50%未愈合	未处理
	2	-	全层撕裂	稳定	27.5 (25~30)		-	0	0	镜下探查	50%愈合，50%未愈合	未处理

表 7.2.3　外侧半月板撕裂保守治疗及手术处理后相关数据总结

作者	例数	撕裂平均长度(mm)	撕裂类型	治疗选择标准	随访时限(月)	临床症状评估	临床症状评分/100	疼痛或机械症状(%)	半月板切除或修复(%)	解剖形态评估手段	愈合情况	处理方法
Weiss	9	–	部分撕裂	部分撕裂	29 (6~79)	Lysholm	–	0	22	镜下探查	55%愈合 22.5%未愈合 22.5%撕裂延伸	未处理
	15	–	全层撕裂	关节稳定	27.3 (6~100)		–	0	1.3		45.6%愈合 40%未愈合 13.4%撕裂延伸	未处理
Talley	25	<15	全层撕裂	关节稳定	38	是	–	0	4	–	–	未处理
Pierre	35	10±4 (5~20)	全层撕裂	关节稳定 撕裂移位<20mm	48	IKDC	–	–	0	–	–	未处理
Yagishita	42	10.8 (5~25)	18例部分撕裂 24例全层撕裂	关节稳定 撕裂移位<15mm	18.3	是	–	7	7.1	镜下探查	74%愈合 5%部分愈合 14%未愈合 7%撕裂延伸	未处理
Zemanovic	23	–	部分撕裂	部分撕裂	24.6	Lysholm	92.1	–	0	–	–	未处理
Shelbourne	239	–	全层撕裂	关节稳定	79	否,是	93.8	2.5	3.3	–	–	未处理/磨挫新鲜化处理
Fitzgibbons	189	–	部分撕裂和全层撕裂	关节稳定	31.2	否,是	92.2 (48~100)	0	0	–	–	磨挫新鲜化处理
Lynch	22	–	–	关节稳定	45.6 (36~120)	是	–	18	0	–	–	未处理
Beaufils	8	–	全层撕裂	关节稳定	26 (12~40)	是	–	0	0	镜下探查或关节造影	61%愈合 38%部分愈合 1%未愈合	未处理

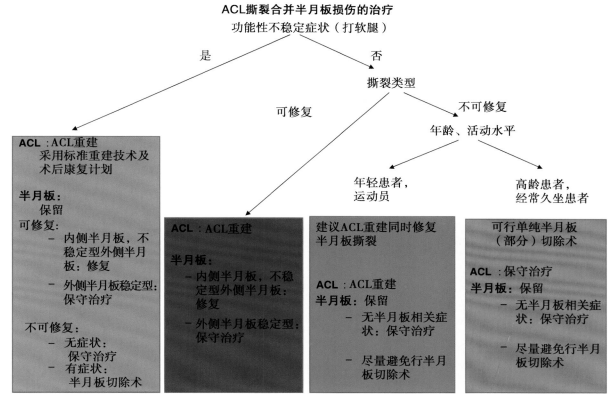

图 7.2.3　ACL 撕裂合并半月板损伤的处理

的原则，在证实半月板无法修复且患者有明显症状存在时，方可考虑行半月板切除术。如证实需行半月板缝合修复，则应在行韧带重建时一并予以缝合修复，此时缝合修复后的效果与膝关节稳定者行半月板缝合修复的效果相同。如半月板病变为膝关节慢性不稳定所致，则需在术前评估膝关节功能，对关节合并病变给予相应的处理。

参考文献

1. Acquitter Y, Hulet C, Locker B, Delbarre JC, Jambou S, Vielpeau C（2003）Patellar tendon-bone autograft recon-struction of the anterior cruciate ligament for advanced-stage chronic anterior laxity: is an extra-articular plasty necessary? A prospective randomized study of 100 patients with five year follow-up. Rev Chir Orthop 89（5）: 413-422.

2. Beaufils P, Bastos R, Wakim E, Cho SH, Petit-Jouvet C（1992）Meniscal injury in the reconstruction of the anterior cruciate ligament. Meniscal suture or abstention. Rev Chir Orthop 78（5）: 285-291.

3. Beaufils P, Cassard X, Charrois C, Verdonk R, Almqvist KF, Nourrissat G, Thoreux P, Kerdilès N, Katabi M, Kelberine F, Candoni P, Aït Si Selmi T, Hulet C, Billot N, Bamberg A, Pujol N,

4. Bercovy M, Weber E（1995）Evaluation of laxity, rigidity and compliance of the normal and pathological knee. Application to survival curves of ligamentoplasties. Rev Chir Orthop 81（2）: 114-127.

5. Fu FH, Shen W, Starman JS, Okeke N, Irrgang JJ（2008）Primary anatomic double-bundle anterior cruciate ligament reconstruction: a preliminary 2-year prospective study. Am J Sports Med 36（7）: 1263-74.

6. Gadeyne S, Besse JL, Galand-Desme S, Lerat JL, Moyen B（2006）Analysis of meniscal lesions accompanying anterior cruciate ligament tears: a retrospective analysis of 156 patients. Rev Chir Orthop 92（5）: 448-454.

7. Neyret P, Donell ST, DeJour D, DeJour H（1993）Partial meniscectomy and anterior cruciate ligament rupture in soccer players. A study with a minimum 20-year followup. Am J Sports Med 21（3）: 455-460.

8. Neyret P, Walch G, Dejour H（1988）Intramural internal meniscectomy using the Trillat technic. Long-term results of 258 operations. Rev Chir Orthop 74（7）: 637-646.

9. McConville OR, Kipnis JM, Richmond JC, Rockett SE, Michaud MJ（1993）The effect of meniscal status on knee stability and function after anterior cruciate ligament reconstruction. Arthroscopy 9（4）: 431-439.

10. Milachowski KA, Weismeier K, Wirth CJ, Kohn D（1990）

Meniscus transplantation and anterior cruciate ligament replacement-results 2-4 years postoperative. Sportverletz Sportschaden 4 (2): 73-78.

11. O'Brien, et al. (1989) Degenerative arthritis of the knee following anterior cruciate ligament injury: a multicentric, long term follow-up study. Am J Sports Med. 17:716-725.

12. Pierre A, Hulet C, Locker B, Schiltz D, Delbarre JC, Vielpeau C (2001) Outcome of 95 stable meniscal tears left in place after reconstruction of the anterior cruciate ligament. Rev Chir Orthop 87 (7): 661-668.

13. Pouget G (1989) Réinsertion méniscale sous arthroscopie. Résultats à 1 et 5 ans. Rev Chir Orthop 75 (suppl 2): 143.

14. Pujol N, Beaufils P (2009) Healing results of meniscal tears left in situ during anterior cruciate ligament reconstruction: a review of clinical studies. Knee Surg Sports Traumatol Arthrosc 17 (4): 396-401.

15. Siebold R, Dehler C, Ellert T (2008) Prospective randomized comparison of double-bundle versus single-bundle anterior cruciate ligament reconstruction. Arthroscopy 24 (2): 137-145.

16. Sommerlath K, Hamberg P (1989) Healed meniscal tears in unstable knees. A long-term followup of seven years. Am J Sports Med 17 (2): 161-163.

17. Verdonk PC, Verstraete K, Alqmvist F, De Cuyper K, Veys E, Vergruben G, Verdonk R (2006) Meniscal allograft transplantation: long term clinical results with radiological and magnetic resonance imaging corralations. Knee Surg Sports Traumatol Arthrosc 14 (8): 694-706.

18. Verdonk PC, Demurie A, Almqvist KF, Veys EM, Verbruggen G, Verdonk R (2006) Transplantation of viable meniscal allograft. Surgical technique. J Bone Joint Surg Am 88(suppl 1) pt 1:109-118.

19. Zantop T, Herbort M, Raschke MJ, Fu FH, Petersen W (2007) The role of the anteromedial and posterolateral bundles of the anterior cruciate ligament in anterior tibial translation and internal rotation. Am J Sports Med 35 (2): 223-7.

膝关节稳定的半月板退行性损伤

K. F. Almqvist, P. Vansintjan, P. Verdonk, Y. Bohu, P. Beaufils, R. Verdonk

引 言

多年来，半月板损伤的治疗理念已有了很大的发展和改进。临床上医师应根据患者临床表现、撕裂程度、撕裂部位等因素选择各种不同的治疗方法。

半月板损伤的治疗和临床转归与其病因学（退行性或创伤性损伤）和撕裂分型密切相关。创伤性撕裂前已讨论，本章主要讨论膝关节稳定患者各种类型半月板退行性撕裂的处理原则，包括半月板囊肿和半月板水平层裂的修复。

半月板退行性撕裂的评估及治疗方法选择

半月板撕裂的分型对于制订相应的治疗计划具有重要的指导意义。半月板损伤有很多分型系统，其中以 O'Connor 分型[21] 最为实用，可分为：（1）纵裂；（2）水平裂；（3）斜裂；（4）辐射状裂及（5）其他类型包括瓣状裂、复杂裂和退行性半

K. F. Almqvist (✉)
P. Vansintjan
P. Verdonk
R. Verdonk
Department of Orthopaedic Surgery and Traumatology, Ghent University Hospital, De Pintelaan 185, 9000 Ghent, Belgium
e-mail: fredrik.almqvist@ugent.be

Y. Bohu
P. Beaufils
Department of Orthopaedic Surgery, Centre Hospitalier de Versailles, Hôpital André Mignot, 177, rue de Versailles, 78157 Le Chesnay Cedex, France

月板撕裂[4]（图 7.3.1）。另有目前常用的半月板撕裂分型系统可参见图 7.1.2。

半月板退行性撕裂常见于慢性半月板损伤和老年半月板组织退行性变患者，此类病变损伤多由于长期站立及慢性半月板内应力改变所致，撕裂病变往往在早期难以被发现且多为复杂撕裂[4]。

与创伤性撕裂相比，半月板退行性撕裂可能更易导致患者膝关节出现退行性变。

临床上可根据患者典型临床表现及物理检查所见并结合各种影像学检查结果以明确半月板退行性撕裂的诊断。

病 史

半月板退行性损伤患者可无明显外伤史，多

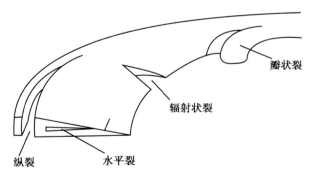

图 7-3-1 半月板撕裂分型：纵裂为半月板内部纵向垂直撕裂，常位于半月板周缘，撕裂越长越不稳定，如撕裂半月板内缘游离则为桶柄样撕裂；水平裂为半月板组织内水平状层裂；辐射状裂为始于半月板内部游离缘的垂直撕裂；瓣状裂为斜形垂直撕裂形成片状游离缘（鹦鹉嘴样变）。瓣状裂可能为水平裂发展而来。半月板退行性变（图中未显示）为退变半月板内部撕裂或合并多种类型撕裂（Courtesy of Englund et al. [9]）

数患者存在长期的膝关节疼痛、肿胀症状，偶尔可出现关节绞索症状[24]。

物理检查

触诊、关节间隙压痛、轴向应力下膝关节旋转活动（McMurray 征）等各种半月板特殊物理检查对于诊断半月板退行性撕裂是有帮助的[24]。

影像学检查

传统 X 线摄片检查有助于明确由于慢性病变所致的半月板退行性损伤。可行膝关节双侧对比负重前后位、侧位及 schuss 位摄片检查以明确诊断[24]。

单对比或双对比 CT 关节造影，尤其是 MRI 检查等都是有价值的影像学检查手段[7,17,19]。

半月板囊肿可由内、外侧半月板退行性撕裂发展而来，且常见于外侧半月板退行性撕裂。半月板囊肿并不少见，其发生率约为 1.5%。在体检中可触及局部囊性肿块，MRI 检查和镜下探查可良好显示病变情况[4]（图 7.3.2）。

稳定膝关节半月板退行性撕裂的治疗方案选择

保守治疗

Herrlin 等经研究认为，中年患者（45 ~ 65 岁）非创伤性内侧半月板撕裂可在适宜的康复训练指导下行保守治疗[13]。

半月板囊肿保守治疗方法包括囊肿内激素注射或抗炎药物注射，但此类保守治疗方法在多数情况下仅使症状得以暂时缓解[4]。

手术治疗

半月板退行性撕裂在术前或在术中经镜下探查确诊后，其相应处理原则同创伤性撕裂：应尽可能保留有活力的半月板组织。此外，处理时应考虑到患者年龄、是否存在半月板退行性变（黏液样变性）、合并关节内病变情况、前交叉韧带完整性、撕裂时间长短等因素。

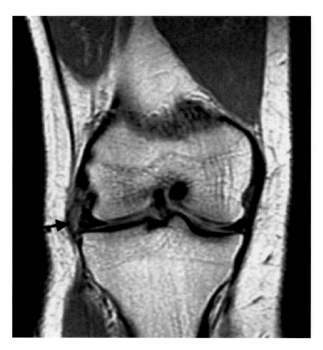

图 7.3.2 半月板囊肿 MRI 检查所见。囊性结构延伸至外侧副韧带（箭头所指）深层，与外侧半月板相连。在半月板内部可见斜裂信号说明此囊性病变为半月板囊肿（From: www.mdconsult.com; Adam: Grainger & Allison's Diagnostic Radiology, 5th ed, Chapter 50: Joint disease, Fig. 50.29）

其他如撕裂部位、长度、撕裂类型和撕裂稳定性及任何影响半月板体部完整性的因素也应予以考虑[6]。

半月板切除术

1948 年，Fairbank 首次描述了行半月板全切的患者术后出现膝关节退行性变的影像学表现，如股骨髁扁平、骨赘形成和关节间隙狭窄等[10]。Roos 等认为，半月板切除术为膝关节出现骨性关节炎影像学表现的重要危险因素，与未受伤膝关节相比，患者术后出现膝关节退行性变的概率将增加 14 倍[20]。自此，骨科医师开始在临床治疗过程中不断尝试尽可能保留健康的半月板组织[10,14]。

部分半月板切除术也是半月板退行性撕裂时可采用的处理方式之一，因有些情况下长期病变导致的半月板形态改变并不适宜行缝合修复[4]。

研究表明，因继发膝关节退行性变的概率较小，部分半月板切除术后预后优于半月板全切术

后预后 [11,16,18,23]。

半月板退行性损伤患者的术后预后也较创伤性损伤患者的术后预后差 [8]。退行性撕裂患者行缝合修复术后主观评分结果较无退行性撕裂患者差 [22]。

因此很多学者建议，对于半月板退行性撕裂患者行半月板小部分切除 [9]。

缝合修复

任何半月板体部明显的损伤如复杂裂、多层撕裂、半月板形态改变或退行性撕裂都有缝合修复可能性。通常半月板结构完整性破坏后其血供也随之破坏 [6]。

复杂的桶柄样撕裂伴辐射状裂常见于慢性病例，此类损伤修复后较单纯桶柄样撕裂缝合修复更难以愈合 [1]。

退行性撕裂修复时修复装置常难以坚实固定。发生退行性变的半月板组织应予以彻底清除，应据撕裂类型及患者年龄情况给予适当修复。病程长短也是半月板发生退行性变程度和撕裂复杂程度的影响因素 [4,15]。

一些学者认为，半月板急性撕裂缝合修复后组织愈合能力优于慢性撕裂 [5,12]。

水平裂

通常，半月板退行性撕裂缝合修复操作非常困难且患者术后预后差。年轻膝关节稳定患者半月板内水平层裂（2 级或 3 级损伤）可运用Biedert [2,3] 提出的切开缝合技术（图 7.3.3）进行修复。Bohu 和 Beaufils 在术中首先行镜下探查后采用该技术经后内侧或后外侧切开入路缝合修复半月板撕裂（图 7.3.4），如镜下见半月板 3 级水平撕裂且不稳定可切除层裂病变，切开关节囊后分离半月板周缘，撕裂部位使用小刮勺给予新鲜化处理后（图 7.3.5），使用生物可吸收 PDS 缝线缝合修复撕裂病变，层裂需行垂直缝合（图 7.3.6），探查所见合并的半月板囊肿病变（71%）应予以切除（图 7.3.7）。Bohu 和 Beaufils 采用上述方法治疗 28 例患者（30 个膝关节手术），包括半月板 2 级损伤（52%）和 3 级损伤（48%），且均为

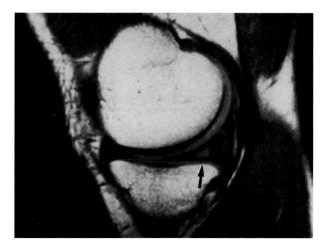

图 7.3.3　内侧半月板内部水平裂 MRI 检查所见（Courtesy of Biedert [3]）

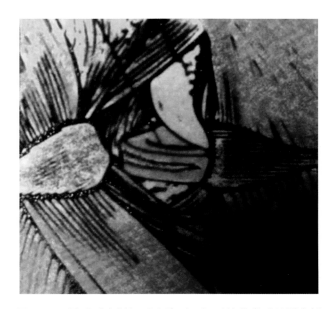

图 7.3.4　图示后内侧切开入路下，切开关节囊后显露内侧半月板后角及水平层裂

水平撕裂，内、外侧半月板比例为 2 : 1，所有患者膝关节均稳定，术前患者膝关节症状存在至少6 个月。术后平均 47.2 个月随访，仅 4 例复杂裂患者缝合修复失败并最终行半月板切除术。21 例患者给予术后随访评估（女：男 = 6 : 13），其中7 例为竞技体育运动员，结果表明，20 例患者可恢复至术前体育运动水平，16 例患者对术后膝关节功能满意或十分满意。膝关节外伤和骨性关节

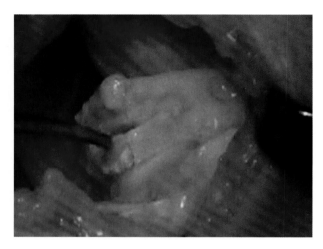

图 7.3.5 后内侧关节囊切开后显露内侧半月板水平撕裂

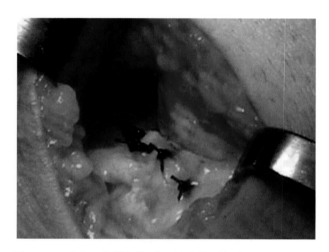

图 7.3.6 垂直于半月板撕裂面缝合撕裂部位

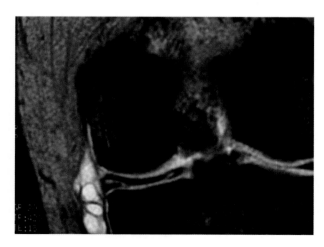

图 7.3.7 内侧半月板水平撕裂合并半月板囊肿 MRI 扫描所见

炎愈后评分（KOOS）为 87.8%（100% 为术后最好愈后结果）。术后评估内容包括疼痛、局部症状和日常活动水平，结果均良好，分别为 89.7%、86.8% 和 93.9%。运动 / 娱乐活动和膝关节相关生活质量评分分别为 76.1% 和 74.6%。国际膝关节记录委员会（IKDC）主观评分为 82.4%。症状、运动水平和膝关节功能评分项目评估分值分别为 75.5%、88.5% 和 79.7%。所有评分项目（KOOS 和 IKDC）在 30 岁以下患者均结果良好，分别为 94% 和 89.6%。

半月板囊肿

半月板囊肿是镜下半月板部分切除、囊肿减压 / 病变切除术的适应证。镜下使用探钩仔细探查半月板撕裂部位并将探钩经撕裂部位插入囊腔内部探查可确认囊肿病变，之后，手指从外部将囊肿内容物挤压入关节腔后使用刮勺处理囊肿病变[4]。半月板囊肿常伴发或继发于半月板退行性变或复杂裂，因此常需同时切除半月板大部[4]。

小 结

半月板退行性撕裂常为复杂裂并常见于老年患者。患者常表现为膝关节慢性疼痛且其最初外伤史往往叙述不清。半月板退行性损伤诊断依赖物理检查及 MRI 检查。X 线检查可用于评估膝关节退行性变。半月板退行性病变损伤有时可伴有囊肿病变且多见于外侧半月板。

部分半月板切除术处理时应尽可能保留健康半月板组织。半月板囊肿为镜下手术的良好适应证，术中可同时行囊肿减压、囊肿病变切除和半月板部分切除术。由于术中使用现有缝合修复内植物不易固定撕裂部位，因此通常半月板退行性损伤不适宜行缝合修复。年轻患者 2 级或 3 级水平层裂，如膝关节稳定可行切开修复。

参考文献

1. Belzer JP, Cannon WD Jr（1993）Meniscus tears: treatment in the stable and unstable knee. J Am Acad Orthop Surg 1:41-47.
2. Biedert RM（1993）Intrasubstance meniscal tears. Clinical aspects and the role of MRI. Arch Orthop Trauma Surg 112:142-147.

3. Biedert RM（2000）Treatment of intrasubstance menis-cal lesions: a randomized prospective study of four different methods. Knee Surg Sports Traumatol Arthrosc 8: 104-108.

4. Canale ST, Beaty JH（2007）Campbell's operative orthopaedics. Elsevier, Philadelphia.

5. Cannon WD Jr, Vittori JM（1992）The incidence of healing in arthroscopic meniscal repairs in anterior cruciate ligament-reconstructed knees versus stable knees. Am J Sports Med 20:176-181.

6. DeHaven KE（1990）Decision-making factors in the treatment of meniscus lesions. Clin Orthop Relat Res 252: 49-54.

7. Ekstrom JE（1990）Arthrography. Where does it fit in? Clin Sports Med 9:561-566.

8. Englund M, Lohmander LS（2004）Risk factors for symptomatic knee osteoarthritis fifteen to twenty-two years after meniscectomy. Arthritis Rheum 50:2811-2819.

9. Englund M, Roos EM, Roos HP et al（2001）Patient-relevant outcomes fourteen years after meniscectomy: influence of type of meniscal tear and size of resection. Rheumatology 40:631-639.

10. Fairbank TJ（1948）Knee joint changes after menisce-ctomy. J Bone Joint Surg 30B:664-670.

11. Hede A, Larsen E, Sandberg H（1992）Partial versus total meniscectomy. A prospective, randomised study with longterm follow-up. J Bone Joint Surg 74B:118-121.

12. Henning CE, Lynch MA, Clark JR（1987）Vascularity for healing of meniscus repairs. Arthroscopy 3:13-18.

13. Herrlin S, Hallander M, Wange P et al（2007）Arthroscopic or conservative treatment of degenerative medial meniscal tears: a prospective randomised trial. Knee Surg Sports Traumatol Arthrosc 15:393-401.

14. Howell JR, Handoll H（2002）Surgical treatment for meniscal injuries of the knee in adults. Cochrane Database Syst Rev 2:CD001353.

15. Keene GC, Bickerstaff D, Rae PJ et al（1993）The natural history of meniscal tears in anterior cruciate ligament insufficiency. Am J Sports Med 21:672-679.

16. McGinity JB, Geuss LF, Marvin RA（1977）Partial or total meniscectomy: a comparative analysis. J Bone Joint Surg 59A:763-766.

17. Mink JH, Levy T, Crues JV 3rd（1988）Tears of the anterior cruciate ligament and menisci of the knee: MR imaging evaluation. Radiology 167:769-774.

18. Northmore-Ball MD, Dandy DJ（1982）Long-term results of arthroscopic partial meniscectomy. Clin Orthop Relat Res 167:34-42.

19. Reicher MA, Hartzman S, Duckwiler GR et al（1986）Meniscal injuries: detection using MR imaging. Radiology 159:753-757.

20. Roos H, Lauren M, Adalberth T et al（1998）Knee oste-oarthritis after meniscectomy: prevalence of radiographic changes after twenty-one years, compared with matched controls. Arthritis Rheum 41:687-693.

21. Shariaree H（1984）O'Connor's textbook of arthroscopic surgery. Lippincott Williams & Wilkins, Philadelphia.

22. Shelbourne KD, Carr DR（2003）Meniscal repair compared with meniscectomy for bucket-handle medial meniscal tears in anterior cruciate ligament-reconstructed knees. Am J Sports Med 31:718-723.

23. Tapper EM, Hoover NW（1969）Late results after meniscectomy. J Bone Joint Surg 51A:517-526.

24. Verdonk R, Almqvist FA（2005）Lésions traumatiques des ménisques du genou. In: EMC Appareil Locomoteur. Elsevier, Paris, 14-084-A-10, pp 1-16.

膝关节灌洗、清理术与
骨性关节炎

N. Pujol，P. Boisrenoult

引 言

膝关节骨性关节炎（OA）的手术治疗及保守治疗方法有很多，其中也包括镜下关节灌洗、清理手术处理。外科医师所面临的难题是患者经镜下处理后是否能达到症状缓解的目的。首先应明确诊断及认清引起疼痛症状产生的原因。物理检查、常规 X 线摄片和 MRI 检查是有效的诊断及术前评估手段。

如患者经至少 6 个月保守治疗无效，应考虑手术处理。

本章讨论伴有疼痛症状的膝关节 OA 的诊断标准，并对常见的治疗方法及镜下相关手术处理的临床效果进行文献回顾分析。

诊 断

膝关节骨性关节炎疼痛症状产生的原因目前仍不十分清楚，可能由骨、滑膜和半月板等多方面的病变因素引起。诊断的主要目的是为了明确膝关节骨性关节炎疼痛产生的原因。

半月板脱出（图 7.4.1）

MRI 检查见冠状面半月板体部向外侧移位大

N. Pujol (✉)
P. Boisrenoult
Orthopaedic Department, Centre Hospitalier de Versailles,
177, rue de Versailles, 78157 Le Chesnay, France
e-mail: npujol@ch-versailles.fr

于 3mm 提示存在半月板脱出病变，此影像学改变与膝关节骨性关节炎明显相关 [6,9,13,16,18]。最近的一项 205 个膝关节 MRI 前瞻性分析研究结果表明，半月板脱出与膝关节骨赘形成或关节软骨损伤病变明显相关 [18]。另外一项 291 例患者的相关对比研究结果表明，半月板脱出与有症状的膝关节 OA 存在关联 [13]。半月板脱出可能是膝关节 OA 的"第一个"影像学表现，表明患者半月板已失去其功能，此病变可在患者软骨变薄之前出现 [6,9,16]。

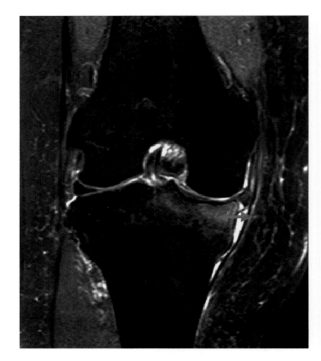

图 7.4.1　MRI 检查示骨髓水肿和内侧半月板脱出

骨髓水肿

一项对 410 例（平均年龄 67 岁）存在膝关节 OA 影像学表现、伴或不伴疼痛症状患者的横向研究结果表明[10]，其中 351 例有疼痛症状的患者中 272 例 MRI 检查可见骨髓水肿信号；与之相比，50 例无症状患者中 15 例存在骨髓水肿 MRI 表现（$P < 0.001$）。存在明显的骨髓水肿影像学表现的患者均伴有膝关节疼痛症状。骨髓水肿严重程度与疼痛程度并无关联，这说明疼痛症状的出现可能另有原因[10,25]。

渗出，滑膜肿胀

该作者在另一项类似研究中运用 MRI 技术对存在明显膝关节症状的 381 例（平均年龄 67 岁）有或无 OA 病变患者行关节渗出和滑膜增生与膝关节症状相关性的分析研究[14]。结果表明，存在膝关节疼痛症状及 OA MRI 表现患者常伴随明显的关节渗出及滑膜增厚（$P < 0.01$）。滑膜增厚常与疼痛严重程度相关（$P < 0.01$）。

半月板退行性撕裂是否引起症状的原因

有学者对 100 例疑似半月板退行性撕裂患者行队列研究，观察患侧膝关节半月板 MRI 信号异常情况并与对侧无症状膝关节进行对比[25]。结果显示其中 57 例有症状及 36 例无症状者存在半月板撕裂 MRI 表现，32 例有症状者及 29 例无症状患者发现内侧半月板水平撕裂影像学改变。此研究结果表明，有症状膝关节常见骨髓水肿及毛细血管周围软组织异常等影像学表现。辐射状裂、复杂裂及有移位的半月板撕裂病变患者症状最为明显。

Bhattacharyya 等[4] 在一项 154 例（平均年龄 53 岁）OA 患者的对比研究中发现，76% 的无症状患者合并半月板撕裂，有症状的患者中 91% 合并半月板撕裂（$P < 0.005$）。患者膝关节骨性关节炎的病变分级与半月板撕裂的高发生率相关。有症状的 OA 组中，患者有无半月板撕裂与其疼痛评分和主观评分结果无明显相关性。

膝关节骨性关节炎伴半月板退行性撕裂患者症状的产生原因目前仍不清楚。

关节间隙狭窄需经 X 线影像学检查评估证实，MRI 检查用于评估骨髓水肿、滑膜肿胀、半月板撕裂或脱出病变，以进一步明确膝关节疼痛的原因。

治 疗

膝关节骨性关节炎行保守治疗无效后可考虑行手术治疗。

手法物理治疗及功能锻炼

目前关于膝关节 OA 行手法物理治疗及功能锻炼有效性的临床报道很少。

Deyle 等[8] 对 83 例（平均 61 岁）患者行随机对照研究，患者为膝关节 OA 1 ～ 3 级病变，给予物理治疗或安慰剂治疗。1 年后随访发现行物理治疗者临床症状、行走距离及主观评分明显改善。其他类似的 OA 功能锻炼相关研究中报道样本退出调查比率（dropout rates）为 10% ～ 52%[11,17]。

透明质酸 / 激素治疗

Forster 和 Straw 曾对膝关节 OA 患者行关节内注射透明质酸和镜下灌洗治疗并对二者进行对比分析研究[12]，对 38 例患者随机行镜下灌洗或关节内透明质酸 5 次注射保守治疗，研究中不包括存在机械症状患者，治疗 1 年后随访结果表明，两组效果无显著差异。

Cochrane 回顾相关研究文献[2] 后得出结论，OA 患者给予关节内激素治疗仅在短期内（2 ～ 4 周）效果良好。透明质酸关节内注射效果更为持久（14 ～ 26 周），45 ～ 52 周后二者疗效对比无明显差异。关节灌洗和关节内激素治疗二者之间的疗效对比无明显差异。

以上研究都认为在手术处理之前应给予适宜的关节功能锻炼及保守治疗。

关节镜下清理、灌洗及半月板修整、软骨成形术

手术技术（图 7.4.2）

关节灌洗

膝关节 OA 的关节镜下处理方法有很多，包括单纯关节灌洗、滑膜清理及关节成形术。

最简单的 OA 镜下处理技术为关节灌洗术，即关节内生理盐水冲洗引流。Dawes 等在一项双盲随机对照研究中对 20 例患者分别给予 2L 生理盐水膝关节灌洗和 20ml 生理盐水膝关节腔注射治疗并对二者进行对比分析[7]。两组患者均在术后12 周内出现疼痛症状及关节功能的改善。

关节清理术

关节镜下清理术的目的是为了移除所有膝关节内不稳定的损伤病变，如游离的关节软骨、软骨碎片、不稳定的半月板撕裂、骨赘及增生的滑膜等。Chang 等对生理盐水关节灌洗及标准的镜下清理术进行对比研究，发现采用这两种处理方法后患者在术后 3 ～ 12 个月内的愈后结果无明显差异[5]。

合并关节软骨损伤的半月板退行性撕裂是否应行修整处理目前仍存在争议，后面将详细讨论。

关节清理成形术

镜下磨挫成形术是指对关节软骨面坏死病变的刨削清理。

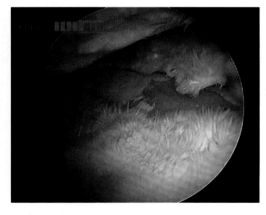

图 7.4.2　镜下探查示胫骨平台Ⅳ级骨性关节炎病变

此术式首次在 1986 年由 Johnson 提出[15]。Bert 和 Maschka 报道术后 5 年随访单纯行关节清理处理者优良率为 66%，与之相比清理及磨挫处理者优良率为 51%[3]。Rand[23] 对 131 例患者行单纯关节清理术并进行术后平均 3.8 年随访研究，结果表明其愈后优于 22 例磨挫成形术处理者，54% 的患者在术后 4 年内需行全膝关节置换术。此两项回顾性研究中均有用以评估磨挫成形术疗效的对照样本，因此目前学者们认为，磨挫成形术不宜用于 OA 的治疗。

关节镜下磨挫软骨成形术目前不建议用于膝关节 OA 的处理。

一级证据研究

Moseley 等[21] 随机研究 180 例（平均年龄 52岁）膝关节 OA 患者，行关节镜下清理、灌洗或安慰性手术。安慰性手术组皮肤切开并置入关节镜后仅给予象征性清理处理，所有患者术后平均随访 24 个月。结果表明，患者主观结果（评估内容包括疼痛及行走能力）在两分组之间无明显差异。

尽管这是目前唯一的一级证据研究文献，但研究中的一些细节仍需进一步评估。此研究中324 例保守治疗组患者中 144 例最终退出随访研究；研究中未对 OA 患者进行层化分级，而且经加权再次计算结果表明，此研究不同的等值因素权数范围在 14% ～ 70%，均在等值水平（80%）以下[22]。

其他文献研究回顾

由于不同研究在设计、病例筛选、处理方法及愈后评估方法等方面存在差异，因此对这些研究结果往往难以进行分析比较。

2007 年，Siparsky 等[24] 对膝关节 OA 关节镜手术处理相关文献进行了系统的回顾分析，经对18 个相关文献（Ⅰ级证据研究 1 篇，Ⅱ级证据研究 5 篇，Ⅲ级证据研究 6 篇，Ⅳ级证据研究 6 篇）进行分析归纳后他认为，目前镜下膝关节 OA 相关的手术处理技术仍缺乏有效的询证医学证据支持。

关节镜下清理术的适应证

OA 的分级

Matsusue 等[20] 根据合并 OA 病变的严重程度对半月板退行性撕裂患者行镜下关节清理术后结果进行了层化分级和归纳分析，结果表明，合并 OA 病变程度越严重，患者预后越差。伴膝关节 I 级及 II 级退行性变患者行镜下清理 87% 愈后良好，而伴 III 级或 IV 级膝关节退行性变患者行镜下清理术处理愈后良好率仅为 7%。Aaron 等[1] 经研究认为，半月板病变部分切除对于膝关节 OA 患者镜下清理术后预后无指导意义，此膝关节退行性变 II 级横向研究中 90% 患者表现为轻度 OA，患者膝关节力线正常且关节间隙 ≥ 3mm，行关节镜清理术后疗效显著，仅 5% 伴 IV 级 OA 病变患者在术后 34 个月随访中主诉症状改善。因此，伴 II 级 OA 病变患者的术后愈后结果目前尚无法预判。

轻度膝关节 OA 病变患者行关节镜清理术后疼痛症状可能缓解。

半月板撕裂类型及撕裂部位、机械交锁症状

Chang 等[5] 经研究发现，内侧半月板前 2/3 或外侧半月板任何部位撕裂行镜下半月板（部分）切除术后愈后结果较内侧半月板后角退行性撕裂行镜下半月板部分切除术后结果良好。

机械交锁症状缓解与否是决定镜下清理术预后是否良好的关键因素[1,5,19]。

OA 病变部位

Moseley 等[21] 在其研究中将内外侧间室 OA 病变分为 1 ~ 4 级，此分级系统可能将一个间室严重受累的病变与伴三个间室轻度或中度退行性变的病变评为同级病变，这并不利于对患者术后愈后结果进行对比分析，而以往文献中关于 OA 病变部位对镜下灌洗和清理术后结果影响的研究数据仍较缺乏。但毫无疑问，累及一个间室的膝关节 OA 患者的术后预后应优于累及三个间室的 OA 病变患者。

其他因素

肥胖、畸形或伴膝关节软骨坏死的 OA 患者行关节镜清理术的预后情况目前仍不清楚。此亚群患者的术后效果尚需进一步的前瞻性随机对照研究证实。

小 结

膝关节骨性关节炎患者多合并半月板撕裂。不论是否存在半月板撕裂病变，患者都可能存在关节疼痛症状。是否存在半月板撕裂病变对患者膝关节功能并无明显影响。

Moseley 等认为患者是否存在 OA 病变并非关节镜手术预后的指导因素，其他学者认为一些特殊类型 OA 患者适宜行关节镜手术处理。

如患者存在明显的膝关节后侧关节间隙压痛、机械交锁症状和早期 OA 表现（如 I 级或 II 级关节间隙狭窄），行镜下手术清理不稳定半月板撕裂及软骨撕裂碎片后可能改善疼痛症状及膝关节功能状态。

更为严重的 OA 患者的术后预后及术后症状缓解的持续时间往往不可预料，对此类患者应慎重考虑行关节镜灌洗及清理术。需注意行镜下软骨磨挫成形处理应慎重，因其并非"治疗性"处理手段。

处理指南（图 7.4.3）

膝关节慢性疼痛患者行镜下手术的量化筛选指标很少。应常规行双侧负重位 X 线摄片检查并包括 schuss（Rosenberg）位摄片检查。物理检查时应注意机械交锁症状的引出，同时应注意病史的询问以利于明确诊断。

如患者病史与半月板撕裂诊断相符但无站立位关节间隙缩窄 X 线表现，可行 MRI 检查评估半月板撕裂状况、骨与滑囊组织病变情况。如证实为不稳定半月板撕裂应考虑行镜下手术处理；如仅合并骨髓水肿、滑囊炎症反应或半月板脱出，则早期行保守治疗往往有效。如患者负重位 X 线片表现为关节间隙缩窄（> 3mm）应首先行骨性关节炎对症保守治疗。

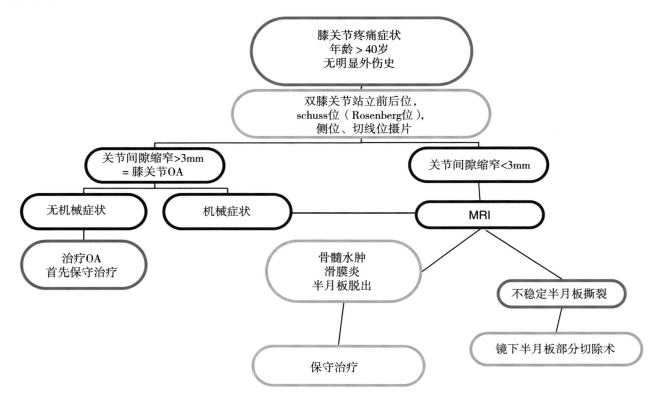

图 7.4.3　骨性关节炎合并半月板病变损伤处理决策路径

参考文献

1. Aaron RK, Skolnick AH, Reinert SE, Ciombor DM（2006）Arthroscopic debridement for osteoarthritis of the knee. J Bone Joint Surg Am 88:936-943.

2. Bellamy N, Campbell J, Robinson V, Gee T, Bourne R, Wells G（2005）Intraarticular corticosteroid for treatment of osteoarthritis of the knee. Cochrane Database Syst Rev 2:CD005328.

3. Bert JM, Maschka K（1989）The arthroscopic treatment of unicompartmental gonarthrosis: a five-year follow-up study of abrasion arthroplasty plus arthroscopic debridement and arthroscopic debridement alone. Arthroscopy 5:25-32.

4. Bhattacharyya T, Gale D, Dewire P, Totterman S, Gale ME, McLaughlin S, Einhorn TA, Felson DT（2003）The clinical importance of meniscal tears demonstrated by magnetic resonance imaging in osteoarthritis of the knee. J Bone Joint Surg Am 85-A:4-9.

5. Chang RW, Falconer J, Stulberg SD, Arnold WJ, Manheim LM, Dyer AR（1993）A randomized, controlled trial of arthroscopic surgery versus closed-needle joint lavage for patients with osteoarthritis of the knee. Arthritis Rheum 36:289-296.

6. Costa CR, Morrison WB, Carrino JA（2004）Medial meniscus extrusion on knee MRI: is extent associated with severity of degeneration or type of tear? AJR Am J Roentgenol 183:17-23.

7. Dawes PT, Kirlew C, Haslock I（1987）Saline washout for knee osteoarthritis: results of a controlled study. Clin Rheumatol 6:61-63.

8. Deyle GD, Henderson NE, Matekel RL, Ryder MG, Garber MB, Allison SC（2000）Effectiveness of manual physical therapy and exercise in osteoarthritis of the knee. A randomized, controlled trial. Ann Intern Med 132:173-181.

9. Ding C, Martel-Pelletier J, Pelletier JP, Abram F, Raynauld JP, Cicuttini F, Jones G（2007）Knee meniscal extrusion in a largely non-osteoarthritic cohort: association with greater loss of cartilage volume. Arthritis Res Ther 9:R21.

10. Felson DT, Chaisson CE, Hill CL, Totterman SM, Gale ME, Skinner KM, Kazis L, Gale DR（2001）The association of bone marrow lesions with pain in knee osteoarthritis. Ann Intern Med 134:541-549.

11. Fisher NM, Kame VD Jr, Rouse L, Pendergast DR（1994）Quantitative evaluation of a home exercise program on muscle and functional capacity of patients with osteoarthritis. Am J Phys Med Rehabil 73:413-420.

12. Forster MC, Straw R（2003）A prospective randomised trial comparing intra-articular Hyalgan injection and arthroscopic washout for knee osteoarthritis. Knee 10:291-293.

13. Gale DR, Chaisson CE, Totterman SM, Schwartz RK, Gale ME, Felson D（1999）Meniscal subluxation: ass-ociation with osteoarthri-tis and joint space narrowing. Osteoarthritis Cartilage 7:526-532.

14. Hill CL, Gale DG, Chaisson CE, Skinner K, Kazis L, Gale ME, Felson DT（2001）Knee effusions, popliteal cysts, and

synovial thickening: association with knee pain in osteoarthritis. J Rheumatol 28:1330-1337.

15. Johnson LL（1986）Arthroscopic abrasion arthroplasty historical and pathologic perspective: present status. Arthroscopy 2:54-69.

16. Kenny C（1997）Radial displacement of the medial meniscus and Fairbank's signs. Clin Orthop Relat Res 399: 163-173.

17. Kovar PA, Allegrante JP, MacKenzie CR, Peterson MG, Gutin B, Charlson ME（1992）Supervised fitness walking in patients with osteoarthritis of the knee. A randomized, controlled trial. Ann Intern Med 116:529-534.

18. Lerer DB, Umans HR, Hu MX, Jones MH（2004）The role of meniscal root pathology and radial meniscal tear in medial meniscal extrusion. Skeletal Radiol 33: 569-574.

19. Livesley PJ, Doherty M, Needoff M, Moulton A（1991）Arthroscopic lavage of osteoarthritic knees. J Bone Joint Surg Br 73:922-926.

20. Matsusue Y, Thomson NL（1996）Arthroscopic partial medial meniscectomy in patients over 40 years old: a 5- to 11-year follow-up study. Arthroscopy 12:39-44.

21. Moseley JB, O'Malley K, Petersen NJ, Menke TJ, Brody BA, Kuykendall DH, Hollingsworth JC, Ashton CM, Wray NP（2002）A controlled trial of arthroscopic surgery for osteoarthritis of the knee. N Engl J Med 347:81-88.

22. Poehling GG（2002）Degenerative arthritis arthroscopy and research. Arthroscopy 18:683-687.

23. Rand JA（1991）Role of arthroscopy in osteoarthritis of the knee. Arthroscopy 7:358-363.

24. Siparsky P, Ryzewicz M, Peterson B, Bartz R（2007）Arthroscopic treatment of osteoarthritis of the knee: are there any evidence-based indications? Clin Orthop Relat Res 455:107-112.

25. Zanetti M, Pfirrmann CW, Schmid MR, Romero J, Seifert B, Hodler J（2003）Patients with suspected meniscal tears: prevalence of abnormalities seen on MRI of 100 symptomatic and 100 contralateral asymptomatic knees. AJR Am J Roentgenol 181:635-641.

7.5 总 结

P. Beaufils

半月板病变损伤存在很多病变类型，其相应的处理方法也各不相同。

骨科医师面对存在相关症状的半月板损伤患者时，应首先考虑以下两个基本问题：（1）损伤是否需要手术处理？临床上应注意尽量避免行手术处理；（2）如确需手术处理，应行半月板切除术还是行半月板缝合修复术？

在制订治疗方案时应遵循尽可能保留半月板组织这一重要原则。因此，只有在确认半月板无法修复的情况下方可考虑行半月板（全部/部分）切除术。

除此以外，治疗方法的选择也受其他因素影响，流行病学因素如患者年龄、运动水平、伤后就诊时间、是否伴随其他如韧带、关节软骨等结构的损伤，解剖学特点如内侧或外侧半月板、损伤部位及撕裂损伤延伸程度等等都是治疗方法选择的影响因素。

就解剖因素而言，应注意半月板缝合修复和部分切除处理二者是相互补充而非相互矛盾的。半月板切除术适用于位于非血供区半月板损伤的处理，仅需部分切除半月板组织，切除病变组织后对关节软骨影响较小。半月板缝合常适用于血供区损伤修复，切除此部位病变组织往往需行半月板部分或全部切除术，而半月板全切除术后出现关节软骨退行性变的危险性将会明显增加。

在临床上医师可能面对以下四种不同的情

P. Beaufils
Orthopaedic Department, Centre Hospitalier de Versailles,
177, rue de Versailles, 78150 Le Chesnay, France
e-mail: pbeaufils@ch-versailles.fr

况：（1）创伤性半月板损伤但膝关节稳定；（2）创伤性半月板损伤伴前交叉韧带功能不全；（3）原发性半月板退行性损伤；（4）膝关节骨性关节炎伴半月板损伤（半月板关节病）。临床上对上述各种病变情况处理时应区别对待，不同的病变损伤处理原则有所不同。

膝关节稳定的半月板纵向垂直撕裂

多数患者需手术切除撕裂游离缘，因此类损伤病变多位于半月板非血供区。术后患者通常能够很快恢复功能且远期预后良好。如行半月板全部切除则预后差（这说明切除应尽量远离周缘关节囊连接部位），切除病变组织时应尽可能避免向半月板前角及后角延伸。此外应遵循以下原则：无症状的半月板病变损伤可暂不处理。

如损伤位于适宜修复区域（位于红—红区或红—白区的撕裂）则应首先考虑行半月板缝合修复。如患者在伤后3个月内就诊，且患者年龄小或存在关节力线异常，行半月板切除时应特别慎重（如膝外翻行内侧半月板切除、膝内翻行外侧半月板切除）。应特别注意行外侧半月板切除后常易引发软骨退行性变等从而对关节产生不利影响。此时应与年轻患者急性软骨坏死相鉴别。因此，外侧半月板修复的手术指征应扩大（如对移动性增大及原发性创伤撕裂患者也应考虑缝合修复），术中可运用如血纤维凝块、局部新鲜化处理、滑膜及筋膜片移植等促进半月板撕裂修复后愈合的手段，尤其是在修复受伤时间长、复杂撕裂和红-白区撕裂等半月板病变损伤时。

创伤性半月板撕裂合并 ACL 功能不全

不论是否行前交叉韧带重建，创伤性半月板撕裂合并 ACL 功能不全时都应尽量避免行半月板切除，因半月板切除后将对膝关节功能、稳定性和关节软骨产生不利影响。保留半月板组织行半月板缝合修复是医师应该尽量选择的治疗方法，尤其是损伤位于外周血供区者，缝合修复后具有良好愈合机会。

此类损伤可见于以下两种情况：

（1）有能力参加体育活动的个体出现有症状的膝关节前方松弛（功能性不稳定）往往需要行 ACL 重建，此时，半月板损伤的诊断应在术前或术中确立并在术中一并予以处理。不论术中病变损伤半月板采用何种方式处理，术后均应行正常 ACL 重建术后康复锻炼。ACL 重建的目的是为了恢复关节功能，保护软骨并保护半月板组织。

（2）对于膝关节前方不稳定症状不明显、能够参加日常活动但不常参加竞技体育活动的患者，因其膝关节功能受限不明显，故可考虑暂不行 ACL 重建。需明确可缝合修复半月板损伤的诊断，以明确半月板缝合修复的手术指征。此时行 ACL 重建术的目的是为了保护关节软骨并尽可能恢复膝关节正常功能，防止膝关节出现退行性变。单纯行半月板切除而不行 ACL 重建术仅适用于中老年、无关节不稳定症状而仅表现为半月板损伤症状的患者。

半月板修复或暂不处理？

目前学者普遍认为，不稳定或有症状的半月板撕裂应在行 ACL 重建时一并予以缝合修复，稳定且无症状的撕裂病变可暂不予处理。不稳定的半月板撕裂损伤病变的定义目前尚不明确且其分级标准尚待确定（如损伤大小和半月板异常移动性等）。我们认为，内侧半月板行修复处理的手术指征应相应放宽（防止如不处理导致后期行半月板切除可能性），而外侧半月板可适时暂不予以处理（因后期行半月板切除术者较少）。

"原发性"半月板退行性损伤及膝关节骨性关节炎伴半月板损伤（半月板关节病）

半月板退行性病变损伤与骨性关节炎的关系目前仍不清楚，半月板退行性损伤是否一定会导致膝关节骨性关节炎的发生？所谓"原发性"半月板病变损伤概念是否正确？这两个问题在前述半月板损伤分型相关章节已被提及，目前支持这两个观点的流行病学证据都存在。

总之，如患者术前无软骨损伤则半月板切除术后预后通常较好；如术前存在明显的软骨病变损伤则术后预后较差；骨性关节炎患者行半月板切除者，其手术效果类似于安慰剂治疗。

临床上处理慢性膝关节疼痛患者时，关键在于明确患者症状的产生是由于无明显膝关节软骨损伤的半月板退行性损伤引起，还是由于早期骨性关节炎合并半月板退行性损伤所致。应将半月板切除术看作为前述第一种病变情况的治疗手段，而在后一种病变情况下行半月板切除则为姑息治疗手段。患者日常运动水平对于了解其膝关节软骨病变情况无指导意义，因此应行标准 X 线摄片检查及 MRI 检查以明确关节软骨损伤情况。

综上所述，在临床上可建立此类膝关节疼痛患者的治疗决策路径，根据具体病变情况行半月板切除或在无明确手术修复指征时暂不处理半月板病变损伤（图 7.5.1）。

初次保守治疗可给予休息、非甾体类抗炎药物和物理治疗。相当一部分半月板退行性损伤患者保守治疗效果良好，即使损伤并未愈合患者症状也可缓解。如患者症状在数月内无明显缓解，可行双侧负重位及 schuss 位 X 线摄片检查以便进一步评估和治疗。

如患者无明显关节间隙缩窄表现，MRI 检查提示为半月板 3 级损伤信号而软骨下骨无信号改变，且患者临床症状经证实与半月板损伤有关，应行关节镜下半月板切除术，患者术后预后往往较好，但必须符合上述诊断标准。

如无关节间隙缩窄表现但 MRI 上表现为软骨

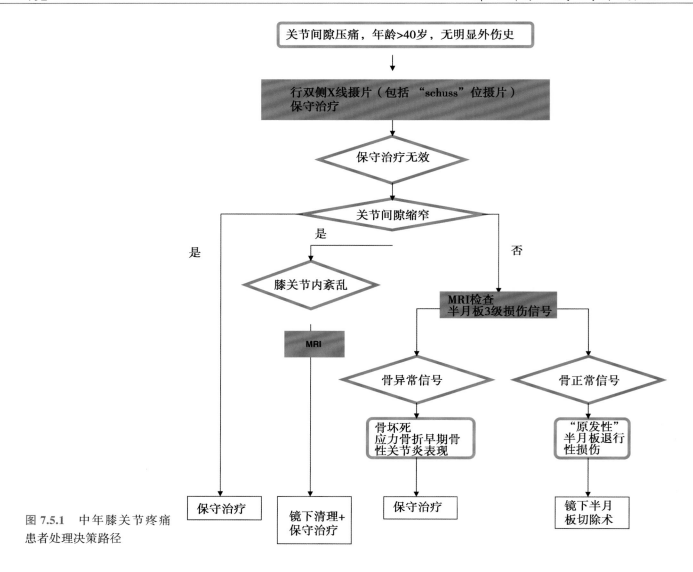

图 7.5.1 中年膝关节疼痛患者处理决策路径

下骨异常信号（早期骨性关节炎信号表现，如应力骨折或骨坏死信号等），应注意病因治疗，此情况不建议行半月板切除术。

如影像学检查结果提示关节间隙缩窄，则可诊断为膝关节 OA，此时如行关节镜下清理和半月板切除术则其预后如很多文献所指出类似于安慰剂作用。很多研究结果表明，此类患者没有必要行镜下手术处理，其预后较创伤性半月板撕裂镜下手术处理预后差，且可能导致医源性半月板损伤。因此，对于此类患者应避免行手术治疗。

小于 30 岁年轻运动员 2 级或 3 级半月板水平撕裂损伤应考虑给予缝合修复。半月板退行性损伤应被看做是"劳损性损伤"，在 2 级损伤伴有或不伴有半月板囊肿者行缝合修复由于保留了半月板组织而较单纯半月板切除者远期预后良好。

第 8 部分
儿童半月板病变损伤

8.1 儿童盘状半月板与半月板撕裂分型

M. T. Hirschmann, N. F. Friederich

引 言

儿童不是"小的成年人"，儿童在其特定的生长发育阶段中有着特殊的生理及心理特点。与成人及青少年相比，青春期前儿童膝关节通常较为松弛。

此外，儿童对运动损伤的危险性和后果没有足够的认识，因此，在玩耍和体育运动时受伤可能性更大。

随着身体的发育成熟，儿童的身体平衡能力、运动技巧和肌肉力量都会产生显著变化。而在青春期前不同个体的发育水平也存在明显差异。

所有这些因素对儿童膝关节外伤的发生时机、相关机制和损伤类型都有着重要的影响，这在一定程度上也说明了为何儿童易于或不易于出现某些特异性的膝关节病变损伤的原因。例如：前交叉韧带（ACL）体部损伤很少见，而 ACL 止点撕脱骨折和胫骨髁间棘骨折常见。

目前，只有很少的出版著作单独论述儿童膝关节病变损伤[19,43]，这些文献中描述的病变损伤大多与遗传性解剖变异如盘状半月板相关[4,6,8-10,12,15-17,19,22-25,27-30,32-38,44]。

以往认为儿童膝关节病变损伤较成人少见，小于 14 岁的儿童创伤性半月板撕裂则更少见[1,42]。据统计，行半月板切除术的患者中仅有不到 2%

为骨发育不成熟的儿童[45]。然而，随着 MRI 等更为敏感的诊断技术在临床上的广泛运用，人们发现儿童半月板创伤性撕裂患者并不少见[40]。另外，目前儿童越来越多地参与专项体育活动及竞技性比赛如足球、篮球运动，也是此类损伤越来越多见的原因。

儿童半月板损伤可以是单纯外伤所致，而其常见的原因是合并与遗传相关的形态变异如盘状半月板或半月板囊肿病变。这些解剖变异或异常病变往往在伤后症状出现后才被发现。与膝关节韧带松弛相关的儿童半月板损伤少见。

无遗传变异的半月板创伤性撕裂

儿童单纯创伤性半月板损伤常位于外周缘，12 岁以上儿童多见。与成人半月板损伤相比，患者多表现为单纯半月板损伤而无其他关节内合并损伤病变。Accadbled 等认为 70% ～ 100% 的儿童半月板损伤为单纯性损伤[1]。半月板撕裂也可以是膝关节复合伤的一部分（如与髁间棘骨折合并发生）。外伤所致半月板撕裂通常位于内侧半月板外周缘部或位于半月板基底部。这与成人存在明显差异，成人半月板损伤通常累及半月板体部中份[43]。

遗传性半月板变异相关的半月板损伤

盘状半月板是纤维软骨组织构成的半月板最常见的遗传性解剖变异[4,6,8-10,12,15-17,19,22-25,27-30,32-38,44]。此半月板"返祖性"异常病变在大小、形态、周缘

N. F. Friederich (✉)
M. T. Hirschmann
Department of Orthopaedic Surgery, Kantonsspital Bruderholz,
CH-4101 Bruderholz, Switzerland
e-mail: niklaus-f.friederich@unibas.ch

稳定程度及变异半月板与关节囊的连接程度方面差异很大，典型表现为盘状、环状或马掌样形态。盘状半月板组织较厚且几乎覆盖整个胫骨平台，这种形态特点改变了半月板的稳定性和移动性，因此易于发生损伤。盘状形态的半月板增厚且与胫骨平台连接不稳定，病变组织血供差，使之更易受到机械应力及剪应力的影响[14,15]。

盘状半月板病变通常累及外侧半月板，1889年 Young[46] 首次描述了外侧盘状半月板的病变特点。内侧半月板的解剖变异最早由 Cave 和 Staple 描述[10]。

全球不同地区盘状半月板病变的发病率各不相同。在欧洲盘状半月板病变相对少见，发病率为 1.2% ～ 5.2%，而在东亚国家如日本、韩国和中国相对多见，发病率为 13% ～ 46%。

20% ～ 90% 盘状半月板患者病变累及双膝关节。韩国相关报道中，半数有症状的盘状半月板撕裂患者在就诊时发现对侧膝关节亦存在盘状半月板病变[11]。Bellier 等 [8] 认为盘状半月板发病率为 20%，而 Fujikawa 等 [17] 报告其发病率为 90%，如此大的发病率差异，可以部分归咎为种族、文化习惯、参加体育活动情况等多方面因素。另外，许多文献中仅报道了有症状的患者，而存在盘状半月板病变的患者也可以无明显临床症状。

目前，仍没有与性别和家族遗传倾向相关的发病率报道。

有趣的是，Irani 等 [23] 和 Mitsuoka 等 [31] 发现，15% 的存在膝关节剥脱性骨软骨炎病变的患者往往合并存在盘状半月板病变。

盘状半月板患者可以无明显症状，也可表现为活动时膝关节剧烈疼痛。膝关节绞索、弹响、关节间隙压痛、打软腿、屈伸活动受限是患者常见的症状。

反复出现的关节弹响及偶尔出现的关节绞索被称为"膝关节弹响综合征"，此症状往往与盘状半月板病变相关。

盘状半月板的病因目前仍不清楚，发育及遗传学致病因素目前已有阐释。此方面有两种学派，一些学者认为，盘状半月板形态存在于胚胎发育过程中的一个特定时期。Smillie 作为这一学说的倡导者，认为盘状半月板的发生是由于胚胎发育过程中不成熟的"盘状"半月板未被"吸收"所致[41]。然而，Kaplan 在 1957 年提出是半月板在关节内的异常运动过程导致其局部肥大并最终形成"盘状"形态[25]。

因此可以推测，是由于半月板组织在发生和发育过程中及其后的异常活动导致盘状半月板病变的产生。

分 型

目前学者们提出了很多不同的儿童半月板撕裂病变分型系统[2,3,9,17,19,20,25,29,32,44]。

这些创伤性半月板撕裂分型系统主要根据半月板病变损伤部位［如内、外侧半月板和（或）累及周缘或中央部分等因素］进行分型评估，并被长期应用于临床。这些分型系统主要是基于对半月板内侧 1/3(白区)较中 1/3(红 - 白区)血供差，而外侧 1/3（红 - 红区）血供最丰富的基本认识，并可以根据损伤部位血供情况不同分析损伤修复后的愈合能力，临床上此类分型系统仅适宜于对辐射状撕裂进行分析评估（图 8.1.1）。

随着最近几十年来人们对半月板损伤认识的不断深入，临床上对半月板撕裂的形态特征和分型（如辐射裂、纵裂、水平裂、周缘撕裂）重视程度越来越高。

目前临床上普遍使用的是结合撕裂部位及形态学改变的 O'Connor 分型系统[39]，根据病变部位分为内、外侧半月板损伤；根据损伤特点进一步分为纵裂、水平裂、斜裂、辐射状裂、瓣状裂、复杂裂、退行性撕裂或内部撕裂，如图 8.1.2 所示。

另外还有 Cooper 等提出的分型系统[13]，将半月板分为 3 个径向区域（前、中、后 -A，B，C，D，E）及 4 个环形区域（1、2 和 3 区），半月板关节囊结合部为 0 区（图 8.1.3）。

我们赞同 Husson 等 [21] 的观点：半月板撕裂分型系统应考虑到撕裂稳定性因素。

目前临床上应用最多的盘状半月板分型系统是日本 Watanabe 1974 年提出的分型系统[44]，此分型系统相对简单且易于使用，其基于关节镜下半月板形态学改变及后半月板胫骨韧带连接情况，将盘状半月板分为 3 种类型（图 8.1.4）。

Ⅰ型，即 Wrisberg 型，外侧半月板无半月板胫骨连接结构，因此外侧半月板仅经后侧的半月

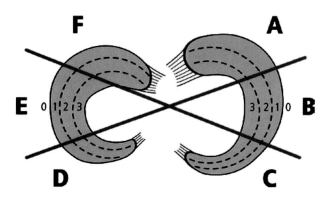

图 8.1.3　Cooper 半月板撕裂分型系统

板股骨韧带（Wrisberg 韧带）固定于股骨。移动性较大的半月板后角在伸直时易向内侧脱入髁间窝，由于病变半月板移动性大及局部承受应力增大，导致半月板肥大、局部增厚。Kim 等[26] 发现，盘状半月板患者 Wrisberg 韧带明显增厚且其股骨内侧髁止点位置较正常明显偏高。一些学者认为，以上所述即盘状半月板的病变形成机制之一，另一些学者[9] 则质疑此类型盘状半月板病变的存在。但也有报道，此类型占所有盘状半月板病变的 10%[36]。

Ⅱ型是最常见类型，半月板覆盖整个胫骨平台[15]，又被称为"完全型"盘状半月板。半月板胫骨附着部位无异常，病变半月板变厚、肥大。

Ⅲ型，又称不完全型，较Ⅱ型少见，较Ⅰ型多见。半月板胫骨连接正常，病变半月板部分覆

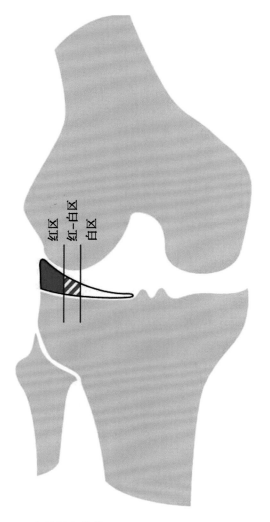

图 8.1.1　半月板血供分区

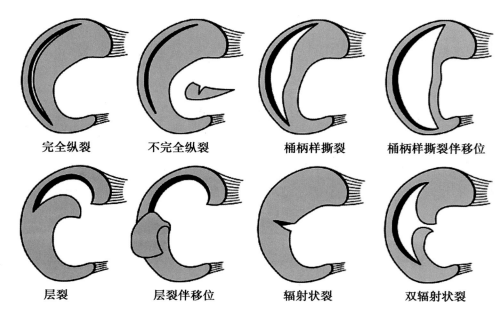

图 8.1.2　O'Connor 根据半月板撕裂部位及撕裂类型的半月板损伤分型系统

完全纵裂　　不完全纵裂　　桶柄样撕裂　　桶柄样撕裂伴移位

层裂　　层裂伴移位　　辐射状裂　　双辐射状裂

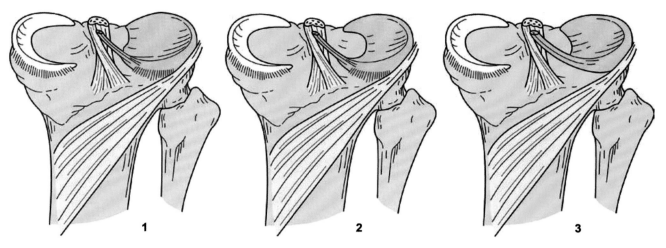

图 8.1.4　Watanabe 盘状半月板分型系统。1，完全型；2，不完全型；3，Wrisberg 变异型

盖胫骨平台，通常病变半月板也可变厚。

此外，Monllau 等 [32] 曾报道另外一种盘状半月板病变类型。病变半月板呈环状，半月板后侧连接正常，Arnold 和 Van Kampen 也证实此类型病变的存在 [5]。

1996 年，Jordan 对 Watanabe 分型系统进行了进一步的修正，修正后的分型系统详细描述了盘状或新月形半月板病变形态，以及病变半月板有或无半月板胫骨连接等情况 [24]。

Watanabe 分型系统的缺陷 [44] 在于，该病变分型系统仅为描述性质，而对有症状的外侧盘状半月板病变术中切除范围并无指导意义。

基于上述原因，Good 等 [19] 试图改进 Watanabe 分型系统 [44]，通过改进不仅要对完全型和不完全型盘状半月板病变予以区分，尚需评估半月板前后连接情况和半月板周缘稳定性。他们经研究后发现，77% 的盘状半月板为不稳定型，大多数（53%）患者存在半月板胫骨前部连接结构异常。

Husson 等结合患者关节镜探查所见及临床表现提出了一个特殊的分型系统：将盘状半月板分为完全型、不完全型、稳定型和不稳定型。稳定型再分为有症状型、无症状型、撕裂型或完整型。不稳定型再分为盘状型和正常形态型 [21]。

影像学分型

Hall[20] 提出基于膝关节造影技术的盘状半月板分型系统。

长期以来，关节造影被认为是盘状半月板最为敏感的诊断手段之一。随着最近几十年来 MRI 技术的发展，其已取代关节造影技术并成为临床上首选的盘状半月板影像学诊断技术。典型的双侧盘状半月板表现如图 8.1.5 所示。

Ahn 等 [3] 结合 Hall 修正分型系统，将盘状半月板根据其 MRI 表现分为以下 3 种类型：增厚型（前 - 后均匀肥大）、前部肥大型和后部肥大型。有趣的是，学者们发现膝关节伸直受限与盘状半月板形态存在显著相关性，伸直受限多见于增厚型，尤其是前角增厚者。

外侧盘状半月板类型与撕裂类型的相关性

Bin 等 [9] 对 103 例行镜下部分切除的外侧盘状半月板撕裂患者（38 个完全型病变和 70 个不完全型病变，Watanabe 分型）行回顾性分析研究，以明确外侧盘状半月板分型与撕裂类型之间的关系。结果表明，单纯水平撕裂仅见于完全型盘状半月板，辐射状撕裂、退行性变和复杂裂仅见于不完全型，纵向撕裂与盘状半月板病变类型无明显相关性。尽管此研究证实盘状半月板病变类型与撕裂类型存在明显的相关性，但无这些因素与患者术后预后之间关系的结果数据。

Atay 等 [7] 认为，完全型盘状半月板水平撕裂发生率高（66%），而不完全型盘状半月板易于发生辐射状撕裂。

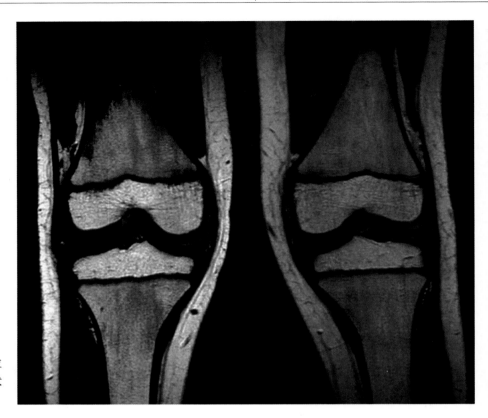

图 8.1.5 11 岁女性患者冠状位 MRI 检查提示双侧完全型盘状半月板

参考文献

1. Accadbled F, Cassard X, Sales de Gauzy J et al (2007) Meniscal tears in children and adolescents: results of operative treatment. J Pediatr Orthop B 16:56-60.

2. Aglietti P, Bertini FA, Buzzi R et al (1999) Arthroscopic meniscectomy for discoid lateral meniscus in children and adolescents: 10-year follow-up. Am J Knee Surg 12:83-87.

3. Ahn JH, Shim JS, Hwang CH et al (2001) Discoid lateral meniscus in children: clinical manifestations and morphology. J Pediatr Orthop 21:812-816.

4. Aichroth PM, Patel DV, Marx CL (1991) Congenital discoid lateral meniscus in children. A follow-up study and evolution of management. J Bone Joint Surg Br 73:932-936.

5. Arnold MP, Van Kampen A (2000) Symptomatic ring-shaped lateral meniscus. Arthroscopy 16:852-854.

6. Atay OA, Doral MN, Aksoy MC et al (1997) Arthroscopic partial resection of the discoid meniscus in children. Turk J Pediatr 39:505-510.

7. Atay OA, Doral MN, Leblebicioglu G et al (2003) Management of discoid lateral meniscus tears: observations in 34 knees. Arthroscopy 19:346-352.

8. Bellier G, Dupont JY, Larrain M et al (1989) Lateral discoid menisci in children. Arthroscopy 5:52-56.

9. Bin SI, Kim JC, Kim JM et al (2002) Correlation between type of discoid lateral menisci and tear pattern. Knee Surg Sports Traumatol Arthrosc 10:218-222.

10. Cave EF, Staples OS (1941) Congenital discoid meniscus: a cause of internal derangement of the knee. Am J Surg 54:371-376.

11. Choi CH, Cho SH, Kim JH et al (2002) Prevalence of lateral discoid meniscus. J Korean Orthop Assoc 37: 353-356.

12. Choi NH, Kim NM, Kim HJ (2001) Medial and lateral discoid meniscus in the same knee. Arthroscopy 17:E9.

13. Cooper DE, AS P, Warren RF (1991) Meniscal repair. Clin Sports Med 10:529-548.

14. Danzig L, Resnick D, Gonsalves M et al (1983) Blood supply to the normal and abnormal menisci of the human knee. Clin Orthop Relat Res 172:271-276.

15. Davidson D, Letts M, Glasgow R (2003) Discoid meniscus in children: treatment and outcome. Can J Surg 46:350-358.

16. Fritschy D, Gonseth D (1991) Discoid lateral meniscus. Int Orthop 15:145-147.

17. Fujikawa K, Iseki F, Mikura Y (1981) Partial resection of the discoid meniscus in the child's knee. J Bone Joint Surg Br 63-B:391-395.

18. Fukuta S, Masaki K, Korai F (2002) Prevalence of abnormal findings in magnetic resonance images of asymptomatic knees. J Orthop Sci 7:287-291.

19. Good CR, Green DW, Griffith MH et al (2007) Arthroscopic treatment of symptomatic discoid meniscus in children: classification, technique, and results. Arthroscopy 23:157-163.

20. Hall FM (1977) Arthrography of the discoid lateral meniscus. AJR Am J Roentgenol 128:993-1002.

21. Husson JL, Meadeb J, Cameau J et al (1985) Aspect discoide

des menisques externe et interne d`une meme genou a propos d`un cas. Bull Assoc Anat 69:201-208.

22. Ikeuchi H (1982) Arthroscopic treatment of the discoid lateral meniscus. Technique and long-term results. Clin Orthop Relat Res 167:19-28.

23. Irani RN, Karasick D, Karasick S (1984) A possible explanation of the pathogenesis of osteochondritis dissecans. J Pediatr Orthop 4:358-360.

24. Jordan M (1996) Lateral meniscal variants: evaluation and treatment. J Am Acad Orthop Surg 4:191-200.

25. Kaplan EB (1957) Discoid lateral meniscus of the knee joint; nature, mechanism, and operative treatment. J Bone Joint Surg Am 39-A:77-87.

26. Kim EY, Choi SH, Ahn JH et al (2008) Atypically thick and high location of the Wrisberg ligament in patients with a complete lateral discoid meniscus. Skeletal Radiol 37: 827-833.

27. Kim SJ, Chun YM, Jeong JH et al (2007) Effects of arthroscopic meniscectomy on the long-term prognosis for the discoid lateral meniscus. Knee Surg Sports Traumatol Arthrosc 15:1315-1320.

28. Kim YG, IJ C, PS K et al (2006) An arthroscopic analysis of lateral meniscal variants and a comparison with MRI findings. Knee Surg Sports Traumatol Arthrosc 14:20-26.

29. Klingele KE, Kocher MS, Hresko MT et al (2004) Discoid lateral meniscus: prevalence of peripheral rim instability. J Pediatr Orthop 24:79-82.

30. Lu Y, Li Q, Hao J (2007) Torn discoid lateral meniscus treated with arthroscopic meniscectomy: observations in 62 knees. Chin Med J (Engl) 120:211-215.

31. Mitsuoka T, Shino K, Hamada M et al (1999) Osteochondritis dissecans of the lateral femoral condyle of the knee joint. Arthroscopy 15:20-26.

32. Monllau JC, Leon A, Cugat R et al (1998) Ring-shaped lateral meniscus. Arthroscopy 14:502-504.

33. Nathan PA, Cole SC (1969) Discoid meniscus. A clinical and pathologic study. Clin Orthop Relat Res 64:107-113.

34. Ogata K (1997) Arthroscopic technique: two-piece excision of discoid meniscus. Arthroscopy 13:666-670.

35. Osti A (1967) On the discoid meniscus. Arcisp S Anna Ferrara 20:149-161.

36. Pellacci F, Montanari G, Prosperi P et al (1992) Lateral discoid meniscus: treatment and results. Arthroscopy 8:526-530.

37. Raber DA, Friederich NF, Hefti F (1998) Discoid lateral meniscus in children. Long-term follow-up after total meniscectomy. J Bone Joint Surg Am 80:1579-1586.

38. Seong SC, Park MJ (1992) Analysis of the discoid meniscus in Koreans. Orthopedics 15:61-65.

39. Shariaree H (1992) O'Conner's textbook of arthroscopic surgery. Lippincott, Philadelphia.

40. Silverman JM, Mink JH, Deutsch AL (1989) Discoid menisci of the knee: MR imaging appearance. Radiology 175: 351-354.

41. Smillie IS (1948) The congenital discoid meniscus. J Bone Joint Surg Am 30:671-682.

42. Vahvanen V, Aalto K (1979) Meniscectomy in children. Acta Orthop Scand 50:791-795.

43. Vaquero J, Vidal C, Cubillo A (2005) Intra-articular traumatic disorders of the knee in children and adolescents. Clin Orthop Relat Res 432:97-106.

44. Watanabe M (ed) (1974) Disorders of the knee. Lippincott Williams & Wilkins, Philadelphia.

45. Wroble RR, Henderson RC, Campion ER et al (1992) Meniscectomy in children and adolescents. A long-term follow-up study. Clin Orthop Relat Res 279:180-189.

46. Young RB (1889) The external semilunar cartilage as a complete disc. Williams and Norgate, London.

盘状半月板组织学

A. Papadopoulos

外侧盘状半月板发生撕裂或退行性变的概率为正常半月板的几乎 2 倍，其原因目前仍不十分清楚 [1,4,9]。有报道认为盘状半月板患者即使经镜下半月板修整、成形术处理后也可能发生再次撕裂，这表明病变半月板体积增大后出现的生物力学特性变化并非其发生撕裂的原因 [3,5,6,11,12]。众所周知，正常半月板组织中胶原纤维网络结构的连续性及其环状排列特点是决定其张力和压力模量的关键因素 [10,13]。此外，尽管目前有很多关于盘状半月板临床表现及镜下特点的研究报道，但其胶原基质结构的组织学特性相关文献数据仍较少。Atay 等 [2] 对盘状半月板及正常新月形半月板组织的超微结构进行对比研究，发现盘状半月板组织超微结构杂乱且胶原纤维数量减少。很多学者认为该研究结果存在很多局限性，如两组活检标本均取自撕裂半月板、未行形态学分析、未行胶原纤维网状结构评分、辐射状排列胶原纤维并未予以相关评估等。

为深入了解盘状半月板胶原纤维分子网络结构特点我们对完整的完全型外侧盘状半月板进行了组织形态学分析研究 [8]。我们假设，盘状半月板组织对于所施加应力的抵抗作用降低并导致不同类型的撕裂是由于其异常的胶原基质结构排列所致，研究首次对外侧盘状半月板两个主要的胶原纤维网络（辐射状和环状分布纤维）进行超微形态学分析及评估。此研究中包括 9 个外侧盘状半月板标本，运用 Kim 等提出的镜下"整块切除"技术 [7] 行病变中心部分切除（成形）术获得，不完全型、Wrisberg 型、合并巨大撕裂或退行性变的盘状半月板患者不包括在本研究范围之内。患者平均年龄为 30.2 ± 7.6 岁，5 男 4 女。行全膝关节置换术时获得正常形态外侧半月板标本为对照组。

要求标本组织制备过程中去除所有半月板关节囊连接组织，尤其是在对照组。标本股骨关节面使用墨汁（Indian Ink）标记。盘状半月板标本前后部分根据切除缘和损伤边缘予以标记以利于辨认，之后给予福尔马林固定，标本矢状面和水平面切片使用 Van Geisen 技术染色。每 6 个或 9 个显微镜光学视野下观察矢状面和水平面切片并进行评估，辐射状和环状胶原纤维网状结构由两个检查者行半量化评估。在研究中我们使用以下评分系统：0 级：镜下无任何胶原网状结构；1 级：视野下胶原网状结构小于 25%；2 级：视野下胶原网状结构占 25% ～ 50%；3 级：视野下胶原网状结构占 50% ～ 75%；4 级：视野下胶原网状结构大于 75%。研究中所得数据经 t 检验，数据有效性定位：$P < 0.05$，由此推算本研究数据有效性为 74% ～ 98%。

对标本股骨和胫骨关节面中、后部辐射状排列胶原网络结构的研究评估结果表明，盘状半月板组与正常半月板组无明显差异（$P = 0.9$ 和 $P = 0.6$），盘状半月板股骨关节面及胫骨关节面辐射状胶原纤维束为均一排列表现。

标本环状胶原纤维根据其长度及高度分为三等分进行评估研究（图 8.2.1），研究结果表明盘状半月板前后 1/3 全层环状胶原纤维明显结构紊乱

A. Papadopoulos
Orthopaedic Department, Hippokration Hospital of Thessaloniki,
Vlasiou Gavriilidi 7 strasse, 54655 Thessaloniki, Greece
e-mail: altairpap@yahoo.com

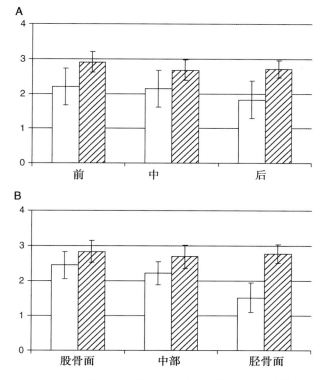

图 8.2.1 图示外侧盘状半月板（空白框）和正常外侧半月板（斜线框）标本环状胶原纤维评分结果，标本根据长度（A）和高度（B）分三等份进行评估

（盘状半月板组和正常半月板组前 1/3 部分分别为 2.2 ± 0.5 和 2.9 ± 0.3，$P < 0.001$；盘状半月板组和正常半月板组后 1/3 部分分别为 1.8 ± 0.5 和 2.7 ± 0.3，$P < 0.001$），胫骨面中 1/3 相关对比数据结果类似（盘状半月板组和正常半月板组分别为 1.6 ± 0.4 和 2.8 ± 0.3，$P < 0.001$）（图 8.2.2）。盘状半月板后部的组织结构最为紊乱，表现为大部区域黏液样变性、骨化和空腔形成。标本中部网状胶原组织结构异常的原因是遗传性还是获得性目前仍不清楚，但局部退行性变支持病变为获得性的假说。此外，经对盘状半月板内部不同部位组织进行评分对比分析，研究者发现不同部位环状胶原网状结构存在明显差异，这说明病变组织内胶原网络系统存在不均一性。胫骨关节面半月板基质结构表现最为紊乱并与股骨关节面和中部存在明显的差异（$P < 0.001$）。盘状半月板标本股骨关节面胶原组织评分最为良好，与中 1/3 存在明显差异（$P = 0.03$）。矢状面评分结果表明后 1/3 评分分值最低，与前 1/3（$P = 0.01$）或中 1/3（$P = 0.03$）存在明显差异。标本前部和中部无明显差异（$P = 0.7$）。

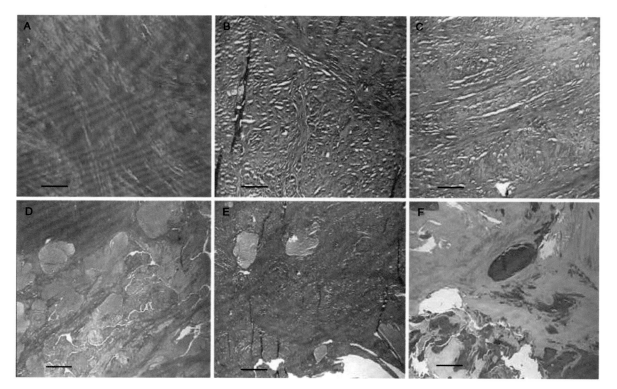

图 8.2.2 正常半月板（上排）与外侧盘状半月板（下排）靠近胫骨关节面前（A，D）、中（B，E）、后（C，F）部环状胶原纤维结构镜下观，盘状半月板组可见局部空洞形成、退行性变及骨化改变

正常半月板内部环状分布胶原纤维能在承重时传导环状应力。此外，完整的胶原网络结构为糖氨聚糖分子的锚点支架，此超微结构特点对于维持半月板正常功能具有重要意义。盘状半月板胶原基质结构紊乱可能是其病理改变及易发撕裂的原因。这说明，膝关节盘状半月板病变并非仅仅表现为半月板面积的异常增大，同时还伴有半月板内部环状分布胶原纤维系统紊乱及不均一分布。

参考文献

1. Albertsson M, Gillquist J（1988）Discoid lateral menisci: a report of 29 cases. Arthroscopy 4:211-214.

2. Atay OA, Pekmezci M, Doral MN（2007）Discoid men-iscus. An ultrastructural study with transmission electron microscopy. Am J Sports Med 35(3):475-478.

3. Fujikawa K, Iseki F, Mikura Y（1981）Partial resection of the discoid meniscus in the child's knee. J Bone Joint Surg 63-B:391-395.

4. Hamada M, Shino K, Kawano K et al（1994）Usefu-lness of magnetic resonance imaging for detecting intrasubstance tear and/or degeneration of lateral discoid meniscus. Arthroscopy 10（6）:645-653.

5. Hayashi LK, Yamaga H, Ida K et al（1988）Arthroscopic meniscectomy for discoid lateral meniscus in children. J Bone Joint Surg 70-A:1495-1500.

6. Ikeuchi H（1982）Arthroscopic treatment of the discoid lateral meniscus. Technique and long-term results. Clin Orthop Relat Res 167:19-28.

7. Kim SJ, Kwun JD, Jung KA et al（2005）Arthroscopic excision of the symptomatic discoid medial meniscus in one piece: a surgical technique. Arthroscopy 21（12）:1515.e1-1515.e4.

8. Papadopoulos A, Kirkos JM, Kapetanos GA（2009）Histomorphology of discoid meniscus. Arthroscopy 25（3）:262-268.

9. Rohren EM, Kosarek FJ, Helms CA（2001）Discoid lateral meniscus and the frequency of meniscal tears. Skeletal Radiol 30:316-320.

10. Setton LA, Guilack F, Hsu EW et al（1999）Biomechanical factors in tissue engineered meniscal repair. Clin Orthop Relat Res 367S:254-272.

11. Vandermeer RD, Cunningham FK（1989）Arthroscopic treatment of the discoid lateral meniscus: results of long-term follow-up. Arthroscopy 5:101-109.

12. Washington ER, Root L, Liener UC（1995）Discoid lateral meniscus in children: long-term follow up after excision. J Bone Joint Surg 77-A:1357-1361.

13. Watkins J（1999）Structure and function of the muscu-loskeletal system, 1st edn. Human Kinetics, Champaign, pp 191-198.

儿童半月板成形术和半月板撕裂修复技术 8.3

X. Cassard

引　言

年少人群中可见到各种类型的半月板损伤，随着年龄的增大，儿童发生半月板损伤的概率也会不断增加。青少年较儿童更易发生半月板损伤[5,16]。儿童半月板撕裂常与遗传性半月板病变相关，而青少年半月板撕裂常与创伤性前交叉韧带损伤有关[5]。与成人相比儿童半月板损伤的手术处理有以下两个难点：首先是明确不同年龄段儿童患者的手术指征，通常，如临床症状不典型或不明确，MRI 多可为明确诊断提供帮助[5]，考虑手术时应慎重且患者家人往往并不情愿手术。第二是技术方面，小于 10 岁的儿童膝关节较小，在行儿童膝关节镜手术之前，术者应熟练掌握成人膝关节镜操作技术。儿童半月板缝合修复术的手术指征应相应放宽，因儿童半月板损伤缝合修复后愈合率较高[25]，而行半月板切除术的患者远期预后差[1,23,30]。术中可利用包括全内镜下缝合技术在内的各种镜下半月板修复技术，盘状半月板可给予成形处理，半月板囊肿或水平层裂应行切开手术处理，合并 ACL 撕裂但骨骼发育不全的患者应同时行 ACL 重建术[2,4,24]。

术前计划

术前需行双侧对比前后位、侧位 X 线摄片检查，双侧对比摄片可明确是否存在患侧膝关节间隙缩窄或变宽（图 8.3.1），有时早期关节退行性变表现提示存在慢性关节软骨病变损伤。盘状半月板 X 线影像学表现包括胫骨平台"杯状"改变、外侧股骨髁扁平、腓骨小头抬高和胫骨髁间棘发育不全等，多数患者可无异常 X 线表现。

MRI 检查目前仍是为人们广泛认可的半月板无创评估手段，在评估半月板病变损伤方面其准确率大于 90%。一些学者认为，对于存在半月板病变损伤临床表现的患者其诊断敏感性和特异性更高[29]。儿童多可见无明显伴随症状的半月板内 MRI 2 级信号[22]，此时需要结合仔细的物理检查以明确是否存在半月板病变损伤。此外，少儿常

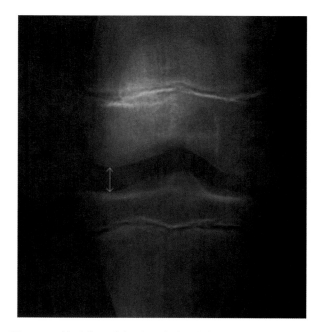

图 8.3.1　前后位 X 线摄片示膝关节外侧间隙增宽提示外侧盘状半月板

X. Cassard
Clinique des Cèdres, 31700 Cornebarrieu, France
e-mail: dr.cassard@orange.fr

难以施行 MRI 检查，需在检查前给予镇静剂或全身麻醉。需同时对 ACL 功能状态予以评估，在 MRI 检查提示有或无 ACL 损伤时行前抽屉应力下 X 线摄片检查有助于进一步明确诊断。CT 关节造影可用于有明显症状且存在 MRI 2 级信号的疑似患者的进一步明确诊断。

体位、手术器械和关节镜手术入路

与成人相比，儿童半月板手术前无需特殊的术前处理。术前需注意体位摆放、腿垫放置和止血带放置的位置，要使膝关节能够达到最大屈伸活动范围且不能妨碍术中经后内侧及附加外侧入路探查操作（图 8.3.2）。有时也可采用辅助关节切开技术（如在处理半月板囊肿时），年轻患者止血带压力达 250mmHg 已足够，年少患者术中无法有效配合故应给予全身麻醉。

我们认为，4 岁患者完全可以使用标准 4.5mm 30° 关节镜头完成探查及手术操作。一些学者建议

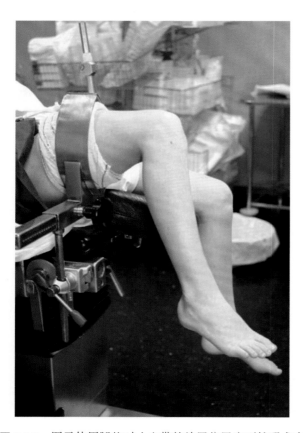

图 8.3.2　图示使用腿垫时止血带的放置位置应不妨碍术中膝关节的屈伸活动

小儿膝关节使用 2.7mm 镜头探查并使用 70° 镜头探查后侧间室[9]。为扩大观察角度可使用压力水泵但这并非必须，压力可设置为 40mmHg。直形和弯形篮钳、偏 90° 咬钳、偏 60° 半月板剪和直径 3.5mm 刨刀头等标准关节镜器械已足够手术操作使用。如行盘状半月板成形术，我们建议使用专用勾刀（图 8.3.3）（Beaver knife，BD Beaver™ Mini-Blade，Becton，Dickinson and Company. Waltham，MA）。

影像采集装置可用于记录未预料到的影响预后的病变损伤（如外侧半月板水平裂延伸至周缘和 / 或伴发的关节软骨损伤）。

由于儿童膝关节远远小于成人膝关节，术中入路选择应十分小心。首先经前外侧探查入路置入镜头，前内侧入路操作器械最好经自外而内穿刺针定位后置入（图 8.3.4），以利于正确定位并使操作器械可达任何需处理的半月板病变损伤部位。应根据内侧或外侧半月板、半月板前部或后部损伤部位的不同，选择不同的器械入路。

术前需在麻醉条件下行双膝关节活动度及稳定性对比检查，检查从正常膝关节开始并与患侧对比。

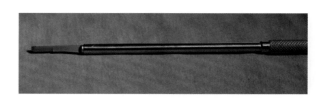

图 8.3.3　镜下自前角开始修整盘状半月板时使用的特制手术刀

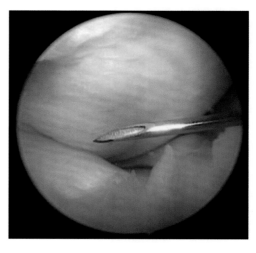

图 8.3.4　自外而内穿刺针辅助定位，有利于建立正确的器械入路

盘状半月板

引言

盘状半月板的镜下处理（包括半月板成形、半月板缝合修复和或不稳定的半月板周缘的处理）对术者的操作技术要求较高。半月板成形指切除盘状半月板中心部位和切除后成形处理，也称为碟形成形术（saucerization）。此半月板形态异常病变几乎无一例外地见于外侧间室，偶尔也可见于内侧半月板。盘状半月板常较厚且组织质地较坚韧，血供较正常半月板差[18]。有时镜下探查可见关节滑膜增厚，且常伴半月板撕裂[3]或异常的半月板周围连接[13]。

盘状半月板有很多分型系统，临床上最常使用的是 Watanabe 1978 年提出的分型系统，他提出盘状半月板存在以下三种不同类型：Ⅰ型为完全型，半月板覆盖整个胫骨平台（图 8.3.5 和图 8.3.6）；Ⅱ型为不完全型，半月板呈新月形，部分覆盖胫骨平台（图 8.3.7）；Ⅲ型即所谓 Wrisberg 韧带型，由于缺乏后侧胫骨连接，此型盘状半月板具有高度移动性。

Good 等[13]研究认为，盘状半月板周缘稳定性极差，并据此提出了外侧盘状半月板分型系统：完全型或不完全型以及稳定型或不稳定型，并根据不稳定部位再细分为前部或后部不稳定型。

Klingele 等[20]认为，在镜下探查及处理外侧盘状半月板病变时应仔细评估其周缘稳定性，尤其是在完全型盘状半月板和年少患者。手术目的是经碟形处理使外侧半月板形态正常化，行部分半月板切除术的患者其功能预后优于行半月板全切除术者，修整后半月板各部分应予以牢固固定，

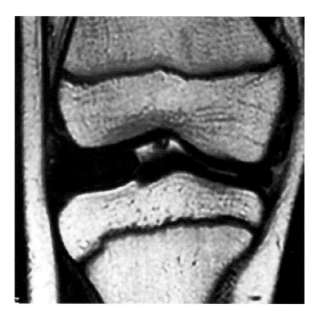

图 8.3.5 6 岁男性患者主诉膝关节弹响，MRI 检查示 Ⅰ 型盘状半月板，半月板无撕裂

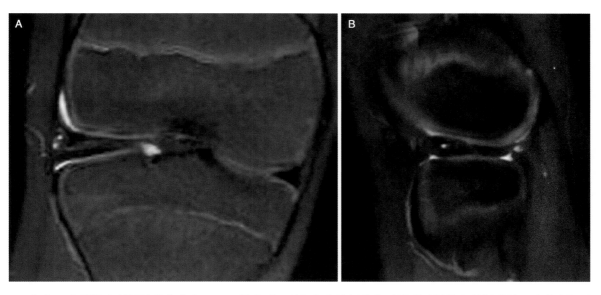

图 8.3.6 （A）7 岁男性患者诉膝关节疼痛，MRI 检查示 Ⅰ 型盘状半月板伴水平层裂及周缘半月板囊肿；（B）同一患者矢状面扫描示前角水平层裂伴中部垂直撕裂，半月板后角不稳定

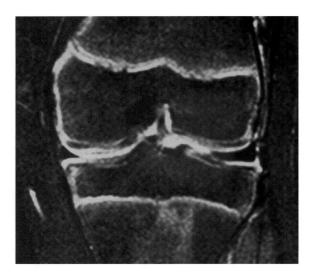

图 8.3.7　MRI 检查示 Ⅱ 型外侧盘状半月板未完全覆盖胫骨平台

盘状半月板中心增厚部分在膝关节屈曲时相对于股骨髁的异常移动或不稳定的半月板前后角是患者出现绞索症状的原因。

手术技术

我们建议探查入路切口应较正常外侧探查入路偏上外侧，以利于术中半月板前角良好显露（图 8.3.8）。选取操作入路时应十分小心，如前所述应

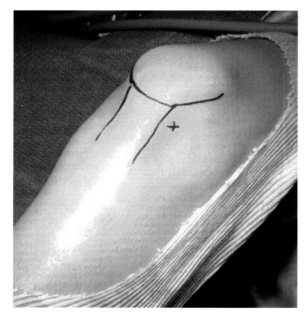

图 8.3.8　外侧盘状半月板修整术切口入路应更朝向近侧

使用探针辅助定位后切开建立操作入路。

术中对膝关节外侧半月板探查时应十分仔细。首先，探钩探查盘状半月板上下表面，明确是否合并撕裂（图 8.3.9）；其后探查周缘尤其是后角周缘，明确是否存在半月板关节囊连接部位分离（图 8.3.10），镜下确认半月板前横韧带（inter-mensical ligament）及 ACL 前部纤维束并以此为标记确定前部病变组织切除范围（图 8.3.11）。我们建议经内侧入路置入专用勾刀并进行修整处理（图 8.3.12），自半月板前角开始切除部分病变组织，此部位常较厚且组织坚韧，之后使用直形或弯形篮钳切除盘状半月板中部，应沿弧线从前角到中部再到后角切除修整（图 8.3.13）。

术中可使用左偏或右偏篮钳完成清理及成形

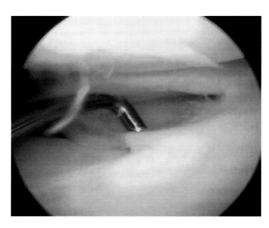

图 8.3.9　修整处理前应使用探钩仔细检查，图示镜下探钩探查见外侧盘状半月板合并水平层裂

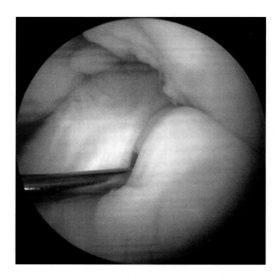

图 8.3.10　图示碟形处理前探钩向下置于盘状半月板上方探查半月板周缘稳定性

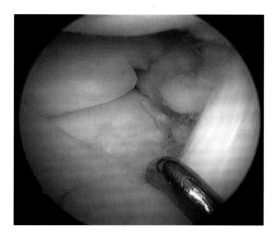

图 8.3.11 修整应止于前交叉韧带与半月板前角连接部位

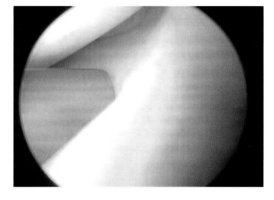

图 8.3.12 修整自前方开始利用 Beaver 勾刀将半月板前角修整规则

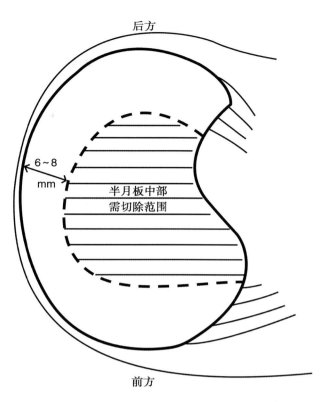

图 8.3.13 图示盘状半月板切除范围

操作（图 8.3.14），修整后边缘遗留 6 ~ 8mm 并可保持原有厚度而不必再行薄化处理。术中往往难以使修整后的半月板中心部位达到正常半月板中心部位厚度，可使用刨刀薄化处理遗留缘上表面但不扩大切除范围以使其中心部位变薄（图 8.3.15）。完成上述步骤后，自内侧操作入路置入镜头，观察修整后半月板前角及其在伸直时是否与股骨外侧髁撞击，最后检查修整后半月板周缘的稳定性，包括半月板前后角稳定性（图 8.3.16），以进一步证实不会出现术后绞索症状。如修整后盘状半月板经探查证实存在不稳定，需运用自外而内或全内缝合技术予以修复，中 1/3 和后角不稳定可使用全内缝合器械（Fast-Fix® 或 Rapid Lock®）予以修复（图 8.3.17）。

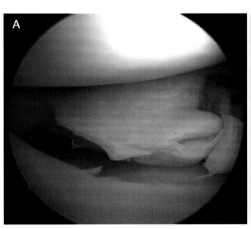
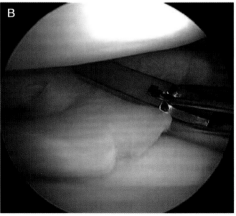

图 8.3.14 （A）盘状半月板前角镜下成形处理；（B）盘状半月板后角镜下成形处理

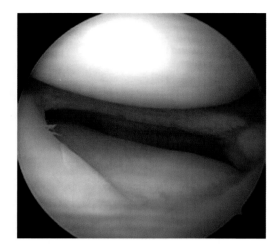

图 8.3.15　修整完成后镜下所见

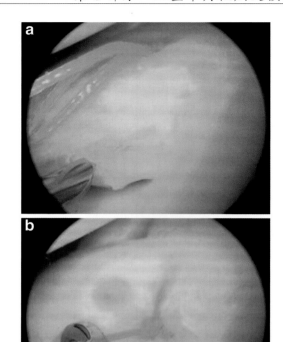

图 8.3.17　（a）使用 Fast-Fix® 缝合装置垂直缝合不稳定半月板；（b）缝线位于腘肌腱前方

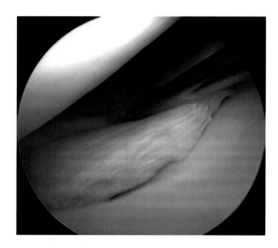

图 8.3.16　镜下观修整后探钩探查稳定情况

　　如术中见盘状半月板中部水平裂延伸至周缘，可使用直或弯形篮钳及偏 90° 咬钳或刨刀修整撕裂中部及前部（图 8.3.18）。也可切除水平撕裂不稳定部分至周缘，稳定部分予以保留和修整，至其修整后形态与正常外侧半月板相似[8]。

　　Watanabe Ⅲ 型极不稳定性盘状半月板的处理方法与半月板桶柄样撕裂类似。出现绞索和疼痛症状者应予以缝合修复，缝合前应对极不稳定的游离缘及基底部位行经皮新鲜化处理，并在缝合修复前修剪基底部位。

并发症

　　盘状半月板术后存在一些特异性并发症。切除范围不够可致膝关节前方出现局部疼痛症状，修整术后半月板前角可能再次撕裂。由于盘状病

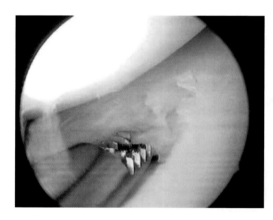

图 8.3.18　镜下修整后刨刀刨削处理水平层裂使遗留半月板边缘平整

变组织较厚导致修整时器械断裂也有报道，术后半月板周缘持续不稳定可导致疼痛和绞索症状出现。长期随访结果表明，患者术后可能出现股骨外侧髁剥脱性骨软骨炎[11,15,26]及异常的膝关节影像学改变[6]。

　　我们认为，年轻患者盘状半月板撕裂修复后上述特异性并发症相对少见。

膝关节稳定的半月板损伤

引　言

儿童半月板水平层裂累及关节接触面或半月板周缘者[17]（图 8.3.19）和有症状的半月板内部撕裂者需行手术缝合修复（图 8.3.20），二者往往合并半月板囊肿病变（图 8.3.21）。

其他类型半月板撕裂处理方法与成人相同。应注意与腘窝囊肿相鉴别，12 岁以下儿童典型表现为无痛肿块，常与膝关节内部病变无关并可自

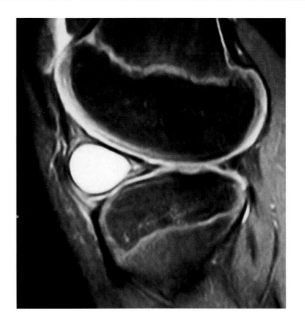

图 8.3.21　半月板囊肿 MRI 检查所见

愈，应注意观察病变进展情况，必要时给予手术处理[21]。

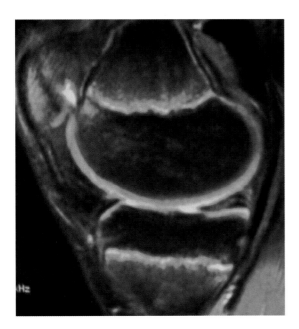

图 8.3.19　有症状的"开放性"水平层裂 MRI 检查所见

水平裂伴或不伴半月板囊肿的处理

术中经前外侧探查入路置入标准 30° 关节镜镜头，前内侧入路置入探钩。首先使用探钩探查整个关节，包括病变对侧间室、前后交叉韧带及髌股关节。使用探钩仔细探查半月板上下表面、周缘连接部位和外侧半月板腘肌腱穿行部位[19]。如存在不稳定辐射状撕裂可行半月板部分切除，如可能应尽量对此类损伤予以保守治疗，如合并半月板囊肿应行切开处理囊肿病变并修整 / 缝合半月板组织。

术中对半月板周缘损伤或半月板囊肿病变处理时，可使用自外而内技术穿刺定位，辅以外侧或内侧关节间隙小切口进一步缝合处理。

内侧切开显露时膝关节屈曲 90°，沿定位穿刺针方向垂直切开以防止损伤隐神经内侧支，外侧切开显露时应首先定位腓骨头及股二头肌腱以保护腓总神经。

在膝关节内侧应于内侧副韧带后方切开关节囊，分离并显露内侧半月板基底部，切除囊肿病变并使用刮勺或 2.5mm 刨刀新鲜化处理水平层裂上下面后，使用单股或双股 0 号 PDS 缝线垂直缝

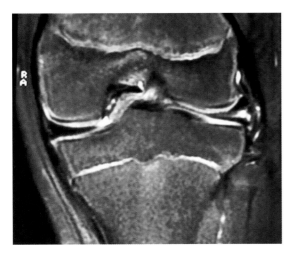

图 8.3.20　有症状的外侧半月板内部撕裂 MRI 检查所见

合水平撕裂。半月板缝合完毕后将切开关节囊间断缝合，术后无需置术区引流管。

外侧半月板显露切口常位于外侧副韧带前方，自外侧副韧带前方切开皮肤及关节囊，相关缝合修复技术如前所述。需注意术中无需缝合处理半月板腘肌腱穿行部位，如水平层裂位于腘肌腱后侧，我们建议使用全内缝合器械修复半月板（Fast-Fix®）。Noyes 和 Barber-Westin[27] 认为，半月板复杂裂延伸至非血供区者可运用自内而外垂直褥式缝合技术予以精细缝合修复。

半月板损伤合并前交叉韧带损伤

半月板损伤合并 ACL 断裂的处理原则与成年人相同。问题是成人 ACL 重建技术是否适用于年少患者不成熟的骨骼系统。患者年龄并非是制订处理决策的决定因素，半月板撕裂在行 ACL 重建时应一并处理。诊断到手术处理的间隔时间应尽量缩短以防止半月板损伤加重[14,24]，早期手术处理可提高半月板缝合修复后愈合率[2,4]。

术后康复

术后给予罗哌卡因（Naropeine）肌肉注射可减轻膝关节疼痛，有利于儿童患者快速恢复。

单纯半月板成形术未行缝合修复者，术后 1 ~ 2 周给予膝关节支具固定，肿胀消退后早期主动膝关节功能活动。患者可早期负重，如疼痛可使用拐杖助行，应不急于被动屈膝锻炼以防产生不利影响。儿童在疼痛和绞索症状消失后很容易恢复关节正常屈伸活动。术后 2 个月可参加体育活动。术后应至少随访 2 年，理想随访时间为至青春期结束。

所有儿童半月板撕裂患者缝合修复术后康复计划制订应遵循缓慢、轻柔的原则，这与成年患者膝关节更为积极的术后康复指导原则有所不同。术后先将支具固定于膝关节伸直位，患者可完全负重，如疼痛可在拐杖辅助下活动。在术后前 3 周膝关节可不主动活动，之后可渐渐开始行膝关节主动屈曲练习，至术后 6 周屈曲不应超过 90°。我们建议在 14 岁以下患者不应给予物理治疗及过度的康复训练以避免疼痛症状产生。术后

4 ~ 6 周开始参加学校内体育活动。

同时行 ACL 重建者，术后 6 周内膝关节屈曲活动应限制在 90° 以内，术后 8 ~ 12 个月内不参加任何体育活动。

结　论

儿童半月板撕裂并不常见，临床上其处理也较为困难，此年龄段患者行半月板切除往往预后不良，而撕裂缝合修复后愈合率较高。对于膝关节稳定且有症状者及合并 ACL 撕裂的各种半月板损伤类型应考虑尝试保留半月板治疗。MRI 可用于诊断撕裂及评估盘状半月板及其伴发病变损伤。一旦诊断成立，应尽早治疗，延迟手术可能导致半月板和膝关节软骨的继发损伤[12]。

镜下手术处理时应首先对病变半月板进行仔细探查。应明确是否盘状半月板合并撕裂及不稳定，如为水平层裂应明确是否存在撕裂部位的延伸。镜下及切开修复技术应结合使用，应尽可能保留半月板组织及恢复半月板正常的形态和稳定性。

参考文献

1．Abdon P, Turner MS, Pettersson H, Lindstrand A, Stenstrom A, Swanson AJ（1990）A long-term follow-up study of total meniscectomy in children. Clin Orthop Relat Res 257: 166-170.

2．Accadbled F, Cassard X, Sales de Gauzy J, Cahuzac JP（2007）Meniscal tears in children and adolescents: results of operative treatment. J Pediatr Orthop B 16(1):56-60.

3．Adachi N, Ochi M, Uchio Y, Kuriwaka M, Shinomiya R（2004）Torn discoid lateral meniscus treated using partial central meniscectomy and suture of the peripheral tear. Arthroscopy 20(5)：536-542.

4．Anderson AF（2004）Transepiphyseal replacement of the anterior cruciate ligament using quadruple hamstring grafts in skeletally immature patients. J Bone Joint Surg Am 86-A(suppl 1, pt 2)：201-209.

5．Andrish JT（1996）Meniscal injuries in children and adolescents: diagnosis and management. J Am Acad Orthop Surg 4（5)：231-237.

6．Atay OA, Doral MN, Leblebicioglu G, Tetik O, Aydingoz U（2003）Management of discoid lateral meniscus tears: observations in 34 knees. Arthroscopy 19（4)：346-352.

7．Beaufils P, Hardy P, Chambat P, Clavert P, Djian P, Frank A, Hulet C, Potel JF, Verdonk R（2006）Adult lateral meniscus. Rev Chir Orthop 92（5 suppl)：2S169-2S194.

8．Bin SI, Jeong SI, Kim JM, Shon HC（2002）Arthro-scopic partial meniscectomy for horizontal tear of discoid lateral meniscus. Knee Surg Sports Traumatol Arthrosc 10（1）：20-24.

9. Bloome DM, Blevins FT, Paletta GA Jr, Newcomer JK, Cashmore B, Turker R（2000）Meniscal repair in very young children. Arthroscopy 16（5）：545-549.

10. Busch MT（1990）Meniscal injuries in children and adolescents. Clin Sports Med 9（3）：661-680.

11. Deie M, Ochi M, Sumen Y, Kawasaki K, Adachi N, Yasunaga Y, Ishida O（2006）Relationship between osteochondritis dissecans of the lateral femoral condyle and lateral menisci types. J Pediatr Orthop 26（1）：79-82.

12. Gicquel P, Sorriaux G, Clavert JM, Bonnomet F（2005）Discoid menisci in children: clinical patterns and treatment in eighteen knees. Rev Chir Orthop 91（5）：457-464.

13. Good CR, Green DW, Griffith MH, Valen AW, Widmann RF, Rodeo SA（2007）Arthroscopic treatment of symptomatic discoid meniscus in children: classification, technique, and results. Arthroscopy 23（2）：157-163.

14. Graf BK, Lange RH, Fujisaki CK, Landry GL, Saluja RK（1992）Anterior cruciate ligament tears in skeletally immature patients: meniscal pathology at presentation and after attempted conservative treatment. Arthroscopy 8（2）：229-233.

15. Hashimoto Y, Yoshida G, Tomihara T, Matsuura T, Satake S, Kaneda K, Shimada N（2007）Bilateral osteochondritis dissecans of the lateral femoral condyle following bilateral total removal of lateral discoid meniscus: a case report. Arch Orthop Trauma Surg 128（11）：1265-1268.

16. Hede A, Jensen DB, Blyme P, Sonne-Holm S（1990）Epidemiology of meniscal lesions in the knee. 1,215 open operations in Copenhagen 1982-84. Acta Orthop Scand 61（5）：435-437.

17. Hulet C, Souquet D, Alexandre P, Locker B, Beguin J, Vielpeau C（2004）Arthroscopic treatment of 105 lateral meniscal cysts with 5-year average follow-up. Arthroscopy 20（8）：831-836.

18. Kelly BT, Green DW（2002）Discoid lateral meniscus in children. Curr Opin Pediatr 14（1）：54-61.

19. Kimura M, Shirakura K, Hasegawa A, Kobayashi Y, Udagawa E（1992）Anatomy and pathophysiology of the popliteal tendon area in the lateral meniscus: 2. Clinical investigation. Arthroscopy 8（4）：424-427.

20. Klingele KE, Kocher MS, Hresko MT, Gerbino P, Micheli LJ（2004）Discoid lateral meniscus: prevalence of peripheral rim instability. J Pediatr Orthop 24（1）：79-82.

21. Kocher MS, Klingele K, Rassman SO（2003）Meniscal disorders: normal, discoid, and cysts. Orthop Clin North Am 34（3）：329-340.

22. LaPrade RF, Burnett QM II, Veenstra MA, Hodgman CG（1994）The prevalence of abnormal magnetic resonance imaging findings in asymptomatic knees. With correlation of magnetic resonance imaging to arthroscopic findings in symptomatic knees. Am J Sports Med 22（6）：739-745.

23. Manzione M, Pizzutillo PD, Peoples AB, Schweizer PA（1983）Meniscectomy in children: a long-term follow-up study. Am J Sports Med 11（3）：111-115.

24. Millett PJ, Willis AA, Warren RF（2002）Associated injuries in pediatric and adolescent anterior cruciate ligament tears: does a delay in treatment increase the risk of meniscal tear? Arthroscopy 18（9）：955-959.

25. Mintzer CM, Richmond JC, Taylor J（1998）Meniscal repair in the young athlete. Am J Sports Med 26（5）：630-633.

26. Mizuta H, Nakamura E, Otsuka Y, Kudo S, Takagi K（2001）Osteochondritis dissecans of the lateral femoral condyle following total resection of the discoid lateral meniscus. Arthroscopy 17（6）：608-612.

27. Noyes FR, Barber-Westin SD（2002）Arthroscopic repair of meniscal tears extending into the avascular zone in patients younger than twenty years of age. Am J Sports Med 30（4）：589-600.

28. Pellacci F, Montanari G, Prosperi P, Galli G, Celli V（1992）Lateral discoid meniscus: treatment and results. Arthroscopy 8（4）：526-530.

29. Stanitski CL（1998）Correlation of arthroscopic and clinical examinations with magnetic resonance imaging findings of injured knees in children and adolescents. Am J Sports Med 26（1）：2-6.

30. Wroble RR, Henderson RC, Campion ER, el-Khoury GY, Albright JP（1992）Meniscectomy in children and adolescents. A long-term follow-up study. Clin Orthop Relat Res 279:180-189.

31. Youm T, Chen AL（2004）Discoid lateral meniscus: evaluation and treatment. Am J Orthop 33（5）：234-238.

8.4 儿童半月板损伤的手术指征和疗效

O. Lorbach, D. Pape, R. Seil

手术适应证

症　状

　　青春期前少年患者常难以具体描述其伤情及症状严重程度，因此临床上其主观评分结果常不可靠，且难以根据患者病史描述而明确诊断。急性半月板损伤患者由于疼痛而难以甚至无法行有效的物理检查以明确诊断[55]，但可发现一些非特异性表现如关节间隙压痛或关节绞索症状等，需注意每三个外伤后伴膝关节内出血的儿童患者中就有一个与半月板损伤有关[55]。无外伤史的膝关节伸直活动受限症状说明患者可能存在盘状半月板病变。

鉴别诊断

　　成人髋关节或脊柱病变可引起同侧膝关节牵涉痛症状出现[23]，而儿童 Perthes 病或股骨头骨骺滑脱也可能引起膝关节疼痛症状，应注意予以鉴别。膝关节髌股关节异常（疼痛和 / 或髌股关节不稳）、剥脱性骨软骨炎以及膝关节肿瘤也可引起膝关节疼痛症状，应予以鉴别。

―――――――――――――――――――
O. Lorbach（✉）
D. Pape
R. Seil
Service de Chirurgie Orthopédique et Traumatologique,
Centre d'Orthopédie et de Médecine du Sport,
Centre Hospitalier-Clinique d'Eich, 78, rue d'Eich,
1460 Luxembourg, Luxembourg
e-mail: olaf.lorbach@gmx.de

影像学检查

　　X 线摄片检查可无异常表现，但可排除其他合并病变损伤如骨软骨骨折以及其他关节内出血性疾病，如无明显外伤史还应考虑是否合并剥脱性骨软骨炎。X 线摄片检查可排除髌股关节病变如滑车发育不良等，这也是引起膝关节疼痛症状的原因之一。由于儿童骨骺生长板未闭，滑车发育不良在青少年患者才能观察到相应 X 线表现。

　　早期研究结果表明，MRI 是在诊断半月板损伤方面十分有效的无创影像学检查手段[50]。Crues 等[16]和 Takeda 等[52]认为，因儿童半月板后角血供丰富表现为 MRI 异常信号而导致的假阳性结果并非少见（图 8.4.1）。Takeda 和其同事发现 10 岁儿童 85% 存在 MRI 2 级和 3 级信号改变，此信号改变在 15 岁青少年中发生率约为 35%。

术中探查所见

　　儿童半月板损伤最常见的是盘状半月板撕裂和周缘撕裂[55]。大多数半月板损伤发生于 12 岁以后[55]，青少年多见创伤性半月板损伤，遗传性变异在儿童更多见（主要为盘状半月板），内侧半月板损伤较外侧半月板损伤多见。尽管不同年龄组的患者可出现各种类型的半月板撕裂，儿童多为半月板周缘撕裂，青少年半月板损伤常累及半月板体部[31]。

处理方法的选择和缝合修复的标准

　　儿童半月板损伤的处理方法有以下 4 种：部

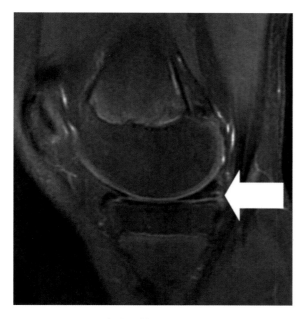

图 8.4.1　13 岁女性高水平体操运动员 MRI T2 加权矢状位扫描，患者力量训练时出现膝关节后内侧疼痛，箭头示后角异常信号，也可为儿童该区域血供丰富的正常表现。本例经镜下探查证实为不稳定纵向撕裂，采用自内而外缝合技术修复

分或全部半月板切除、半月板缝合修复和保守治疗。

Casscells 强调[13]，并非所有半月板撕裂患者都存在临床症状。其实验研究结果表明，半月板撕裂后如其周围环状分布纤维结构完整则生物力学功能可不受影响[9]。因此，非全层撕裂和小的垂直或斜形撕裂（＜ 5 mm）如探钩探查半月板撕裂中间部位稳定则可保守治疗[18]。Vaquero 等[55]建议非血供区小于 5mm 的撕裂也可行保守治疗，因为此类撕裂损伤常稳定且患者可长时间无临床症状。对于小于 10mm 的创伤性纵向撕裂位于血供区者，可考虑给予支具固定膝关节保守治疗[31]。纵向撕裂损伤不稳定或撕裂长度大于 7mm 时可行缝合修复或部分半月板切除术[55]。儿童半月板损伤手术处理的基本原则是尽可能保留半月板组织以防止远期出现关节软骨退行性变。MRI 或关节造影等影像学检查常用于评估损伤是否宜于修复，而只有在镜下探查明确撕裂部位及使用探钩探查明确撕裂部位稳定性后方能最终确定采用何种处理方法。位于血供区撕裂长度大于 7mm、明

显不稳定且周围软组织无严重损伤[18]的创伤性纵向撕裂最适宜修复（图 8.4.2）。水平撕裂和桶柄样撕裂也可考虑予以修复[2]。

半月板体部血供不丰富区域的损伤或存在半月板组织退行性变表现者为缝合修复的相对适应证[18]（图 8.4.3）。

Clark 和 Ogden 认为，在出生时整个半月板组织都存在血供，成年后其半月板血供减少至仅达周缘部分的 10% ～ 30%[15]。因此成人的红 - 红区和红 - 白区血供分区系统对儿童患者并不适宜，儿童延伸至半月板体部区域的撕裂损伤缝合修复后具有良好愈合倾向[8]。成人半月板体部非血供区域损伤并不建议行缝合修复，但儿童和青少年此部位修复后可达到稳定的愈合且术后效果良好。Noyes 和 Barber-Westin[43]对 71 例延伸至非血供区的半月板撕裂并行镜下缝合修复的儿童和

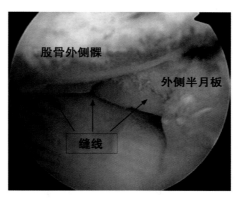

图 8.4.2　11 岁男性患者踢足球致 ACL 撕裂，镜下显示右膝外侧半月板桶柄样撕裂。镜下行撕裂缝合修复，并行 ACL 重建

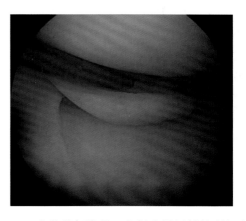

图 8.4.3　14 岁芭蕾舞演员，内侧半月板瓣状裂行半月板部分切除术

青少年患者进行观察研究，患者年龄 9 ～ 19 岁，75% 的患者术后效果良好且无胫 - 股关节症状。其中行半月板修复和前交叉韧带重建者，87% 经术后平均 51 个月随访自我评价膝关节功能正常或良好。

　　一些无法修复的半月板损伤如辐射状裂、瓣状裂和复杂裂可考虑行部分半月板切除术。术中需清除撕裂半月板不稳定部分，修整后残留部分应保持形态良好以尽可能保留一定的生物力学功能。半月板囊肿伴广泛的半月板组织退行性变或 Wrisberg 型盘状半月板等少见情况下可考虑行半月板全切除术。儿童行半月板全切除术将在术后早期出现骨性关节炎改变，因此应尽可能避免行半月板全切除处理 [1,34,35,56]。

　　存在明显临床症状的盘状半月板患者并非少见。在儿童可表现为伸直受限，患者可无外伤史，可有关节弹响、绞索和疼痛症状（图 8.4.4）。盘状半月板病变常发生于外侧半月板，内侧盘状半月板少见 [6]。高加索人群中盘状半月板发病率为 5%，日本人群中发病率为 17%。盘状半月板病变可为完全型（覆盖整个胫骨平台一侧）或不完全型。患者症状产生常与伴发撕裂相关，儿童也可伴发复杂撕裂。手术处理包括以下三部分：半月板部分切除及成形（碟形成形术）；半月板周缘稳定性探查；移位或不稳定半月板撕裂部位的缝合修复（图 8.4.5）。有报道 28% ～ 77% 的患者盘状半月板周缘不稳定，不稳定部位可位于半月板前角、中部或后部 [26,32]。Wrisberg 型盘状半月板无后部胫骨连接，多数学者建议此型需行半月板全切术 [37,41]。

　　软骨病变情况、是否存在膝关节力线排列异常及 ACL 功能状态对半月板损伤的缝合修复也有重要的指导意义，在行半月板部分切除或修复时应考虑上述因素。我们建议如桶柄样撕裂合并 ACL 损伤应同时行 ACL 重建和半月板缝合修复（图 8.4.2）；慢性 ACL 功能不全患者延迟重建韧带与其继发性半月板撕裂的高发生率相关，且多为内侧半月板撕裂 [3,27,39,41]。有报道慢性 ACL 功能不全的持续时间越长，其合并的半月板撕裂可缝合修复率越低 [13,14]。因此，为防止半月板继发损伤及原有损伤加重，ACL 功能不全患者应及时行半月板修复和 ACL 重建，重建手术应遵循儿童 ACL 重建技术原则 [4,25,46,48]。

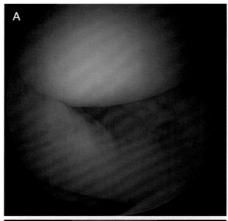

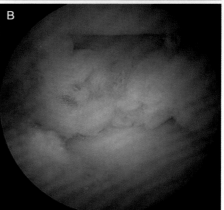

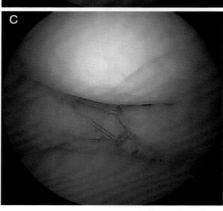

图 8.4.4　5 岁女性患者。（A）盘状半月板桶柄样撕裂；（B）盘状半月板辐射状撕裂，患者表现为长期膝关节 15° 伸直活动受限；（C）切除桶柄样撕裂病变及缝合深部辐射状撕裂部位后镜下所见

结　论

　　儿童半月板撕裂治疗的相关文献研究数据较少 [8,40]，但据估计其效果应与成人术后效果一样 [40,47]。多数外科医师认为，超过 90% 的行半月板切除患者术后早期效果良好。但与缝合修复相

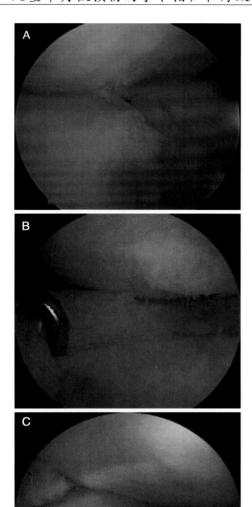

图8.4.5 6岁男性，有症状盘状半月板患者，行部分半月板切除术。（A）探钩探查成形处理后半月板稳定情况；（B）如半月板关节囊连接不稳，需缝合修复半月板关节囊连接部位；（C）0号PDS缝线缝合修复后所见

比术后5年随访时出现膝关节退行性变影像学表现者将明显增多[33]。

半月板全切除术尤其是外侧半月板全切除术后[1,56]早期可能由于关节活动量减少出现退行性改变[1,34,56]。半月板全切除术后长期随访研究结果表明，患者术后早期即可出现膝关节退行性变影像学表现，并可由于骨性关节炎形成及功能受限而出现相应临床症状[17]。大量的随访结果表明，半月板全切术术后预后可能较以往预计得更差[35]，且在儿童及青少年患者可能表现更为明显[5,11,34,36,49]。半月板缝合修复可能会防止患者出现膝关节退行性变影像学表现[2]。Manzione等[34]对平均年龄15岁行半月板切除的儿童患者进行随访研究，20例患者中17例行半月板全切术，仅3例行半月板部分切除术，平均随访5.5年（3～14年），仅40%愈后结果良好（优：25%；良：15%），80%的患者出现影像学改变征象。Raber等[45]和Okzaki等[44]的研究结果与前者相符。我们经研究发现，平均手术年龄9岁（3～14岁）[45]和平均17.9岁（6～55岁）[44]手术年龄组中的儿童患者术后出现胫股关节退行性变概率增大。McNicholas等[35]对63例平均手术年龄16岁（10～18岁）患者行为期30年的纵向随访研究，结果表明，71%的患者术后30年对膝关节功能满意，术后17年随访发现，患者骨性关节炎病变发生率为非手术膝关节的2倍；至术后30年，患者出现骨性关节炎改变的概率明显增加，为非手术膝关节的3倍。行内、外侧半月板全切除术患者的愈后最差。对行外侧半月板切除者的随访研究结果表明，仅47%愈后结果良好。Abdon及其同事[1]对半月板切除术后远期效果进行研究，结果表明，术后平均随访17年，89例患者（平均16.8岁，7～18岁）中仅52%根据Tapper和Hoover评分[53]标准评估愈后结果良好，这说明在儿童患者半月板损伤处理中应遵循尽可能保留半月板组织的原则，以尽可能避免术后出现继发性膝关节退行性变。

镜下及切开缝合修复术后相关长期随访研究结果表明，不稳定半月板周缘撕裂的患者65%～92%缝合修复后可成功愈合[7,11,14,19,20,22,38,42]。Accadbled等[2]对9例儿童行镜下半月板缝合修复处理，术后3年随访，7例术后无明显症状，2例出现膝关节偶尔疼痛，8例患者根据IKDC评分标准评估术后膝关节功能正常。Lysholm评分由65.3分增至96.3分，除2例外均恢复至术前运动水平。8例患者术后行CT关节造影或MRI检查，半月板缝合患者行CT关节造影检查结果显示3例完全愈合，仅2例出现MRI异常信号。即使是半月板修复成功患者，在术后超过12个月行

MRI 检查也可见局部 3 级信号 [21,24]。

　　Scott 等 [47] 对 240 例患者行镜下半月板缝合修复，患者平均年龄 22 岁（9 ～ 53 岁），术后行关节镜探查或关节造影检查评估，完全愈合率为62%。Mintzer 等 [40] 对平均 15.3 岁（11 ～ 17 岁）患者行半月板缝合修复处理，经平均 5 年随访，所有患者术后均无症状，除 2 例外均恢复至术前运动水平，此 2 例未恢复的原因不明，但与手术无关。Noyes 和 Barber-Westin[43] 对 61 例患者（平均年龄 16 岁，9 ～ 19 岁）共 71 个半月板行缝合修复处理，并对其中的 36 例行术后关节镜探查，结果表明其中 13 例完全愈合，11 例未完全愈合，12 例未愈合，80% 的患者在术后 51 个月随访中无临床症状。

　　进行半月板缝合修复效果的评估时应注意合并 ACL 损伤的影响 [18]。半月板缝合修复对于同时行 ACL 重建术患者获得良好的愈后也具有促进作用 [4,12,40,43,47]。膝关节不稳定患者行半月板缝合修复后发生再次撕裂可能性明显增大 [19]，如在半月板修复时同时行 ACL 重建则可明显增加半月板缝合修复后愈合率 [29,30,47,54]。Anderson[4] 最近报道，8 例行半月板修复同时行 ACL 重建儿童患者，术后 4.1 年随访均无症状。80% 的可修复半月板撕裂损伤患者可能合并 ACL 撕裂 [18]，因此在行半月板修复或部分切除时，应考虑到 ACL 损伤情况。Cannon 和 Vittori[12] 对比患者行半月板修复同时重建 ACL 或不重建的手术效果，结果表明，18 岁或 18 岁以下单纯半月板修复患者中仅 54% 术后随访结果满意，如同时行 ACL 重建则愈合率增加到 88%。以上结果为 Henning 等 [28] 的研究所证实，他们发现单纯半月板撕裂缝合后成功愈合率为 59%，同时行 ACL 重建则修复后愈合满意率为 94%。Tenuta 和 Arciero[54] 也认为，半月板修复同时行 ACL 重建较膝关节稳定者单纯行半月板缝合术后愈合率明显增加，他们行术后二次关节镜探查发现 ACL 重建组半月板缝合修复后愈合满意率为 90%，而 ACL 完整者行半月板缝合修复愈合满意率为 57%。

　　半月板缝合修复的时机也可影响治疗结果。有报道认为损伤后延迟修复可对愈合率及合并损伤产生负面影响 [12,22,51]。也有学者认为，延迟处理对缝合修复效果无明显影响 [10,18,54]。如合并 ACL撕裂，超过 8 周的半月板撕裂缝合修复后愈合率也会比较满意 [12]。ACL 重建术使关节内创伤加重，导致出血和更多血纤维凝块形成，有利于促进半月板修复后愈合 [47]。因此，如患者合并 ACL撕裂的半月板撕裂可修复，应在行 ACL 重建的同时缝合修复半月板撕裂，这有利于半月板撕裂缝合修复后愈合，ACL 重建可为半月板缝合修复后提供良好的有利于愈合的内环境条件。

参考文献

1. Abdon P, Turner MS, Pettersson H, Lindstrand A, Stenstrom A, Swanson AJ（1990）A long-term follow-up study of total meniscectomy in children. Clin Orthop Relat Res 257: 166-170.
2. Accadbled F, Cassard X, de Sales GJ, Cahuzac JP（2007）Meniscal tears in children and adolescents: results of operative treatment. J Pediatr Orthop B 16:56-60.
3. Aichroth PM, Patel DV, Zorrilla P（2002）The natural history and treatment of rupture of the anterior cruciate ligament in children and adolescents. A prospective review. J Bone Joint Surg Br 84:38-41.
4. Anderson AF（2003）Transepiphyseal replacement of the anterior cruciate ligament in skeletally immature patients. A preliminary report. J Bone Joint Surg Am 85-A:1255-1263.
5. Andrish JT（1996）Meniscal injuries in children and adolescents: diagnosis and management. J Am Acad Orthop Surg 4:231-237.
6. Atay OA, Doral MN, Leblebicioglu G, Tetik O, Aydingoz U（2003）Management of discoid lateral meniscus tears: observations in 34 knees. Arthroscopy 19:346-352.
7. Barber FA（1987）Meniscus repair: results of an arthro-scopic technique. Arthroscopy 3:25-30.
8. Bloome DM, Blevins FT, Paletta GA Jr, Newcomer JK, Cashmore B, Turker R（2000）Meniscal repair in very young children. Arthroscopy 16:545-549.
9. Bourne RB, Finlay JB, Papadopoulos P, Andreae P（1984）The effect of medial meniscectomy on strain distribution in the proximal part of the tibia. J Bone Joint Surg Am 66:1431-1437.
10. Albrecht-Olsen PM, Bak K（1993）Arthroscopic repair of the bucket-handle meniscus. 10 failures in 27 stable knees followed for 3 years. Acta Orthop Scand 64:446-448.
11. Busch MT（1990）Meniscal injuries in children and adolescents. Clin Sports Med 9:661-680.
12. Cannon WD Jr, Vittori JM（1992）The incidence of healing in arthroscopic meniscal repairs in anterior cruciate ligament-reconstructed knees versus stable knees. Am J Sports Med 20:176-181.
13. Casscells SW（1980）The place of arthroscopy in the diagnosis and treatment of internal derangement of the knee: an analysis of 1000 cases. Clin Orthop Relat Res 151: 135-142.
14. Cassidy RE, Shaffer AJ（1981）Repair of peripheral meniscus tears. A preliminary report. Am J Sports Med 9:209-214.
15. Clark CR, Ogden JA（1983）Development of the menisci of the human knee joint. Morphological changes and their potential role in childhood meniscal injury. J Bone Joint Surg Am 65:538-547.
16. Crues JV III, Mink J, Levy TL, Lotysch M, Stoller DW（1987）Meniscal tears of the knee: accuracy of MR imaging. Radiology

164:445-448.

17. Dandy DJ, Jackson RW（1975）The diagnosis of problems after meniscectomy. J Bone Joint Surg Br 57:349-352.

18. DeHaven KE（1990）Decision-making factors in the treatment of meniscus lesions. Clin Orthop Relat Res 252:49-54.

19. DeHaven KE, Black KP, Griffiths HJ（1989）Open meniscus repair. Technique and two to nine year results. Am J Sports Med 17:788-795.

20. DeHaven KE, Lohrer WA, Lovelock JE（1995）Long-term results of open meniscal repair. Am J Sports Med 23: 524-530.

21. Deutsch AL, Mink JH, Fox JM, Arnoczky SP, Rothman BJ, Stoller DW, Cannon WD Jr（1990）Peripheral meniscal tears: MR findings after conservative treatment or arthroscopic repair. Radiology 176:485-488.

22. Eggli S, Wegmuller H, Kosina J, Huckell C, Jakob RP（1995）Long-term results of arthroscopic meniscal repair. An analysis of isolated tears. Am J Sports Med 23:715-720.

23. Faraj AA, Schilders E, Martens M（2000）Arthroscopic findings in the knees of preadolescent children: report of 23 cases. Arthroscopy 16:793-795.

24. Farley TE, Howell SM, Love KF, Wolfe RD, Neumann CH（1991）Meniscal tears: MR and arthrographic findings after arthroscopic repair. Radiology 180:517-522.

25. Fuchs R, Wheatley W, Uribe JW, Hechtman KS, Zvijac JE, Schurhoff MR（2002）Intra-articular anterior cruciate ligament reconstruction using patellar tendon allograft in the skeletally immature patient. Arthroscopy 18:824-828.

26. Good CR, Green DW, Griffith MH, Valen AW, Widmann RF, Rodeo SA（2007）Arthroscopic treatment of symptomatic discoid meniscus in children: classification, technique, and results. Arthroscopy 23:157-163.

27. Graf BK, Lange RH, Fujisaki CK, Landry GL, Saluja RK（1992）Anterior cruciate ligament tears in skeletally immature patients: meniscal pathology at presentation and after attempted conservative treatment. Arthroscopy 8:229-233.

28. Henning CE, Lynch MA, Clark JR（1987）Vascularity for healing of meniscus repairs. Arthroscopy 3:13-18.

29. Jensen NC, Riis J, Robertsen K, Holm AR（1994）Arthroscopic repair of the ruptured meniscus: one to 6.3 years follow up. Arthroscopy 10:211-214.

30. Kimura M, Shirakura K, Hasegawa A, Kobuna Y, Niijima M（1995）Second look arthroscopy after meniscal repair. Factors affecting the healing rate. Clin Orthop Relat Res 314:185-191.

31. King AG（1983）Meniscal lesions in children and adolescents: a review of the pathology and clinical presentation. Injury 15:105-108.

32. Klingele KE, Kocher MS, Hresko MT, Gerbino P, Micheli LJ（2004）Discoid lateral meniscus: prevalence of peripheral rim instability. J Pediatr Orthop 24:79-82.

33. Luhmann SJ（2003）Acute traumatic knee effusions in children and adolescents. J Pediatr Orthop 23:199-202.

34. Manzione M, Pizzutillo PD, Peoples AB, Schweizer PA（1983）Meniscectomy in children: a long-term follow-up study. Am J Sports Med 11:111-115.

35. McNicholas MJ, Rowley DI, McGurty D, Adalberth T, Abdon P, Lindstrand A, Lohmander LS（2000）Total meniscectomy in adolescence. A thirty-year follow-up. J Bone Joint Surg Br 82:217-221.

36. Medlar RC, Mandiberg JJ, Lyne ED（1980）Meniscectomies in children. Report of long-term results（mean, 8.3 years）of 26 children. Am J Sports Med 8:87-92.

37. Meyers MH, McKeever FM（1970）Fracture of the intercondylar eminence of the tibia. J Bone Joint Surg Am 52:1677-1684.

38. Miller DB Jr（1988）Arthroscopic meniscus repair. Am J Sports Med 16:315-320.

39. Millett PJ, Willis AA, Warren RF（2002）Associated injuries in pediatric and adolescent anterior cruciate ligament tears: does a delay in treatment increase the risk of meniscal tear? Arthroscopy 18:955-959.

40. Mintzer CM, Richmond JC, Taylor J（1998）Meniscal repair in the young athlete. Am J Sports Med 26:630-633.

41. Mizuta H, Kubota K, Shiraishi M, Otsuka Y, Nagamoto N, Takagi K（1995）The conservative treatment of complete tears of the anterior cruciate ligament in skeletally immature patients. J Bone Joint Surg Br 77:890-894.

42. Morgan CD, Wojtys EM, Casscells CD, Casscells SW（1991）Arthroscopic meniscal repair evaluated by second-look arthroscopy. Am J Sports Med 19:632-637.

43. Noyes FR, Barber-Westin SD（2002）Arthroscopic repair of meniscal tears extending into the avascular zone in patients younger than twenty years of age. Am J Sports Med 30:589-600.

44. Okazaki K, Miura H, Matsuda S, Hashizume M, Iwamoto Y（2006）Arthroscopic resection of the discoid lateral meniscus: long-term follow-up for 16 years. Arthroscopy 22:967-971.

45. Raber DA, Friederich NF, Hefti F（1998）Discoid lateral meniscus in children. Long-term follow-up after total meniscectomy. J Bone Joint Surg Am 80:1579-1586.

46. Robert H, Bonnard C（1999）The possibilities of using the patellar tendon in the treatment of anterior cruciate ligament tears in children. Arthroscopy 15:73-76.

47. Scott GA, Jolly BL, Henning CE（1986）Combined posterior incision and arthroscopic intra-articular repair of the meniscus. An examination of factors affecting healing. J Bone Joint Surg Am 68:847-861.

48. Seil R, Pape D, Kohn D（2008）The risk of growth changes during transphyseal drilling in sheep with open physes. Arthroscopy 24:824-833.

49. Soballe K, Hansen AJ（1987）Late results after menis-cectomy in children. Injury 18:182-184.

50. Sponseller PD, Beaty JH（1984）Fractures and disloc-ations around the knee. In: Rockwood CA Jr, Wilkins KE, King RE（eds）Fractures in children. Lippincott Williams & Wilkins, Philadelphia.

51. Stone RG, Frewin PR, Gonzales S（1990）Long-term assessment of arthroscopic meniscus repair: a two-to six-year follow-up study. Arthroscopy 6:73-78.

52. Takeda Y, Ikata T, Yoshida S, Takai H, Kashiwaguchi S（1998）MRI high-signal intensity in the menisci of asymptomatic children. J Bone Joint Surg Br 80:463-467.

53. Tapper EM, Hoover NW（1969）Late results after meniscectomy. J Bone Joint Surg Am 51:517-526.

54. Tenuta JJ, Arciero RA（1994）Arthroscopic evaluation of meniscal repairs. Factors that effect healing. Am J Sports Med 22:797-802.

55. Vaquero J, Vidal C, Cubillo A（2005）Intra-articular traumatic disorders of the knee in children and adolescents. Clin Orthop Relat Res 432:97-106.

56. Wroble RR, Henderson RC, Campion ER, el-Khoury GY, Albright JP（1992）Meniscectomy in children and adolescents. A long-term follow-up study. Clin Orthop Relat Res 279:180-189.

8.5 总　结

R. Seil

　　尽管目前有关于儿童半月板损伤报道不断增多，本篇所引用的相关文献研究结果表明学者们对此类儿童半月板病变损伤的认识至今并未发生明显的变化。我们自 20 世纪 80 年代至今每隔十年共引用相关文献 12 篇并进行总结回顾，作者认为目前学者们对儿童半月板损伤的认识并不充分，儿童半月板损伤这个话题并未过时。

　　Hirschmann 和 Friederich 认为[8]，儿童膝关节在很多方面与成人膝关节存在差异，如青春期前儿童膝关节较成人膝关节更为松弛等等。Baxter[3] 认为，随着年龄增大儿童膝关节弹性将会不断增加，尤其是在青春期发育阶段。此膝关节松弛度增大生理变化特点决定了青春期青少年半月板损伤多为膝关节稳定的创伤性撕裂损伤，后者为法国骨科学会最近为期 18 个月的多中心前瞻性研究结果所证实[4]。研究中的 60 例 8 ~ 16 岁创伤性半月板撕裂青少年患者中 55% 膝关节稳定，45% 合并 ACL 撕裂，超过 50% 的患者为运动损伤，90% 的患者伴有典型的膝关节疼痛和（或）绞索症状。手术时间多为受伤后 1 年，这说明此类损伤的诊治水平尚待提高。MRI 是明确诊断和评估如骨软骨损伤等合并损伤最好的影像学检查手段，但应注意，10 岁以下儿童 85% 可出现 MRI 2 级和 3 级异常信号而无明显临床症状。在 15 岁左右，此异常信号发生率仍可达 1/3[18]。此信号出现的原因是因为儿童半月板血供丰富区域较成人大。但此类假阳性信号在高水平儿童运动员患者需注意与撕裂相鉴别[10]。

　　法国学者对儿童半月板撕裂类型的多中心研究结果表明，患者多为非退行性撕裂，83% 为垂直纵向撕裂且多数为桶柄样撕裂（n = 25）。位于移动性较大的外侧胫股间室与内侧间室的半月板撕裂，其损伤机制各不相同，这是因为膝关节内、外侧间室应力传导机制存在差异。此研究中多数半月板损伤位于外侧间室，8 例水平撕裂患者中 7 例（57%）为外侧半月板损伤。

　　儿童半月板撕裂的治疗原则已为多数外科医师所认同：术中应尽可能保留半月板组织，研究中 63% 的患者行保留半月板手术处理，对于小的和（或）稳定损伤（15%）给予保守治疗或行半月板缝合修复（48%）。其中 41% 的患者并非在镜下修复，而是行关节切开修复，即便如此其效果也优于半月板切除术后[11,12,17,21]。良好的切开修复较镜下修复失败后再次修复或半月板切除效果更好。Cassard[5] 提出的儿童半月板镜下修复技术在本书中有详细叙述，此技术与成人修复技术相似但应注意儿童膝关节腔较小，如术者技术熟练则可利用成人镜下操作器械修复大多数儿童半月板病变损伤。成人半月板修复患者每 5 例中就有 4 例中期和远期随访效果良好。Accabdled 等[1] 对 52 例半月板损伤患者行回顾性研究发现，79% 保留半月板处理患者术后 5 年随访效果良好，研究中每 4 例中有 3 例术后 2 年内行二次手术处理，这主要是由于医师术前对损伤病变程度没有足够的认识，对 8 例桶柄样撕裂患者最终行病变部分

R. Seil
Service de Chirurgie Orthopédique et Traumatologique,
Centre d'Orthopédie et de Médecine du Sport,
Centre Hospitalier-Clinique d'Eich, 78, rue d'Eich,
1460 Luxembourg, Luxembourg
e-mail: seil.romain@chl.lu

切除（需注意每 3 例半月板损伤中就有 1 例为桶柄样撕裂）（图 8.5.1）。除非桶柄样撕裂病史长、撕裂部位长期游离且难以固定（作者建议伤后早期诊断及处理），此类损伤均应尽量予以修复。

以下病例可说明过早半月板切除的不良效应：18 岁女性患者，12 岁时发生外侧半月板运动损伤，半月板切除术后 6 年出现膝关节间歇性肿胀和持续日常活动后疼痛症状（图 8.5.2）。此类患者在临床上相对少见，如无关节不稳定及关节内紊乱表现应行半月板移植术[16]。在处理此类儿童半月板病变损伤时，医师应谨记尽可能保留半月板组织这一原则。半月板全切术仅适用于一小部分创伤性半月板撕裂患者，主要是完全性辐射状撕裂，前述文献中此类损伤仅占 3%，完全性辐射状撕裂难以修复且术后愈合率较低。Lorbach 等[10]在回顾以往相关研究文献后提出，此类损伤缝合修复的相关研究仍较缺乏。

另一大类膝关节轴移损伤致 ACL 撕裂伴半月板创伤性撕裂也较常见。前述相关研究文献中 45% 的患者半月板损伤与 ACL 撕裂相关，可为急性或慢性损伤。10 年前人们认为儿童 ACL 损伤少见，但如今人们发现此类损伤不在少数。这可能是由于儿童日常膝关节轴移运动活动增多（尤其是在女性患者），而儿童的针对性力量技能训练较少，导致此类损伤较前明显增多。我们在临床上发现，儿童行诊断性镜下探查术并不少见，而

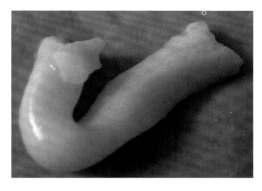

图 8.5.1 年轻患者内侧半月板慢性桶柄样撕裂并移位，受伤时间超过 1 年。由于儿童此类损伤行半月板切除术后预后不良，因此应强调早期诊治，半月板缝合修复后近期及远期预后较好。应避免在儿童行桶柄样撕裂病变切除术，尤其是位于外侧胫股间室的病变，否则在成人早期即可出现骨性关节炎改变，此时可考虑行半月板移植术

实际上患者往往并无明确的急诊手术探查指征。我们建议应避免盲目行镜下探查术，但也应注意半月板桶柄样撕裂或瓣状撕裂移位往往是患者膝关节绞索症状产生的主要原因。很多研究结果表明，由诊疗技术熟练的外科医师行 ACL 重建术后患者往往预后良好且并发症很少。以往在临床上此类损伤往往被漏诊或行保守治疗，从而导致继发半月板撕裂或短期内出现骨性关节炎表现[2,14]。目前，学者们趋于将患者半月板损伤程度作为确定各种急慢性损伤情况下 ACL 重建手术时机的主要决策影响因素。此外，尚需考虑患者膝关节附近骨骺闭合情况，应注意儿童 ACL 损伤时区别以下三种情况：（1）青春期前儿童骨生长潜力较大（女孩骨龄小于 13 岁和男孩骨龄小于 15 岁）；（2）膝关节骨质近于成熟者（女孩 13 ～ 14 岁，男孩 15 ～ 16 岁）；（3）青少年骨骺已闭合（女大于 14 岁，男大于 15 岁）。后者可运用成人 ACL 重建技术行 ACL 重建并同时行半月板缝合修复术。前述第一类患者合并半月板撕裂损伤应尽早运用儿童修复技术予以手术处理，但此类患者能否行保守治疗目前仍存在争议。很多研究结果表明，慢性膝关节前方不稳定患者出现继发性半月板撕裂尤其是内侧半月板撕裂的可能性会明显增大[13]。Woods 和 O'Connor[20]在最近一项研究中发现行保守治疗（支具固定、物理治疗及长期随访）组患者膝关节继发病变发生率并未增高，但患者可能出现继发性内侧半月板撕裂损伤，目前仍缺乏与此相关的有效的统计学研究证据。最近 Chotel[6]的另一项相关研究结果证实，儿童慢性 ACL 功能不全可并发内侧半月板继发性撕裂。由于前述第二类患者的骨骺软骨板生长能力有限，需观察数月至膝关节骨质发育成熟后考虑手术处理。

第三类儿童半月板损伤与盘状半月板相关，临床医师在面对儿童患者膝关节伸直活动受限时应注意是否为盘状半月板病变所致，MRI 可用于明确诊断及排除其他膝关节内合并病变损伤。Hirschmann 和 Friedrich[8]对儿童盘状半月板病变流行病学及各种病变分型进行了系统的分析，有趣的结果是亚洲人群中盘状半月板病变较常见。盘状半月板有很多分型系统，目前最常用的是 Watanabe 分型系统[19]，在最近文献中此分型系统又添加了盘状半月板稳定性因素[7,9]。Good 等[7]

图 **8.5.2**　18 岁女性患者外侧半月板 12 岁时运动损伤，行外侧半月板切除术后 6 年患者出现反复的关节肿胀、日常活动后机械性疼痛症状，行半月版异体移植术。左图示膝关节切开所见，自股骨外侧髁截骨分离牵开外侧副韧带及腘肌腱显露膝关节腔，可见股骨外侧髁软骨 3 级损伤；右图示异体半月板移植物

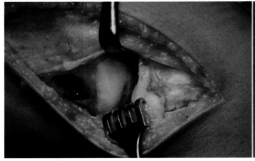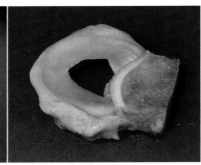

研究发现，多数盘状半月板为不稳定型（47% 位于前部，11% 位于中部，39% 位于半月板后部）。Papadopoulos[15] 首次对盘状半月板环状胶原纤维分布特点进行了分析研究，并发现了其胶原纤维束排列紊乱及分布不均匀特点，这是盘状半月板易于发生撕裂的主要原因。Cassard[5] 提出的外侧半月板碟形成形术已成为目前为学者们广泛认可的处理方法，在术中需检查半月板稳定性，如半月板不稳定需将修整后半月板缝合固定于关节囊。

　　儿童半月板缝合修复术后康复计划应较成人更为保守[5]。儿童在术后较成人更易于恢复关节活动度，即使是术前存在明显伸直活动受限且有症状存在的盘状半月板病变患者，经术后较轻柔的辅助物理治疗即可恢复良好。青春期前膝关节较为松弛，因此很多骨科医师在行儿童半月板修复术后给予较成人更为坚强的外固定支具。但也有研究表明，儿童给予较为松弛的支具固定更易实现功能良好恢复。

　　综上所述，最近二十年来，儿童半月板损伤的处理原则已有了很大的改进和发展且仍有不断的创新，但仍有很多问题亟待解决。

参考文献

1．Accadbled F, Bergerault F, Cassard X, Knorr J（2007）Traitement conservateur des lésions méniscales traumatiques: étude rétrospective. Rev Chir Orthop 93:3S107-3S108.

2．Aichroth PM, Patel DV, Zorrilla P（2002）The natural history and treatment of rupture of the anterior cruciate ligament in children and adolescents. A prospective review. J Bone Joint Surg Br 84:38-41.

3．Baxter MP（1998）Assessment of normal pediatric knee ligament laxity using the genucom. J Pediatr Orthop 8（5）：546-50.

4．Bergerault F, Accadbled F（2007）Étude prospective des lésions méniscales de l'enfant. Rev Chir Orthop 93:3S109-3S111.

5．Cassard X（2009）Technique of meniscoplasty or meniscal repair in children. In: Beaufils P, Verdonk R（eds）The meniscus. Springer, Heidelberg.

6．Chotel F（2008）. Symposium on ACL tears in children. ESSKA congress Porto, 2008.

7．Good CR, Green DW, Griffith MH, Valen AW, Widmann RF, Rodeo SA（2007）Arthroscopic treatment of symptomatic discoid meniscus in children: classification, technique, and results. Arthroscopy 23:157-163.

8．Hirschmann MT, Friederich NF（2009）Meniscal lesions in children: classifications. In: Beaufils P, Verdonk R（eds）The meniscus. Springer, Heidelberg.

9．Klingele KE, Kocher MS, Hresko MT, Gerbino P, Micheli LJ（2004）Discoid lateral meniscus: prevalence of peripheral rim instability. J Pediatr Orthop 24:79-82.

10．Lorbach O, Pape D, Seil R（2009）Meniscus lesions in children: indications and results. In: Beaufils P, Verdonk R（eds）The meniscus. Springer, Heidelberg.

11．McNicholas MJ, Rowley DI, McGurty D, Adalberth T, Abdon P, Lindstrand A, Lohmander LS（2000）Total meniscectomy in adolescence. A thirty-year follow-up. J Bone Joint Surg Br 82:217-221.

12．Medlar RC, Mandiberg JJ, Lyne ED（1980）Meniscectomies in children. Report of long-term results（mean, 8.3 years）of 26 children. Am J Sports Med 8:87-92.

13．Millett PJ, Willis AA, Warren RF（2002）Associated injuries in pediatric and adolescent anterior cruciate ligament tears: does a delay in treatment increase the risk of meniscal tear? Arthroscopy 18:955-959.

14．Mizuta H, Kubota K, Shiraishi M, Otsuka Y, Nagamoto N, Takagi K（1995）The conservative treatment of complete tears of the anterior cruciate ligament in skeletally immature patients. J Bone Joint Surg Br 77:890-894.

15．Papadopoulos A（2009）Histology of the discoid meniscus. In: In: Beaufils P, Verdonk R（eds）The meniscus. Springer, Heidelberg.

16．Seil R, Kohn D（2002）Meniskusersatz. Trauma und Berufskrankheit 4:216-221.

17．Soballe K, Hansen AJ（1987）Late results after meniscectomy in children. Injury 18:182-184.

18．Takeda Y, Takaaki I, Yoshida S, Takai H, Kashiwagushi S（1998）MRI high-signal intensity in the menisci of asymptomatic children. J Bone Joint Surg B 80（3）：463-467.

19．Watanabe M（ed）（1974）Disorders of the knee. Lipp-incott Williams & Wilkins, Philadelphia.

20．Woods GW, O'Connor DP（2004）Delayed anterior cruciate ligament reconstruction in adolescents with open physes. Am J Sports Med 32（1）：201-210.

21．Wroble RR, Henderson RC, Campion ER, el-Khoury GY, Albright JP（1992）Meniscectomy in children and adolescents. A long-term follow-up study. Clin Orthop Relat Res 270:180-189.

第 9 部分
半月板切除术后
膝关节内并发症的处理

9.1 半月板切除术后骨坏死的诊断和处理

D. Pape, R. Seil, D. Kohn

引 言

膝关节骨坏死包括两类独立存在的病变形式。第一类是原发性膝关节自发骨坏死（primary spontaneous osteonecrosis of the knee，SPONK），Ahlback 等[2]首先对其典型病变特点进行了描述。目前主要有两种关于其病因的假设学说：动脉血流受阻和创伤，二者均未得到进一步证实。

第二类是继发性膝关节骨坏死（secondary osteonecrosis），其具有特定的致病危险因素且预后差。通常，继发性骨坏死为多种疾病（如类风湿性关节炎、系统性红斑狼疮、慢性支气管哮喘、一些皮肤病、和肾移植术后等）的治疗过程中长期应用激素的负面效应所致。50% 的患者双侧发病且其中 60% 累及股骨外侧髁，病变虽累及多个部位（如肱骨头、髋关节、肱骨外侧髁、距骨等）但多为局限性且症状较轻，而原发性骨坏死病变可累及整个股骨髁部，故通常症状较重。继发性骨坏死在膝关节内可多发（即可同时累及股骨内、外侧髁和胫骨平台）。

Brahme 等[9]最先对镜下半月板切除术后并发膝关节内骨坏死进行了报道，并认为其为独立于

前两类病变之外的第三类膝关节骨坏死病变。自此，膝关节镜下半月板切除术后骨坏死被认为是镜下半月板切除术后的一类并发症[13,28]，又被称为"关节镜术后"[9]或"半月板切除术后"[13,21,35]膝关节骨坏死。

其他镜下手术操作如软骨清理[17]、前交叉韧带重建[6]术后出现膝关节骨坏死在临床上也曾有报道，因此有学者建议将此类疾病统称为膝关节术后骨坏死（osteonecrosis of the postoperative knee，ONPK）以利于对此术后并发症进行有效干预[32]。

据统计，目前相关研究文献中报道的 ONPK 患者已超过 40 例[3,9,12,13,19,22,28,37,40]，鉴于膝关节镜技术目前已在全世界范围内广泛开展，相比而言 ONPK 的发生率很低。很多学者对 ONPK 的致病因素进行了探讨，但目前仍不清楚其确切病因。

ONPK 和 SPONK 在临床症状和影像学表现方面有很多相似之处，因此在临床上需注意对二者予以鉴别，以往曾经认为 ONPK 和 SPONK 为同一病变，并可在围术期各个时间段内发生[35]。ONPK 和 SPONK 皆可发展至不可逆阶段，也可在任何疾病发展阶段停止进展，但有证据表明只有在病变早期有效干预方可彻底阻止病变发展。学者们建议临床上应根据疾病发展的不同阶段采取不同治疗方法：早期骨坏死阶段应给予保守治疗，病变进展期则应给予手术治疗[19,40,41]（表 9.1.1）。

本章的目的是回顾以往 ONPK 的病理生理学相关研究成果、临床表现、影像学特点以及诊断过程中存在的误区。运用射频及激光系统行镜下半月板切除术后骨坏死相关研究不包括在本章讨

D. Pape (⊠)
R. Seil
Department of Orthopaedic and Trauma Surgery,
Centre Hospitalier Luxembourg-Clinique d'Eich, 78, rue d'Eich, 1460 Luxembourg, Luxembourg
e-mail: dietrichpape@yahoo.de

D. Kohn
Department of Orthopaedic Surgery, University of Saarland, Saarbrücken, Germany

表 9.1.1　Soucacos 等[42]修正的 SPONK 分型系统（结合了不同的影像学研究结果，为利于诊断将病变分为 4 期）（此分型系统根据不同的影像学检查结果将 Sponk 病变分为 4 期）

分期	典型临床表现及影像学表现	最利于诊断的影像学检查方法	其他利于诊断的影像学检查	出现症状时间（月）	进展情况	处理方法
I	骨坏死早期表现	MRI/ 骨扫描	MRI/ 骨扫描	1 ～ 2	可进展但也可恢复	保守治疗
II	股骨髁扁平	MRI	骨扫描 X 线检查	2 ～ 4	可进展但也可恢复	据病变大小处理
III	新月征	X 线检查	–	3 ～ 6	不可逆	手术处理
IV	软骨下骨及关节软骨受累塌陷	X 线检查	–	9 ～ 12	不可逆	手术处理

论范围内，这是因为射频及激光系统处理方法产生的热和（或）光学损伤效应与传统的镜下手动或机械系统产生的损伤效应不同[26,36]。创伤性骨坏死及其他导致继发性骨坏死的高危因素也不在本章讨论范围在内。

ONPK 的流行病学

ONPK 的真正流行病学特点目前尚不十分清楚，相比镜下半月板切除术的广泛应用，其发病率相对较低[19]。在目前共 9 篇关于镜下半月板切除术后 ONPK 的临床研究报道中，包括共 47 例镜下半月板切除术后并发 ONPK 患者[3,5,9,12,13,19,22,28,37,40]，这些患者均于术后出现病变进展并存在 ONPK 影像学表现。患者无性别差异，平均年龄 58 岁（21 ～ 82 岁）。而 SPONK 主要累及老年女性患者（大于 60 岁，男女比例 1 : 5[31]）（表 9.1.2）。

两类骨坏死病变均与内侧半月板撕裂密切相关。上述研究中 47 例患者在行首次关节镜探查前诊断为半月板撕裂损伤，其中 41 例（87%）为内侧半月板撕裂，另外 6 例（13%）为外侧半月板撕裂。Muscolo 等[29]曾报道 5 例平均年龄 60 岁行 MRI 定期检查随访患者，都存在与内侧半月板撕裂相关的明显症状，这些患者最终都进展为 SPONK，但所有患者均未行镜下探查。

研究中 82%（n = 39）的患者股骨内侧髁受累，外侧髁受累占 8.5%（n = 4），外侧胫骨平台受累占 2.1%（n = 2），内侧胫骨平台受累占 2.1%（n = 1）。这些文献研究结果表明，骨坏死病变部位与之前存在的膝关节内病变和镜下操作有关，内侧半月板撕裂患者通常仅出现股骨内侧髁 MRI 异常信号改变。如行半月板切除，患者不会出现对侧间室骨坏死改变。研究中的 6 例外侧半月板撕

裂患者，4 例最终进展为股骨外侧髁骨坏死，另外 2 例最终进展为外侧胫骨平台骨坏死。65% 的患者可合并不同程度的软骨损伤，其中 33 例患者累及内侧间室（26 例合并股骨内侧髁软骨软化病变，7 例患者内侧胫骨平台软骨受累）（表 9.1.2），ONPK 与 SPONK 在受累部位方面无明显差异。如 ONPK 和 SPONK 病变累及股骨内侧髁，则同时累及相邻胫骨平台或外侧间室很少见[9,41]，但二者都可合并除股骨内侧髁以外其他部位的单发骨软骨病变损伤[3,25,26,29,33,36,37,40-42]。

病因学

ONPK 的病因目前仍不十分清楚，多数研究表明，初次手术镜下探及的关节软骨和半月板退行性变可能是骨坏死病变进展的原因[13,19,37,38,40]；而也有研究认为半月板撕裂病变本身就可能与术前骨坏死病变相关[7,29]。

半月板切除术后膝关节生物力学改变也被认为是骨坏死的易感因素之一[44]。半月板切除术后由于胫股关节面接触压力增大导致软骨及软骨下骨衰竭骨折，并导致骨组织内关节液渗入进而导致骨坏死[14,20]。

另有一些学者认为，软骨病变后可导致其对术中使用的关节灌洗液渗透性增大，引起软骨下骨水肿进而导致骨坏死[37,38]。半月板退行性变、软骨损伤以及关节镜手术操作这些因素之间是否存在病因学关联目前仍不清楚，或许上述这些因素之间的作用关系仅为一种巧合。半月板退行性撕裂多见于老年患者，而老年半月板退行性撕裂患者多伴有骨坏死病变。

有学者认为，半月板切除术后软骨下骨骨坏死病变实际上是软骨下骨衰竭骨折或应力骨折的

表 9.1.2　行常规膝关节镜下半月板切除术后进行性骨坏死 MRI 表现的流行病学文献数据回顾

作者	患 ONPK 总人数	研究类型	男/女	平均年龄（岁）（范围）	半月板撕裂患者数目及其初次行关节镜手术时撕裂部位（N）内侧/外侧	初次行关节镜手术时软骨坏死患者例数	初次行关节镜手术时软骨坏死在股骨髁部位死亡/外侧	初次行关节镜镜手术时骨坏死在胫骨平台的部位	处理软骨损伤的方式	镜下半月板切除术后 MRI 显示骨坏死部位
Brahme[7]	7	回顾性个案报道	4/3	60.5（42~75）	7　6内/1外	7	7内/1外	1内/0外	7例患者行软骨成形术	6内侧髁/1内侧胫骨平台外侧骨坏死和
Johnson[19]	7	回顾性个案报道	3/4	60（41~79）	7　4内/3外	6	7内/2外	3内/4外	6例行软骨成形术	4内侧髁/1外侧髁/1内侧胫骨平台/1外侧胫骨平台
Prues-Latour[37]	9	回顾性群分析	4/5	69（58~82）	9　8内/1外	0	4内/2外	3内/1外	1例行软骨成形术	2内侧髁
Santori[40]	2	回顾性个案报道	1/1	34（21~47）	2　2内/0外	0	0	0		1内侧髁
DeFalco[12]	1	个案报道	1/0	48	1　1内/0外	0	0	0		2内侧髁
Kusayama[22]	2	回顾性个案报道	2/0	52	2　2内/0外	7	0	0		9内侧髁/1外侧髁
Al-Kaar[3]	10	回顾性个案报道	5/5	69（55~81）	10　9内/1外	0	4内/1外	0	1例行软骨成形术	1内侧髁
Faletti[13]	1	回顾性个案报道	1/0	66	1　1内/0外	4	0	0		8内侧髁
Musculo[29]	8	回顾性群分析	3/5	65（54~75）	8　8内/0外	8	4内/0外	0		
平均数	58		24/23							
总数	47				47　41内/6外	31（65%）	26内/6外	7内/5外	15例行软骨成形术	41内侧髁（82%）4外侧髁（8.5%）1内侧胫骨平台（2.1%）2外侧胫骨平台（4.2%）

表中，所有文献中常中骨坏死 ON 部位与术前病变及关节手术操作相关，如为内侧半月板撕裂，MRI 信号改变常局限于股骨内侧髁。行半月板切除患者对侧间室均无 ON 病变。患者均采用保守治疗。撕裂患者中，4例出现外侧股骨髁 ON 表现，另 2例为外侧胫骨平台受累。患者均给予患肢不负重 4 周并给予 NSAIDs 药物治疗。

表现[16]。Yamamoto 和 Bullough[43] 经对髋关节和膝关节出现骨坏死病变患者行详细的病理学研究后得出以上结论，经对此研究样本中进行性不可逆性骨坏死病变的仔细研究，学者们怀疑 SPONK 和 ONPK 病变是否真正存在。

尽管关节镜手术的目的是为了处理半月板撕裂病变，但目前学者们仍将其看作是膝关节骨坏死病变的"非致退行性变因素"[21,37]，其他非致退行性变因素如使用术中灌注系统或止血带和术前局麻药应用等与术后继发性骨坏死无明显关联[13,19,28]。

病史、物理检查及鉴别诊断

年老患者多合并半月板退行性撕裂病变[11]，常表现为突发性膝关节内侧疼痛。体检可见膝关节轻度肿胀及内侧关节间隙压痛，一些患者也可出现绞索症状。X 线摄片检查可无明显关节间隙改变及骨坏死表现[34]。如经保守治疗（如关节腔药物注射、口服 NSAIDs 药物及物理治疗）无效，应考虑进一步的镜下手术处理。初次镜下探查股骨髁和胫骨平台常完整或仅表现为轻度退行性改变，半月板退行性撕裂部位可予以修整，术后患者症状通常可缓解。一些患者即使有效切除了半月板退行性撕裂部分，其症状仍可持续甚至加重[13,19,21,28,40]。此类患者存在类似的（骨坏死进行性发展的）临床表现及影像学表现：术后关节间隙压痛阳性及由于术后病变半月板（再次）撕裂导致的关节渗出，半月板切除术后受累间室出现骨髓水肿 MRI 表现[9,13,18,19,21,28,35,40]。

上述表现的临床意义并不明确，这是因为 SPONK、ONPK 和软骨软化症都可出现类似半月板损伤的临床症状，而且患者术后骨髓水肿（BME）信号表现通常也是一过性的[18,21]。

如患者症状持续存在或加重，医师必须明确其原因是早期 SPONK 或 ONPK 漏诊、骨髓水肿表现[18] 或是术后半月板再次撕裂所致。

在明确诊断过程中需注意以下几点：（1）内侧膝关节疼痛可由于半月板退行性撕裂、骨髓水肿或二者共同作用所致；（2）内侧半月板退行性撕裂可能与 SPONK 病变进展相关[29]；（3）ONPK 和 SPONK 在临床表现、体征、影像学表现及病变进展特点方面都很相似[13]，而不适宜的关节镜

手术处理可加速 SPONK 病变进程[24]；（4）MRI 骨髓水肿表现较为常见但其为非特异性信号，与缺血（如骨坏死、骨髓水肿综合征、骨软骨病变）、机械因素（骨挫伤、微骨折）或反应性因素（骨性关节炎、术后骨髓水肿综合征）相关[18]；（5）需注意骨坏死症状的出现与 MRI 表现的出现之间存在不确定的时间差（即 MRI 检查明确 SPONK 病变诊断过程中存在窗口期）[19,27,29]。

如术前及术后 MRI 检查证实存在持续骨髓水肿信号改变，则可确认术前即存在 SPONK，如术前无 MRI 骨髓水肿改变，应在排除 SPONK 后考虑诊断为 ONPK。如术前未行 MRI 检查，则应对 SPONK、ONPK 或术中操作所致一过性损伤予以鉴别，而明确诊断往往需要进一步的长期随访。

ONPK 诊断及影像学表现

MRI 检查是明确骨坏死进行性发展及骨髓水肿病变的首选检查方法。病变早期仅为骨髓受累，故行 X 线摄片及 CT 检查并不能明确早期病变。骨扫描对于早期由于病变组织血供改变导致的局部显影剂聚积具有高度敏感性，但其空间显影效果差且难以与其他导致显影剂摄取增加的病变相鉴别[18,38]。

文献研究表明，ONPK 诊断确立需具备以下两个前提条件：（1）术前在症状出现 4 ～ 6 周后行 MRI 检查无骨坏死 MRI 表现[19,23,29,34]；（2）术后行 MRI 检查存在明显骨髓水肿表现且与膝关节镜手术存在时间相关性。

为明确进行性不可逆性 ONPK 诊断需行术前 MRI 检查以排除 SPONK，且需具备以下两项中的一项：（1）存在骨坏死特征性 X 线表现；（2）MRI 或 CT 检查可见新月征或软骨下骨及关节软骨塌陷，和 / 或在挽救性手术处理时发现特异性骨坏死改变的组织学表现。

术前无骨坏死影像学表现病变的诊断与鉴别诊断

为鉴别 ONPK 和 SPONK 需术前常规行 MRI 检查，但早期 SPONK 行 MRI 检查可无异常表现，所谓的窗口期正是症状出现与 MRI 信号改变

出现之间的间隔时间[8,19,30,35]。

Johnson 等[19] 将此窗口期时限人为界定为自症状出现到出现 MRI 表现的最短时间，通常为 6 周，并作为患者膝关节 SPONK 的诊断标准。此时限界定是基于 Nakamura 等[30] 的小牛模型实验研究结果，该研究人为造成小牛股骨头骨坏死，结果表明术后 4 周可出现 MRI 阳性表现。

Lecouvet 等[23] 行 MRI 相关研究，结果表明患者从症状出现到出现相应 MRI 信号改变时间间隔为 10 周。Muscolo 等[29] 报道 5 例有症状的内侧半月板撕裂患者，行 MRI 随访检查，患者最终均进展为骨坏死且未行镜下半月板切除术，从症状出现到出现 MRI 阳性表现平均时间间隔为 2.2 个月。

尽管 SPONK 患者出现 MRI 阳性表现的窗口期时限目前仍未界定，但有证据表明，即使是在查体见阳性体征 6 周后 MRI 表现也可正常，早期 SPONK 和 ONPK 往往难以鉴别。

关节镜术后出现 MRI 信号改变的时限

我们对 9 个相关临床研究文献进行了回顾，其中共 47 例患者，都运用 MRI 作为发病早期影像学检查手段以明确镜下半月板切除术后 ONPK 病变情况[9,12-14,19,22,28,40]。

这些研究中 ONPK 诊断多数仅仅是基于膝关节镜术后骨坏死与 MRI 信号改变的时限相关性（表 9.1.3）。在 47 例患者中 44 例（93.6%）行术前 MRI 检查，在 9 个研究中的 5 个未提及临床症状出现与术前 MRI 信号出现的间隔时间。总的来说，47 例 ONPK 患者中约 28 例（59.5%）实际上为早已存在但未被确诊的早期 SPONK。此外，骨髓水肿为一个常见但无特异性的信号表现，其可见于多种病变[18]。很多关节镜下半月板切除术[19,21,28,40] 或韧带重建术[6] 后患者行 MRI 检查可发现骨髓水肿表现，而 ONPK 的 MRI 影像学表现常与患者症状不符，可能为类似 SPONK 表现[9,28,37] 或为一过性[21]，也可能是术后机体的一种正常反应表现而非特异性信号[10,17]（表 9.1.4）。

Kobayashi 等[21] 研究发现，34% 行部分半月板切除的患者术后 8 个月内存在 MRI 骨髓水肿表现。患者术前无明显信号改变，术后信号改变局限于行半月板切除术相应间室，可位于胫骨近端和股骨远端，骨髓信号改变与半月板切除范围大小相关。骨髓水肿程度和发生率与年龄、性别及软骨软化程度无相关性。此外，Kobayashi 等未观察这些年轻患者病变的进展情况。Muscolo 等[28] 和 Prues-Latour 等[37] 认为，大于 50 岁的患者行半月板部分切除术后 ONPK 病变进行性发展的比例将会明显增加。

综上所述，关节镜手术处理与 MRI 术后骨髓信号改变存在一定关联性，为明确 ONPK 诊

表 9.1.3　影像学检查与 ONPK 进展的时限相关性研究

作者	ONPK 患者总数	术前行 MRI 检查患者例数	初次关节镜手术前行 MRI 检查至症状开始间隔时间（周）（范围）	在 MRI 窗口期（症状出现 4 ～ 6 周内）就诊患者或未行术前 MRI 检查患者	行初次关节镜手术至 MRI 确立 ONPK 诊断的平均间隔时间（周）（范围）
Brahme[9]	7	7	不明确	7	32（8 ～ 56）
Johnson[19]	7	7	42（6 ～ 144）	0	16（12 ～ 24）
Prus-Latour[37]	9	9	26（0.4 ～ 72）	2	24（5 ～ 48）
Santori[40]	2	1	不明确	1	4
DeFalco[10]	1	1	3	1	9
Kusayama[22]	2	2	1 例 2.5 周	2	16
Al-Kaar[3]	10	9	不明确	10	27.3（3 ～ 176）
Faletti[13]	1	0	不明确	1	16
Musculo[29]	9	8	不明确		18（6 ～ 36）
平均			18.3		18
总数	47	44（93.6%）		28（59.5%）	

47 例 ONPK 患者中 28 例（59.5%）存在未发现的早期 SPONK 病变，即处于 MRI 在 SPONK 诊断的窗口期

断，需在术前排除早期 SPONK 病变。此外，术后 MRI 骨髓水肿表现较常见，通常骨髓水肿不会导致 ONPK[18,21]。

影像学表现及分型

目前尚无 ONPK 病变的分型系统，由于 ONPK 和 SPONK 的临床表现、影像学表现和进展至不可逆阶段的特点类似[13,29]，因此有学者认为，目前常用的 SPONK 分型系统可能也可用于对 ONPK 的分型。由于早期进行性骨坏死患者骨髓病变在 X 线平片上无法显示，Aglietti 等[1]提出的 SPONK 影像学分型系统仅适用于严重进行性 SPONK 分型（表 9.1.5）。

Soucacos 等[41]提出的修正 SPONK 分型系统将诊断与建议治疗手段相结合（表 9.1.1），此分型系统中 I 期和 II 期保守治疗可能有效。但需认

识到多数 SPONK 患者都可能进展至不可逆阶段（图 9.1.1），而有些早期 SPONK 患者 X 线摄片检查正常且可无骨髓水肿表现，因此可逆性病变（I 期及 II 期）常需随访以明确诊断。此外应考虑到患者是否处于 MRI 检查的诊断窗口期，骨髓水肿不应看做是 ONPK 的特征性信号改变，此病变常为膝关节镜术后一过性损伤表现[21]。如术前存在骨髓水肿表现，则其在 T2 像上的异常信号常与病变进展相关（图 9.1.2）[8,45]。Lecouvet 等[23]提出了一过性损伤和早期不可逆性 SPONK 的影像学鉴别要点，此 MRI 鉴别标准包括：（1）T2 像软骨下区域低密度信号；（2）干骺端局部压迫塌陷；（3）受累股骨髁深部线性低密度信号改变。此标准仅被一项相关临床研究所证实[33]（图 9.1.3），尚需进一步研究证实。研究中 34% 膝关节镜手术后患者 MRI 检查见骨髓水肿表现被认为是"正常"表现且为一过性[21]，此类患者均未进展为骨坏死病

表 9.1.4　ONPK 相关研究数据回顾

作者	ONPK 患者总数	常规镜下半月板切除术（使用刨刀、篮钳等）例数/研究数	每项研究中使用激光/射频技术行镜下半月板切除术例数/研究数	由于病变进展行切开清理术例数/研究数假体/HTO	由于症状进行性进展行镜下清理术例数	关节镜术后患者二次行 MRI 检查信号改变消失例数	ONPK 诊断明确后治疗例数
Brahme[1]	7	7	0		5	0	2
Johnson[19]	7	7	0	3/2	–	7 例中 1 例行二次，MRI 检查信号改变消失	2 例患者未行随访
Prues-Latour[37]	9	8	1	3/0	–	0	1
Santori[40]	2	2	0	–	–	2 例中 2 例行二次随访	2，未行 NSAIDs 治疗
DeFalco[12]	1	1	0	–	1	0	0
Kusayama[22]	2	2	0	–	–	0	2
Al-Kaar[3]	10	8	2	3/0	–	0	7
Faletti[13]	1	1	0	拟行假体置换	–	0	1
Musculo[29]	8	8	0	–	–	0	?
平均							
总数	47	44（93%）	3	9/2	6	共 3 例 MRI 信号改变消失	

表 9.1.5　Aglietti 等提出的 SPONK 影像学分期[1]（共分为 5 期）

	平片所见	与症状出现间隔时间
I 期	正常	数月
II 期	受累股骨髁负重部位扁平	数月
III 期	不同大小及深度的透亮病变区域近端及远端为一些硬化病灶包绕，常为早期特征性表现	约 1 年
IV 期	透亮区域为硬化病变环状包绕，软骨下骨塌陷，类似于钙化终板	约 1 年
V 期	内侧间室继发性退行性变，关节间隙缩窄，软骨下骨硬化，骨赘形成，伴其他病变	大于 2 年

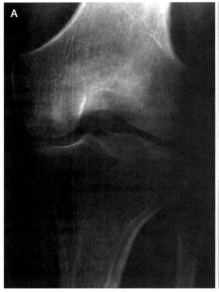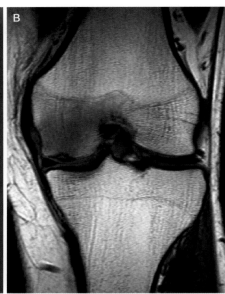

图 9.1.1　67 岁女性患者常规前后位 X 线平片，患者有 4 个月膝关节自发疼痛病史，图中见内侧髁透亮为病变所在（新月征），为骨坏死进展至 Soucacos Ⅲ 期表现（A）冠状面 T1 像软骨下区域低密度信号为骨髓水肿表现（B）

变。剩余 66% 的患者由于术后无骨髓水肿表现，我们可以认为他们也不会出现骨坏死病变。如术前无骨髓水肿表现，在无骨坏死或进行性骨坏死明显 MRI 表现的窗口期[29]，如怀疑存在进行性骨坏死病变，可在无有效检测手段情况下行三相骨扫描，放射性核素显影剂在病变部位摄取增至正常 15 倍[41] 为软骨下骨骨坏死的指征。但骨扫描并非是骨坏死诊断的特异性手段[15]，应与软骨软化症和一过性骨髓水肿改变相鉴别（图 9.1.4）。

　　Soucacos 等[41] 认为，Ⅲ 期和Ⅳ 期骨坏死常与不可逆性软骨下骨和关节软骨损伤有关，需手术处理。Ⅲ 期病变患者行 X 线摄片示病变部位透亮表现，称为新月征，此特异性病变为软骨下骨部分坏死及关节软骨破坏的表现。其他阳性影像学检查结果并非Ⅲ 期骨坏死诊断所必须。Ⅳ 期病变关节软骨及软骨下骨进一步损伤并出现相应 X 线表现，可累及内侧股骨髁全部，其他影像学阳性结果也非诊断所必须。

组织学表现

　　ONPK 病变组织学改变相关研究目前仍存在争议，组织学研究样本为膝关节置换术前患者，Johnson 等[19] 对所有样本行病理检查后发现了骨坏死组织学证据。Nakamura 等[31] 发现患者仅出现 MRI 骨坏死信号表现但无骨坏死组织学改变，而是出现"骨坏死样病变"。Yamamoto 和

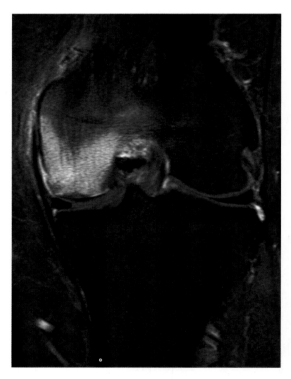

图 9.1.2　MRI 示骨髓水肿（T1 像为低信号改变，T2 像或 STIR 序列为高信号改变）。冠状面 T2 像［2000/80（TR/TE）］显示软骨下骨低密度信号改变。股骨内侧髁可见轻度信号密度改变提示水肿改变

Bullough[43] 经研究后也证实 SPONK 患者存在类似的组织学改变，并认为 SPONK 基本病变为软骨下骨衰竭骨折，其导致局部骨坏死病变的发生。目前仍不清楚 SPONK 和 ONPK 的发病机制是否相同。

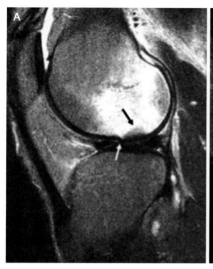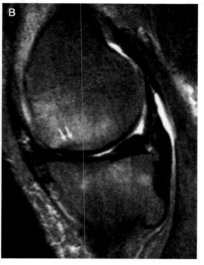

图 9.1.3 MRI 示膝关节自发性骨坏死骨髓水肿及软骨下骨细微病变信号。Lecouvet 等最近提出了一过性干骺端损伤和早期不可逆性 SPONK 的 MRI 鉴别要点，后者表现为软骨下骨 T2 像低密度信号（A 中黑色箭头所指）及受累股骨髁部线性低密度信号（B 中白色箭头）

ONPK 的发展过程及预后决定因素

前述 47 例诊断为 ONPK 患者中，44 例（93.6%）表现为持续 MRI 信号改变或存在病变向不可逆阶段进展的趋势。其中 17 例（36%）需进一步手术处理。9 例行膝关节置换术，2 例行高位胫骨截骨术，6 例再次行镜下手术处理（表 9.1.4）。

如受累膝关节镜下手术后发展为 ONPK，其预后往往难以预料[19]。目前仅 al-Kaar 等[3] 学者对 ONPK 病变根据其 MRI 信号改变进行分级。其研究中 10 例患者发病早期可见 T1 加权像非特异性髓内水肿低密度信号及 T2 加权像不均匀高信号。术后约 3 个月后水肿减轻，病变中心区域开始出现坏死信号，此区域在 T2 加权像表现为极高密度信号，软骨下区域带 T1 和 T2 加权像显示低密度信号，为松质骨不同程度受压及坏死信号表现。接着出现死骨形成（T1 像及 T2 像出现低密度信号，伴完整的极高密度信号周缘）和关节内游离体或关节面局部扁平信号表现。

Al-Kaar 等认为，软骨下骨坏死带厚度与患者预后明显相关且与骨降解程度呈一定比例[3]。但此研究依赖于 MRI 诊断技术的准确性，不同的 MRI 检查设备的准确性也可能存在差异。此外，前述 ONPK 信号改变与确诊 SPONK 的 MRI 表现无实质性差异[9,18,21,23]。

SPONK 病变大小是决定患者预后的重要因素并且对治疗具有指导意义[24]。病变大小可通过在 T1 加权像测量低密度信号区域确定，用 Lotke 法

算出病变直径与股骨内侧髁直径的百分比[4,8,24]。直径大于股骨髁直径 50% 的病变损伤预后差，此类病变不宜行保守治疗而应在不可逆畸形病变出现之前行手术处理[9]。

研究表明，ONPK 患者病变大小与预后无关，Johnson 等[19] 在对 7 例 ONPK 患者行相关研究后发现，其中 5 例病变快速进展，在初次关节镜手术后随访 7.6 个月（平均 5 ~ 9 个月）后需再次行手术处理，这 5 例患者初次手术后 MRI 检查见损伤面积大于股骨内侧髁面积的 40%。Muscolo 等[28] 报道 5 例 ONPK 患者平均损伤面积为 24%（范围：12% ~ 30%）。另一项对半月板撕裂保守治疗及早期骨髓水肿病变（与关节镜手术无关）患者的临床研究中，愈后不良患者的股骨髁骨髓损伤范围接近（平均 21%，范围：17% ~ 26%）[29]，但作者并未说明此 SPONK 和 ONPK 相对较小病变是否为此类病变的"良性"改变。

以上研究结果说明，ONPK 病变损伤范围与预后之间的关系并不像 SPONK 一样，后者术后即使出现相对较小的 MRI 骨髓信号改变也可导致骨坏死发生，因此有必要对 SPONK 预后的其他影响因素进行更深入的研究。

治 疗

对 ONPK 和 SPONK 病变正确治疗的前提是对骨坏死病变正确的认识，如能在病变早期诊断并予以及时治疗，骨坏死病变可向良性发展，膝关

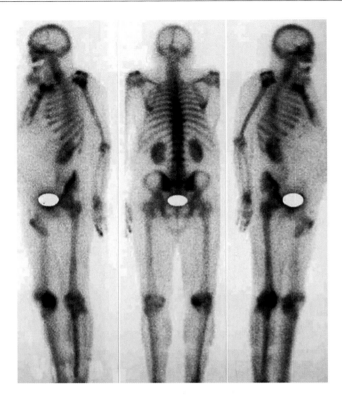

图 9.1.4 一年老患者（早期）膝关节自发性骨坏死[39] 三相骨扫描所见，典型的右膝股骨内侧髁在显影剂注射后数小时摄取异常表现，图示整个股骨髁代谢增强

节功能可经保守治疗满意恢复[35]。前述 47 例患者中，首次术后平均 18 周（3 ~ 176 周，见表 9.1.2）MRI 检查发现异常骨髓水肿改变，其中 3 例[19,40]（6.4%）给予术后 6 周内不负重处理后此信号改变消失。但此 3 例中的 2 例患者术前是否存在 SPONK 尚不明确，其中 1 例患者术前仅行 CT 检查而另一例术前未行 MRI 检查[40]。

尽管目前已有 ONPK 病变 MRI 分期系统，但各期的治疗决策路径目前仍不明确[3]。一旦诊断确立，患者需部分负重 6 周并给予保守治疗，可给予抗炎药物及镇痛药物[13,28,37,40]。通常建议术后再次行 MRI 检查明确骨髓水肿情况，如文献中所述，通常骨髓水肿持续存在或呈进行性改变，前述文献中 47 例患者中仅 3 例例外[40]（表 9.1.4）。

临床上针对进行性 / 不可逆性膝关节内骨坏死病变的手术处理方法有很多，包括镜下关节清理、截骨术、钻孔和全膝关节置换术[12,13,37,40]。前述 47 例诊断为 ONPK 患者中，17 例行软骨修整术（36%），11 例（64%）行切开手术处理（9 例行关节置换术，2 例行高位胫骨截骨术），6 例（36%）行镜下软骨修整术（表 9.1.4）。

小 结

目前对于 ONPK 的病因了解不多，其发病率可能较低，需注意在诊断过程中最重要的是其与之前存在但未被证实的 SPONK 相鉴别[2,6,9,12,13,22,32]。骨科医师需意识到从病理学角度讲 ONPK 和 SPONK 常难以鉴别，且需了解二者皆可发展至不可逆阶段。

如经关节镜下手术如半月板切除、关节软骨清理或其他镜下处理后疼痛症状持续存在，需及时行 MRI 检查明确骨髓水肿情况，如存在骨髓水肿则建议患肢避免负重 6 周。应避免过早手术处理以免进一步加重关节内病变。

此外，年老患者半月板撕裂及软骨损伤拟行膝关节镜手术时应慎重，防止出现骨坏死并发症[28]。目前，临床医师既不能预测也不能预防此类病变的发生，如果说 SPONK 可经镜下探查证实且在术前可以明确或排除诊断，那么 ONPK 则应看做术后不可避免的并发症。

因此我们认为将"关节镜术后骨坏死"称为"膝关节术后骨坏死"更为适宜。

参考文献

1. Aglietti P, Insall JN, Buzzi R. Deschamps G（1983）Idiopathic osteonecrosis of the knee. Aetiology, prognosis and treatment. J Bone Joint Surg Br 65:588-597.
2. Ahlback S, Bauer GC, Bohne WH（1968）Spontaneous osteonecrosis of the knee. Arthritis Rheum 11:705-733.
3. al Kaar M, Garcia J, Fritschy D, Bonvin JC（1997）Aseptic osteonecrosis of the femoral condyle after menis-cectomy by the arthroscopic approach. J Radiol 78:283-288.
4. al-Rowaih A, Wingstrand H, Lindstrand A, Bjorkengren A, Thorngren KG, Gustafson T（1990）Three-phase scintimetry in osteonecrosis of the knee. Acta Orthop Scand 61:120-127.
5. al-Rowaih A, Lindstrand A, Bjorkengren A, Wingstrand H, Thorngren KG（1991）Osteonecrosis of the knee. Diagnosis and outcome in 40 patients. Acta Orthop Scand 62:19-23.
6. Athanasian EA, Wickiewicz TL, Warren RF（1995）Osteonecrosis of the femoral condyle after arthroscopic reconstruction of a cruciate ligament. Report of two cases. J Bone Joint Surg Am 77:1418-1422.
7. Bauer H, Persson P, Nilsson OS（1989）Tears of medial meniscus associated with increased radionuclide activity of the proximal tibia. Int Orthop 13:153-155.
8. Bjorkengren AG, AlRowaih A, Lindstrand A, Wingstrand H, Thorngren KG, Pettersson H（1990）Spontaneous osteonecrosis

of the knee: value of MR imaging in determ-ining prognosis. AJR Am J Roentgenol 154:331-336.

9. Brahme SK, Fox JM, Ferkel RD, Friedman MJ, Flannigan BD, Resnick DL (1991) Osteonecrosis of the knee after arthroscopic surgery: diagnosis with MR imaging. Radiology 178:851-853.

10. Chow JC, Hantes ME, Houle JB, Zalavras CG (2004) Arthroscopic autogenous osteochondral transplantation for treating knee cartilage defects: a 2- to 5-year follow-up study. Arthroscopy 20:681-690.

11. Christoforakis J, Pradhan R, Sanchez-Ballester J, Hunt N, Strachan RK (2005) Is there an association between articular cartilage changes and degenerative meniscus tears? Arthroscopy 21:1366-1369.

12. DeFalco RA, Ricci AR, Balduini FC (2003) Osteonecrosis of the knee after arthroscopic meniscectomy and chondroplasty: a case report and literature review. Am J Sports Med 31:1013-1016.

13. Faletti C, Robba T, de Petro P (2002) Postmeniscectomy osteonecrosis. Arthroscopy 18:91-94.

14. Fukuda Y, Takai S, Yoshino N, Murase K, Tsutsumi S, Ikeuchi K, Hirasawa Y (2000) Impact load transmission of the knee jointinfluence of leg alignment and the role of meniscus and articular cartilage. Clin Biomech (Bristol, Avon) 15:516-521.

15. Greyson ND, Lotem MM, Gross AE, Houpt JB (1982) Radionuclide evaluation of spontaneous femoral osteonecrosis. Radiology 142:729-735.

16. Hall FM (2005) Osteonecrosis in the postoperative knee. Radiology 236:370-371.

17. Herber S, Runkel M, Pitton MB, Kalden P, Thelen M, Kreitner KF (2003) Indirect MR-arthrography in the follow up of autologous osteochondral transplantation. Rofo 175:226-233.

18. Hofmann S, Kramer J, Vakil-Adli A, Aigner N, Breitenseher M (2004) Painful bone marrow edema of the knee: differential diagnosis and therapeutic concepts. Orthop Clin North Am 35:321-333.

19. Johnson TC, Evans JA, Gilley JA, DeLee JC (2000) Osteonecrosis of the knee after arthroscopic surgery for meniscal tears and chondral lesions. Arthroscopy 16:254-261.

20. Jones RS, Keene GC, Learmonth DJ, Bickerstaff D, Nawana NS, Costi JJ, Pearcy MJ (1996) Direct measurement of hoop strains in the intact and torn human medial meniscus. Clin Biomech (Bristol, Avon) 11:295-300.

21. Kobayashi Y, Kimura M, Higuchi H, Terauchi M, Shirakura K, Takagishi K (2002) Juxta-articular bone marrow signal changes on magnetic resonance imaging following arthroscopic meniscectomy. Arthroscopy 18:238-245.

22. Kusayama T (2003) Idiopathic osteonecrosis of the femoral condyle after meniscectomy. Tokai J Exp Clin Med 28:145-150.

23. Lecouvet FE, van de Berg BC, Maldague BE, Lebon CJ, Jamart J, Saleh M, Noel H, Malghem J (1998) Early irreversible osteonecrosis versus transient lesions of the femoral condyles: prognostic value of subchondral bone and marrow changes on MR imaging. AJR Am J Roentgenol 170:71-77.

24. Lotke PA, Abend JA, Ecker ML (1982) The treatment of osteonecrosis of the medial femoral condyle. Clin Orthop 171:109-116.

25. Lotke PA, Nelson CL, Lonner JH (2004) Spontaneous osteonecrosis of the knee: tibial plateaus. Orthop Clin North Am 35:365-370.

26. Mainil-Varlet P, Monin D, Weiler C, Grogan S, Schaffner T, Zuger B, Frenz M (2001) Quantification of laser-induced cartilage injury by confocal microscopy in an ex vivo model. J Bone Joint Surg Am 83-A:566-571.

27. Marmor L, Goldberg RT (1992) Failure of magnetic resonance imaging in evaluating osteonecrosis of the knee. Am J Knee Surg 5:195-201.

28. Muscolo DL, Costa-Paz M, Makino A, Ayerza MA (1996) Osteonecrosis of the knee following arthroscopic meniscectomy in patients over 50-years old. Arthroscopy 12:273-279.

29. Muscolo DL, Costa-Paz M, Ayerza M, Makino A (2006) Medial meniscal tears and spontaneous osteonecrosis of the knee. Arthroscopy 22:457-460.

30. Nakamura T, Matsumoto T, Nishino M, Tomita K, Kadoya M (1997) Early magnetic resonance imaging and histologic findings in a model of femoral head necrosis. Clin Orthop 334:68-72.

31. Nakamura N, Horibe S, Nakamura S, Mitsuoka T (2002) Subchondral microfracture of the knee without osteonecrosis after arthroscopic medial meniscectomy. Arthroscopy 18:538-541.

32. Pape D, Seil R, Anagnostakos K, Kohn D (2007) Postarthr-oscopic osteonecrosis of the knee. Arthroscopy 23:428-438.

33. Pape D, Seil R, Fritsch E, Rupp S, Kohn D (2002) Prevalence of spontaneous osteonecrosis of the medial femoral condyle in elderly patients. Knee Surg Sports Traumatol Arthrosc 10:233-240.

34. Pape D, Seil R, Kohn D, Schneider G (2004) Imaging of early stages of osteonecrosis of the knee. Orthop Clin North Am 35:293-303.

35. Patel DV, Breazeale NM, Behr CT, Warren RF, Wickiewicz TL, O'Brien SJ (1998) Osteonecrosis of the knee: current clinical concepts. Knee Surg Sports Traumatol Arthrosc 6:2-11.

36. Polousky JD, Hedman TP, Vangsness CT Jr (2000) Electrosurgical methods for arthroscopic meniscectomy: a review of the literature. Arthroscopy 16:813-821.

37. Prues-Latour V, Bonvin JC, Fritschy D (1998) Nine cases of osteonecrosis in elderly patients following arthr-oscopic menis-cectomy. Knee Surg Sports Traumatol Arthrosc 6:142-147.

38. Rozbruch SR, Wickiewicz TL, DiCarlo EF, Potter HG (1996) Osteonecrosis of the knee following arthroscopic laser meniscectomy. Arthroscopy 12:245-250.

39. Rudberg U, Ahlback SO, Uden R, Rydberg J (1993) Radiocolloid uptake in spontaneous osteonecrosis of the knee. A case report. Clin Orthop 25-29.

40. Santori N, Condello V, Adriani E, Mariani P (1995) Osteonecrosis after arthroscopic medial meniscectomy. Arthroscopy 11: 220-224.

41. Soucacos PN, Xenakis TH, Beris AE, Soucacos PK, Georgoulis A (1997) Idiopathic osteonecrosis of the medial femoral condyle. Classification and treatment. Clin Orthop 341:82-89.

42. Soucacos PN, Johnson EO, Soultanis K, Vekris MD, Theodorou SJ, Beris AE (2004) Diagnosis and management of the osteonecrotic triad of the knee. Orthop Clin North Am 35:371-381.

43. Yamamoto T, Bullough PG (2000) Spontaneous osteonecrosis of the knee: the result of subchondral insufficiency fracture. J Bone Joint Surg Am 82:858-866.

44. Yao L, Stanczak J, Boutin RD (2004) Presumptive subarticular stress reactions of the knee: MRI detection and association with meniscal tear patterns. Skeletal Radiol 33:260-264.

45. Zizic TM (1991) Osteonecrosis. Curr Opin Rheumatol 3: 481-489.

9.2 外侧半月板术后早期和晚期膝关节并发症的处理

P. Chambat, B: Sonnery-Cottet, C. Guier

本章将讨论软骨条件相对良好行单纯外侧半月板切除患者的术后处理原则。因术中外侧间室易于显露，故外侧半月板切除术从操作技术来讲并不困难，但术后短期、中期及长期随访研究结果表明，患者可出现各种术后相关并发症。

问 题

临床上行外侧半月板（LM）切除术的患者远少于行内侧半月板（MM）切除术的患者，Allen 等[3] 认为二者比例为 2.3（MM）: 1（LM），Chatain 等[8] 认为此比例为 3 : 1。

此外，术后远期膝关节退行性变 X 线表现多见于外侧半月板切除术后患者。Chatain 等经至少 10 年术后随访研究发现 21.5% 的 MM 切除术后患者可出现明显关节间隙缩窄表现，而 LM 切除术后 37.5% 的患者将出现明显关节间隙缩窄表现，此结论与 Burk 等[5] 及 Englund 和 Lohmander[12] 的研究结果一致。

膝关节内、外侧间室之间以及内、外侧半月板之间存在明显的解剖学差异。外侧半月板切除术的术后效果与内侧半月板切除术也不相同，术后随访时间越长，此结果差异越明显。Mc

P. Chambat (✉)

B. Sonnery-Cottet

Centre Orthopédique Santy, 24 Avenue Paul Santy, 69008 Lyon, France

e-mail: pierre.chambat@wanadoo.fr

C. Guier

Orthopedic and Sports Medicine Clinic, 269 West Broadway, 3129, Jackson Hole, WY, USA

Dermott 和 Amis[20] 认为，外侧半月板承受外侧间室应力的 70%，而内侧半月板仅承受内侧间室应力的 50%。

矢状面上观察，即使无半月板结构，股骨内侧髁软骨面与胫骨平台关节面之间也存在一定程度匹配度。而在外侧间室，股骨外侧髁与外侧胫骨平台匹配度较差，如缺失外侧半月板结构可导致外侧胫骨平台承受的最大应力增大。Kurosawa 等[19] 认为半月板切除后胫股关节面接触面积将减小 33% ~ 50%，从而导致其接触压力增大 200% ~ 300%。Seedhom 和 Hargreave[24] 认为，如半月板结构完整，内侧膝关节关节接触面承受应力为 0.82 ~ 1.67 MN/m^2，外侧关节接触面承受应力为 0.88 ~ 1.18 MN/m^2，如切除半月板桶柄样撕裂病变则应力可分别增加至 2.32 MN/m^2 和 3.22 MN/m^2，据估计完全切除半月板后关节面应力可增加至 5 MN/m^2。

上述研究结果虽经长期随访证实，但半月板切除术后的相关生物力学研究并不支持此结论。

临床经验表明，外侧半月板切除后将可能导致患侧膝关节遗留很多问题，术后多次手术即是最好的说明。我们在一项术后 10 年随访研究中发现，外侧半月板切除术后再次手术的比例为 11.9%，而内侧半月板切除术后再次手术率仅为 4.7%[8,14]。Hoser 等在其术后为期 10 年的随访研究中提出，外侧半月板切除术后再次手术比例为 29%[16]。

短期和中期并发症

术后早期或原有症状消失之后的几周内，患者可出现不同程度的关节渗出，严重者导致膝关节屈曲活动受限。半月板切除后外侧间室受累及关节积液所致的关节囊 - 韧带结构压力增高可导致患者出现疼痛症状。关节屈曲活动可使关节腔容积减小从而导致关节内压力增大，使原有渗出及疼痛症状加重。通常关节渗出可不处理或仅给予患肢制动即可。

此术后并发症的发病率难以确定，Tabib 等 [27]1993 年对一组 30 岁以下外侧半月板切除术后患者行相关研究，结果表明术后长期关节渗出发生率为 28%。如术后 2 ~ 3 个月持续存在关节渗出则较难处理，此时患者可无异常 X 线表现，术后早期即使行 MRI 检查也往往难以评估病变具体情况。Kobyashi 等 [18] 认为，一些患者行 MRI 检查可表现为膝关节周围骨髓异常信号。外侧半月板切除术后此异常信号表现主要见于胫骨，尤其是在半月板大部切除患者。这说明是半月板切除术后的局部生物力学改变导致软骨下骨微骨折和血供不足进而导致骨缺血性坏死。MRI 检查偶尔可见软骨进行性破坏，此病变也可行关节 CT 扫描进一步证实。

如出现上述并发症应如何处理？

首先，必要时应给予关节内激素类药物注射以减少渗出，但此保守治疗方法对有些患者尤其是反复进行膝关节半屈下轴移运动的高水平运动员并不一定有效。

如初次手术后 6 个月仍存在关节渗出，有必要行二次关节镜探查以明确外侧半月板残留部位及胫股关节软骨面（通常为问题根源所在）病变情况并清理软骨碎片。术后康复以主动膝关节屈伸练习为主，术后 4 周内不负重。二次镜下处理常可缓解症状，但作为患者常误认为是初次手术技术失误需再次手术，故通常难以接受再次手术处理。

Charrois 等 [7]、Alford 等 [2] 和 Ishida 等 [17] 经研究认为长期渗出可导致术后第 1 年内出现关节软骨降解，在此三项研究中患者均为高水平运动员并行外侧半月板切除，术前关节软骨无病变，恢复训练比赛后出现膝关节疼痛和肿胀，于数月后再次行镜下探查发现软骨破坏及关节内游离软骨碎片，严重者可见软骨下骨外露，患者通常于再次手术后 1 ~ 3 年内出现明显的外侧关节间隙缩窄 X 线表现。此类并发症也可见于创伤致半月板损伤合并软骨损伤手术处理后，此时术前 MRI

检查可见病变周围骨挫伤信号改变。而术后软骨并发症处理较为棘手并常可伴发关节内炎性反应，骨扫描检查可见病变部位锝摄取明显增多。软骨降解镜下手术处理时应遵循微创原则，术中可仅给予微骨折处理，术后早期应避免负重，给予积极、循序渐进的康复训练是十分重要的。术后定期复查，如炎性反应症状趋于稳定则必要时可给予截骨处理。

临床上针对此类并发症处理时应遵循以下原则

- 外侧半月板病变损伤手术处理时应慎重，尤其是对高水平运动员。
- 为缓解术后症状可考虑术前给予皮质激素类药物。
- 术前 MRI 检查应注意观察软骨下骨受压损伤情况，明确是否存在软骨创伤或过度运动损伤。
- 术后恢复体育运动时间应适当延长。

远期并发症

远期并发症主要包括术后膝关节骨性关节炎，半月板切除术后 10 年内即可出现膝关节退行性变 X 线影像学改变，而往往到术后 20 年患者才出现明显疼痛症状，一般在术后平均 30 年患者需再次手术处理 [10]。并发医源性外侧间室骨性关节炎时患者内侧胫股关节、髌股关节和下肢力线排列常无异常改变，此类并发症的手术预后结果往往由原始损伤程度（单纯撕裂较复杂撕裂预后良好）、膝关节是否存在内翻畸形、患者体重 / 体重指数和膝关节退变程度等因素相关。膝关节外伤后往往继发外侧胫股关节骨性关节炎，并可累及半月板及关节软骨，但主要见于年轻患者。

膝关节截骨术

医师需根据患者不同病变情况相应给予保护性手术干预或截骨处理而非简单地行膝关节假体置换术。内侧间室骨性关节炎行外翻截骨可恢复膝关节生物力学功能，需注意胫骨或股骨内翻截骨并非是外侧胫股关节骨性关节炎的治疗手段。内翻截骨的目的是为了减小外侧间室应力承受，将应力转移至正常的内侧间室，从而缓解病变膝

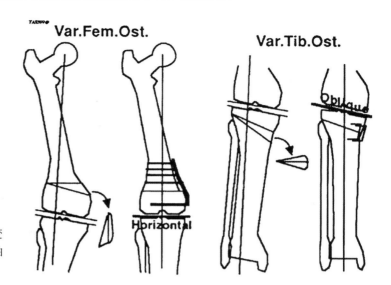

图 9.2.1　内翻截骨术。股骨内翻截骨处理并未改变关节线力线排列方向，胫骨截骨处理后胫骨力线轴发生改变，导致关节线力线排列发生改变

关节屈伸活动时应力传导异常所致临床症状，并恢复正常膝关节线的水平排列方向（图 9.2.1）。

股骨内翻截骨

　　关于股骨远端内侧闭合楔形内翻截骨或外侧开放楔形内翻截骨技术的临床应用文献有很多，目前有很多学者建议推广该术式，该术式可通过股骨髁远端截骨矫正膝关节伸直时外翻畸形。由于截骨处理并未改变股骨后髁的位置，因此在膝关节屈曲 90° 及股骨髁后部承重时该术式无内翻矫正效果[6]。股骨远端内翻截骨可导致膝关节屈曲 90° 时远侧股骨干骺端相对于股骨干发生内旋。

　　股骨内翻截骨在膝关节处于伸直位时效果良好，但在膝关节屈曲 90° 时无内翻矫正效果。在膝关节主动 0° ~ 90° 屈曲活动时内翻矫正效果逐渐减小，并逐渐出现远侧干骺端相对于股骨干的内旋活动。与此相对应的是股骨髁远端承受应力转移至股骨髁后部，此应力转换机制在股骨远端内翻截骨术时并未得到纠正，因此术中应在此水平行膝关节屈曲条件下股骨截骨，然后干骺端相对于股骨干外旋后固定截骨端[6]（图 9.2.2A），这样术后膝关节可正常屈曲活动，但这是以牺牲膝关节伸直时的外旋活动度为代价的。内翻截骨加远侧股骨干骺端外旋处理治疗膝外翻或外侧胫股关节骨性关节炎通常效果良好，此外，远侧股骨截骨并未改变关节线的排列方向，后者主要取决于胫骨机械轴线，此力线排列在术中也未改变。

胫骨内翻截骨

　　从多种因素考虑，胫骨内侧闭合或外侧开放楔形内翻截骨[6]是不适宜的。此术式改变了膝关节线的排列方向，截骨后胫骨内翻并导致关节线发生倾斜。由于截骨后关节线向后内侧倾斜，通过改变胫骨轴线达到了膝关节屈伸状态畸形矫正的目的（图 9.2.2B）。

截骨术式的选择

　　早期外侧胫股关节骨性关节炎行膝关节负重屈曲 30° 位拍摄 X 线片时外侧间室缩窄最明显，此时如行伸直位膝关节 X 线摄片检查，则关节间隙可相对正常。

　　膝关节屈曲时关节间隙缩窄是由于股骨外侧髁和外侧胫骨平台软骨磨损所致，胫骨平台磨损表现为侧位片上局部骨质塌陷，这是由于膝关节屈曲时股骨髁相对于胫骨平台往复运动所致。

　　应在手术处理时考虑到此屈曲运动的损伤因素，以防止术后病变继续发展。如股骨远端内翻截骨时同时给予远端外旋处理，从生物力学角度来讲将可能导致一定程度的伸直受限，因此我们建议术中应首先考虑行胫骨截骨处理，因胫骨截骨产生的不良生物力学效应最小。

　　内翻截骨的目的是为了使胫股关节机械轴角度达到 0°[9,10,21,25]，此外关节线倾斜度应小于 10°[9,10,21]，这样胫骨机械轴即应在 80° ~ 90° 之间。

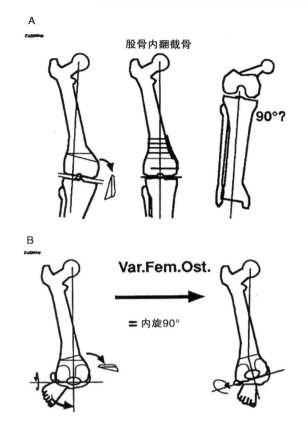

图 9.2.2 （A）股骨截骨矫正伸直位外翻畸形，但对膝关节屈曲 90° 内翻无影响；（B）膝关节屈曲 90° 股骨干骺端内旋内翻截骨矫形

术前行 X 线摄片检查并测出关节间隙倾斜度和胫骨机械轴线，最终结合实测关节线倾斜角度调整截骨角度使胫股机械轴达 0°。胫骨内翻角度越小则截骨后效果越好，少见的医源性胫骨外翻致外侧间室骨软骨损伤行内翻截骨术后效果最好。如无法达到上述标准且预计胫骨机械轴经截骨处理后小于 80°，建议行远侧股骨截骨术。

上述观点的矛盾之处在于膝关节伸直测量角度与预期值之间存在误差，在轻度屈曲位借助计算机辅助导航系统测得角度行内外侧股骨和胫骨截骨可降低误差。

手术技术

胫骨截骨术（图 9.2.3）

胫骨内翻截骨术在临床上已应用数年，其理想的手术适应证是软骨磨损病变位于关节周缘，而位于外侧间室胫骨轴线附近的胫骨外侧髁间棘

周围的软骨完整，经外翻矫形后关节力线角度将发生改变，应力将施加于软骨情况良好区域。

术前需行站立前后位 X 线摄片，计算出胫股关节机械轴角度，截骨后机械轴角度应为 0°，术后胫骨内翻角度应大于或等于 80°，术中需在胫股关节近侧截骨顶点予以标记确定截骨角度。

术中通常行内侧闭合楔形截骨。首先镜下探查并清理软骨病灶后，取膝关节正中垂直切口，由于胫骨内翻截骨常为暂时性处理手段，此切口也可作为日后全膝关节置换术切口。分离膝关节内侧皮下组织并牵开鹅足腱远侧止点，显露内侧副韧带下部和中部以及髌腱止点，截骨时应注意保护这些腱性结构。截骨部位可使用克氏针及术中透视辅助定位，楔形截骨顶点应位于外侧皮质干骺端、胫腓关节上方以免在内翻截骨后出现腓骨撞击症状。术中可使用克氏针于内侧副韧带中部、胫骨结节上方向胫腓关节间隙近侧水平方向钻入后定位。

上述操作完成后经关节囊、内侧副韧带及半膜肌腱水平横行切开显露，使用摆锯截骨，水冷摆锯可防止骨灼伤。截骨应止于距外侧胫骨皮质缘 1cm 处，此过程十分重要，可保证截骨后的稳定性。应始终于导针下方截骨以防止摆锯进入干骺端或关节间隙。

应尽可能避免截除过多骨组织，在术前计算角度或术中辅助透视指导下完成截骨，截骨完成后两根定位导针应保持平行。

由于胫骨内缘干骺端应力遮挡作用弱，因此

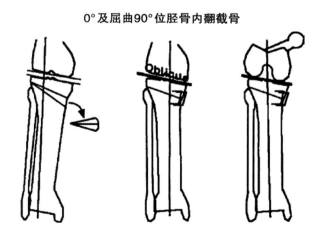

图 9.2.3 胫骨内翻截骨术可改变关节线倾斜度但在伸直位及屈曲位矫形效果良好

截骨后骨折端对位及愈合良好。

固定截骨端后需结合术中及术前 X 线摄片结果再次评估手术效果。术中使用 EKG 垫将透视球管对准股骨头中心透视后确认膝关节及踝关节中心，应注意在额状面和矢状面两个方向确定胫骨截骨后倾斜度。胫骨关节面倾斜度应在术前予以评估，术前应仔细计算并结合实际情况下关节屈曲因素确定胫骨倾斜角度。截骨矫形的目的是为了改善膝关节伸直时异常力线排列及从机械因素上避免伸直时股骨后髁落入胫骨平台塌陷处，任何情况下都应避免胫骨平台倾斜角度增加。

以往术后固定常使用石膏、锚钉或门钉，目前建议使用更为坚强的钢板、螺钉固定截骨端。内侧开放楔形截骨术中采用的锁钉钢板技术固定截骨端可允许患者术后早期负重活动，此固定技术也可用于闭合截骨术后固定[26]。

由于截骨端坚强的固定，患者术后可立即开始功能锻炼及适度负重。

Marti 等[21] 提出经胫骨结节下方开放楔形截骨技术。截骨后向后内侧轻度倾斜并经腓骨中段截骨，但此技术主要用于创伤后外翻畸形矫正。

胫骨内侧闭合楔形内翻截骨技术的临床效果目前难以评估，因此方面文献研究较陈旧，且相关研究样本中还包括年老截骨处理患者（60 岁或以上）[9,10,25]，截骨后多采用锚钉、门钉或石膏等不十分牢固的固定技术。有两项相关研究[9,10] 结果表明，患者术后 8 年和 9 年随访约 70% 效果良好且疼痛症状明显缓解。如术前膝外翻畸形角度约为 10° 则需经手术矫正至 0°，膝关节轻度的外翻较内翻而言更不易出现症状，该作者强调了术后关节线倾斜度不超过 10° 的重要性。胫骨内翻截骨术目前已很少用于外侧胫股关节骨性关节炎的处理。如截骨后能良好恢复上述角度，则胫骨内翻截骨术后效果肯定，其操作技术较为简单且术后截骨端易于愈合。

股骨截骨术

股骨内翻截骨手术技术较为复杂且术后并发症较多。我们认为股骨内翻截骨术适用于胫骨截骨不能完全达到矫正效果的患者。如前所述，术前需认真评估患者 X 线平片表现并仔细测量前述各个角度数值。膝关节旋转轴线及内外侧髁之间截骨点选择应根据采用开放或闭合截骨不同术式而定，内侧闭合楔形截骨并截骨端加压钢板固定为目前常用术式[23]，术前需行关节镜探查并对外侧间室骨软骨病变予以清理。

可采用膝关节内侧切开入路，此切口选择利于日后行全膝关节置换手术，于股骨远端内侧收肌结节近端及股骨关节面前方使用摆锯楔形截骨，截骨厚度 5 ~ 10mm，使用电钻或骨刀自皮质骨外侧钻孔有利于截骨点定位并防止截骨后股骨近端移向外侧。截骨后将 90° 动力加压角钢板打入股骨髁，钢板刃部应与关节线平行，钢板固定截骨端并使内侧股骨干与钢板贴附，如钢板不贴附可移除截骨部位基底部多余骨质。股骨内侧皮质与股骨髁间连线夹角达到 90°、胫股关节力线角度达到 0° 为理想角度。

最近，学者们推出一项较为简单的闭合楔形内翻截骨锁钉钢板固定技术，其固定稳定性与角钢板相同。此技术也可用于股骨外侧开放楔形内翻截骨后固定，需注意内侧截骨顶点应位于内侧副韧带止点附近，截骨后骨缺损可使用自体髂骨填充。

使用门钉固定截骨端及术后使用或不使用长腿石膏固定并不能够提供坚强的固定支持且可能使患者矫形效果丧失，导致术后出现膝关节类关节炎样（pseudarthrosis）症状产生[11]。

股骨远端闭合内翻楔形截骨、角钢板固定术后效果相关研究报道有很多，但需注意的是除外侧半月板切除术外，外侧胫股关节骨性关节炎有很多病因，因此该术式用于治疗前者并发外侧胫股关节骨性关节炎的效果并不肯定。我们回顾所有术后大于 9 年的随访研究文献后发现，2 个相关研究报道优良率为 77%[1] 和 83%[28]，三个相关研究报道优良率为 60% ~ 64%[4,13,15]，一个相关报道优良率为 40%[29]。10 年后功能良好率在两个相关报道中达 64%[4,15]，术后 10 年及 15 年后功能良好率分别降至 80% 和 45%[4]。

如术前测量胫股关节角度大于 10° 则术后需纠正恢复至 0°。与胫骨截骨术相反，学者们更趋向于在行股骨截骨时给予轻微的过度矫正，这是由于如采用此术式术后将不会出现关节线过度倾斜。

外侧胫股关节骨性关节炎患者行胫骨和股骨截骨处理可能改善其膝关节功能状态，虽然此种手术处理方法并未真正改变原有病变部位的力线排列。由于膝关节屈曲时存在股骨远侧干骺端的旋转机制，我们建议同时行胫骨和股骨截骨处理，术中可利用计算机辅助导航系统顺利完成操作。

小　结

行外侧半月板切除术的患者常预后不良，术后并发症包括持续关节渗出，后者导致术后恢复时间延长并可能导致短期内软骨溶解等少见并发症。此外，外侧半月板切除影响患者长期预后的原因是因为其将导致远期外侧间室骨性关节炎改变。后者的处理绝非易事，临床上可尝试行股骨和（或）胫骨楔形截骨、旋转截骨等手术处理方式。术前需行 X 线摄片检查及 CT 扫描并测量相关角度以作为确定术中截骨角度的依据，术中可辅以计算机导航技术完成截骨处理。

参考文献

1. Aglietti P, Menchetti PP（2000）Distal femoral varus osteotomy in the valgus osteoarthritis of the knee. Am J Knee Surg 13:89-95.
2. Alford JW, Lewis P, Kang RW, Cole BJ（2005）Rapid progression of chondral disease in the lateral compartment of the knee following meniscectomy. Arthroscopy 21（12）：1505-1509.
3. Allen PR, Denham RA, Swan AV（1984）Late degener-ative changes after meniscectomy. Factor affecting the knee after operation. J Bone Joint Surg 66B:666-671.
4. Backstein D, Morag G, Hanna S, Safir O, Gross A（2007）Long term follow-up of distal femoral varus osteotomy of the knee. J Arthropl 22（4 suppl 1）：2-6.
5. Burk R, Metcalf M, Metcalf R（1997）Fifteen-year follow-up of arthroscopic partial meniscectomy. Arthroscopy 13: 673-679.
6. Chambat P, Aït Si Selmi T, Dejour D, Denoyers J（2000）Varus tibial osteotomy. Oper Tech Sports Med 8（1）：44-47.
7. Charrois O, Ayral X, Beaufils P（1998）Chondrolyse rapide après méniscectomie externe arthroscopique. Rev Chir Orthop Reparatrice Appar Mot 84:88-92.
8. Chatain F, Adeleine P, Chambat P, Neyret P; Société Française d'Athroscopie: a comparative study of medial versus lateral arhroscopic partial meniscectomy on stable knee: 10 year minimum follow-up. Arthroscopy 19（8）：842-849.
9. Coventry M（1987）Proximal tibial varus osteotomy for osteoarthritis of the lateral compartment of the knee. J Bone Joint Surg 69A（1）：32-38.
10. Dejour D（1991）. L'osteotomie tibiale de varisation. Les gonarthroses. 7ème Journées lyonnaises du genou. ALRM, Lyon, pp 169-180.
11. Edgerton BC, Mariani EM, Morrey BF（1993）Distal femoral varus osteotomy for painful genu valgum. Clin Orthop 288:263-269.
12. Englund M, Lohmander S（2004）Risk factor for symptomatic knee osteoarthritis fifteen to twenty-two years after meniscectomy. Arthritis Rheum 50:2811-2819.
13. Finkelstein JA, Gross A, Davis A（1996）Varus osteotomy of the distal part of the femur. A survivorship analysis. J Bone Joint Surg 78A:1348-1352.
14. Franck A（1991）Réarthroscopie après méniscectomie. Annales de la société française d'arthroscopie, Sauramps éditeur, Paris, pp 32-51.
15. Gross AE, Hutchison CR（2000）Realigment osteotomy of the knee-part 1: distal femoral varus osteotomy for osteoarthritis of the valgus knee. Oper Tech Sports Med 8（2）：122-126.
16. Hoser C, Finck C, Brown C, Reichkendler M, Hackl W, Bartlett J（2001）Long term results of partial lateral meniscectomy in knees without associated damage. J Bone Joint Surg 83B（4）：513-516.
17. Ishida K, Kuroda R, Sakai H, Doita M, Kurosaka M, Yoshiya S（2006）Rapid chondrolysis after arthroscopic partial meniscectomy in athletes: a case report. Knee Surg Sports Traumatol Arthrosc 14:1266-1269.
18. Kobyashi Y, Kimura M, Higuchi H et al（2002）Juxtaarticular marrow signal changes on magnetic resonance imaging following arthroscopic meniscectomy. Arthoscopy 18（3）：238-245.
19. Kurosawa H, Fukubayashi T, Nakajima H（1980）Load-bearing model of the knee joint: physical behaviour of the knee joint with and without menisci. Clin Orthop 149:283-290.
20. Mc Dermott ID, Amis AA（2006）The consequence of meniscectomy. J Bone Joint Surg 88-B:1549-1556.
21. Marti R, Verhagen R, Kerkhoffs G, Moojen T（2001）Proximal tibial varus osteotomy: indications, techniques, and five to twenty-one-year results. J Bone Joint Surg 83A:164-170.
22. Miniaci A, Ballmer FT, Ballmer PM（1989）Proximal tibial osteotomy: a new fixation device. Clin Orthop 246:250-259.
23. Müller ME, Allgöver M, Schneider R, Willenegger H（1979）Manual of internal fixation: technique recommended by the AO group, 2nd edn. Springer, New York, p 376.
24. Seedhom BB, Hargreave DJ（1979）Transmission of the load in the knee joint with special reference to the role of the menisci. Part II: experimental results, discussions and conclusions. Eng Med 8:220-228.
25. Shoji H, Insall J（1973）Hight tibial osteotomy for osteoarthritis of the knee with valgus deformity. J Bone Joint Surg 55A（5）：963-973.
26. Staübli AU, De Simoni C, Babst R, Lobenhoffer P, Suppl 2B（2003）TomoFix a LCP concept for open wedge osteotomy of the medial proximal tibia-early results in 92 cases. Injury 34（suppl 2B）：55-62.
27. Tabib W, Beaufils P, Prudhon JL, Durey A（1993）Méniscectomies externes arthroscopiques sur genou avec ligament croisé antérieur sain. J Traumatol Sport 10:19-26.
28. Wang JW, Hsu CC（2005）Distal femoral varus osteotomy for osteoarthritis of the knee. J Bone Joint Surg 87A: 127-133.
29. Zilber S, Larrouy M, Sedel L, Nizard R（2004）Osteotomie fémorale distale de varisation pour genu valgum invalidant. Rev Chir Orthop Reparatrice Appar Mot 90:659-665.

9.3

总 结

Philippe Beaufils

半月板切除术的预后结果往往不尽如人意，即使患者存在明确的手术指征且术前评估（包括影像学评估）完全准确、保守治疗方法完全得当，也应采取慎重态度。

6% 的膝关节稳定行内侧半月板切除患者及 14% 的行外侧半月板切除患者需行二次关节镜探查手术。

超过 20% 的外侧半月板切除患者可出现术后膝关节持续疼痛及渗出症状，并须给予关节内激素类药物注射治疗。

此外，内侧半月板切除术后超过 28% 的患者及外侧半月板切除术后超过 40% 的患者在术后 15 年行 schuss 位 X 线摄片检查可见明显关节间隙缩窄表现。

所以，半月板切除术并不是一个"无关大局"的小手术。半月板切除可能导致不良的后果。

术后近期或远期并发症的预判依赖于术前对患者的详细评估。应仔细观察术前膝关节 X 线影像学表现，行标准 X 线片摄片检查可明确是否存在其他合并的关节内病变，尤其是关节间隙缩窄等早期骨性关节炎表现，MRI 也可提供有价值的信息如关节软骨及软骨下骨病变情况，X 线摄片检查及 MRI 检查可明确患者是否合并骨坏死或应力骨折，后者可表现为与半月板病变损伤类似症状，需注意予以鉴别，而此类病变情况下如行半月板切除将对关节产生不利影响。

P. Beaufils
Orthopaedic Department, Centre Hospitalier de Versailles, 177, rue de Versailles, 78157 Le Chesnay, France
e-mail: pbeaufils@ch-versailles.fr

行半月板切除术前应向患者详细介绍其病情，使其明确自身膝关节病变情况、目前拟采用的治疗手段及预后情况，以利于其配合治疗。

近期并发症

镜下半月板切除术后 30 ~ 45 天内早期并发症的处理包括适当休息、口服 NSAID 类药物等对症处理，如出现关节渗出症状可给予关节内激素注射。

经上述处理后患者症状通常可缓解，如在 3 ~ 4 个月内症状无明显改善，应考虑给予进一步的相关检查以明确或排除以下三种情况：（1）原有半月板病变损伤症状复发；（2）术后软骨溶解；（3）全身炎症性反应累及膝关节，尤其是复杂的局部疾病。

因此有必要行以下相关检查以明确诊断：可行标准双侧对比 X 线检查并包括 schuss 位摄片以明确关节间隙缩窄情况。关节间隙缩窄与术后伴慢性关节渗出症状的急性软骨溶解相关，此严重并发症常见于外侧间室且多发于年轻患者，患者术前膝关节软骨无病变。其他影像学检查如对比增强 CT、MRI 或对比增强 MRI 主要用于评估缝合或部分切除后半月板，薄层对比增强 CT 扫描可明确半月板撕裂损伤的详细信息，但该检查为有创检查且不能对软骨下骨病变进行评估。MRI 为无创检查手段，可提供关节所有结构的影像学信息，但与对比增强 CT 相比，其对半月板评估效果较差。对比增强 MRI 则结合了上述两种影像学检查的优点但需更薄层的扫描方式。尽管有以上众多的检查手段，目前对半月板残留部位的评估仍较为困难，因此在临床上需注意结合患者临床表现及影响学表现以明确诊断。

那么如何诊断及处理呢？

持续关节渗出伴术后早期关节间隙缩窄，半月板残留部分稳定，及无明显骨坏死征象为术后急性关节软骨溶解的诊断标准，其治疗包括休息、关节穿刺及关节镜下清理和辅以玻璃酸钠注射至症状消失，关节间隙缩窄无改善及症状持续加重者（常较少见）可考虑行截骨矫形术。

如前后位 X 线摄片无明显关节间隙缩窄征象、MRI 检查无软骨下骨异常信号改变，并明确半月板损伤为术后残留部位新的损伤，尤其是在半月板切除术后症状再次出现及出现膝关节机械症状（如绞索、弹响）者，需考虑再次行关节镜下手术处理，此类情况非常少见但患者通常术后预后良好。在 1991 年法国关节镜学会论坛上，Frank 提出此类患者占所有半月板损伤患者的 58%，手术后患者愈后优良率为 84%，如合并 3 度软骨损伤则愈后优良率为 39%。

如患者无关节间隙缩窄 X 线表现但 MRI 检查表现为骨内病变信号，不论是否存在残留半月板组织损伤都应考虑存在软骨下骨病变（如应力骨折或骨坏死）。老年患者关节镜术后上述情况更多见，如发生上述情况需给予保守治疗，包括休息、限制负重及疼痛时给予 NSAID 类药物。此类患者并不建议行二次关节镜手术处理，如病情进行性发展则有必要给予相关手术处理。

如患者术后出现局部皮温高、关节僵硬和关节疼痛症状应考虑是否合并膝关节内病变，可行 MRI、CT 和标准 X 线摄片检查进一步明确病变情况，并可暂时给予保守治疗。有时患者疼痛症状需进一步由疼痛专科处理，此时需注意存在 MRI 半月板损伤信号者可暂不行关节镜下手术处理。

远期并发症

术后晚期可出现残留半月板其他部位病变损伤或由于应力传导增加导致的相应病理改变，这些病变可最终导致骨性关节炎发生和进展，但此类骨性关节炎病变常局限于一个关节间室。

可行 X 线平片检查明确关节间隙缩窄情况及对比增强 CT 或对比增强 MRI 检查以评估半月板残留部分损伤病变情况。

部分半月板切除患者出现关节间隙压痛而 X 线摄片检查无关节间隙缩窄表现者，应考虑是否存在残留半月板组织病变，此时需行二次关节镜探查及再次半月板修整处理，患者预后通常良好。此时也可运用半月板替代移植物重建半月板组织，该技术是目前临床上推出的新的半月板组织替代技术，相关内容将在下一章节讨论。

如行半月板全切或次全切除术后关节间隙无或仅表现为轻度缩窄，骨科医师可根据具体情况考虑对年轻患者行传统手术处理（高位胫骨截骨或膝关节单髁置换）或行半月板移植术，后者将在下一章节讨论

膝关节骨性关节炎是半月板移植术的绝对禁忌证。

半月板切除术后并发膝关节骨性关节炎的治疗可根据具体情况行高位胫骨截骨及膝关节单髁置换，后者仅限于一定年龄段患者。

年轻患者应考虑行力线重排截骨术，如膝关节内侧间室受累（内侧半月板切除术后）则需行胫骨外翻截骨。由于膝关节本身具有内翻趋势及患者软骨损伤部位明确，此截骨术式的手术适应证目前已有定论，术中操作也不困难。患者通常预后良好。原发性膝关节骨性关节炎患者给予类似手术处理后效果亦良好。内侧间室相对比较稳定，此部位骨性关节炎病变是由于局部异常的应力传导所致。高位胫骨截骨术可通过增加外侧间室的应力传导从而达到减轻内侧间室应力承受的效果。

外侧间室病变处理时将会面临很多问题，此时需考虑的不仅是骨性关节炎改变，尚需考虑膝关节生物力学变化因素，第 9 章 9.2 部分 Chambat 就此问题进行了详细的分析和论述。首先，即使已出现外侧间室骨性关节炎改变，膝关节也并不一定出现外翻畸形（尤其是病变早期）；膝内翻患者也可出现外侧间室骨性关节炎改变，这说明外侧间室骨性关节炎病变进展并非仅由于应力改变所致，外侧间室相对旋转导致剪应力增加也是致病因素之一，因此，此类病变不宜行内翻截骨术处理。

Chambat 同时提出如膝关节外翻畸形存在截骨手术指征，则并非必须行股骨截骨处理（即使是在原发性膝关节骨性关节炎和股骨发育不良患者），而行胫骨截骨术后康复往往较快且并发症少。胫骨截骨在膝关节屈伸位置下都有矫正效果，股骨截骨仅在膝关节伸直时有效果，但胫骨截骨可导致关节线倾斜，后者对患者远期预后不利且可能导致远期行膝关节置换术。

术前详细制订手术计划至关重要，截骨后关节线倾斜度小于 10° 方能使机械轴矫正至 180°。从这个方面来讲行胫骨截骨更为合理，因胫骨截骨后生物力线问题可完全得到解决且手术易于操作，患者术后康复也较容易。其他情况下则应行股骨截骨术。

结　论

由于半月板切除术后并发症发生率较高、术后远期并发骨性关节炎的患者较多见且这些并发症处理较为棘手。因此对半月板切除术的指征，尤其是外侧半月板切除术的手术指征应予以严格谨慎界定，半月板病变损伤应尽可能行保守治疗或行半月板修复术。

应向患者详细介绍其病情，使其明确自身膝关节病变情况、目前拟采用的治疗手段及预后情况，以利于其配合治疗。

临床上一些难以修复的半月板病变损伤患者行半月板移植术术后效果良好，这是一项在临床上开展不久的新技术，要求术前患者膝关节关节软骨完整无病变。

第 10 部分
半月板同种异体移植重建术

基础研究

G. von Lewinski, C. J. Wirth

半月板移植 / 替代治疗的历史

半月板移植概念的提出可追溯到 1908 年和 1933 年，Lexer 和 Gebhardt 分别运用脂肪组织填充成形完成首次半月板组织替代移植[17]。

近一个世纪以前，有学者首次在行全膝关节移植保肢术时同时行半月板同种异体移植[37,73]。Locht 等[38] 将包括半月板在内的部分同种异体胫骨平台骨软骨移植于患者外伤后毁损肢体，其术后效果令人满意。1984 年 Milachowski 等[46] 首次报道了人半月板同种异体移植术，此研究中包括 23 例患者，均行内侧半月板同种异体移植术，移植物采用深度冷冻和冻干法保存。之后数年，半月板同种异体移植、人工合成替代物移植、异种移植及半月板支架诱导再生技术都取得了一定进展[19,33,34,43,58-60,62,63,65,66]。

动物模型

动物模型类型

半月板移植的动物模型研究有很多，用于实验研究的模型包括兔、绵羊、狗、山羊和猴，动物模型的选择从某种程度来讲是研究中的重要一环，如所选动物模型半月板组织应具有自发性再生能力等[47,59]。此外，动物模型个体应较大以利于在研究中行相应手术操作，所选动物模型的半

G. von Lewinski（✉）
C. Joachim Wirth
Orthopaedic Department, Hannover Medical School,
Anna-von-Borries-Strasse 1-7, 30625 Hannover, Germany
e-mail: gabriela.von.lewinski@annastift.de

月板组织的材料特性应与人类相似。Joshi 等[27] 发现，绵羊半月板组织与人类半月板组织在压力作用下具有相似的生物力学特性。

早期动物模型主要用于研究同种异体半月板移植，研究观察半月板移植物愈合过程中的组织学改变、血供情况、细胞再植入情况、移植后组织细胞组成和结构变化等。之后，学者们开始将研究的焦点转向移植后半月板的软骨保护效应。

动物模型半月板异体移植后的评估

大体评估

Milachowski 等[46] 行绵羊模型冻干、伽马射线消毒及深度冷冻处理异体半月板移植实验研究。结果表明，所有移植物术后 6 周半月板关节囊连接部均完全愈合。Arnoczky 等[6] 行 14 例狗低温冷藏保存内侧半月板异体移植，移植后半月板大体形态正常且与宿主组织实现正常愈合，其中 3 例移植物后角连接部位断裂且移植物愈合后该部位存在缝隙。Aagaard 等[1] 在一项绵羊模型移植研究中发现，其中有 3 例移植物内宿主细胞长入程度仅达移植物周缘宽度的 50% ~ 75%，半月板移植后有向关节囊周缘脱出的趋势，尤其是在移植半月板后角部位，可见固定缝线松动。此外，术后可出现移植半月板组织退行性变表现，移植组织可出现连续性、颜色及大小变化。此研究结果与 Mikic 等[45] 的相关研究结果一致。Jackson 等[25] 报道山羊模型半月板异体移植术后移植物大体形态变化少见，Szomor 等[64] 和 Cummins 等[11] 研究发现，绵羊半月板移植后移植

物与假手术对照组相比颜色变浅。Eillot 等[14] 发现小牛模型半月板移植后 12 周与关节囊连接部位愈合，但内侧半月板移植后仅 1 例大体形态评估表现正常。综上所述，多数实验研究结果表明半月板异体移植后可实现与自体组织的愈合，但移植半月板组织可出现退行性变。

组织学评估

实验动物行半月板移植后处死并对半月板移植物行相关组织学评估，评估内容包括细胞数量、细胞类型、细胞分布情况、排异反应证据、血管长入情况、胶原组织结构特点及移植物前后部连接情况等。多数研究表明，半月板移植物在移植后第一个月表现为移植物组织内细胞数量减少[4,25,45]，细胞位于移植物表面及关节囊缝合连接部位而半月板移植物中心部位无细胞结构[25,45,48]。Jackson 认为[26]，至移植术后 4 周移植半月板组织内将无供体 DNA，全部为受体细胞来源。重新长入的细胞主要来源于自体关节滑囊组织及半月板周围结缔组织[52]。新长入的细胞类型为类纤维软骨细胞[4] 或软骨样细胞[48]，除此之外[28] 尚可见特异性的低活力细胞[25,48]。在动物模型研究中未见术后与排异相关的组织学证据[25,46]，这就说明了供体 DNA 组分很快消失的原因[26]，并表明在正常免疫反应出现之前供体半月板细胞即已死亡。供体的血管再长入过程也在动物实验研究中有详细报道[6]。移植后半月板表面出现明显的胶原纤维组织结构走行改变[45,48,64]，这可能与供体内细胞数目减少有关，因纤维软骨细胞对于半月板细胞外基质的合成起主要作用，后者是维持正常半月板组织材料及形态特性的重要成分[4,26]。此外，Rijk 和 Van Noorden[54] 发现同种异体供体获取后延迟移植可出现明显的移植物组织结构损伤而获取后即刻移植者则无此现象出现。除半月板组织本身的结构特性外，移植术中前后角区域的固定对半月板移植术后功能的恢复具有重要的影响。Kelly 等[28] 描述了移植后半月板与受体关节内骨质之间疏松的纤维组织连接特点。Gao 等[28] 认为正常半月板前后止点部位的组织结构在异体移植后无法重新恢复。

微血管造影技术

微血管造影技术在多项实验研究中被运用[6,25,28,48]，运用此技术可观察到移植后供应血管如正常情况下自外周长入供体的过程。Milachowski 等[46] 发现冻干处理移植物移植后可完全实现血管再长入，深度冷冻保存移植物则只能最终实现外周部位血管再长入。

半月板移植后软骨评估

大体评估

Arnoczky 等[6] 和 Mikic 等[46] 经动物实验研究证实异体移植后的半月板可产生一定程度的软骨保护效应，但此研究并对未移植后半月板的软骨保护程度进行分级评估，而且未与半月板切除后样本进行对比[64]。学者们对半月板移植组和假手术对照组实验动物软骨大体形态进行了对比研究[1,6,25,61,64,71]，结果表明，即使移植时采用骨块固定技术也不能恢复膝关节正常功能状态[25]，通过半月板移植达到恢复正常膝关节功能的目的似乎难以实现，与假手术对照组的对比研究还表明手术操作本身即可导致关节退行性变。总之，半月板移植较单纯半月板切除只能达到一定程度的软骨保护效应。

组织学评估

与相关的移植后大体形态研究结果相符，多数组织学研究文献表明，膝关节内软骨在半月板移植后并不能恢复至正常状态，但有一项外侧半月板移植术后 4 个月短期随访研究的结果例外[28]。一些半月板移植术后软骨组织学改变研究结果表明，半月板移植确有软骨保护效应[2,11]，而另一些研究则表明与半月板切除组相比半月板移植并无明显的软骨保护效应[14,48,64]（表 10.1.1）。

放射学评估

目前相关研究文献中，在动物行半月板移植后运用影像学方法评估软骨或骨性关节炎病变方面存在不同的观点。一种观点认为术后不需行站立位 X 线摄片评估，Edwards 等[13] 在绵羊实验模型研究中运用一种特殊的支具使膝关节处于持续

表 10.1.1   半月板移植后软骨退行性变组织学评估的文献回顾，依据 Markin 提出修正的评估标准

作者	样本	时间（术后）	各治疗组对比	差异	部位
Aagaard 等 [2]	绵羊	6 个月	未手术：ME	明显	内侧半月板
			未手术：MTX	明显	
			ME：MTX	明显	
Szomor 等 [64]	绵羊	4 个月	未手术：ME	明显	内侧半月板
			未手术：MTX	明显	
			ME：MTX	不明显	
Mora 等 [48]	绵羊	6 个月	未手术：ME	明显	内侧半月板
			未手术：MTX	明显	
			ME：MTX	不明显	
Kelly 等 [28]	绵羊	2 个月	未手术：ME	明显	外侧 半月板
		4 个月	未手术：MTX	不明显	
			ME：MTX	明显	
von Lewinski 等 [71]	绵羊	6 个月	未手术：ME	明显	内侧半月板
			未手术：MTX	明显	
			ME：MTX[a]	不明显	
Cummins 等 [11]	兔子	3 个月	未手术：ME	明显	内侧半月板
			未手术：MTX	明显	
			ME：MTX	明显	
Elliot 等 [14]	狗	3 个月	ME：MTX	不明显	内侧半月板

MTX：半月板移植 ME：半月板切除术
[a] 半月板移植术中多给予移植预张处理，结果表明，半月板移植术与半月板切除术相比具有良好的软骨保护效应。

的压应力作用下后行"标准化的"X 线评估检查，可发现软骨组织影像学改变，但在兔模型实验研究中即使是在负重位条件下也无软骨组织影像学改变 [42]。此外，动物实验为期往往较短，故难以得出有效的影像学评估结论。目前已发表的动物研究文献均表明，与半月板全切除术相比半月板异体移植术后并无明显的影像学结果改善 [48,53]。

非解剖固定和移植物不匹配对关节软骨的影响

移植物大小匹配、解剖定位及移植物外形匹配是影响预后的关键因素。一项绵羊模型实验研究 [35,72] 对以上因素进行对比研究，研究对象行内、外侧半月板切除、自体内侧半月板非解剖固定前后角移植或取自体对侧膝关节半月板行不匹配移植。术后 6 个月放射学、大体及组织学和电镜扫描评估膝关节软骨情况，结果表明，未行解剖止点重建的半月板移植组术后出现软骨退行性变的样本明显增多，组织学评估研究结果表明，未行解剖止点重建的半月板移植与半月板切除术后相比存在更明显的软骨破坏效应，外形不匹配的半月板移植较未行解剖止点重建的半月板移植术后膝关节软骨情况更为良好。

术中半月板移植物预张的作用

所有上述移植术后软骨退行性变研究中并未使用术中半月板移植物预张技术。半月板移植物有效传导应力的功能主要取决于其承受环状应力的能力，有研究对绵羊模型 [71] 行术中移植物预张明确其对恢复术后软骨保护效应的作用，结果表明术中给予适度预张处理可起到一定的软骨保护效应但并不能预防关节软骨退行性病变（图10.1.1）。

移植物保存技术

临床上半月板移植的成功与否部分取决于对移植物的保存技术，应使移植物保留其生物学、生化学、生物力学完整性。目前有很多异体半月板移植物保存技术如新鲜保存、深度冷冻或新鲜冷冻、低温冷藏和冻干法，这些保存方法各有其

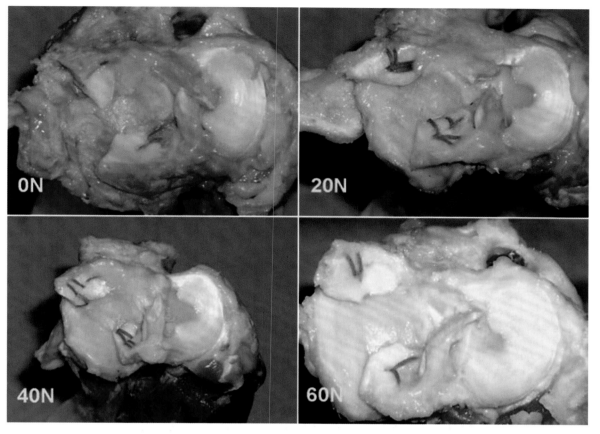

图 10.1.1　半月板移植术中采用预张技术（0、20、40、60N），术后内侧胫骨平台软骨评估。结果表明术中预张程度越高，胫骨软骨损伤越小

优缺点。新鲜异体移植物为理想的供体，因新鲜半月板组织内存在大量活细胞。Verdonk[68] 使用介质保存活体移植物可经长时间保存后仍保留供体纤维软骨细胞。

目前研究结果表明，活体细胞有利于增强细胞外基质稳定性从而维持移植物移植后的功能完整性[39]。此外，Jackson 等[26] 研究山羊模型发现供体细胞在移植后 4 周内消失并为宿主细胞填充。

目前最常用的是深度冷冻或新鲜冷冻半月板异体移植物和冻干冷藏移植物[39]，深度或新鲜冷冻异体移植物供体获取后在 −80℃ 保存，虽易于储藏但冷冻过程可损伤供体细胞。其优点还在于费用相对较低及临床应用效果较好[57]。需要注意的是 Gelber 等[19] 最近研究发现，冷冻过程可改变半月板胶原纤维网络结构，另一项进一步相关研究[36] 认为，反复冷冻融化过程可导致半月板移植物组织出现生物力学和生化改变。

使用硫氧化物或甘油低温冷藏可防止细胞内冰晶形成，从而防止细胞破裂或死亡，但保存费用较高。低温冷藏移植物在临床及实验应用中效果良好，其与深度或新鲜冰冻保存技术之间无明显差异[15]。

冻干冷藏半月板移植物可导致整个移植物基质和移植物内所有酶和抗原成分破坏，导致仅供体胶原纤维作为受体纤维软骨细胞长入的支架植入受体。冻干半月板移植物在术后早期可出现体积缩小（图 10.1.2 和图 10.1.3），一项术后 14 年临床随访研究结果表明深度冷冻半月板移植物移植较冻干冷藏移植物移植预后更好（图 10.1.4 和图 10.1.5），深度冷冻保存半月板异体移植术后膝关节功能与对照组半月板完整者无明显差异，而冻干法保存半月板异体移植术后结果类似于半月板切除术，因此目前不建议采用冻干法保存半月板移植物[74]。

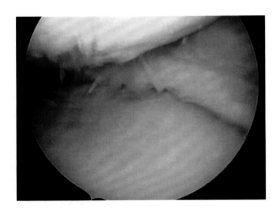

图 10.1.2　冻干异体半月板移植物移植术后 14 年关节镜探查所见，移植半月板缩小至移植前原自体半月板大小水平

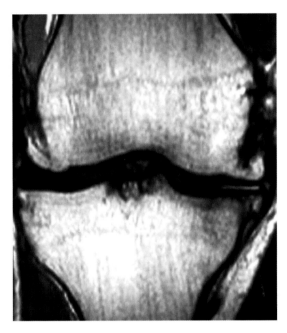

图 10.1.3　冻干保存半月板异体移植术后 14 年随访，内侧关节间隙（右）缩窄、骨赘形成，为膝关节退行性变的表现

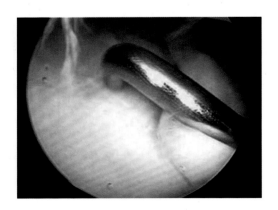

图 10.1.4　深度冷冻保存半月板异体移植术后 14 年镜下探查所见

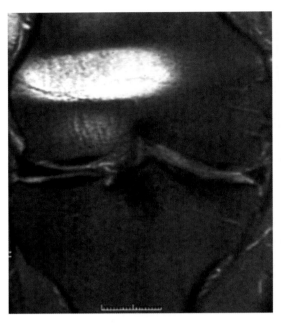

图 10.1.5　深度冷冻保存半月板异体移植术后 14 年随访 MRI 检查所见，图示内侧半月板异体移植物（右）与外侧半月板相比明显缩小，MRI 表现为均匀密度信号

　　此外，研究发现运用伽马射线可导致半月板移植物力学特性降低。

　　Yahia 和 Zukor[76] 对兔模型新鲜移植物、新鲜冷冻和冷冻后辐射处理半月板移植物移植术后样本进行相关随访研究，发现冷冻辐射处理移植物移植组较新鲜或冷冻未辐射处理移植物组更易出现术后 6 个月远期形态缩小。Noyes 和 Barber-Westin[49] 对 67 例失败率为 44% 的半月板异体移植术后病例行临床随访研究，结果表明，移植失败可能与深度冷冻后辐射处理有关。

　　一些研究中使用戊二醛（glutaradehyde）保存半月板移植物，动物模型研究表明，此类移植物与新鲜样本移植相比术后愈合率更低，并可出现反复关节渗出[8]，移植物强度及弹力模量明显减低但抗压特性增强[75]。

生物力学研究

　　膝关节尸体标本生物力学研究及实验后处死动物的膝关节生物力学研究目前已有报道，这些研究的内容包括对移植半月板本身及移植物固定部位的组织特性评估、关节软骨的生物力学测试及胫股关节接触面在移植后的力学特性等。

动物模型半月板移植后的生物力学评估

异体半月板移植术后的生物力学评估的相关研究较少。狗相关实验研究表明，低温冷藏对移植物的抗张特性如抗破坏力、弹性模量及承重时对环状应力的抵抗力等无明显影响[5]，Milachowski 等[46]运用一种通用牵拉装置对半月板异体移植物样本进行标准化生物力学评估。

深度冷冻移植物与低温冻干移植物术后 6 周和 12 周的抗张强度相当，但即使是到术后 48 周移植物抗张强度也不能达到正常半月板的水平。Kobayashi[29] 提出移植半月板组织特性恢复具有时间依赖性，他发现移植术后 1 个月移植组织动态机械强度降低，术后 3 个月移植组与对照组相比动态机械强度无明显差异，这说明术后早期持续的移植物应力下松弛状态将随着时间得以改善。此外，移植物伽马射线照射及运用戊二醛保存移植物对术后半月板移植物的材料特性具有负面影响[75,76]。

纤维软骨细胞对半月板基质胶原 - 蛋白聚糖网络结构及生物化学成分的维持具有重要意义，因此其对维持移植后半月板的生物力学特性具有重要作用[30]。移植后半月板内受体细胞再植入成分来自滑膜及半月板周围结缔组织，而胶原网络结构将在术后早期被破坏后重塑[4,15]，细胞长入后移植半月板是否能够恢复正常的生物力学特性目前仍在研究中，这主要涉及半月板组织工程学研究范畴。

软骨生物力学特性的评估

软骨生物力学评估是最近实验研究的热点。Elliot 等[14] 发现，小牛模型半月板切除或半月板异体移植术后 12 周软骨表面区域弹性模量与非手术对照组相比明显降低。Kelly 等[28] 使用软骨压缩探针对绵羊模型外侧胫骨平台负重区域软骨强度进行评估，结果表明，与半月板切除术相比移植术后 2 个月和 4 个月软骨强度明显增强，但移植术后 4 个月软骨强度明显低于术后 2 个月，术后 4 个月与非手术对照组相比软骨强度明显降低。

半月板异体移植后接触机械特性

供体定位及大小匹配效应

早期半月板移植临床经验强调，胫骨平台上前后角固定部位错误可导致移植失败[31,32]。此外人们还发现，移植物外形匹配和大小匹配也是决定预后良好与否的关键因素[13,23,32,59]。Sekaran 等[55] 在其生物力学研究中明确指出，如移植半月板后角固定偏向内侧可导致膝关节各个屈曲角度下作用于移植物的最大压力明显增高，因此作者建议半月板移植后角骨道应位于解剖止点后内侧 5mm 范围以维持移植后半月板稳定性，非解剖固定可明显改变胫股关节接触面的应力传导机制。如移植物太小则可能术后被卡在股骨髁下方，导致关节内局部压力不成比例的增高，最终导致移植失败。相反，偏大的移植物可能导致其与股骨接触面不匹配，使移植物的机械效应丧失[41]。Dienst 等[12] 经体外生物力学实验研究得出结论：移植物与受体半月板小于 10% 的不匹配可以接受。目前关于移植物与自体半月板匹配术前测量技术的研究文献有很多[9,20,3,51,56,67]，移植物匹配方面的解剖学研究表明半月板面积可通过测量（内外侧）胫骨平台长度后计算得出[41]。

移植物固定的效果

移植物与周围组织的固定方法是另外一个影响移植术后能否恢复正常膝关节接触力学特性的因素，目前在此方面仍存在争议[44]。生物力学研究表明，坚强的骨性固定能够使移植物发挥良好的应力传导作用。

早期研究结果表明，如仅使用缝线固定移植物则其预后较半月板切除术差[3,10,21,50]，而最近的生物力学研究结果表明，单纯缝线固定后膝关节接触力学特性也可恢复正常，而与之相比移植物骨性固定具有某些优越性[40]。此外，内侧半月板移植物骨性固定与使用螺钉将缝线固定于胫骨近端骨道在术后移植物抗拉强度方面无明显差异[24,69]。另外，胫股关节接触面积及接触压力对移植物与自体组织的愈合及自体细胞的再长入过程也可产生一定的影响，术后立即开始的生物学反应如组织重塑、骨质愈合及骨与软组织的炎性

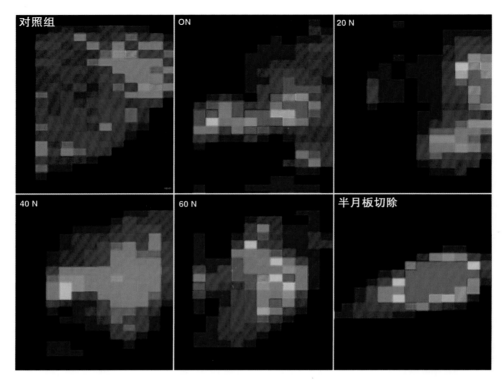

图 10.1.6 使用 Tekscan® 压力感应技术测量膝关节屈曲 60°、压应力为 500N 时局部的压力变化，从蓝色区域到红色区域压力不断增大，内侧副韧带位于图片右侧，前交叉韧带位于图片左侧

反应可对接触面积产生影响并导致不同的结果。活体中这些影响因素的作用与尸体研究结果并不一致。Bylski-Austrow 等[7]对动物模型急慢性半月板病变行半月板切除术后 4 个月和 8 个月膝关节接触压力情况进行对比分析评估后得出上述结论。小牛模型相关生物力学研究[70]表明，细胞长入及经骨道牵拉缝线术中预张半月板移植物对于膝关节恢复接触生物力学特性具有良好的促进作用，术中给予移植物高水平预张样本较半月板切除样本术后接触区域增大且接触压峰值水平增高，前者膝关节功能恢复更好（图 10.1.6）。

小 结

依据目前所有实验研究结果，我们得出结论：小牛模型为较适宜的半月板异体移植实验研究模型。动物研究提供了半月板异体移植术后与受体组织愈合的相关证据，但术后供体细胞减少情况、供体组织材料特性及长期功能预后等方面仍有待进一步研究。移植后大体及软骨组织学相关研究表明，与半月板切除术相比半月板异体移植具有一定的关节软骨保护效应。但实验研究也表明移植后膝关节软骨并不能恢复至正常水平。生物力学研究证实，移植供体大小及解剖定位、坚实的前后角固定对于半月板移植后恢复正常的应力承受功能是十分关键的。

参考文献

1. Aagaard H, Jörgensen U, Bojsen-Möller F（1999）Reduced degenerative articular changes after meniscal allograft transplantation in sheep. Knee Surg Sports Traumatol Arthrosc 7:184-191.

2. Aagaard H, Jörgensen U, Bojsen-Moller F（2003）Immediate versus delayed meniscal allograft transplantation in sheep. Clin Orthop 406:218-227.

3. Alhaki M, Howell S, Hull ML（1999）How three methods for fixing a medial meniscus autograft affect tibial contact mechanics. Am J Sports Med 27:320-328.

4. Arnoczky S, DiCarlo EF, O'Brien SJ et al（1992）Cellular repopulation of deep-frozen meniscal autografts: an experimental study in dogs. Arthroscopy 8:428-436.

5. Arnoczky S, McDevitt C, Schmidt M et al（1988）The effect of cryopreservation on canine menisci: a biochemical, morphological and biomechanical evaluation. J Orthop Res 6:1-12.

6. Arnoczky S, Warren S, McDevitt C（1990）Meniscal

replacement using a cryopreserved allograft. Clin Orthop 252: 121-128.

7. Bylski-Austrow D, Malumed J, Meade T et al（1993）Knee joint contact pressure decreases after chronic menis-cectomy relative to the acutely meniscectomized joint: a mechanical study in goat. J Orthop Res 11:796-804.

8. Canham W, Stanish W（1986）A study of the biological behavior of the meniscus as a transplant in the medial compartment of a dog's knee. Am J Sports Med 14:376-379.

9. Carpenter J, Wojtys E, Huston L et al（1993）Preoperative sizing of meniscal allografts. Arthroscopy 9:344.

10. Chen M, Branch T, Hutton W（1996）Is it important to secure the horns during lateral meniscal transplantation? A cadaveric study. Arthroscopy 12:174-181.

11. Cummins J, Mansour J, Howe Z et al（1997）Meniscal transplantation and degenerative articular cartilage: an experimental study in the rabbit. Arthroscopy 13: 485-491.

12. Dienst M, Greis P, Ellis B et al（2007）Effect of lateral meniscal allograft sizing on contact mechanics of the lateral tibial plateau: an experimental study in human cadaveric joints. Am J Sports Med 35:34-42.

13. Edwards D, Whittle S, Nissen M et al（1996）Radio-grapic changes in the knee after meniscal transplantation. An experimental study in the sheep model. Am J Sports Med 24:222-226.

14. Elliot D, Jones R III, Setton L et al（2002）Joint degen-eration following meniscal allograft transplantation in a canine model: mechanical properties and semiqu-antitative histology of articular cartilage. Knee Surg Sports Traumatol Arthrosc 10:109-118.

15. Fabbriciani C, Lucania L, Milano G et al（1997）Meniscal allografts: cryopreservation vs deep frozen technique. Knee Surg Sports Traumatol Arthrosc 5:124-134.

16. Gao J, Wei X, Messner K（1998）Healing of the anterior attachment of the rabbit meniscus to bone. Clin Orthop 348: 246-258.

17. Gebhardt K（1933）Der Bandschaden des Kniegelenkes. Barth, Leipzig.

18. Gelber PE, Gonzalez G, Lloreta JL et al（2008）Free-zing causes changes in the meniscus collagen net: a new ultrastructural meniscus disarray scale. Knee Surg Sports Traumatol Arthrosc 16:353-359.

19. de Groot J, de Vrijer R, Pennings A et al（1996）Use of porous polyurethanes for meniscal reconstruction and meniscal prosthesis. Biomaterials 17:163-173.

20. Haut T, Hull M, Howell S（2000）Us e of roentgenography and magnetic resonance imaging to predict meniscal geometry with a three-dimensional coordinate digitizing system. J Orthop Res 18:228-237.

21. Haut T, Hull M, Rashid M et al（2003）How the stiffness of meniscal attachments and meniscal material properties affect tibiofemoral contact pressure computed using a validated finite element model of the human knee joint. J Biomech 36:19-34.

22. Haut T, Hull M, Rashid M et al（2004）The sensitivity of tibiofemoral contact pressure to the size and shape of the lateral and medial menisci. J Orthop Res 22:807-814.

23. Huang A, Hull M, Howell S et al（2002）Identification of cross-sectional parameters of lateral meniscal allografts that predict tibial contact pressure in human cadaveric knees. J Biomech Eng 124:481-489.

24. Hunt S, Kaplan K, Ishak C, Kummer FJ, Meislin R（2008）Bone plug versus suture fixation of the posterior horn in medial meniscal allograft transplantation: a biomechanical study. Bull NYU Hosp Jt Dis 66:22-26.

25. Jackson D, McDevitt C, Simon T et al（1992）Meniscal transplantation using fresh and cryopreserved allografts. Am J Sports Med 20:644-656.

26. Jackson D, Whelan J, Simon T（1993）Cell survival after transplantation of fresh meniscal allografts. DNA probe analysis in a goat model. Am J Sports Med 21: 540-550.

27. Joshi M, Suh J, Marui T et al（1995）Interspecies variation of compressive biomechanical properties of the meniscus. J Biomed Mater Res 29:823-828.

28. Kelly B, Potter H, Deng X et al（2006）Meniscal allog-raft transplantation in the sheep knee: evaluation of chondroprotective effects. Am J Sports Med 34:1464-1477.

29. Kobayashi K（1995）Visco-elasticity of the transplanted menisci in rabbits. A correlative histological and hydrodynamical study. J Nippon Med Sch 62:377-385.

30. Kohn D, Aagaard H, Verdonk R et al（1999）Meniscal substitutes-animal experiences. Scand J Med Sci Sports 9:141-145.

31. Kohn D, Milachowski K, Wirth C（1988）Meniskus-transplantion. Hefte Unfallheilkd 199:61-67.

32. Kohn D, Moreno B（1995）Meniscus in sertion anatomy as a basis for meniscus replacement. A morphologic cadaveric study. Arthroscopy 11:96-103.

33. Kohn D, Rudert M, Wirth C et al（1997）Medial meniscus replacement by a fat pad autograft. Int Orthop 21:232-238.

34. Kohn D, Wirth C, Reiss G et al（1992）Medial meniscus replacement by a tendon autograft. J Bone Joint Surg Br 74B:910-917.

35. Lazovic D, Wirth C, Sieg A et al（1997）Effect of surgical technique on meniscal transplants. A histological, animal experiment study. Unfallchirurg 100:541-546.

36. Lewis PB, Williams JM, Hallab N et al（2008）Multiple freeze-thaw cycled meniscal allograft tissue: A biomechanical, biochemical, and histologic analysis. J Orthop Res 26:49-55.

37. Lexer E（1908）Substitute of whole or half-joints from freshly amputated extremities by free plastic operation. Surg Gynecol Obstet 6:601-607.

38. Locht R, Gross A, Langer F（1984）Late osteochondral resurfacing for tibial plateau fractures. J Bone Joint Surg Am 66:328-335.

39. Lubowitz JH, Verdonk PC, Reid JB III et al（2007）Meniscus allograft transplantation: a current concepts review. Knee Surg Sports Traumatol Arthrosc 15:476-492.

40. McDermott ID, Lie DT, Edwards A et al（2008）The effects of lateral meniscal allograft transplantation techniques on tibio-femoral contact pressures. Knee Surg Sports Traumatol Arthrosc 16:553-560.

41. McDermott I, Sharifi F, Bull A et al（2004）An anatomical

study of meniscal allograft sizing. Knee Surg Sports Traumatol Arthrosc 12:130-135.

42. Messner K, Fahlgren A, Persiden J et al（2001）Radiographic joint space narrowing and histologic changes in rabbit meniscectomy model for early knee osteoarthritis. Am J Sports Med 29:151-160.

43. Messner K, Gillquist J（1993）Prosthetic replacement of the rabbit medial meniscus. J Biomed Mater Res 27:1165-1173.

44. Messner K, Verdonk R（1999）Is it necessary to anchor the meniscal transplants with bone plugs? Scand J Med Sci Sports 9:186-187.

45. Mikic Z, Brankov M, Tubic M et al（1993）Allograft meniscus transplantation in the dog. Acta Orthop Scand 64:329-332

46. Milachowski K, Weismeier K, Wirth C（1989）Homologous meniscus transplantation. Int Orthop 13:1-11.

47. Moon M, Woo Y, Kim Y（1986）Meniscal regeneration and its effects on articular cartilage in rabbit knees. Clin Orthop 227:298-304.

48. Mora G, Alvarez E, Riplada P et al（2003）Articular cartilage degeneration after frozen meniscus and Achilles tendon allograft transplantation: experimental study in sheep. Arthro scopy 19:833-841.

49. Noyes FR, Barber-Westin SD（1995）Irradiated meniscus allografts in the human knee. Orthop Trans 19:419.

50. Paletta G, Manning T, Snell E et al（1997）The effect of allograft meniscal replacement on the intraarticular contact area and pressures in the human knee. Am J Sports Med 25:692-698.

51. Pollard M, Kang Q, Berg E（1995）Radiographic sizing for meniscal transplantation. Arthroscopy 11:684-687.

52. Rijk P（2004）Meniscal allograft transplantation-part I: background, results, graft selection and preservation, and surgical considerations. Arthroscopy 20:728-743.

53. Rijk P, de Rooy T, Coerkamp E et al（2002）Radiographic evaluation of the knee joint after meniscal allograft transplantation in rabbits. Knee Surg Sports Traumatol Arthrosc 10:241-246.

54. Rijk P, Van Noorden C（2002）Structural analysis of meniscal allografts after immediate and delayed transplantation in rabbits. Arthroscopy 18:995-1000.

55. Sekaran S, Hull M, Howell S（2002）Nonanatomic location of the posterior horn of a medial meniscal autograft implanted in a cadaveric knee adversely affects pressure distribution on the tibial plateau. Am J Sports Med 30:74-82.

56. Shaffer B, Kennedy S, Klimkiewicz J et al（2000）Preoperative sizing of meniscal allografts in meniscus transplantation. Am J Sports Med 28:524-533.

57. Sohn DH, Toth AP（2008）Meniscus transplantation: current concepts. J Knee Surg 21:163-172.

58. Sommerlath K, Gillquist J（1989）The effects of an artificial meniscus substitute in a knee joint with a resected anterior cruciate ligament. Clin Orthop 289:276-284.

59. Sommerlath K, Gillquist J（1992）The effect of a meniscal prosthesis on knee biomechanics and cartilage. Am J Sports Med 20:73-81.

60. Stone K, Ayala G, Goldstein J et al（1998）Porcine cartilage transplants in the cynomolgus monkey. Transplantation 65:1577-1583.

61. Stone K, Rodkey W, McKinney L et al（1995）Autogenous replacement of the meniscus cartilage: analysis of results and mechanisms of failure. Arthroscopy 11:395-400.

62. Stone K, Rodkey W, Webber R et al（1990）Future directions. Collagen-based prosthesis for meniscal regeneration. Clin Orthop 252:129-135.

63. Stone K, Steadman J, Rodkey W et al（2002）Regeneration of meniscal cartilage with the use of a collagen scaffold. J Bone Joint Surg Am 79A:1770-1777.

64. Szomor Z, Martin T, Bonar F et al（2000）The protective effects of meniscal transplantation on cartilage. J Bone Joint Surg Am 82A:80-88.

65. Tienen T, Heijkants R, De Groot J et al（2006）Replacement of the knee meniscus by a porous polymer implant. A study in dogs. Am J Sports Med 34:64-71.

66. Toyonaga T, Uezaki N, Chikama H（1983）Substitute meniscus of Teflon-net for the knee joint of dogs. Clin Orthop 179:291-297.

67. Urban W, Nyland J, Caborn D et al（1999）The radiographic position of medial and lateral meniscal horns as a basis for meniscal reconstruction. Arthroscopy 15:147-154.

68. Verdonk R（1997）Alternative treatments for meniscal injuries. J Bone Joint Surg Br 79B:873.

69. Verma NN, Kolb E, Cole BJ et al（2008）The effects of medial meniscal transplantation techniques on intra-articular contact pressures. J Knee Surg 21:20-26.

70. von Lewinski G, Hurschler C, Allmann C et al（2006）The influence of pre-tensioning of meniscal transplants on the tibiofemoral contact area. Knee Surg Sports Traumatol Arthrosc 14:425-436.

71. von Lewinski G, Pressel T, Hurschler C et al（2006）The influence of intraoperative pre-tensioning on the chondroprotective effect of meniscal transplants. Am J Sports Med 34:397-408.

72. von Lewinski G, Kohn D, Wirth CJ et al（2008）The influence of nonanatomical insertion and incongruence of meniscal transplants on the articular cartilage in an ovine model. Am J Sports Med 36(5):841-850.

73. Wirth C, Kohn D（1994）Meniscal transplantation and replacement. In: Fu F（ed）Knee surgery. Lippincott Williams & Wilkins, Baltimore.

74. Wirth C, Peters G, Milachowski K et al（2002）Long-term results of meniscal allograft transplantation. Am J Sports Med 30:174-181.

75. Wisnewski P, Powers D, Kennedy J（1988）Glutaraldehydecross-linked meniscal allografts: mechanical properties. J Invest Surg 1:259-266.

76. Yahia L, Zukor D（1994）Irradiated meniscal allotransplants of rabbits: study of the mechanical properties at six months postoperation. Acta Orthop Belg 60:210-215.

T. Schubert, O. Cornu, C. Delloye

引　言

半月板全切除术后并发膝关节退行性变被认为是膝关节骨性关节炎发病的主要原因之一[1,24,35,40,49]。半月板对于维持膝关节应力传导、吸收震荡、关节稳定、关节内本体感觉及关节润滑等功能具有重要作用。半月板缺失后导致关节接触面积减小、关节接触面承受应力增大，患者将在术后 10 年内出现关节软骨磨损症状并最终导致软骨层消失[4,36,38,45]。半月板移植的主要目的是为了恢复膝关节正常解剖形态，移植物植入后应起到与原有完整半月板相同的功能作用。

移植物移植后应起到延缓或防止骨性关节炎发生的作用。

目前临床上对半月板异体移植物需求量正不断增大，这是因为移植物固定技术已有所改进，而且半月板异体移植术手术适应证也有所扩大。

肌骨骼组织供体的局限性及半月板组织提取的年龄限制使临床上可获取的供体数量供不应求，需注意正确的储藏运输及移植物固定操作可以避免供体组织浪费及改善手术预后。

T. Schubert (✉)
O. Cornu
C. Delloye
UCL Tissue Bank, Avenue Hippocrate 10, 1200 Brussels, Belgium
Service d'Orthopédie et de Traumatologie. Banque Universitaire de Tissus de l'Appareil Locomoteur, Université Catholique de Louvain, Cliniques Universitaires St-Luc, Brussels, Belgium
e-mail: thomas.schubert@uclouvain.be

"组织库"组织

欧洲国家半月板移植物等人体移植组织目前由欧洲人类组织相关机构统一协调管理，该机构制定了供体组织和细胞质量、安全、提取、检测、加工、保存和运输过程中的相关标准[20-22]。多数大型"组织库"（tissue banking）可操控从供体组织提取到运输的各个环节[22,51]。

供体选择

许可制度

任何人类移植组织的获取需遵守欧洲人类组织移植机构相关规定，包括供体、供体选择及组织安全性等相关规定。欧洲每个国家人类组织机构的相关规定均以法律形式存在或存在类似的法律条款，各个不同国家还有可能在此规定条款基础上增加附加条款，欧洲组织库的行为由官方机构监督。

半月板移植物提取自成年年轻器官捐献者，根据国家法律及欧洲相关规定获得许可后方可切取移植半月板组织。

在比利时，供体提取主要需经捐献者许可，供体组织提取即使在捐献者未注册情况下也可获取，但之后需要通知捐献者直系亲属。

捐献者与接受者之间应遵循匿名原则，供体可通过特定的捐献者号码予以追踪[22]。

供体选择

供体选择应遵循欧洲或相应国家制定的标准或指南，或遵循组织库机构协会如美国组织库协会（American Association of Tissue Banks）和欧洲肌骨骼移植协会（European Association of Musculo Skeletal Transplantation）制定的相应标准，这些标准列出了一系列移植过程中可能传播的疾病 [2,3,19,21,22]，因此，对供体捐献者全面的病史回顾及体检评估是十分重要的。

欧洲供体筛选标准与美国标准相比有以下两个不同点 [2,3,21,22]：既往恶性肿瘤病史在欧洲为排除标准，但在美国则并非排除标准；欧洲标准需在死后 6 小时内给予尸体冰冻冷藏并于 24 小时内获取供体，在美国此时间间隔应为在尸体冷藏后不超过 15 个小时。

在提取组织时应行供体捐献者相关的传播疾病检测，如供体捐献者在死前 48 小时之前曾给予大量输血（大于 2000ml）或成分输血、血浆扩容，则其输血前血液样本也需要监测，供体血液稀释也可能导致出现假阴性结果。

应行系统的供体捐献者 HIV-1 和 -2（两项抗体监测和 P24 抗原监测）、HTLV-1（抗体监测）、乙肝病毒（表面抗原及核心抗体）、丙型肝炎（抗体）以及梅毒抗体检测。此外尚需考虑是否存在病毒感染窗口期假阴性结果，可运用核酸监测技术明确是否为肝炎和 HIV 病毒感染窗口期，此类核酸含量测定可有效排除血清学窗口期 [8,19,37]。此外，供体组织移植 3 个月后可再次行捐献者和受体病毒学监测以确定移植的安全性 [19]。

血培养检查的安全性价值目前仍存在争议 [13,14]。

在供体组织切取时和切取后，组织样本放入巯基乙酸盐肉汤培养基培养明确是否存在细菌污染 [51,52]，培养需包括厌氧菌、非厌氧菌和真菌检查，至少持续培养 7 天。

组织获取

多器官捐献者供体切取过程需在无菌条件下在手术室由 3 ～ 4 名有经验术者实施，其中一位为骨科医师。合适的半月板或骨软骨移植物供体捐助者年龄应最好小于 45 岁。在获取供体时应对软骨及半月板表面进行详细探查以明确其质量。

在临床上供体年龄并非是主要的决定因素，需注意创伤性半月板撕裂或骨性关节炎致半月板病变损伤也可能出现在年轻患者，而有时大于 45 岁年龄上限的捐献者中也可发现合适的软骨或半月板供体。

在我们研究所，切取供体时常一并切除 1cm 厚的胫骨平台骨质（图 10.2.1），之后沿胫骨平台中心将其切分为两部分，需注意切分时勿损伤其前后角止点结构（图 10.2.2）。

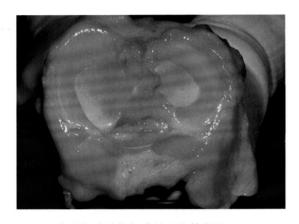

图 10.2.1　半月板移植物切分处理之前所见

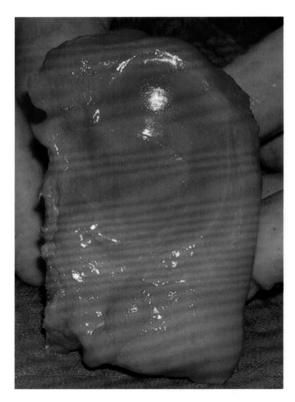

图 10.2.2　半月板移植物带周围骨性连接切取后所见

移植风险及推荐措施

骨与组织同种异体移植可能传播病毒感染性疾病[7,9,10,12,43,46,47,50]。如遵循前述供体选择指南及详细询问病史和完善血液检测，则经移植组织传染病毒感染性疾病的机会很低，理论上术后传染 HIV 的概率小于百万分之一，经检测筛选而未行相关处理的供体移植术后传染 HCV 的概率为二十万分之一[6,16,18]。

获取的移植组织如松质骨等给予盐水彻底冲洗和清洗剂浸泡后给予照射处理，经上述处理后从理论上讲术后疾病传播的危险性将能够降低 20%[12,16]。

医师需仔细确认细菌学及血清学检查结果并将此结果告知接受移植患者。

ABO 血型系统是骨或软组织移植术前必须的检查项目。女性有可能怀孕并拟行骨移植患者必须检查 Rh 因子[33,34]。研究表明如移植组织中含有 0.5ml 骨髓即可诱导 Rh 阴性患者的相关免疫反应，半月板等软组织移植并不能诱导出现上述免疫反应。

移植物匹配

术前需行标准 X 线摄片检查，测量并记录相关长度以保证移植物大小与受体准确匹配，术前需测量移植物前后、内外长度及半月板前、中、后部宽度[39]。由于作者所在组织库获取半月板移植物较多，为避免混淆，所有上述测量值记录于专用表格中并存档分类保存（图 10.2.3）。

供体膝关节的标准 X 线平片往往难以获得，需注意如无真正前后位或侧位 X 线片检查往往会导致测量存在误差（图 10.2.4 和 10.2.5）[44]。

组织库较少采用 MRI 检查作为评估测量手段，因目前尚不清楚其评估优越性，且 MRI 难以用于组织库，也难以在移植术前对移植物进行常规评估测量[28,44,48]。

移植手术成功的前提是供体半月板大小与受体准确匹配，运用数字影像技术可提高大小匹配测量准确性[17,29]。

移植物类型

根据保存方法可将异体移植物分为 4 种类型：新鲜移植物、冷冻有或无冷冻剂保存法、冻干移植物保存法。新鲜及低温冷冻保存半月板移植物在手术时供体内仍含有一定的活细胞成分，冻干及深度冷冻半月板组织内无活细胞成分[11,53]。

新鲜半月板组织用于异体移植时为保持其最大程度活力，应在捐献者死后 12 小时内完成移植。

在获取移植物后，移植物应保存于无菌生理盐水中，术前置于含有 20% 受体血浆成分的培养介质中，移植物应保存于 37℃恒温环境[53,55]。移植术后新鲜移植物的活力状态应予以记录[53,54]。

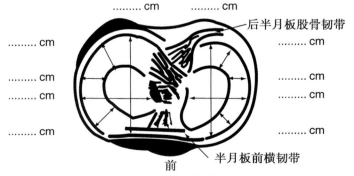

图 10.2.3 移植物匹配标准表格，用于移植术前评估

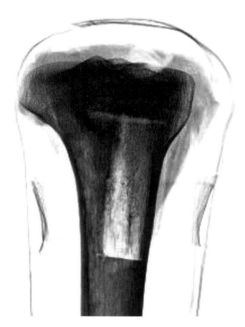

图 10.2.4　胫骨节段附带半月板结构切取后标准前后位 X 线片所见

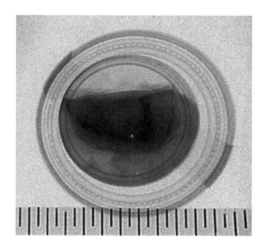

图 10.2.5　切取半月板组织的额状位片

体外保存培养的半月板组织可合成细胞外基质，因此可想象移植物植入体内后也具有相关功能，但此合成功能在体内能持续多久目前仍不清楚。学者在山羊模型研究中运用 DNA 探针技术提取出的新鲜、有活力的供体半月板细胞存活不超过 1 个月[32]。但 Verdonk 等认为，一些供体细胞在移植后 64 个月仍可存活[34]。

新鲜半月板同种异体移植后不需给予免疫抑制治疗，但术后受体的免疫反应导致的相关临床结果目前仍不清楚[27]。目前认为新鲜半月板移植

与冷冻保存移植物移植相比并无明显优势。

低温冷藏半月板移植物保存于含有二甲基亚砜冷藏成分、培养成分及抗炎成分的混合液体中。液体浸润后移植物经特定过程逐渐冷冻，减少了在冷冻过程中出现的细胞损伤，供体保存温度为 –196℃。虽然此类保存方式可保留一部分供体活细胞，但这些细胞在移植术后能否长期存活目前仍不清楚[23]。

新鲜冷冻移植物提取后保存于含有抗生素成分（利福平 1.2g/L）的生理盐水溶液中，无菌包装后移植物恒温保存于 –80℃。此种保存方式可保存移植物长达 5 年，在术中解冻后再次浸于抗生素（如利福平）溶液中，抗菌成分可在术后至少 3 周自移植物渗出，此释放机制与骨移植物相同[16,30]。

冷冻移植组织未行其他如辐射处理者，无论冷冻温度多少都不会影响其最初的机械特性[31,42]。

在欧洲，人类深度冷冻组织最大储存时间为 5 年[19]。

冻干移植物：低压冻干法或冻干冷藏，为真空冷冻条件下干藏移植组织，如同疫苗制备一样，如结合使用低温保护溶剂则可有效保留组织细胞活性。如低温冷藏时无细胞防护措施将使冻干移植组织无活性细胞存留[15,16]，冻干仅仅是一种保存手段而并无抗菌作用。

从理论上讲低温冻干技术是有益的，冻干后组织可在室温下保存。此外，从免疫学角度考虑，冻干法较冷冻法优越，这是因为冻干组织至少在实验条件下不能诱发免疫反应[26]。

由于冻干组织难以施行消毒处理，常在获取后给予 25kGy 剂量照射。临床上冻干组织通常给予照射以最终消毒，此冷冻与辐射结合方法可能对组织基因表达产生不利影响，此方法可使移植物机械特性和细胞外基质出现明显改变，因此，从临床角度考虑，冻干结合辐射处理半月板移植物并非是最适合的移植物保存处理方法[41,56,57]。

作者所在“组织库”相关经验

作者所在组织库仅采用新鲜冷冻法保存半月板移植物，图 10.2.6 总结了从供体获取到受体移植的各个流程。近年来临床上半月板异体移植物

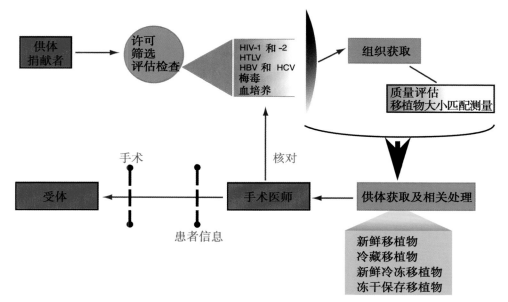

图 10.2.6　同种异体半月板移植物获取决策流程

需求量不断增加，2000 年至今移植物总需求量已增加到以往的 20 倍，2006 年和 2007 年本中心每年提供 45 个半月板移植物。

我们建议使用深度冷冻法保存移植物基于以下原因：（1）该保存方法并未影响组织的机械特性；（2）移植物植入时无活体细胞，但在实验条件下可见术后宿主细胞迅速植入；（3）移植物可保存长达 5 年；（4）相比培养移植组织而言，术中需处理的组织量很少；（5）医师可根据具体情况决定手术时间表。

2007 年，我们对本组织库提供的 69 例新鲜冷冻半月板移植物进行了为期 2 年的随访并进行回顾分析，69 例移植物中 60% 行外周缘缝合固定，22% 给予单骨栓固定，18% 给予双骨栓固定，运用心理评分评估移植术后膝关节功能状况，术后 Tegner 活动评分增加 4 分 [5]，与此相对应的是 65% 的患者半月板同种异体移植术后症状改善。平均 Lysholm 评分从术前 72 分增加至术后最近随访达 90 分 [5]。患者满意度方面，90% 效果满意，8% 较为满意，2% 患者对手术效果不满意。其中 4 例存在并发症：3 例移植物撕裂，1 例合并感染。

我们认为，新鲜冷冻保存同种异体移植为安全可靠的半月板异体移植方法。

参考文献

1. Allen PR, Denham RA, Swan AV（1984）Late degenerative changes after meniscectomy. Factors affecting the knee after operation. J Bone Joint Surg Br 66:666-671.
2. American Association of Tissue Banks（1984）Standards for tissue banking, 1st edn. American Association of Tissue Banks, Arlington.
3. American Association of Tissue Banks（2008）Standards for tissue banking, 12th edn. American Association of Tissue Banks, McLean, Virginia.
4. Bourne RB, Finlay JB, Papadopoulos P et al（1984）The effect of medial meniscectomy on strain distribution in the proximal part of the tibia. J Bone Joint Surg Am 66: 1431-1437.
5. Briggs K, Kocher M, Rodkey W et al（2006）reliability, validity, and responsiveness of the Lysholm knee score and Tegner activity scale for patients with meniscal injury of the knee. J Bone Joint Surg Am 88:698-705.
6. Buck BE, Malinin TI, Brown MD（1989）Bone transplantation and human immunodeficiency virus. An estimate of risk of acquired immunodeficiency syndrome. Clin Orthop Relat Res 240:129-136.
7. Buck BE, Resnick L, Shah SM et al（1990）Human immunodeficiency virus cultured from bone. Implications for transplantation. Clin Orthop Relat Res 251:249-253.
8. Burtonboy G, Delloye C（1996）Polymerase chain reaction in cadaveric blood and tissues. Transplant Proc 28:2927-2928
9. Campbell DG, Li P, Oakeshott RD（1996）Hiv infection of human cartilage. J Bone Joint Surg Br 78:22-25.
10. Center for Disease Control（1988）Transmission of HIV through bone transplantation: case report and public health recommendations. MMWR Morb Mortal Wkly Rep 37:597-599.
11. Cole BJ, Carter TR, Rodeo SA（2003）Allograft meniscal transplantation: background, techniques, and results. Instr

Course Lect 52:383-396.

12. Conrad EU, Gretch DR, Obermeyer KR et al (1995) Transmission of the hepatitis-c virus by tissue transplantation. J Bone Joint Surg Am 77:214-224.

13. Deijkers RL, Bloem RM, Petit PL et al (1997) Contamination of bone allografts: analysis of incidence and predisposing factors. J Bone Joint Surg Br 79:161-166.

14. Deijkers RL, Vehmeyer SB, Veen MR et al (1995) 5-year experience with a central bone bank. Ned Tijdschr Geneeskd 139:622-626.

15. Delloye C, De Halleux J, Cornu O et al (1991) Organizational and investigational aspects of bone banking in Belgium. Acta Orthop Belg 57 (suppl 2)：27-34.

16. Delloye C, Naets B, Cnockaert N et al (2004) Harvest, storage and microbiological safety of bone allografts. In: Delloye C, Bannister G (eds) Impaction bone grafting in revision arthroplasty. Marcel Dekker, New-York.

17. Dienst M, Greis PE, Ellis BJ et al (2007) Effect of lateral meniscal allograft sizing on contact mechanics of the lateral tibial plateau: an experimental study in human cadaveric knee joints. Am J Sports Med 35:34-42.

18. Eggen BM, Nordb SA (1992) Transmission of HCV by organ transplantation. N Engl J Med 326:411.

19. EAMST/EATB (1997) Common standards for musculoskeletal tissue banking. European Association of Tissue Bank, Vienna, Austria.

20. European Community (2004) Directive 2004/23/EC of the European Parliament and of the Council of 31 March 2004 on setting standards of quality and safety for the donation, procurement, testing, processing, preservation, storage and distribution of human tissues and cells. Off J Eur Union L 102:48-58.

21. European Community (2006) Commission Directive 2006/ 17/ EC of 8 February 2006 implementing Directive 2004/23/EC of the European Parliament and of the Council as regards certain technical requirements for the donation, procurement and testing of human tissues and cells. Off J Eur Union L 38:40-52.

22. European Community (2006) Commission Directive 2006/86/ EC of 24 October 2006 implementing Directive 2004/23/ EC of the European Parliament and of the Council as regards traceability requirements, notification of serious adverse reactions and events and certain technical requirements for the coding, processing, preservation, storage and distribution of human tissues and cells. Off J Eur Union L 294:32-50.

23. Fabbriciani C, Lucania L, Milano G et al (1997) Meniscal allografts: cryopreservation vs deep-frozen technique. An experimental study in goats. Knee Surg Sports Traumatol Arthrosc 5:124-134.

24. Fairbank TJ (1948) Knee joint changes after meniscectomy. J Bone Joint Surg Br 30-B:664-670.

25. Friedlaender GE, Mankin HJ (1981) Bone banking: current methods and suggested guidelines. Instr Course Lect 30: 36-55.

26. Friedlaender GE, Strong DM, Sell KW (1976) Studies on the antigenicity of bone. Freeze-dried and deep-frozen bone allografts in rabbits. J Bone Joint Surg Am 58: 854-858.

27. Goble EM, Kohn D, Verdonk R et al (1999) Meniscal

substitutes. Human experience. Scand J Med Sci Sports 9:146-157.

28. Haut TL, Hull ML, Howell SM (2000) Use of roentgenography and magnetic resonance imaging to predict meniscal geometry determined with a three-dimensional coordinate digitizing system. J Orthop Res 18:228-237.

29. Haut TL, Hull ML, Rashid MM et al (2004) The sensitivity of tibiofemoral contact pressure to the size and shape of the lateral and medial menisci. J Orthop Res 22:807-814.

30. Hernigou P, Glorion C, Girard-Pipau F et al (1992) Libération in vitro et in vivo des antibiotiques à partir des greffes osseuse. Rev Chir Orthop 78 (suppl 1)：217.

31. Jackson DW, Grood ES, Wilcox P et al (1988) The effects of processing techniques on the mechanical properties of boneanterior cruciate ligament-bone allografts. an experimental study in goats. Am J Sports Med 16:101-105.

32. Jackson DW, Whelan J, Simon TM (1993) Cell survival after transplantation of fresh meniscal allografts. DNA probe analysis in a goat model. Am J Sports Med 21:540-550.

33. Jensen TT (1987) Rhesus immunization after bone allografting. a case report. Acta Orthop Scand 58:584-584.

34. Johnson CA, Brown BA, Lasky LC (1985) Rh immunization caused by osseous allograft. N Engl J Med 312:121-122.

35. Johnson RJ, Kettelkamp DB, Clark W et al (1974) Factors effecting late results after meniscectomy. J Bone Joint Surg Am 56:719-729.

36. Krause WR, Pope MH, Johnson RJ et al (1976) Mechanical changes in the knee after meniscectomy. J Bone Joint Surg Am 58:599-604.

37. Lelie PN, Zaaijer HL, Cuypers HT (1996) Risk of virus transmission by tissue, blood, and plasma products. Transplant Proc 28:2939-2939.

38. Levy IM, Torzilli PA, Warren RF (1982) The effect of medial meniscectomy on anterior-posterior motion of the knee. J Bone Joint Surg Am 64:883-888.

39. McDermott ID, Sharifi F, Bull AMJ et al (2004) An anatomical study of meniscal allograft sizing. Knee Surg Sports Traumatol Arthrosc 12:130-135.

40. McNicholas MJ, Rowley DI, McGurty D et al (2000) Total meniscectomy in adolescence: a thirty-year follow-up. J Bone Joint Surg Br 82-B:217-221.

41. Milachowski KA, Weismeier K, Wirth CJ (1989) Homologous meniscus transplantation. experimental and clinical results. Int Orthop 13:1-11.

42. Pelker RR, Friedlaender GE, Markham TC et al (1984) Effects of freezing and freeze-drying on the biomechanical properties of rat bone. J Orthop Res 1:405-411.

43. Pereira BJ, Milford EL, Kirkman RL et al (1991) Transmission of hepatitis C virus by organ transplantation. N Engl J Med 325:454-460.

44. Shaffer B, Kennedy S, Klimkiewicz J et al (2000) Preoperative sizing of meniscal allografts in meniscus transplantation. Am J Sports Med 28:524-533.

45. Shoemaker SC, Markolf KL (1986) The role of the meniscus in the anterior-posterior stability of the loaded anterior cruciate-deficient knee. Effects of partial versus total excision. J Bone

Joint Surg Am 68:71-79.

46. Simonds RJ（1993）HIV transmission by organ and tissue transplantation. AIDS 7（suppl 2）：S35-S38.

47. Simonds RJ, Holmberg SD, Hurwitz RL et al（1992）Transmission of human immunodeficiency virus type 1 from a seronegative organ and tissue donor. N Engl J Med 326:726-732.

48. Stone KR, Stoller DW, Irving SG et al（1994）3D MRI volume sizing of knee meniscus cartilage. Arthroscopy 10:641-644.

49. Tapper EM, Hoover NW（1969）Late results after meniscectomy. J Bone Joint Surg Am 51:517-526.

50. Tomford WW（1995）Transmission of disease through transplantation of musculoskeletal allografts. J Bone Joint Surg Am 77:1742-1754.

51. Tomford WW, Doppelt SH, Mankin HJ et al（1983）1983 bone bank procedures. Clin Orthop Relat Res 174:15-21.

52. Tomford WW, Thongphasuk J, Mankin HJ et al（1990）Frozen musculoskeletal allografts. A study of the clinical incidence and causes of infection associated with their use. J Bone Joint Surg Am 72:1137-1143.

53. Verdonk R（2002）Meniscal transplantation. Acta Orthop Belg 68:118-127.

54. Verdonk P, Demurie A, Almqvist K et al（2005）Transplantation of viable meniscal allograft. J Bone Joint Surg Am 87:715-724.

55. Verdonk R, Kohn D（1999）Harvest and conservation of meniscal allografts. Scand J Med Sci Sports 9:158-159.

56. Yahia LH, Drouin G, Zukor D（1993）The irradiation effect on the initial mechanical properties of meniscal grafts. Biomed Mater Eng 3:211-221.

57. Yahia L, Zukor D（1994）Irradiated meniscal allotran-splants of rabbits: study of the mechanical properties at six months postoperation. Acta Orthop Belg 60:210-215.

10.3 法国半月板移植组织机构

O. Charrois, A. podgorski

在法国,半月板撕裂的手术治疗曾在很长时期内落后于国际水平。虽然骨科医师为半月板切除术后的远期[3,13]及近期并发症[2]所困扰且试图在临床上处理半月板病变时尽可能保留并缝合修复半月板组织[1],但半月板切除仍为常见的处理方式。据统计 2006 年法国共行 125 000 例半月板切除术,仅 2800 例患者行半月板缝合修复术。而在针对年轻已有关节退行性变的半月板切除术后患者的处理方面,直到 2002 年法国骨科医师(Beaufils 和 Charrois)才在 René Verdonk 协助下完成了第一例半月板移植术。20 世纪 80 年代由 Milachovski 等和 Kohn 等[7,16]首次在欧洲然后在美国对年轻患者行半月板移植术,二者也是采用了 Verdonk 推荐的移植技术[14]。

此外,法国也无半月板移植物获取的相关管理制度,法国国家健康服务(French National Health Service)项目中无半月板异体移植手术及住院费用相关规定内容,也没有标准的移植物获取及保存流程制度。

法国半月板移植协会(French Meniscal Transplantation Group)是法国关节镜学会为提高半月板移植这项特殊技术的交流水平并规范相关管理制度于 2005 年成立的机构。该协会目前包括 30 个公立及私立开展膝关节手术的骨外科专科机

O. Charrois (✉)
Department of Orthopaedic Surgery, Clinique Arago,
95 Boulevard Arago, 75014 Paris, France
e-mail: charrois@noos.fr
A. Podgorski
Department of Orthopaedics and Traumatology, Centre for
Postgraduate Medical Education, Otwock, Warsaw, Poland

构,其目的是为了在法国开展半月板移植手术之初对涉及半月板移植的三个主要技术领域进行学术讨论,协会成员试图将此相关技术规范化,包括移植物获取、保存及法国组织库的移植物转运过程等方面,通过首次前瞻性研究及日后随机研究不断总结经验以保证移植效果并明确此特殊手术的适应证。

半月板移植的标准技术

移植技术的选择包括手术方法(切开或镜下手术)和移植物固定技术(包括使用骨栓固定、软组织固定或外周缘固定)等方面。我们运用镜下骨栓固定技术以确保术后移植物固定的稳定性,我们认为运用此技术也有利于受体细胞经半月板前后角供应血管再长入(图 10.3.1)。

我们对此技术行尸体模型上的相关可行性研究以明确其是否适用于内、外侧半月板移植,研究结果表明内侧半月板后角的细胞再长入效果差,详细结果见 Laboratory of Anatomy in Tours subject of Chap.10.6。

移植物选择、获取及保存,法国组织库移植物的转运

一些组织库使用的去病毒技术如冷冻加辐射技术由于对移植物基质产生改变其生物力学特性的作用而可能导致术后移植物断裂,因此目前不建议采用此类处理技术[16]。

目前临床上争论的焦点在于移植物保存技术

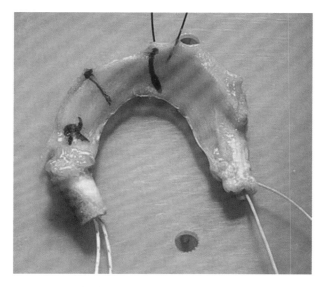

图 10.3.1 外侧半月板移植物带骨性固定骨栓

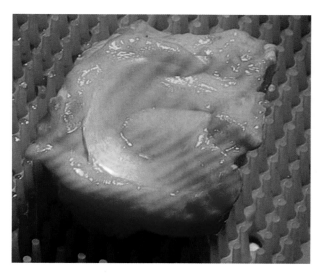

图 10.3.2 半月板异体移植物带胫骨平台骨成分切取后

对移植物细胞、移植术后远期效果及术后膝关节功能的影响。新鲜异体移植物在切取、运输、储存及长期保存技术方面目前仍存在很多争议问题[15]，法国半月板移植协会建议使用细胞保护介质（如二甲基亚砜 dimethyl sulfoxide，DMSO）保存移植物，并提出在切取、保存及分派移植物时应遵循法国健康制品卫生安全局（French Agency for Sanitary Security of Health Products）2008 年相应条款。

供体选择

移植物供体可在多器官捐献者组织器官捐献时获取，切取前需确认已获得捐献者同意且捐献者无法国半月板移植协会规定的半月板组织或其他器官组织切取的相关禁忌。

供体切取禁忌证包括：既往膝关节手术史、存在半月板病变损伤、膝关节韧带损伤、骨性关节炎改变、膝关节局部感染、全身感染、无结缔组织疾病、Paget 病、结核、骨感染、活动期乙型肝炎、丙型肝炎、艾滋病、梅毒和肿瘤。

法国相关机构规定的血清学检查在供体死亡前即应完成。

移植物获取

半月板移植物切取时务必保持大体形态完整，移植物切取需由骨科医师完成，切下移植物

需带至少 1cm 厚胫骨平台骨（图 10.3.2）。附带骨块为获取半月板移植物的支持结构，可藉此在术中调节移植物高度并完成骨栓固定。切下供体半月板后测量（长度、宽度及胫骨平台高度）数据需予以详细记录，供体半月板及胫骨平台成分切取后需置于特殊的真空容器及 8% DMSO 溶液中，供体软组织样本给予常规细菌学检查。

保 存

切取后对移植物行 X 线摄片检查，并再次行 X 线片上相关数据测量，移植物保存在 +4 ～ +8℃，自完成切取到开始冷冻时间间隔不应超过 6 小时。

等待细菌及血清学检测结果时将冷冻移植物置于低温保护溶液中并保存于冰箱中，如必要时可行分子生物学相关附加检测。

如检测证实供体移植物无病毒及细菌传播危险，移植物可在 –80℃恒温冷藏，其最长可保存 5 年时间。

移植物转运及制备

半月板移植物可根据组织库备案及移植物需求提取，手术医师需根据组织库提供的相关测量数据及 X 线平片提出申请，以便提供最为匹配的移植供体。

如大小匹配合适，移植物融化后应尽快运输转运，融化后移植物不应再次冷冻。

所有关于捐献者与受体的信息、移植手术适应证、移植物特性及相关并发症等信息都以数字化形式进行记录登记。

半月板移植的效果、手术指征

Eriksson 等[4] 认为，年轻患者行半月板切除者少见，对这些术后早期即出现疼痛症状的患者目前尚缺乏有效的治疗手段，因此虽然此类病变的临床研究较多，目前仍无法对此类患者行半月板异体移植处理进行有效的前瞻性对比研究。

法国半月板移植协会 2007 年获得相关权威机构资助的半月板异体移植术后随机研究为可控、随机的多中心研究（17 个医学中心），为期 7 年，对半月板异体移植与保守治疗效果进行了比较研究。

研究材料

为使研究数据统计学有效性达到 90%，对全部 190 例患者采用相同的镜下骨栓固定移植术式并进行了分析研究。

方　法

本研究的目的是为了评估低温冷藏同种异体半月板移植术后 2～5 年的手术效果，根据以下临床效果标准进行评估：疼痛症状、膝关节功能（KOOS [8,10-12] 和 IKDC2000 问卷评分）、生活质量（SF 12 项问卷调查[6]）、是否恢复至日常工作活动水平、早期并发症（感染、关节出血、滑膜炎）、晚期并发症及是否需进一步手术处理（截骨术、膝关节置换术）。此外，还包括影像学及病理学评估标准，如行 MRI 关节造影和 CT 关节造影评估移植物是否愈合，行 MRI 检查明确半月板移植后位置变化[9]，MRI 检查及病理活检技术明确移植物内细胞再长入情况及排异反应情况（淋巴细胞浸润、移植供体半月板周围巨细胞浸润[5]），标准 X 线摄片及 CT 关节造影评估关节间隙高度以明确术后软骨情况。

此外，尚需对院内及院外相关费用进行评估，以明确此项特殊技术的经济价值。

最后为进一步提高移植操作技术，需对手术操作过程中可能面对的问题进行评估。

小　结

在法国，人们往往对新出现的技术存在一定的排斥观念，半月板移植技术的开展及管理方面在最初存在一定的难度。我们对半月板异体移植技术进行了规范，借鉴了国际上此领域的先进经验，并联合了有意愿开展此项技术的相关医疗机构，在对整个移植过程中的各个步骤进行规范并对此技术的手术适应证制定了相关标准后，目前已有 17 个骨科机构开展镜下深度冷冻保存半月板异体移植，术中使用骨栓固定技术，并将对此技术进行首次前瞻性随机研究。

我们对其他相关步骤（如移植物编码、保存等）也已完成规范，我们认为这利于供体移植物配送及该项技术的进一步开展。

参考文献

1. Cassard X, Beaufils P, Verdonk R, Almqvist KF, Nourrissat G, Thoreux P, Kerdilès N, Charrois O, Katabi M, Kelberine F, Candoni P, Aït Si Selmi T, Hulet C, Billot N, Bamberg A, Pujol N, Gihr D, Accadbled F（2004）Meniscal repair. Rev Chir Reparatrice Appar Mot 90（8 suppl）：3S49-3S75.

2. Charrois O, Ayral X, Beaufils P（1998）Rapid chondrolysis after arthroscopic external meniscectomy. About 4 cases. Rev Chir Orthop Reparatrice Appar Mot 84（1）：88-92.

3. Chatain F, Adeline P, Chambat P, Neyret P（2001）The natural history of the knee following arthroscopic medial meniscectomy. Knee Surg Sports Traumatol Arthrosc 9（1）：15-18.

4. Erikson E（2006）Editorial. Knee Surg Sports Traumatol Arthrosc 14（8）：694-706.

5. Hamlet W, Liu SH, Yang R（1997）Destruction of a cyropreserved meniscal allograft: a case for acute rejection. Arthroscopy 13:517-521.

6. Hurst NP, Ruta DA, Kind P（1998）Comparison of the MOS short form-12（SF12）health status questionnaire with the SF36 in patients with rheumatoid arthritis. Br J Rheumatol 37（8）：862-9.

7. Milachowski KA, Weismeier K, Wirth CJ, Kohn D（1990）Meniscus transplantation and anterior cruciate ligament replacement-results 2-4 years postoperative. Sportverletz Sportschaden 4（2）：73-78.

8. Paradowski PT, Bergman S, Sunden-Lundius A, Lohm-ander LS,

Roos EM (2006) Knee complaints vary with age and gender in the adult population. Population-based reference data for the Knee injury and Osteoarthritis Outcome Score (KOOS). BMC Musculoskelet Disord 7:38.

9. Puig L, Monllau JC, Corrales M, Pelfort X, Melendo E, Cáceres E (1997) Factors affecting meniscal extrusion: correlation with MRI, clinical, and arthroscopic findings. Knee Surg Sports Traumatol Arthrosc 14 (4): 394-8.

10. Roos EM, Roos HP, Lohmander LS, Ekdahl C, Beynnon BD (1998) Knee injury and Osteoarthritis Outcome Score (KOOS), development of a self-administered outcome measure. J Orthop Sports Phys Ther 28 (2): 88-96.

11. Roos EM, Lohmander LS (2003) The Knee injury and Osteoarthritis Outcome Score (KOOS): from joint injury to osteoarthritis. Health Qual Life Outcomes 1 (1): 64.

12. Roos EM, Toksvig-Larsen S (2003) Knee injury and Osteoarthritis Outcome Score (KOOS)-validation and comparison to the WOMAC in total knee replacement. Health Qual Life Outcomes 1 (1): 17.

13. Tabib W, Beaufils P, Blin JL, Trémoulet J, Hardy P (1999) Arthroscopic meniscectomy with Ho-Yag laser versus mechanical meniscectomy. Midterm results of a randomized prospective study of 80 meniscectomies. Rev Chir Orthop Reparatrice Appar Mot 85 (7): 713-721.

14. Verdonk R (2002) Meniscal transplantation. Acta Orthop Belg 68:118-127.

15. Verdonk PC, Demurie A, Almqvist KF, Veys EM, Verbruggen G, Verdonk R (2006) Transplantation of viable meniscal allograft. Surgical technique. J Bone Joint Surg Am 88 (suppl 1)pt 1: 109-118.

16. Wirth CJ, Peters G, Milachowski KA, Weismeier KG, Kohn D (2002) Long-term results of meniscal allograft transplantation. Am J Sports Med 30 (2): 174-181.

切开半月板移植技术

P. Verdonk, R. Verdonk

术前因素

与深度冷冻保存移植物相比，新鲜半月板移植从移植物切取到转运各个环节都有严格的时间限制。新鲜半月板移植物转运过程中需保证供体组织活性成分完整性，移植物切取后需立即置于培养液中保存。不论采用何种方法，移植物大小匹配是成功移植的关键。深度冷冻保存异体半月板移植术前，受体胫骨平台内 - 外及前 - 后长度可在带刻度的 X 线平片上测量得出，测出数值送至组织库后寻找匹配移植物。新鲜半月板异体移植时只有一个供体而能匹配受体数量有限，最匹配受体筛选都是基于相应供体 - 受体身高及体重标准。如确定患者需行移植手术，则需提前备自体血浆 30 ～ 50ml –21℃保存以便能够及时行移植前相关检测。在我们中心申请者平均需等待 2 个月（从 14 天到 6 个月），如获得合适大小的半月板移植物，患者即被告知在接下来 14 天内准备手术。

手术技术

简　介

本章主要讨论切开内、外侧半月板异体移植技术 [7-9]。此技术主要是采用软组织缝合固定方法

P. Verdonk (✉)

R. Verdonk

Department of Orthopaedic Surgery and Traumatology,

Ghent University Hospital, De Pintelaan 185, 9000 Ghent, Belgium

e-mail: pverdonk@yahoo.com

e-mail: rene.verdonk@ugent.be

将移植半月板固定于自体半月板周缘部位。此外，还采用前后角经骨道固定或前角标记软组织 - 骨固定方法。

麻醉及术前准备

麻醉方式需根据医师、麻醉师意见及患者具体情况如患者年龄、合并疾病、既往麻醉史等而定，在我们中心术前通常给予全麻。

患者手术床上仰卧，下肢止血带水平放置外侧腿垫，膝关节屈曲 90°。必要时可使用足固定垫使膝关节保持在屈曲 90° ～ 110° 范围内。下肢驱血后上止血带，术区使用葡萄糖酸氯已定酒精溶液（Hibitane，Regent Medical Overseas Limited，Manchester）消毒，消毒铺单应达大腿中段水平。

移植物制备

如各种文献所述，移植物由 3 个 25 号缝线针固定于一特制的木板（图 10.4.1）[7]，使用手术刀将移植物周围滑膜组织切除至显露半月板关节囊连接部位。

用亚甲蓝画线笔对移植物上表面进行标记，使用 2-0 号聚二噁烷酮缝线（PDS Ⅱ 号两端穿于小号缝线针，Ethicon，Somerville，NJ）或 2-0 号不可吸收聚丙烯缝合线（Prolene 缝线两端穿于小号缝线针，Ethicon）每隔 3 ～ 5mm 水平缝合固定移植半月板后角，移植物体部及前角固定于一个特殊的缝线固定装置（图 10.4.1）。有经验的医师常使用 2-0 号聚丙烯缝线固定后角，此缝线连接缝合针较小，这有利于在后侧较为狭窄的关节间隙内

完成缝合操作。缝线自后向前固定于特制的缝线固定装置上,通常整个移植物固定需缝合6～7针。

切开半月板同种异体移植

膝关节屈曲90°,取长约8cm内侧或外侧髌旁切口以显露受累关节间室(图10.4.1),切开关节囊后切除自体残留半月板前角。外侧半月板移植时,需行髂胫束远侧止点骨膜下松解,使用弧形骨凿分离外侧副韧带及腘肌腱股骨侧止点以进一步显露外侧间室。在股骨截骨操作之前使用2.7mm钻头于截骨骨块中心部位预先钻孔定位,以利于使用带垫片螺钉再固定截骨端。需沿8点方向到4点方向顺时针截骨,截骨深度约1.5cm,截骨块呈圆锥形。使用咬骨钳轻柔移除截除骨块后沿4点向8点方向骨刀修整截骨端,截骨完成后,4字位(即膝关节屈曲70°～90°,患侧足置于对侧下肢)下可轻易地使外侧关节间室完全显露(图10.4.1)。

内侧半月板移植时,需使用骨膜剥离器分离内侧副韧带股骨侧[3],可使用直骨刀在股骨内侧髁水平行0.5～1cm厚薄层截骨。需保持内侧副韧带后侧软组织连续性,截骨后将膝关节置于轻度外翻位可完全显露内侧间室。

使用手术刀及镜下器械清除膝关节前后方自体半月板残留组织,修整后通常半月板后角仍完整,并与胫骨平台连接,该部位也应予以清除以利于移植半月板植入。半月板外周缘需予以保护,因其为包绕膝关节内、外侧间室的重要支撑结构。

此后,使用小蚊氏钳固定标记自体半月板残留部分前缘,作为之后移植物固定的参照点。将事先已准备好的活体半月板移植物置入相应关节间室,从第一个缝线固定器上按自后向前顺序牵出缝线,运用全内缝合技术将缝线自下方向上方顺序贯穿半月板周缘后导入第二个缝线固定器(图10.4.2),对位后再次沿由后向前顺序牵拉固定缝线。外侧移植物可缝合于腘肌腱,在术后镜下随访中我们发现腘肌可自然恢复其功能。半月板前角在此时尚未缝合固定,如第一个缝线固定器中缝线顺序穿过半月板周缘及腘肌腱导入第二个固定器后,即可轻柔地按由后向前顺序牵拉缝线,将移植物导入外侧间室,为保证移植物贴附于周缘需缓慢操作(图10.4.3),移植物贴附后打结并剪线,可使用推结器及剪线器完成后方缝线打结及剪线。之后膝关节屈曲90°,使用35mm或40mm长、直径2.9mm带刺垫片AO松质骨螺钉再次固定侧副韧带或腘肌腱止点,使用锚

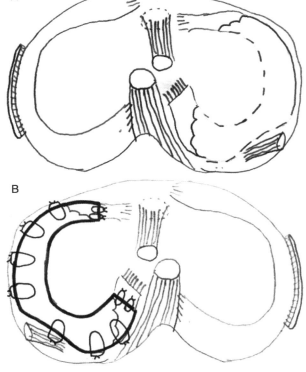

图10.4.2　缝线自后向前从缝线固定器中拉出,全内缝合技术将缝线自下方向上方顺序贯穿半月板周缘后导入第二个缝线固定器,再次沿由后向前顺序牵拉固定缝线,图示修整操作及缝线打结完成后所见

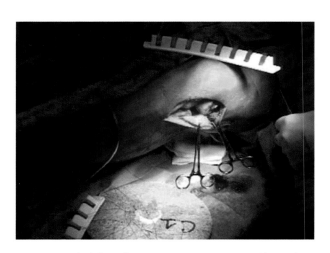

图10.4.1　膝关节屈曲70°～90°,患足置于对侧下肢,4字位下易于显露膝关节外侧间室

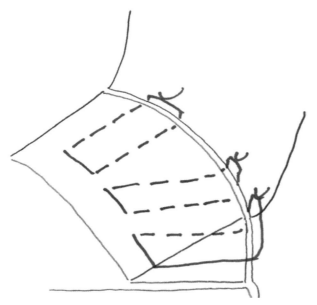

图 10.4.3   移植物缓慢植入间室后，缓慢牵拉缝线自后向前顺序打结缝线

钉（GII，Depuy Miteck，Raynham，MA）（TLi：Tom Lootens 改进装置）将移植半月板前角固定于胫骨（图 10.4.4），局部止血后 Hoffa 脂肪垫及膝关节囊使用 Vicry1-0（Ethicon）编织缝线间断缝合。

软组织 - 骨固定法

除前述移植物前角标记缝线固定技术外，也可使用高强度不可吸收缝线（Fibre Wire, Arthrex, Naples）固定缝合移植物前后角，通常需在移植物前后角内外缘连续缝合 3 针（图 10.4.3），将 ACL 定位器置入关节腔内、外侧半月板后角解剖止点（图 10.4.4）。导针定位后使用 4.5mm 空心钻钻孔，双股钢丝自外而内导入骨道，在关节内由镜下器械牵出骨道并将后角缝线经由双股钢丝拉出，后角缝线导出后自后角方向向前角方向缝合固定软组织。

前角置入膝关节后以前述相同方式确认解剖止点，如必要时其位置可根据移植物位置进行调整，与后角缝线缝合固定方式相似，前方骨道建立后牵拉导出缝线完成固定。

接下来，移植物前后角牵拉缝线在胫骨前内侧或前外侧骨道之间打结。此经骨道固定缝线操作可防止关节囊对移植半月板的牵拉作用及移植半月板嵌顿于自体半月板残留周缘。

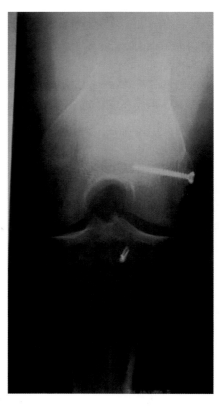

图 10.4.4   锚钉（GII，Depuy Mitek，Raynham，MA Tli：Tom Lootens 改进装置）固定移植物前角于胫骨

软组织及骨性固定移植物的比较 [1,2,4-6]

尸体生物力学研究表明，骨性固定较软组织固定更具有技术优越性，最近相关尸体对比研究结果也证实了上述观点。但如骨性固定置入位置不当将导致术后软骨损伤的危险性增高，由于异体骨植入将导致术后出现免疫反应的机会增大。笔者认为如使用骨性固定技术则需保证异体移植物尽可能完整匹配，骨块或骨栓植入不当可能导致相应部位软骨损伤，如移植物较小可能导致自内而外缝合时张力过大并可能导致软组织固定失败。因此在使用骨块或骨栓固定移植物时通常建议使用较大尺寸移植物，骨栓分开固定因术中可调整相对位置因此较整体骨块固定更具优势。此外，在外侧半月板移植整体骨块固定操作时可能需切除部分 ACL 外侧纤维。

目前尚未发现软组织及骨性固定技术之间存在明显的术后临床结果和（或）影像学差异。

康　复

半月板异体移植术后康复的目的主要是为了在不影响移植物自体细胞长入和愈合的情况下恢复膝关节正常功能。患者应在术后前 3 周不负重活动,之后 3 周部分负重(50% 体重),术后 6 ～ 10 周可完全负重。膝关节支具不一定需要,具体情况需根据患者移植物形状及患者病情决定。术后前 2 周膝关节屈伸活动度应限制在 0° ～ 30°,以后每 2 周屈曲角度增加 30°。

等长肌力练习及肌肉协同收缩练习在术后第 1 天即开始,术后前 3 周内应禁止直腿抬高练习。术后 3 周开始本体感觉训练。

术后 6 周及 12 周可参加游泳及骑自行车运动,术后 20 周可恢复跑步等运动活动。

参考文献

1. Alhalki MM, Howell SM, Hull ML (1999) How three methods for fixing a medial meniscal autograft affect tibial contact mechanics. Am J Sports Med 27:320-328.

2. Chen MI, Branch TP, Hutton WC (1996) Is it important to secure the horns during lateral meniscal transplantation? A cadaveric study. Arthroscopy 12:174-181.

3. Goble EM, Verdonk R, Kohn D (1999) Arthroscopic and open surgical techniques for meniscus replacement-meniscal allograft transplantation and tendon autograft transplantation. Scand J Med Sci Sports 9:168-176.

4. Huang A, Hull ML, Howell SM (2003) The level of compressive load affects conclusions from statistical analyses to determine whether a lateral meniscal autograft restores tibial contact pressure to normal: a study in human cadaveric knees. J Orthop Res 21:459-464.

5. Messner K, Verdonk R (1999) Is it necessary to anchor the meniscal transplants with bone plugs? A mini-battle. Scand J Med Sci Sports 9:186-187.

6. Paletta GA Jr, Manning T, Snell E et al (1997) The effect of allograft meniscal replacement on intraarticular contact area and pressures in the human knee. A biome-chanical study. Am J Sports Med 25:692-698.

7. Verdonk PC, Demurie A, Almqvist KF et al (2006) Transplantation of viable meniscal allograft. Surgical technique. J Bone Joint Surg Am 88(suppl 1)part 1:109-118.

8. Verdonk PCM, Demurie A, Almqvist KF et al (2005) Viable meniscal allograft transplantation: survivorship analysis and clinical outcome of 100 cases. J Bone Joint Surg Am 87: 715-724.

9. Verdonk PCM, Verstraete KL, Almqvist KF et al (2006) Meniscal allograft transplantation: long-term clinical results with radiological and magnetic resonance imaging correlations. Knee Surg Sports Traumatol Arthroscopy 14: 694-706.

10.5

关节镜下无骨栓固定
移植技术

J. Bellemans

引　言

我们中心自 1994 年首次行半月板同种异体移植术以来至今共开展 100 余例，初期采用的是经改进的由 Shelton 和 Dukes 提出的同种异体半月板前后角附着骨块固定操作技术 [1-4]。

术中骨块固定的目的是为了有利于移植物与受体胫骨之间的愈合，骨块固定于胫骨前后方骨道，骨道开口于半月板前后角解剖止点部位。以往镜下自体骨 - 髌腱 - 骨移植重建 ACL 技术已在临床上成功运用，很多学者认为移植物可在相应骨道内达到骨性愈合。之后几年，腘绳肌腱重建 ACL 技术也在临床上得以普遍开展，学者们发现软组织移植物在植入并固定于骨性骨道后宿主细胞可相对容易长入并实现腱 - 骨愈合。

我们认为在半月板异体移植术中也可运用此愈合原理，我们在骨性固定异体移植物手术时所面临的技术难题是将半月板附着骨块经关节腔导入相应的骨道时操作困难。首批 22 例运用此技术行半月板异体移植术患者，由于骨块难以植入使手术时间长达 2 小时 25 分钟，其中 3 例为术后一个连接骨块滑出骨道，导致术后出现绞索症状，此 3 例中有 2 例需二次手术处理。

基于上述临床经验，我们于 1998 年开始采用无骨块固定半月板异体移植术式，除移植物软组织附着点前后方骨道直径较小以外（骨道直径为

J. Bellemans
Department of Orthopaedic Surgery, Pellenberg University
Hospital, Katholieke Universiteit, Leuven, Belgium
e-mail: johan.bellemans@uz.kuleuven.ac.be

5.5mm 而骨块固定时直径为 10mm），移植术中其他操作技术较前无明显差异，术中可利用移植物外侧半月板后角的半月板股骨韧带及内、外侧半月板前角的半月板前横韧带维持移植物稳定性。

手术技术

我们使用 30° 关节镜头及标准的镜下辅助操作器械。患者置于标准膝关节镜手术床上，髌骨近侧 15cm 放置腿垫，小腿悬吊，术中需使用驱血带。取长 1cm 标准的髌旁内侧和外侧镜下探查切口（图 10.5.1）。

内侧半月板移植

为了获得稳定的、新鲜化的移植物外周缘可使用刨刀、半月板锉和半月板剪清理自体残留的瘢痕及半月板组织并使用 2.0mm 克氏针钻孔至移植半月板周缘以利于建立血供通道和自体细胞长入供体。

接下来建立前后角固定骨道，为将标准 ACL 定位器置入狭窄的胫股间室需对其进行改进，应将定位器定位尖自远侧标记点处移除，先将改进后的定位器准确置于半月板后角止点（此位置通常可以良好辨认），克氏针钻孔并确认位置正确（图 10.5.2）后使用 5.5mm 空心钻经胫骨前内侧 2cm 小切口扩孔。

之后以同样方法建立半月板前角骨道，这样即在胫骨前方皮质下形成了前后骨道之间 1 ～ 2cm 厚度的骨桥。前后角骨道可经一个前内侧皮肤切

口建立，应注意骨道建立时可参照自体残留半月板解剖形态进行定位（图10.5.3）。

所有上述步骤均在镜头置入前外侧入路（正常间室）下完成，操作器械置入内侧入路（操作间室），可根据具体受累间室调整探查及操作入路。

前后骨道建立完成后，自前后骨道分别置入可弯钢丝并经内侧探查切口拉出，骨道内钢丝可协助将移植物导入关节腔并将其固定于相应骨道（图10.5.4）。

上述操作同时，助手准备好移植物并使用Ticron 2号缝线十字交叉缝合移植半月板前后角延伸部位，通常移植半月板前角由于半月板前横韧带结构存在而易于缝合，而后角缝合操作较困难。

在置入移植物之前，可扩大前内侧入路至其可容纳一示指，此时应确认之前置入两根钢丝之间无软组织桥形成，以利于移植物止点顺利导入骨道。

上述操作完成后牵拉后方导引钢丝将移植物经前内侧入路导入关节腔，可在无创抓取钳协助下完成操作（图10.5.5）。

在移植物后角止点导入胫骨后方骨道几毫米后，以同样方法牵拉前侧导引钢丝将前角止点导

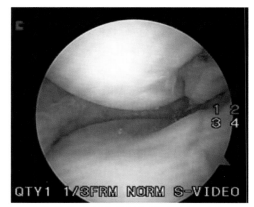

图 10.5.1　右膝关节内侧半月板切除术后镜下观

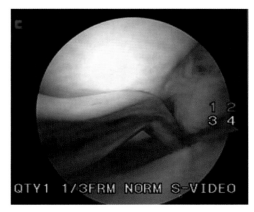

图 10.5.2　改进后的 ACL 定位器置入后角附着点（镜头经前外侧入路置入，ACL 定位器经前内侧入路置入）

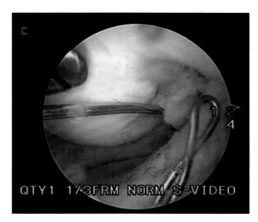

图 10.5.4　可弯曲钢丝置入前后骨道，并经前内侧入路拉出（镜头经前外侧入路置入）

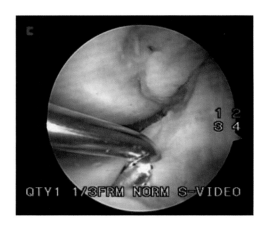

图 10.5.3　同一病例定位器置入前角止点

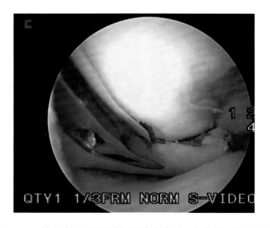

图 10.5.5　使用镜下抓取钳经前内侧入路将移植物置入关节腔（镜头经前外侧入路进入）

入前方骨道（图 10.5.6）。此时需再次确认移植物位置正确，并在胫骨骨道位置暂时钳夹固定缝线，术中应首先缝合固定移植物周缘（图 10.5.7）。

　　术中可联合使用多种缝合方法。我们使用半月板箭或全内缝合器械固定移植半月板后部，运用标准的自内而外技术使用 Ticron 0 号线缝合中部，运用自内而外或自外而内技术使用 Ticron 0 号线缝合前角（图 10.5.8）。我们认为移植物上下表面交替的周缘垂直套圈缝合可保证移植物坚强的固定(图 10.5.9)，通常必须给予 6 ～ 8 针缝合(图 10.5.10 ～图 10.5.12)，可经内侧入路缝合半月板后部，中部及前角经前外侧入路易于缝合，前角和中部缝合时将关节镜镜头经前内侧入路置于半月板移植物头侧易于显露。

　　缝线缝合完成并打结后取出镜头，自骨道拉出 Ticron 2 号缝线并于骨桥前方打结（图 10.5.13），逐层缝合刀口。患肢给予铰链支具固定 6 周，关节屈曲限制于 20°。

　　术后患者在理疗师指导下行主动功能锻炼活

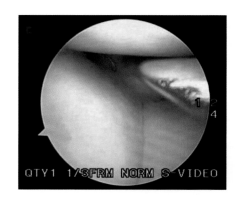

图 10.5.8　自内而外垂直间断缝合（Ticron 0 号）移植物中部，镜头经前内侧入路置入，缝合通道经前外侧入路置入

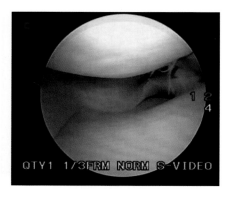

图 10.5.6　移植物置入正确位置

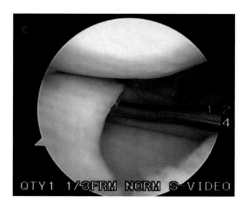

图 10.5.9　移植半月板上下表面交替缝合

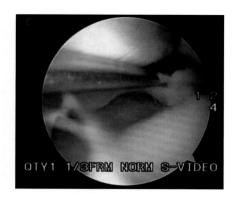

图 10.5.7　移植物外周缘缝合，使用半月板箭缝合后部（镜头经前外侧入路置入，半月板缝合器械经前内侧置入）

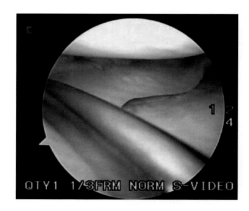

图 10.5.10　移植半月板上下表面交替缝合

动，术后前 3 周膝关节 0° ～ 30° 屈伸活动锻炼，之后每 3 周屈伸活动度增加 30°，术后 6 周内允许部分负重。

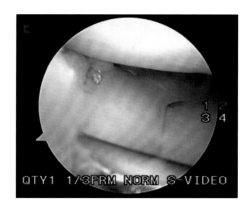

图 10.5.11 前角缝合，镜头置于前内侧入路，缝合通道置于前外侧入路

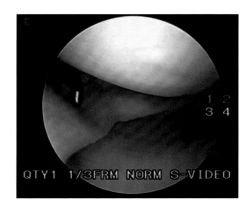

图 10.5.12 切口闭合前镜下所见，确认移植物与关节囊贴附

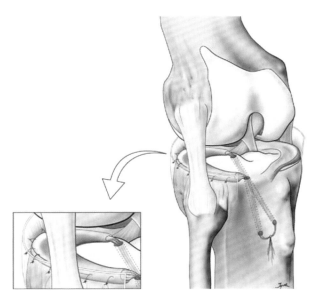

图 10.5.13 移植技术示意图，固定缝线在骨桥间打结固定

外侧半月板移植

与内侧半月板移植相同，需事先清除所有残留瘢痕组织或自体半月板残留组织并修剪出稳定、血供丰富的移植物附着周缘。使用刨刀、半月板锉和半月板刮勺可轻易完成清理操作，清理后使用 2mm 克氏针在周缘部位钻孔建立血供通道利于自周缘向移植物内自体细胞的长入。与内侧半月板移植相比由于外侧半月板周围有腘肌腱穿过，因此新鲜化处理不可能达到整个外侧半月板移植物周缘范围。腘肌腱周围无自体细胞长入但这并不影响整个愈合过程，术中对腘肌腱周围可不予以处理。

血供丰富且局部稳定的周缘制备完成后，可将改进后的 ACL 定位器置入狭窄的胫股间室后建立移植半月板前后角附着点骨道，此定位器的定位尖自远侧标记点移除。首先将定位器准确置于后角止点后克氏针钻孔，确认位置正确后取 2cm 皮肤切口经前内侧胫骨皮质使用 5.5mm 空心钻钻孔。理论上来讲也可经前外侧胫骨皮质完成钻孔，但由于前外侧骨皮质走行特点，该部位钻孔操作常较为困难。

接下来完成前角骨道制备，这样胫骨前方前后骨道之间即形成约 1 ～ 2cm 宽的骨桥，前后骨道制备可经同一切口完成，应注意止点骨道制备应参照自体半月板残留部位作为参照点。

所有上述步骤均在镜头置入前内侧入路（正常间室）时完成，操作器械置入外侧入路（操作间室），术中应根据具体情况更换探查及操作通道。

骨道制备完成后，可弯曲钢丝穿入前后骨道并导入关节腔后经外侧入路拉出，钢丝用于将移植半月板导入关节腔并固定于止点骨道。

上述操作同时，助手准备好移植物并使用 Ticron 2 号缝线十字交叉缝合半月板前后角延伸部分，通常前角由于半月板前横韧带结构存在而易于缝合，后角缝合操作较困难。

在置入移植物之前，可延长前外侧切口至可容纳示指，此时应确认两根钢丝之间无软组织桥，以利于移植物止点顺利导入骨道。

之后牵拉后方钢丝将移植物经前外侧入路置入关节腔，需在无创抓取钳辅助下操作。

移植物后角被导入后方骨道几毫米后，牵拉

前方钢丝使移植物前角导入前方骨道。

　　确认移植物位置正确及锚定缝线穿出胫骨骨道后暂时钳夹固定并缝合移植物周缘。

　　可结合使用不同的缝合技术固定移植物，我们使用半月板箭或全内缝合技术缝合最后部区域，运用标准自内而外技术使用 Ticron 0 号缝线缝合中部，运用自内而外或自外而内技术使用 Ticron 0 号缝线缝合前角。我们认为，移植物上下表面交替的周缘垂直套圈缝合固定效果最为坚强，通常需要缝合 6 ~ 8 针，可经前外侧入路缝合半月板后部，移植物中部和前角经前内侧入路易于缝合，经腘肌腱穿行部位移植物通常不予以缝合，因此术后半月板与腘肌腱之间存在间隙。但如后角缝合质量不佳时应则应使用缝线或半月板箭将移植物与腘肌腱缝合固定，从而使移植物周缘保持稳定。鉴于胫股关节的机械特性，我们在随访中发现此部位缝线会随着正常半月板腘肌间隙功能结构的恢复而发生断裂，但此时移植半月板可能已与腘肌腱中部偏外侧的关节囊完全愈合（图 10.5.14 和图 10.5.15）。

　　缝合移植半月板前角及中部时，关节镜镜头经前外侧入路进入并置于移植物头侧，缝合装置经前内侧入路进入以利于显露及操作。

　　缝合及打结完成后，退出关节镜镜头，Ticron 2 号缝线拉出胫骨骨道并在骨桥上方打结，术后铰链型支具固定 6 周并将关节屈曲角度限制在 20°。

　　术后康复原则与内侧半月板移植术后相同，患者在理疗师指导下术后行主动屈伸功能锻炼（前 3 周 0° ~ 30° 屈曲活动，之后每 3 周增加 30°），术后前 6 周部分负重。

技术要点及操作难点

　　运用标准镜下操作技术行异体半月板移植是临床上最具有挑战性的手术技术之一，主要技术难点在于术中操作空间狭小、手术时间限制（止血带时间），此外，术者及助手需熟悉手术过程，术者应于术前详细制订计划以利于手术顺利进行。

　　术前应对手术进行统一规划，使助手、手术护士及所有镜下及缝合设备有条不紊地发挥作用，在切开和植入移植物之前应对移植物除霜处理并详细检查，核对方向准确与否（内 - 外侧及左 -

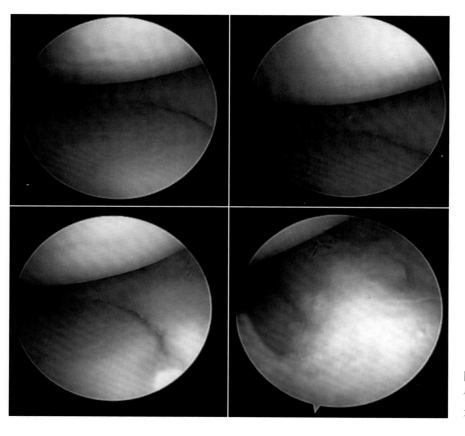

图 10.5.14　半月板移植术后 2 年，伴发骨折行钢板、螺钉内固定取出术后行镜下探查所见

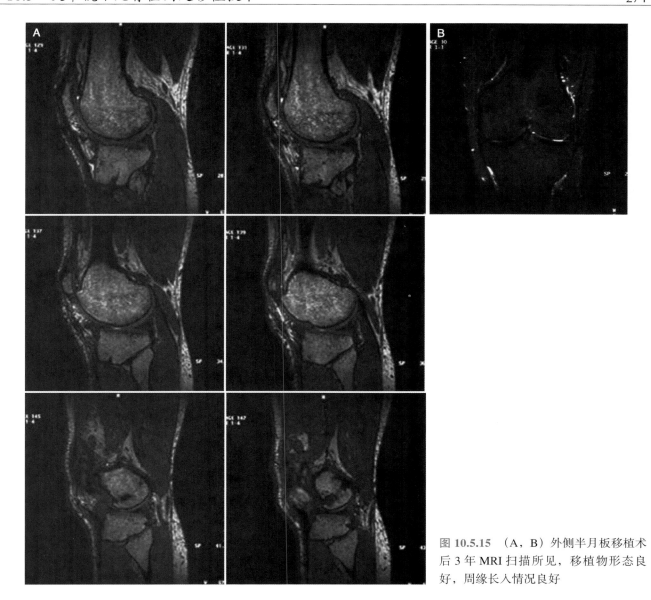

图 10.5.15 （A，B）外侧半月板移植术后 3 年 MRI 扫描所见，移植物形态良好，周缘长入情况良好

右侧）。

此外还有许多我们在临床上碰到需要注意的问题，以下一一陈述。

移植物不完全匹配

尽管我们在临床上运用刻度标记 CT 扫描胫骨平台近侧作为移植物匹配的参考评估项目以防止出现移植物不匹配，但实际上此类情况并不少见。移植物过大并非问题，此时镜下操作反而较为容易，术中将胫骨和股骨骨道相应前后角部位牵拉至较深位置即可。

移植物较小则难以处理，移植物需足够大以保证其能够置入后跨越两骨道之间距离。如

碰到移植物过小的情况，可将后角置于正常位置（即胫骨后骨道内植入数毫米），而前角可置于骨道外侧。

我们碰到 3 例术中发现移植物过小患者，依此方法处理术后无问题出现。有时，制备供体时保留半月板前横韧带可避免此类情况发生，术中利用此韧带结构可使半月板移植物长度增加至多 5 ～ 10mm。

移植物方向错误

移植物方向错误较人们想象得更多见，多由于供体切取者为非专业的骨科医师（有时为实习医师），切取者有时可能对半月板的解剖特点并不

熟悉。另外，半月板移植物切取后置于无菌桌上予以标记，此时对左侧或右侧半月板、半月板上面或下面、内侧或外侧半月板往往容易混淆，因此我们建议对移植物的方向应在切取后及时予以标记。

如在手术中碰到此类问题，我们可以将方向相反的半月板反转移植，但如左右侧出现错误则不可能将移植物折叠修整后移植！

操作空间狭窄

移植物置入是手术中最为困难的一步，这是因为胫股关节间隙操作空间过于狭小所致。在术中术者应注意给予膝关节足够的内翻和外翻应力，我们认为，在术中膝关节腿垫的固定对于显露也是十分重要的。

如经上述步骤后仍存在紧缩（通常经牵拉 15 ~ 20 分钟后紧缩可缓解），可经皮使用小刀或胸穿针进行软组织松解，这样可明显改善操作空间局部狭窄。在术后康复过程中应考虑到此松解处理操作过程并制订出有针对性的相应的康复计划。

移植物后部紧缩

半月板移植物后角缝合固定于后关节囊时可能出现移植物后部紧缩，尤其是使用自锁缝合系统固定时，收紧此类装置缝线并打结时可导致移植物相对于后侧极松弛的关节囊发生移位，这是因为缝线打结时膝关节通常处于一定程度的屈曲状态。

后侧严重紧缩可能导致移植物前角移出前骨道且不能复位，移植物后侧缝线打结过紧导致过度紧缩产生的后侧移位也可能导致中部及前角关节囊连接部位对位困难。医师在术中应对此可能出现情况予以重视，缝合后部时避免打结过紧。

结　论

我们最近行无骨块固定同种异体半月板移植术 51 例，手术时间平均 1 小时 25 分钟，较初期使用骨块固定者手术时间 2 小时 55 分钟明显缩短（$P < 0.001$），但在固定时我们仍面临着很多其他技术难题。

48 例患者术后平均随访 3.5 年疼痛症状明显缓解（VAS 评分小于 2 分），平均 Lysholm 评分从术前 55 分达到术后 85 分（$P < 0.001$），平均 Tegner 活动水平评分从 3 分增至 5 分（$P < 0.001$）。所有患者术后膝关节屈伸活动范围正常。48 例患者愿意再次接受此手术治疗，其中 1 例手术效果不确定。2 例手术效果不满意且其中 1 例最终选择行膝关节置换术；2 例行二次关节镜探查，二次探查中 1 例为初次半月板移植 1 年后行对侧外侧半月板移植，第 2 例探查为钢板螺钉内固定取出术后关节镜探查，2 例患者探查中半月板移植物大体形态均完整。

与我们第一组 51 例患者相比，我们发现与骨栓固定半月板异体移植术相比，二者术后预后无明显差异（$P > 0.1$），但无骨栓固定移植技术手术时间更短，技术难度更低且并发症发生率明显减小（$P < 0.001$）。

小　结

基于以上研究数据结果，我们认为，关节镜下无骨栓固定半月板异体移植术为一项较骨栓固定半月板异体移植术更容易掌握的手术技术，移植后半月板的环应力保护功能恢复情况在我们的愈后数据统计资料中并无反映，我们认为软组织固定异体半月板移植术是与骨栓固定异体半月板移植术一样有效的手术技术。

参考文献

1. Bellemans J, Fabry G（1995）Meniscus transplantation using a cryopreserved allograft meniscus with attached bone blocks. In: Byk C, Lechat A, Von Versen R（eds）4th International conference European association of tissue banks. Monduzzi Editore, Bologna, pp 131-134.

2. Cole B, Carter T, Rodeo S（2002）Allograft meniscal transplantation. Background, techniques and results. J Bone Joint Surg Am 84:1236-1250.

3. Goble E, Kane S, Wilcox T et al（1996）Meniscal allografts. In: McGinty J, Caspari R, Jackson R, Poehling G（eds）Operative arthroscopy. Lippincott Williams & Wilkins, Philadelphia, pp 317-331.

4. Shelton W, Dukes A（1994）Meniscus replacement with bone anchors: a surgical technique. Arthroscopy 10（3）324-327.

镜下骨栓固定半月板移植技术

P. Boisrenoult, N. Pujol

引 言

半月板异体移植已成为存在半月板缺损临床症状但无进行性骨性关节炎表现患者的治疗手段之一，但目前对此仍有争议，一些实验研究结果表明，半月板异体移植并无软骨保护作用[3]。但也有长期随访研究表明移植术后 90% 的患者疼痛症状缓解且膝关节功能明显改善[11]。术中移植物采用骨性固定或软组织固定方法目前也存在很大争议，生物力学研究结果支持骨性移植物固定方法，但一些学者认为二者无明显区别[4]。骨性固定移植物技术可分为两大类，第一种是对操作技术要求较高的骨块固定技术，可保留半月板形态；第二种是骨栓固定技术，操作较为容易。

移植物大小及选择

选择合适的移植物是实现术后最大程度软骨保护作用的第一关键步骤[12]，小于 10% 的大小不匹配度是可以接受的[2]。Wilcox 等[13]认为，移植物与自体半月板不匹配度应限定在 5% 以内。移植物过小匹配较过大匹配更易处理，后者需给予移植物缩小处理[5]，术前匹配检查的金标准仍为 Pollard 等推荐的 X 线平片评估方法[8,10]，需行刻度标记前

P. Boisrenoult (✉)

Department of Orthopaedic Surgery, Versailles Hospital, 177 rue de Versailles, 78150 Le Chesnay, France
e-mail: pboisrenoult@ch-versailles.fr

N. Pujol
Orthopaedic Department, Centre Hospitalier de Versailles, 177, rue de Versailles, 78157 Le Chesnay, France

后位和侧位 X 线摄片检查（放大比例 100%），前后位 X 线片上半月板宽度为胫骨内侧或外侧干骺端边缘至胫骨内外侧髁间棘最高点之间的距离。在侧位片上胫骨平台矢状径为胫骨前后缘之间的距离，外侧半月板长度为胫骨平台矢状径的 70%，内侧半月板长度为胫骨平台矢状径的 80%。

手术技术

自体半月板的处理

不论采用何术式，首先应将残留半月板组织边缘修整光滑而非彻底移除。

镜下手术 / 切开手术

此两种手术方法的术后预后结果无明显差异[9]，主要区别在于切开手术可在周缘给予更为稳定的缝合但需行侧副韧带松解；而镜下移植减少了切开手术时的相关并发症，避免了侧副韧带松解这一操作过程且允许患者早期功能康复锻炼。

骨块固定异体半月板移植

此技术也是 Cole 等[1]和 Noyes 等[7]提出的"桥接"技术，或 Nissen[6]提出的"锁孔"技术，此两者的区别在于移植物骨块及自体胫骨骨槽形状。

手术操作原则

手术的目的是为了使半月板前后角之间解剖位置固定的移植物固定于胫骨平台，此术式尤其

适用于外侧半月板移植，其优点在于如移植物大小匹配，则可将半月板移植物准确放置于解剖位置，缺点在于如大小不匹配则无法调节且术中需要特殊的器械测量骨块及建立骨槽。

手术技术

使用摆锯在移植物上截取 8mm 宽、连接半月板移植物前后角的骨桥，自半月板前后角下方 1cm 离断，离断后使用长方形移植物专用测量器（Stryker Endoscopy，Kalamazoo，MI 和 Cryolife Kennesaw，GA）测量并进行调整，通常调整后的骨块 35mm 长，8mm 宽，10mm 高。牵拉缝线置于移植物半月板中部与后角的交界部位，镜下自体半月板周缘处理完成后，取外侧副韧带后方后外侧入路切口，沿股二头肌腱与髂胫束间隙分离，拉钩置于切口内腓肠肌腱前方防止损伤腘窝内血管神经，术中不切开关节囊。使用 18 号穿刺针标记移植物固定骨槽位置，此标记线上半月板前后角应位于一条直线内，取膝关节前外侧与髌腱平行切口长 3cm，此切口为置入移植物所必须。

使用圆头锉标记出 2 ~ 3mm 深的位于半月板前后角之间的胫骨骨槽标记线，导针定位杆置入此标记线后钻入导针，导针应避免穿过胫骨后侧皮质，最终制备出骨道深度应为 10mm，宽度应为 8mm。使用 8mm 空心导钻及 8mm 方形切割导向器经之前软骨下骨导针钻孔及切割最终完成骨槽制备。骨槽最终使用方形骨锉成形。锁孔技术的操作要点在于使用专用骨块夹具制备胫骨骨槽和专用"锁孔"夹具及环锯处理移植物（Arthrex 公司，Naples 公司，FL 公司），骨道制备完成后使用可弯曲导针将缝线环导入膝关节后方并自髌旁切口拉出，牵拉缝线置于线环并自后外侧切口拉出，膝关节置于 Cabot 位以显露外侧关节间隙，半月板移植物拉进关节腔后骨块小心置入胫骨骨槽（图 10.6.1）。之后屈伸膝关节使移植半月板置入解剖位置，骨块使用 7×20mm 皮质骨挤压螺钉固定，半月板周缘使用 2-0 号 Ethibond 缝线（Ethicon Inc.，Somervill，NJ）8 ~ 10 针垂直褥式缝合。首先于移植半月板上面缝线打结以利于复位，之后在移植物外 1/3 下面打结，完成缝合打结后关闭切口。

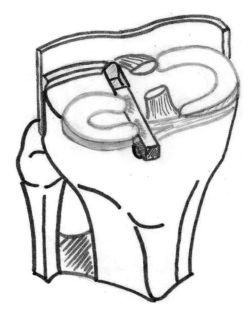

图 10.6.1　半月板异体移植骨桥固定技术，图示移植物插入及胫骨骨槽

内侧半月板移植

此技术较少应用于内侧半月板异体移植，骨块置入技术在内侧间室操作较为困难，建议读者阅读 Noyes 等 [7] 的相关著作以进一步了解。

骨栓固定半月板移植技术

我们采用法国半月板移植协会提出的全镜下半月板异体移植技术。

原　　则

半月板异体移植物前后角带骨栓置入胫骨解剖止点骨道，骨栓固定于骨道后缝合移植物周缘，如同时行 ACL 重建并不影响骨栓的置入，此技术可应用于内、外侧半月板移植。

外侧半月板异体移植物供体准备

移植半月板组织自周缘部与关节囊分离，自体半月板前后角止点需准确标记，在移植半月板前后角和与之相连的胫骨平台骨块中心穿入钢丝，使用 9mm 空心钻经钢丝中心部位钻孔，即制成连接半月板前后角的骨栓，骨栓直径 9mm，长 7 ~ 9mm，牵拉缝线（FiberWire，Arthrex）正确导入骨栓中心及其连接的半月板前后角中心，这样即可保证半月板前后角准确、稳定的固定（图10.6.2）。沿垂直方向将牵拉缝线（PDS 0 号缝线）穿过腘肌腱裂孔下方，术中可用亚甲蓝标记移植物后部及腘肌腱裂孔。

切开显露及手术入路

患者仰卧位，患肢上止血带，使用标准髌旁内外侧关节镜探查切口，半月板周缘准备完成后，准确标记自体半月板前后角。

胫骨平台准备（图 10.6.3）

膝关节置于 Cabot 位，给予内翻应力显露外侧间室，标准 ACL 胫骨定位器经内侧入路置入关节腔并确认前后骨道的位置。制备后侧骨道时定位器设置为 45° 并沿前后方向钻入导针至半月板后角附着点中心，使用 6mm 空心钻经导针扩孔后再次使用 10mm TLS 钻头（Fournitures Hospitalières Inc., Heimbrum, France）扩孔即完成直径 15mm 的骨盲道制备。依上述同样方法建立前部骨道，此时将定位器设为 60° 并自内向外方向钻孔，采用此相互垂直盲道钻孔技术可防止置入内植物时骨道塌陷。

移植物导入

自骨道导入刨刀移除自体残留半月板及软骨组织碎片，钢丝导入前后骨道，一根 0 号 PDS 缝

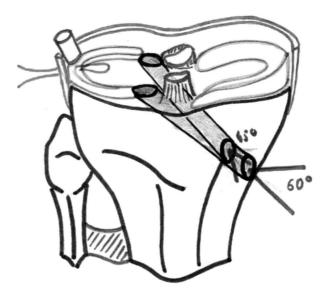

图 10.6.3　全镜下移植技术：外侧半月板移植胫骨平台骨道制备

线自腘肌腱前方穿入关节腔，将前外侧入路延长至 1.5cm。首先将移植物后角置入膝关节腔，镜下移植物后部骨栓在探钩协助下小心地导入后部胫骨骨道；之后牵拉中部缝线复位腘肌腱裂孔相应部位，牵拉缝线后半月板中部可自动回到正常位置；最后将半月板前角及前部骨栓置入膝关节腔并导入骨道。

周缘缝合（图 10.6.4）

骨栓缝合固定前需完成周缘缝合，首先可使用 FasT-Fix 器械（Smith and Nephew Inc.,

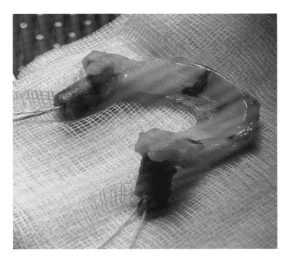

图 10.6.2　镜下异体半月板移植技术，图示半月板移植物前后角制备

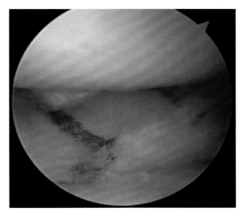

图 10.6.4　全镜下半月板移植技术：移植物已置入（右膝关节）

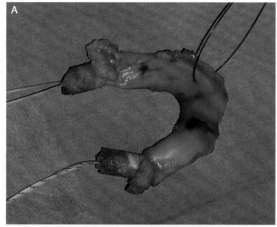

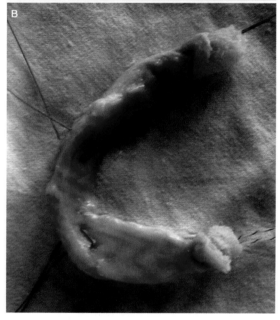

图 10.6.5 全镜下移植技术。（A）右膝外侧半月板异体移植物制备；（B）右膝内侧半月板异体移植物制备

Andover）缝合腘肌腱后部，将 FasT-Fix 穿针深度设为 18mm。自腘肌腱向半月板后角方向缝合，通常此部位需缝合 3 针，另两枚 FasT-Fix 固定半月板中部，半月板前部通常不予以缝合以避免出现移位。完成周缘缝合后，将骨栓上的牵拉缝线拉紧并使用 8mm 生物锚钉（Arthrex Inc.）将其固定于胫骨皮质。使用可吸收缝线缝合皮肤，术后术区不放置引流管。

同时行 ACL 重建的处理

首先应建立股骨和胫骨交叉韧带骨道，将 ACL 重建韧带置入骨道，股骨骨道内移植物固定后行半月板移植，最后固定 ACL 胫骨骨道。这样可在半月板移植时最大程度显露胫股关节，并可避免韧带重建及固定失败。

内侧半月板移植

半月板移植物前后角制备操作技术如前所述，但需在前中部交界处及中后部交界处各使用一根垂直牵拉缝线穿入移植物（PDS 0 号线）（图 10.6.5）。术中需建立 3 个入路即髌旁内、外侧入路及后内侧入路，镜头置于后内侧探查入路下方直视下建立后侧骨道。将 ACL 胫骨定位器设为 45° 沿前后方向钻孔定位，前部骨道将胫骨 ACL 定位器设为 60° 后沿内外方向钻孔定位。骨栓固定及周缘缝合技术与前述外侧半月板移植相同，但前方需使用自外而内缝合技术固定移植半月板前部，通常缝合 2 针。

术后康复

移植半月板的术后承重效应目前仍不十分清楚，术后康复方面尚无统一认识。我们建议术后 4 周内避免负重，患肢膝关节锁定支具固定于伸直位，术后前 4 周膝关节屈曲限制在 0° ~ 60°，4 周后完全负重并不限制屈伸活动范围。术后 3 个月恢复跑步等活动，术后 6 个月可参加非竞技性体育活动。

参考文献

1. Cole BJ, Fox JA, Lee SJ, Farr J（2003）Bone bridge in slot technique for meniscal transplantation. Oper Tech Sports Med 11:144-155.

2. Dienst M, Greis PE, Ellis BJ, Bachus KN, Burks RT（2007）Effect of lateral meniscal allograft sizing on contact mechanics of the lateral tibial plateau: an experimental study in human cadaveric knee joints. Am J Sport Med 35:34-42.

3. Elliot DM, Jones R, Setton LA, Sully SP, Vail TP, Guilak F（2002）Joint degeneration following meniscal allograft transplantation in a canine model: mechanical properties and semiquantitative histology of articular cartilage. Knee Surg Sports Traumatol Arthrosc 10:109-118.

4. Hunt S, Kaplan K, Ishak C, Kummer FJ, Meislin R（2008）Bone plug versus suture fixation of the posterior horn in medial meniscalallograft transplantation: a biomechanical study. Bull NYU Hosp Jt Dis 66:22-26.

5. Lubowitz JH, Verdonk PC, Reid JB III, Verdonk R（2007）Meniscus allograft transplantation: a current concepts review.

Knee Surg Sports Traumatol Arthrosc 15:476-492.

6. Nissen C（2003）The key hole technique for meniscal transplantation. Oper Tech Sports Med 11:156-160.

7. Noyes FR, Barber-Westin SD, Rankin M（2004）Meniscal transplantation in symptomatic patients less than fifty years old. J Bone Joint Surg Am 86:1392-1404.

8. Pollard ME, Kang Q, Berg EE（1995）Radiographic sizing for meniscal transplantation. Arthroscopy 11:684-687.

9. Rodeo SA（2001）Meniscal allografts-where do we stand? Am J Sports Med 29:246-261.

10. Shaffer B, Kennedy S, Klimkiewicz J, Yao L（2000）

Preoperative sizing of meniscal allografts in meniscus transplantation. Am J Sports Med 28:524-533.

11. Verdonk PC, Verstraete KL, Almqvist KF, De Cuyper K, Veys EM, Verbruggen G, Verdonk R（2006）Meniscal allograft transplantation: long-term clinical results with radiological and magnetic resonance imaging correlations. Knee Surg Sports Traumatol Arthrosc 14:694-706.

12. Verdonk R, Kohn D（1999）Harvest and conservation of meniscal allografts. Scand J Med Sci Sports 9:158-159.

13. Wilcox TR, Goble EM, Doucette SA（1996）Goble technique of meniscus transplantation. Am J Knee Surg 9: 37-42.

P. Verdonk, M. Van Laer, M. ELAttar, K. F. Almqvist, R. Verdonk

适应证及禁忌证

适应证

根据目前学者们的建议，半月板同种异体移植的手术适应证主要包括以下三个方面：

1. 既往曾行半月板切除术的年轻患者出现术后相应间室局部疼痛症状，膝关节稳定且无关节力线异常，关节软骨仅出现轻度退行性变[根据国际关节软骨修复学会（ICRS）分级系统不超过 3 级软骨损伤病变]（表 10.7.1）可考虑行半月板同种异体移植术。一些研究表明[1-6]，半月板异体移植可明显改善骨性关节炎患者（Outerbridge 3 ~ 4 级）疼痛及功能症状。由于外侧间室受累后症状进展较快[7]，因此存在与半月板缺损相关的外侧间室受累症状也是半月板移植术常见的相对适应证。

2. ACL 功能不全且既往行内侧半月板切除术及 ACL 重建术者，其半月板功能恢复后可增加关节稳定性而改善膝关节功能。因此作者认为，半月板同种异体移植可对 ACL 移植腱产生有效的保护作用；反之，ACL 移植腱也可对半月板移植物产生有效保护。

3. 为了避免早期关节出现退行性变，一些学者建议在年轻患者及运动员行半月板全切除术后即使症状尚未出现也需行半月板移植术[8]，但即使是移植术后患者仍然不能恢复高强度体育活动。

禁忌证

尽管一些研究认为软骨退行性变并非是导致移植失败的明显高危因素[9]，但在目前，进行性软骨退行性变仍被认为是半月板移植术的禁忌证。总的来说，ICRS 3 级以上软骨损伤病变行半月板移植术时病变应限制在软骨表面区域或仅

P. Verdonk (✉)
R. Verdonk
K. F. Almqvist
Department of Orthopaedic Surgery and Traumatology,
Ghent University Hospital, De Pintelaan 185,
9000 Ghent, Belgium
e-mail: pverdonk@yahoo.com
e-mail: rene.verdonk@uzgent.be
e-mail: attar2006@yahoo.com

M. Van Laer
Emergency Department, Gasthuisberg Campus,
Herestraat 49, 3000 Leuven
e-mail: marievanlaer@hotmail.com

M. ELAttar
Department of Orthopaedic and Traumatology,
Zagazig University, Zagazig, Egypt
e-mail: attar2006@yahoo.com

表 10.7.1 国际关节软骨修复学会（**International Cartilage Repair Society，ICRS**）软骨病变损伤评估系统

0级	正常
1级	浅表损伤，变软，裂缝或破裂
2级	软骨裂伤、侵蚀病变或溃疡样病变累及小于 50% 软骨全层厚度
3级	软骨缺损累及超过 50% 软骨全层厚度，但未累及全层
5级	溃疡样病变，骨外露

为局部病变。局部软骨缺损需在移植术中同时给予处理[10]，半月板移植和软骨修复/成形可在组织愈合和临床预后方面相互促进。软骨移植或骨软骨移植可在术中半月板移植完成后一并施行，以防移植物植入后出现损伤[11]。如出现明显的骨赘形成或股骨髁扁平 X 线表现则移植术后效果较差，因为这些结构性病变导致股骨髁形态发生改变[12]。通常患者年龄大于 50 岁且存在明显软骨病变者为手术的相对禁忌证。

下肢力线排列异常可导致移植物产生异常的压力承受，从而导致移植物松弛、退行性变乃至移植失败[12]。如受累间室力线偏移较对侧大于 2°则需行截骨矫形术，内翻或外翻畸形可择期或术中同时行高位胫骨或股骨远端截骨矫形术[11]，但目前仍不清楚，在同时施行截骨术时到底是何种处理导致疼痛等症状缓解[12]。

其他禁忌证还包括肥胖、骨发育不全、膝关节不稳定（可在移植时一并处理）、滑膜疾病、关节感染性疾病及之前关节感染者、明显的股骨髁扁平等。

临床结果

对于所有已发表的半月板同种异体移植研究成果进行综合分析是十分困难的，因为很多研究中样本较少且在手术适应证、保留半月板技术、术前软骨病变 Outerbridge 分级、移植物固定技术、手术方式、合并症的处理、评估手段及术后康复原则方面存在很大差别（表 10.7.2）。

本章中我们将文献回顾中的结论数据予以罗列，共包括 39 个相关研究，1226 个半月板异体移植（626 个内侧半月板和 446 个外侧半月板，154 例部位不明确），共 1145 例手术患者，平均手术年龄 34.4 岁，平均随访时间 5.5 年。单纯半月板异体移植 340 例，427 例同时行 ACL 重建，107 例同时行截骨矫形术，215 例同时行其他手术处理，另 137 例异体移植合并手术处理情况不明。631 例异体移植采用骨性固定技术固定移植物，488 例行软组织固定，107 例固定技术不明。下面根据其愈后结果进行独立分析。

评估移植手术成功与否根据患者主观疼痛及功能评分，以及患者关节功能客观评估如体检、放射学检查、MRI 检查和二次关节镜探查等手段进行评估。

主观评估

所有研究结果表明，患者术后疼痛主观评估及功能活动问卷评估均显示症状及功能较前明显改善，表 10.7.3 对以上结果数据进行了总结概括。总的来说，单纯移植与移植加合并症相关手术处理相比愈后结果无差异，不同的移植物保存技术和固定技术之间无显著差异，约 75%～90% 的患者愈后良好。

客观临床评分

物理检查

几乎所有研究均进行了术后物理检查随访，患者关节活动度、疼痛、渗出、关节稳定性、功能检查或 IKDC 评分得到改善或无变化，相关数据见表 10.7.4

X 线摄片检查（表 10.7.5）

关节间隙缩窄为关节软骨退行性变的表现，在很多患者术后随访中可观察到此变化且随随访时间延长其发生率不断增高。但也有相当一部分患者术后未出现进行性膝关节退行性变表现，基于这些有限的临床数据，人们认为，30%～40% 半月板异体移植患者术后移植物具有软骨保护效应，但大多数患者仍在向骨性关节炎方向发展且在一段时间后开始呈进行性加重表现。半月板移植能否延迟半月板切除术后骨性关节炎的自然发展过程目前仍不清楚，未来研究的热点将是确认半月板异体移植是否能真正起到软骨保护作用。

MRI 评估（表 10.7.6）

常规术前 MRI 检查对于明确患者关节软骨损伤、软骨下骨情况及自体半月板残留组织病变情况是有帮助的。Potter 等[13]认为，MRI 可准确评估术后移植半月板位置、前后角及关节囊连接部位情况，半月板退行性变及相邻部位关节软骨病变情况。MRI 检查结果可与镜下探查结果相一致但其为无创检查手段。动态及负重状态下 MRI 可

表 10.7.2　半月板移植物相关文献

Author	Years	No. of grafts	M	L	No. of patients	Age	Time M-TX	Preservation	Rad?	Fix	FUT	Preop cart	No. isolated	Concomitant procedures
Cameron and Saha[1]	1988-1994	67	37	30	63	41	16.7	DF	Yes	S	2.5	2-4	21	5ACL, 34OT, 7ACL + OT
Carter[20]	NA	46	39	7	46	NA	NA	Cryo.	NA	B	2.8	NA	NA	30ACL, 4OT, 1MCL
Garrett[15]	NA	43	34	8	43	NA	NA	16DF, 27 Cryo.	NA	B	4.5	NA	7	24ACL, 13OT, 11OAL
Goble et al.[21]	NA	69	48	21	60	NA	NA	Cryo.	NA	B	2	NA	NA	28ACL
Groff et al.[22]	1993-1998	16	0	16	16	27	8	DF	No	B	3.8	1-2	16	None
Wirth et al.[23]	1984-1986	22	22	0	22	29.6	NA	6DF,16Lyo.	6No,16Yes	S	3/14	1.6	0	22ACL, 19MCL
Noyes et al.[2,24]	NA	96	79	17	83	NA	NA	DF	Yes	B	<2	NA	19	77ACL
	1995-2000	40	20	20	38	30	NA	Cryo.	No	B	3.3	3.6	NA	7ACL,1PCL, 1ACL + PCL, 1MCL, 16 OAU
Rath et al.[25]	1991-1997	22	15	7	18	30	7.7	Cryo. +DF	No	1S, 21B	4.5	NA	3	11ACL, 1TTT
Stollsteimer et al.[17]	1991-1995	23	11	12	22	31	3.8	Cryo.	No	B	3.3	COB: 5.6	23	None
Van Arkel et al.[26,27]	1994-1995	19	6	13	16	40	16	Cryo.	No	NA	2.7	NA	NA	NA
	1989-1999	63	23	40	57	39	16	Cryo.	No	S	5	NA	61	2ACL
Verdonk et al.[3,18,28]	NA	27	0	27	27	33.9	NA	V	No	S	1	NA	NA	NA
	1989-2001	100	39	61	96	35	NA	V	No	S	7.2	2.5	69	3ACL, 17OT, 3Mi, 4OPT
	1989-1993	39	NA	NA	38	35.4	NA	V	No	S	12.1	2.7	NA	3ACL, 12OT
Shelton and Dukes[29]	NA	14	5	9	14	NA	NA	Cryo.	NA	B	NA	NA	NA	NA
Veltri et al.[30]	NA	16	8	8	14	35.3	11.3	DF+Cryo.	No	B	0.7	NA	4	10ACL, 1PCL, 1ACL + PCL
Cole et al.[31]	1997-2003	40	25	15	36	31	NA	32DF+8 Cryo.	No	B	2.8	<4	21	ACL, 1OT, 3OAL, 3OAU, 1ACI, 2Mi, 2 ODfix
Rodeo et al.[32]	1989-1995	33	17	16	28	34	NA	DF	No	20B, 13S	1.3	NA	8	19ACL, 1OT
Del Pizzo[55] unpublished data	1991-1994	19	NA	NA	19	NA	NA	19Cryo.	NA	NA	3.2	NA	6	11ACL, 2OT

表 10.7.2 续　半月板移植相关文献

Author	Years	No. of grafts	M	L	No. of patients	Age	Time M-TX	Preservation	Rad?	Fix	FUT	Preop cart	No. isolated	Concomitant procedures
Yoldas et al.[33]	1993–1996	34	NA	NA	31	28	8	DF	No	B	2.9	NA	11	20ACL
Ryu et al.[4]	1993–1999	26	10	16	25	34.5	NA	NA	NA	B	2.75	2.8	12	14ACL
Hommen et al.[34]	1991–1995	20	12	8	20	32	NA	20 Cryo.	No	13S, 7B	11.7	2.2	5	10ACL, 2OT, 3CHFC, 2CP, 3LR
Cryolife[35]	1989–1994	1,023	747	276	1,015	NA	NA	Cryo.	NA	930B, 92S	7	NA	NA	NA
Felix and Paulos[36]	1993–1999	36	20	16	33	28.5	6	Cryo.	No	B	5.2	NA	9	18ACL, 2OT, 4ACL + OT
Vacquero et al. (2003)	2001–2002	32	NA	NA	30	37	NA	DF	No	B	>1	2.3	NA	6ACL, 3Mi, 7RFA, 1TT
Sekiya et al.[37,38]	1994–1998	31	24	7	28	35	8.6	Cryo.	No	B	2.8	1–4	0	28ACL, 2ACL + OT
	1993–1998	25	0	25	25	30	5.7	Cryo.	No	8S, 17B	3.3	1–4	25	None
Potter et al.[13]	1989–1996	29	14	15	24	33.2	NA	DF	NA	B	NA	2–4	11	16ACL, 1OT, 1MCL
Stone et al.[5]	1997–1999	47	37	10	45	48	NA	18 DF, 29 Cryo.	No	S	5.8	3.8	7	6ACL, 17OT, 19Mi, 47CHFC, 24ACPG
Fukushima et al.[39]	1996–1997	43	30	13	40	37.3	11.4	Cryo.	No	S	1	NA	NA	8ACL, 1OT
Rankin et al.[40]	NA	8	5	3	7	31	NA	Cryo.	No	B	2	2.9	2	4ACL, 4OAU
Bhosale et al.[6]	NA	8	2	6	8	43	14	Cryo.	No	S	3.2	3.8	0	8ACI
Graf et al.[41]	1990–1992	8	8	0	8	32.6	10.5	Cryo.	1No, 7Yes	7S, 1B	9.7	NA	0	8ACL, 1OT, 8ACL + OT
Rueff et al.[42]	NA	8	8	0	8	52	NA	Cryo.	No	B	5.5	NA	0	8ACL
von Lewinski et al.[43]	1984–1986	6	6	0	6	25	NA	DF	No	S	20	2.6	0	6ACL
Milachowski et al.[44]	NA	22	22	0	22	NA	NA	NA	NA	NA	1.2	NA	0	22 ACL
Barrett[45]	NA	15	NA	NA	15	NA	NA	Cryo.	NA	NA	5	NA	NA	NA
Dienst and Kohn[46]										S	3–7			
Kim and Bin[47]	1996–2003	14	NA	NA	14	NA	NA	NA	NA	NA	4.8			

注：Author：作者；year s：手术时间，No. of grafts：移植物数目，M：内侧半月板移植物数，L：外侧半月板移植物数，Time M-TX：从半月板切除到半月板移植的平均间隔年限，Age：患者行半月板移植术时的平均年龄（岁）；Rad?：移植物是否给予辐射照射处理，Preop. Cart.：术前软骨病变（根据 Outerbridge 分型）；Fix：移植物固定技术；B：骨性固定；S：单纯缝合；FUT：平均随访年限；No：单纯行半月板异体移植，未行任何合并病变手术处理；OT：截骨术；OAL：异体骨软骨移植，OAU：骨软骨移植；ACL：前交叉韧带重建，PCL：后交叉韧带重建；MCL：内侧副韧带重建；NA：不详；DF：深度冷冻保存，Cryo.：深低温冷冻保存，Lyo：低温冻干保存，V：活体移植，TTT：胫骨结节移位术，COB：Outerbridge 累积评分由膝关节各部分软骨病变评估估分值累加所得，OPT：骨软骨柱移植，ACI：自体软骨细胞移植，ODfix：剥脱性骨软骨炎固定术，ACL：骨软骨柱移植，CP：关节囊紧缩术，CHFC：股骨髁软骨成形；RFA：射频消融处理；Mi：微骨折；LR：外侧支持带松解；ACPG：射频消融处理。

表 10.7.3 移植术后主观评分总结

作者	主观评分结果
Cameron 和 Saha[1]	87% 良好（3 年后随访为 85%），评估内容包括 Fulkerson 膝关节功能评分（即修正 Lysholm 评分），Tegner 评分，减少抗炎类药物干预：与术前相比明显改善
Carter[20]	IKDC 评分：明显改善
Goble 等 [21]	生活质量（包括静息痛及娱乐活动时疼痛和膝关节功能稳定性）：与术前相比明显改善
Groff 等 [22]	Lysholm 评分：约 91% 优良率 IKDC：91% 正常或接近正常 100% 症状改善，手术后膝关节功能满意率 100% SF-36 项评分：8 项中有 6 项评分高于相应性别和年龄组 随访评分中的 KOS 项：ADLS：79.3 分 SAS：74.5 分 41% 参加轻度体育活动时感膝关节疼痛
Wirth 等 [23]	Lysholm 评分，Tegner(术后 3 年 /14 年随访) 评分：明显改善（深度冷冻保存移植物较低温冻干法保存术后效果好，但在术后 14 年均恶化）（受术前软骨病变情况及膝关节稳定因素影响）
Noyes 等 [24]	膝关节感觉功能：73% 良好或正常，89% 膝关节功能改善，76% 可参加低强度体育活动 Cincinnati 评分：明显改善
Heckmann 等 [48]	94% 膝关节功能明显改善 77% 可参加轻度体育活动
Rath 等 [25]	SF-36 项评分，包括疼痛、日常生活、关节功能及日常工作活动：明显改善 平均 IKDC 功能评分：54 分
Stollsteimer 等 [17]	82% 术前疼痛症状改善 Tegner 评分、IKDC 评分、Lysholm 评分：明显改善 关节软骨术前改变及术前 IKDC 分值高低对于患者愈后评分具有明显的影响
Van Arkel 等 [26,27]	KASS 评分：84% 结果提示手术成功 修正 Lysholm 评分：84% 良好 Tegner 评分：明显改善，77% 手术成功 Lysholm 评分：明显改善 91% 疼痛症状明显改善
Verdonk 等 [3,18]	70% 疼痛患者及术后 10 年随访关节功能改善 90% 对手术效果满意并愿意再次手术
Cole 等 [31]	75% 对手术效果完全满意：其中 68% 为内侧半月板移植，93% 为外侧半月板移植，81% 单纯半月板移植，74% 同时行其他合并症相关手术处理 Lysholm 评分、Tegner 评分、Noyes 评分、IKDC 评分、KOOS 疼痛评分、症状改变、ADL 和运动评分、SF-12 项 PCS 评分、VAS 疼痛评分和膝关节总体情况明显改善 86% 愿意再次手术，其中 84% 为内侧半月板移植，93% 为外侧半月板移植，86% 单纯性半月板移植，84% 同时行其他合并症相关手术处理
Rodeo 等 [32,49]	88% 骨栓固定移植物和 47% 软组织固定移植物术后愈后良好 Lysholm、IKDC、VAS 疼痛及关节功能评分明显改善 58% 手术成功
Del Pizzo[55] 未发表数据	89% 对手术满意 95% 能参加偶尔的体力活动 患者均恢复至术前运动水平 所有患者疼痛症状均改善
Yoldas 等 [33]	97% 一定程度上症状明显改善 IKDC 评分：97% 正常或接近正常 Lysholm 评分：68% 良好 SF-36 项评分：8 个项目中 7 个较相应年龄和性别对照组好

表 10.7.3 续　移植术后主观评分总结

作者	主观评分结果
Ryu 等 [4]	IKDC 活动评分：68% 正常或接近正常 VAS 评分、Lysholm II 评分、Tegner 评分明显改善 Outerbridge 分级对于愈后有明显影响 83% 总体满意
Hommen 等 [34]	Lysholm 评分、疼痛评分、IKDC 评分、SF-12 项评分：明显改善 80% 症状改善
L Insalata 等 [50]	88% 改善
Miller 和 Harner [51]	100% 改善
Felix 和 Paulos [36]	VAS 功能评分：明显改善
Vaquero 等 [52]	VAS 疼痛评分：明显改善 IKDC 评分：77% 正常或接近正常
Sekiya 等 [37,38]	96% 关节功能及活动水平明显改善 SF-36 项评分：美国人群中 PCS 和 MCS 分值高于相应年龄和性别对照组 IKDC 评分：80% 正常或接近正常，行 ACL 重建术或 ACL 重建后翻修术者 86% 正常或接近正常 SF-36 PCS 和 MCS 评分：高于相应年龄和性别对照组 KOS ADLS 项目评分：随访时为 89.7 分；SAS 项目评分：随访时为 81 分 Lysholm 评分：随访时为 88.4 分 93% 一定程度上症状明显改善
Stone 等 [5]	疼痛评分：21% 明显改善 自诉活动评分：10% 明显改善 自诉功能评分：19% 明显改善 IKDC，WOMAC，Tegner 评分：明显改善
Fukushima 等 [39]	95% 满意 95% 关节间隙疼痛症状消失 72% 肿胀症状消失
Rankin 等 [40]	Cincinnati 膝关节评分系统（包括疼痛、感觉、跑跳等运动情况）：明显改善
Bhosale 等 [6]	75% 随访时功能及疼痛症状明显改善 Lysholm 评分：明显改善 75% 对手术效果满意
Graf 等 [41]	100% 将手术推荐给朋友 88% 可持续参加娱乐性体育活动 IKDC 评分：50% 正常或接近正常
Rueff 等 [42]	修正 Lysholm 评分、IKDC 评分、VAS 疼痛评分明显改善 94% 认为手术成功，如碰到类似病变情况愿意再次手术
von Lewinski 等 [43]	随访时 KOOS 评分平均 74 分 Lysholm 评分：随访时平均 74 分
Dienst 和 kohn [46]	关节功能及疼痛症状明显改善

对半月板移植术后进行有效的分析评估。

半月板移植术后临床表现与术后移植物 MRI 影像学改变存在不一致性，为评估术后关节退行性变进展情况，应在移植术后预后相关研究中运用如 MRI 检查等客观评估手段。目前仅有少部分文献研究结果表明，半月板同种异体移植可阻止或延缓关节退行性变发生[14-17]。最近一项长期随访研究结果表明，根据 MRI 及相关影像学检查标

表 10.7.4 移植术后客观评分总结

作者	临床评估内容
Groff 等 [22]	91% 无渗出 平均被动屈曲 129°，无明显活动受限 与对侧相比无明显的关节松弛症状 无关节间隙压痛 93% 可像对侧下肢一样单腿垂直起跳 95% 可像对侧下肢一样完成单腿跳跃（hop test）。
Noyes 和 Barber-Westin [2]	3% 存在半月板撕裂体征 97% 无胫股关节间隙痛 89% 无关节渗出 95% 膝关节前后方向稳定
Heckmann 等 [48]	74% 胫股关节间室疼痛症状消失
Stollsteimer 等 [53]	无患者出现活动功能减退
Van Arkel 等 [26,27]	20% 患者膝关节稳定性增强 20% 患者膝关节稳定性明显增强
Verdonk 等 [3,18]	HSS 疼痛及功能评分明显改善 HSS 疼痛评分明显改善（MMT+HTO 组＞MMT 组） HSS 行走评分明显改善 HSS 爬梯功能评分明显改善
Cole 等 [31]	IKDC 膝关节检查评估：90% 在随访中正常或接近正常
Yoldas 等 [33]	81% 无渗出 无关节间隙压痛 随访时平均屈曲角度 129°，平均伸直角度 2° 97% 随访时 Lachmann 试验（阴性或 1+）及轴移试验阴性 85% 垂直起跳（vertical jump）及单腿跳跃与正常膝关节相比无差异 KT1000 平均双侧对比差异值为 2mm
Hommen 等 [34]	IKDC 评分：40% 正常或接近正常
Sekiya 等 [37,38]	IKDC 关节屈伸活动范围评分：31% 正常或接近正常 IKDC 韧带检查：94% 正常或接近正常 较正常膝关节平均屈伸角度缺失：屈曲，10°；伸直，4° 骨性固定较缝合固定组功能恢复更好 91% 单腿跳跃及 85% 垂直起跳达到对侧正常膝关节水平 IKDC 松弛度：92% 接近正常或正常 KT1000 平均前后移位较正常膝关节增加 1.5mm IKDC 活动度：67% 接近正常或正常 单腿跳跃和垂直起跳：分别为 83% 和 82% 达到正常膝关节水平
Fukushima 等 [39]	平均关节屈伸活动度在随访时增加 7°
Graf 等 [41]	IKDC 活动范围：100% 达到正常或接近正常 IKDC 韧带检查：75% 正常或接近正常 IKDC 膝关节间室检查：63% 正常或接近正常 IKDC 功能检查：75% 正常或接近正常 平均活动度减小 2.3°，屈曲活动度平均减小 4.9°
von Lewinski 等 [43]	IKDC 总分：40% 接近正常或正常

表 10.7.5 移植术后放射学评估总结

作者	随访年限	关节间隙缩窄（平均）	Fairbank 评估标准（平均）	IKDC 放射学评估
Carter[20]	2.9	4% 呈进行性改变	不明确	不明确
Garrett[15]	2 ~ 3.7	不明显	不明确	不明确
Groff 等[22]	3.8	不明显	不明确	不明确
Wirth 等[23]	3 和 14	所有患者均出现退行性变进展	术前：0.7；术后 3 年随访：1.4；术后 14 年随访：2.5	不明确
Noyes 等[24]	3.3	8% 进行性改变	不明确	不明确
Rath 等[25]	4.5	不明显	不明确	不明确
Stollsteimer 等[53]	3.3	0.88mm	不明确	不明确
Verdonk 等[18]	12.1	48% 进展	28% 膝关节稳定	不明确
Yoldas 等[33]	2.9	关节间隙宽度改变不明显	不明确	不明确
Ryu 等[4]	2.8	63% 无改变，25% 1 ~ 3mm 缩窄，12.5% 缩窄大于 3mm	不明确	不明确
Hommen 等[34]	11.7	67% 进行性缩窄，平均 1.15mm	80% 进行性表现，平均缩窄 0.8mm，范围：0.5 ~ 1.3	不明确
Vaquero 等[54]	> 1	不明显	不明确	不明确
Sekiya 等[37,38]	2.8	不明显	不明确	48% 正常或接近正常
	3.3	不明显	不明确	50% 正常或接近正常
Graf 等[41]	9.7	75% 进行性缩窄表现，平均 0.38mm	不明确	12.5% 正常或接近正常（与术前相比无改变）
Von Lewinski 等[43]	20	Kellgren-Lawrence 评分平均 2.4	不明确	40% 正常或接近正常
Barrett[45]	5	不明显	不明确	不明确

Kellgren-Lawrence 胫股关节骨性关节炎分级评分系统：0 级：无骨性关节炎影像学表现；1 级：极微小的骨赘形成，伴可疑的临床表现；2 级：明显骨赘形成但无关节间隙狭窄表现；3 级：明显骨赘形成伴中度关节间隙缩窄；4 级：明显骨赘形成伴关节间隙明显狭窄及软骨下骨坏死

准 35% 的移植术后患者停止退行性变进展过程，这说明半月板同种异体移植术可能具有一定的软骨保护效应[18]。最近的一项大型动物实验研究也证实了半月板移植术具有软骨保护效应[19]。这些研究结果支持对于无临床症状的半月板切除术后患者行"预防性"半月板移植以防止出现继发性膝关节软骨退行性变的观点，目前此学说仍需进一步前瞻性对比研究证实。

学者们运用 MRI 检查评估半月板移植术后情况，发现半月板移植物脱出与固定技术无关。我们认为，采用软组织固定技术固定术后脱出主要出现在外侧半月板移植物体部和前角，而后角位置通常正常[18]，这可能导致移植物的功能性接触面减小，从而可能导致移植物生物力学功能相应降低。术后移植物脱出的原因可能是过度牵拉和周围胶原纤维束由于缺乏修复能力或代谢增加而松动所致。因此，目前仍需对术后移植物代谢及细胞改变等生物学特性进行深入研究。

冻干法保存移植物与其他移植物保存方法相比术后可能出现移植物缩小或退行性变，MRI 表现为信号密度改变。因此，此保存方法目前已不再使用。但各种保存方法的移植物在术后均可出现一定程度缩小，此缩小的真正原因目前仍不清楚。有一种假说认为是由于机械磨损或组织长入及愈合过程中产生瘢痕组织牵拉所致。

总的来说，大多数患者行术后 MRI 检查可见异体移植物周缘愈合的相应信号改变，半月板移植物通常表现为灰白色异常信号。很多学者认为，此信号改变为移植物细胞外基质重塑的表现，并非是真正的退行性变表现。

二次关节镜探查（表 10.7.7）

一些学者认为，基于患者临床症状和物理检查结果的半月板移植术后评估并非完全可靠。镜

表 10.7.6　术后 MRI 评估分析总结

作者	随访年限	MRI 评估
Wirth 等 [23]	14	深度冷冻异体移植物保存技术移植后效果良好，无缩小表现，为密度均匀信号 可见 2 级软骨坏死病变信号 冻干法保存移植物术后随访检查可见体积缩小，移植物信号密度改变（退行性表现），16% 出现 2 级软骨坏死病变，67% 出现 3 级软骨坏死病变，16% 出现 4 级软骨坏死病变
Noyes 等 [24]	3.3	冠状面扫描：平均移植物移位 2.2mm 59% 移植物无移位 移植半月板内部信号 4% 正常，46% 出现 1 级损伤信号，39% 出现 2 级损伤信号，11% 出现 3 级损伤信号
Stollsteimer 等 [53]	2	42% 移植半月板存在异常信号，但无撕裂信号表现 移植半月板缩小至正常半月板大小的 62% 9% 存在 1mm 的移植半月板脱出
Van Arkel 等 [26]	2.7	63% 移植半月板与关节囊完全愈合，26% 与关节囊部分分离，11% 与关节囊完全分离 21% 表现为移植物严重缩小，21% 移植物中度缩小 半月板移植物均出现位置异常，11% 表现为桶柄样撕裂信号，32% 表现为脱出信号，58% 表现为半脱位信号
Verdonk 等 [18,28]	12 1	35% 无软骨退行性变进行性改变表现 82% 移植物信号密度无改变 35% 移植物位置无改变 12% 可出现撕裂信号 外侧半月板移植后相比正常半月板表现为脱出信号 前角脱出程度（平均 5.8mm）较后角（平均 2.7mm）大
Hommen 等 [34]	11.7	71% 存在 3 级信号改变 57% 存在移植半月板中部缩短，29% 移植物前角轻微缩小 14% 移植物中部区域明显缩小 全部存在中度的移植物缩小 软骨病变：14% 正常，29% 轻度、43% 中度及 14% 严重损伤
Vaquero 等 [54]	> 1	5% 出现移植物异常信号密度改变
Potter 等 [13]	1	63% 表现为胫骨后角连接部位信号密度增高（退行性变表现） 63% 出现中度（4）或重度（11）软骨退行性变信号表现 46% 表现为移植物外周移位 移植物撕裂（21%）及明显脱出（12.5%）与软骨全层缺损相关
Rankin 等 [40]	2	MRI 检查移植半月板前后角厚度与自体半月板相比无差异 负重下移植半月板移动度较正常半月板平均 5mm 有所减小 25% 存在 1 级损伤信号，50% 存在 2 级损伤信号，25% 存在 3 级损伤信号
Bhosale 等 [6]	1	移植后无排异反应 20% 移植物轻度脱出表现 63% 呈楔形信号，25% 扁平信号，12% 延伸信号表现 50% 表面模糊信号 100% 移植的信号密度增高
von Lewinski 等 [43]	20	移植后移植物缩小并出现退行性变 17% 半脱位 随访 MRI 检查可见骨赘形成

Stoller 等 MRI 分级评估系统：1 级：未累及关节面的半月板内部点状或球形密度增高信号；2 级：半月板内部线性高密度信号，可自关节囊外周缘延伸至半月板内部但信号未达半月板关节面；3 级：延伸至至少一个关节面的高密度信号影
移植物脱出：移植半月板完全脱出于胫骨平台外周缘
移植物半脱位：移植半月板部分脱出于胫骨平台外周缘

表 10.7.7 移植术后二次关节镜探查评估研究总结

作者	随访年限	
Cameron 和 Saha[1]	2.5	77% 完全愈合，23% 未愈合，无移植物缩小，60% 术后移植物后角撕裂
Carter[20]	2.8	18% 未愈合，14% 移植物缩小，9% 出现骨性关节炎进行性改变
Garrett[15]	2	71% 完全愈合
Goble 等[21]	2	72% 移植物完整
Wirth 等[23]	3.8	深度冷冻保存：40% 术后移植物缩小，全部完全愈合 冻干法保存：14% 未完全愈合 / 移位，93% 移植物缩小，91% 完全愈合
Noyes 等[24]（1988）	1.3	8% 完全愈合，31% 部分愈合，57% 未愈合
	3.3	29% 出现退行性变 / 撕裂 56% 未愈合 / 退行性变 / 撕裂 关节软骨：85% 存在异常病变
Rath 等[25]	2.6	全部完全愈合 80% 存在退行性变 / 撕裂 镜下探查仅在出现症状患者施行
Stollsteimer 等[53]	3.3	4% 移植物松弛
Van Arkel 等[3]	2.7	79% 完全愈合，16% 部分愈合，5% 不愈合 58% 移植物半脱位，11% 移植物脱出，11% 移植物桶柄样撕裂 21% 移植物缩小 关节软骨：根据 Outerbridge 分级 50% 3 级损伤，38% 3 ~ 4 级损伤，12.5% 4 级损伤
Verdonk 等[3]	7.2	半月板移植后关节功能不良或存在持续疼痛者移植物存在退行性变或脱位
Shelton 和 Dukes[29]	不确定	均完全愈合
Veltri 等[30]	0.5	71% 完全愈合，29% 部分愈合 14% 表现为退行性变
Del Pizzo[55]（数据未公布）	3.2	均完全愈合 6% 存在撕裂
Yoldas 等[33]	0.5 ~ 1	均完全愈合 33% 合并小于 1cm 辐射状撕裂
Ryu 等[4]	2.75	50% 完全愈合 20% 存在退行性变 / 撕裂
Cryolife[35]	7	91% 骨块固定者移植物完整
Vaquero 等[54]	> 1	20% 移植物缩小 20% 移植物松弛
Potter 等[13]	1	58% 移植物半脱位，16% 移植物脱出 26% 移植物退行性变 存在移植物脱位 MRI 表现者经镜下探查进一步证实，52% 存在周缘关节囊连接部位滑膜炎 所有存在根据 OB 分级 3 ~ 4 级的中度到重度软骨退行性变区域经镜下探查进一步证实
Stone 等[5]	5.8	21% 移植半月板撕裂
Bhosale 等[6]	1	均完全愈合 12.5% 移植物变薄 25% 伴轻度滑膜炎
Graf 等[41]	4	均完全愈合 33% 移植物撕裂 所有患者均探查中取出游离体 所有移植物血供正常 无退行性变进展表现

下评估并非是常规的术后评估手段，通常如存在怀疑关节内病变的临床表现时方可施行。有时也可在行膝关节其他手术处理时一并实施探查。

总的来说，与 MRI 评估研究结果相一致，术后镜下探查见多数患者移植物周缘愈合良好，探查中可见移植物撕裂及缩小，而移植物的状态与患者临床预后无明显相关。

移植失败及成功分析

目前相关研究文献中对半月板同种异体移植手术的失败或成功没有统一的界定标准。一些学者采用临床症状作为移植效果评估标准，而另一些学者则建议采用更为客观的术后评估标准如 MRI 或二次关节镜探查结果作为手术效果评估标准。总的来说，如运用客观界定标准评估则移植手术临床成功率较预计高，多数研究结果表明，移植术后临床成功率达 70% 而且在末次随访中成功率更高。由于随着时间推移，临床成功率有减小的可能性，因此术后移植物存留率分析与手术失败率分析相比为更适宜的手术效果评估手段。我们发现长期随访中随着时间推移患者愈后良好率将逐渐降低。

目前研究结果表明，内、外侧半月板移植术后 10 年移植物存留率可达 70%。多数学者认为，膝关节韧带稳定性、关节力线排列及软骨退行性变是导致手术失败及手术效果不理想的原因。但也有一些学者报道，膝关节退行性变患者行半月板同种异体移植术后效果满意。

小 结

多数研究结果表明只要适应证选择得当，半月板切除术后存在膝关节疼痛症状患者行同种异体半月板移植是适宜的。相当一部分患者疼痛症状明显减轻且膝关节功能得到了明显改善，70% 的患者症状可长期改善。基于 X 线摄片及 MRI 检查评估手段，学者们发现一些患者术后并未出现进一步的软骨退行性病变，这说明半月板移植可能具有软骨保护效应。由于相关研究中对照组缺少相关保守治疗手段以进行对比分析，因此此治疗方法的软骨保护效应尚未得到确认。

基于目前的研究成果，我们认为，半月板同种异体移植已不再是用于半月板切除术后膝关节疼痛患者的"实验性"手术了。

表 10.7.8 术后康复计划小结

作者	康复计划
Cameron 和 Saha[1]	术后 1 ~ 3 周：制动 术后 3 ~ 6 周：主动屈伸活动（术后前 6 周不负重活动） 术后第 6 周开始股四头肌和腘绳肌练习
Groff 等 [22]	术后第 1 周：伸直位支具固定下部分负重（拄拐），CPM 辅助锻炼 3 周，术后 1 周可完全伸直活动 术后第 2 周：主动和被动膝关节 0° ~ 90° 屈伸活动，支具无角度限制，可负重活动 术后 4 ~ 6 周：膝关节屈曲达 90°，弃拐功能锻炼 术后 8 周：低强度体育活动 术后 2 ~ 3 个月达到完全恢复 术后 3 ~ 4 个月恢复力量型工作活动，术后 4 ~ 5 个月可跑步活动 不建议恢复力量型体育活动
Wirth 等 [23]	术后立即 CPM 辅助下活动及物理治疗 术后 1 ~ 12 周开始康复训练 术后 13 周可完全负重活动
Noyes 等 [24]	术后长腿支具固定 8 周，术后第 1 天开始膝关节 0° ~ 90° 范围屈伸活动练习及股四头肌力练习 术后 4 周开始每周屈曲角度增加 10° 至正常 135° 术后 1 ~ 2 周：仅轻微负重，至术后 4 周可增至 50% 负重 术后 6 周：完全负重，开始平衡练习、本体感觉练习及闭合链肌力训练 术后 8 周：抵抗力条件下单车练习

表 10.7.8 续 **术后康复计划小结**

作者	康复计划
	术后 9 ~ 12 周：开始游泳及步行练习
	术后 12 个月后：轻体力体育活动
	建议不恢复高水平力量型体育活动
	如行 PCL 重建，术后 8 周内应限制屈曲及负重活动
	如行 ACL 重建术：应行其他 ACL 相关康复计划
	如合并关节软骨病变应给予 Bledsoe 支持支具固定
Rath 等 [25]	术后第 1 天：股四头肌及腘绳肌练习，膝关节屈伸活动度限制在 0° ~ 90°
	术后 1 ~ 4 周不负重活动
	术后 4 ~ 6 周部分负重
	术后 6 ~ 9 个月恢复正常活动
	建议不恢复剪力体育活动或长跑运动
Stollsteimer 等 [53]	术后立即正常屈伸范围内活动
	术后 1 ~ 6 周不完全负重
	术后 5 个月可慢跑，术后 6 个月可参加体育活动
Verdonk 等 [3,18]	术后 1 ~ 3 周不负重，膝关节最大屈曲范围 60°
	术后 3 ~ 6 周部分负重，膝关节屈伸范围 0° ~ 90°
	术后 6 周单拐辅助下行走活动
Shelton 和 Dukes[29]	术后立即开始正常屈伸范围内活动，至术后 6 周不负重
	术后第 1 天开始股四头肌及腘绳肌练习
	术后 6 周开始完全负重
	术后 6 个月如膝关节完全康复可恢复体育活动
Veltri 等 [30]	术后 1 ~ 6 周部分负重，铰链支具固定下屈伸活动练习
	术后 6 个月可开始完全负重
Cole 等 [31]	术后拐杖辅助下负重活动，给予铰链支具固定，术后立即开始主动及被动正常屈伸范围内功能活动练习
	术后 1 ~ 6 周负重下屈曲活动应小于 90°
	术后 6 周无支具保护下正常屈伸练习
	术后 12 周可慢跑至恢复正常体育运动水平
Yoldas 等 [33]	术后立即开始股四头肌练习及支腿抬高练习
	术后第 1 天开始被动 CPM 辅助下屈伸练习，练习 1 个月
	术后 1 周达到正常伸直角度，患肢部分负重，支具固定于伸直位
	自术后 2 周可考虑完全负重
	术后 4 ~ 6 周：屈曲达 90°，可完全负重，开始闭合链肌力练习
	康复时间 2 ~ 3 个月
Ryu 等 [4]	术后 4 ~ 5 周固定于完全伸直位，负重条件下主动活动
	术后 1 ~ 4 周屈伸范围 0° ~ 90°
	术后 5 周开始每周增大屈曲角度 10° ~ 15°
	如合并 ACL 重建，其康复计划制订应以移植术后康复为主
Hommen 等 [34]	术后立即开始股四头肌练习及直腿抬高练习
	术后 24 小时开始 CPM 辅助下屈伸练习，为期 1 个月
Felix 和 Paulos[36]	术后支具固定于伸直位，足掌着地部分负重下功能练习
	术后 3 周屈曲达 60°
	术后 4 周每周负重增加 25%
	术后 6 周恢复正常屈曲范围
	术后 7 ~ 8 周完全负重
	术后 6 ~ 9 个月恢复正常体育运动及活动水平
Sekiya 等 [37,38]	术后立即开始康复练习，拐杖辅助下部分负重，支具固定于完全伸直位
	术后第 1 天开始 CPM 辅助下屈伸练习

表 10.7.8 续　术后康复计划小结

作者	康复计划
	术后 1 周：达正常伸直范围 术后 2 周可考虑完全负重，并恢复坐位工作 术后 4 ~ 6 周屈曲达 90°，可弃拐 自术后 6 周开始行闭合链肌力练习 术后 5 ~ 6 个月恢复体力活动及跑步锻炼，术后 6 ~ 9 个月参加体育活动
Stone 等 [5]	术后 1 ~ 4 周：为最大保护阶段。术后 1 ~ 2 周部分负重，足趾触地 10% ~ 20% 部分负重，铰链支具限定于伸直位，行被动及主动屈伸活动练习，每日给予冰敷及患肢抬高，行直腿抬高练习，行髋、足、踝关节被动抗阻练习，游泳锻炼，软组织治疗，患肢制动，不负重条件下有氧练习 术后 4 ~ 12 周：轻微保护阶段，牵拉及手法治疗恢复膝关节屈伸活动度，开始功能练习（如半蹲、提腿训练和本体感觉练习），必要时站立旋转练习，步行机慢走训练及外侧结构练习，可增强单腿练习强度，加强力量练习并行特殊体育锻炼逐渐恢复至正常体育活动水平 术后至少 4 个月应避免小腿抗阻器械训练、高强度剪应力及扭力活动
Fukushima 等 [39]	术后 24 ~ 48 小时开始屈伸活动度练习 术后 1 ~ 4 周不负重条件下功能锻炼 术后 5 周 50% 部分负重 术后 6 周完全负重，可在膝关节大于 90° 屈曲条件下康复锻炼 术后 8 ~ 10 周闭合链肌力训练 建议康复后不恢复力量型及接触型或旋转应力体育活动
Rankin 等 [40]	术后长腿支具固定 6 周，屈伸活动范围 0° ~ 90°，术后前 2 周足趾着地部分负重活动，开始屈曲及股四头肌力量练习 术后 3 ~ 4 周，屈曲达 120°，50% 部分负重 术后 5 ~ 6 周：屈伸活动度达 0° ~ 135° 术后 6 周完全负重并开始平衡练习、本体感觉练习及闭合链肌力练习 术后 7 ~ 8 周：单车练习 术后 9 ~ 12 周：开始游泳及步行练习 术后 12 个月开始轻体育活动 建议不恢复高水平力量型体育活动
Bhosale 等 [6]	行 Oscell ACL 重建术后康复计划，术后 3 周内膝关节屈曲在 45° 范围内，术后 12 周完全负重
Graf 等 [41]	术后 1 ~ 2 周不负重，行低阻力等长肌力训练，内侧无应力支具限定在 10° ~ 90°（如同时行 ACL 重建，则不调节支具旋转角度），行单车训练膝关节可屈曲至 90° 术后 2 ~ 4 周部分负重 术后 5 周完全负重 术后 6 周开始抗阻练习 术后 3 个月进一步康复练习并加强力量练习 术后 6 个月去除支具，开始直线慢走活动（无剪应力及轴移应力作用） 术后 8 个月开始更为敏捷的康复训练 术后 1 年开始体育活动（不恢复高水平跑、跳及旋转体育活动）
Rueff 等 [42]	术后 1 ~ 6 周屈伸活动限制在 0° ~ 90° 早期负重活动
von Lewinski 等 [43]	后开始股四头肌力量练习，术后 12 周内支具限制下屈伸活动 术后 1 ~ 6 周屈伸范围 30° ~ 60° 术后 6 ~ 12 周屈伸范围 20° ~ 90° 术后 1 ~ 12 周 10kg 部分负重
Dienst 和 Kohn [46]	术后 0° ~ 90° 范围内主动及被动屈伸活动，支具固定于伸直位部分负重活动 6 周 术后 3 个月可完全下蹲 术后 1 年可恢复体育活动

参考文献

1. Cameron JC, Saha S（1997）Meniscal allograft transplantation for unicompartmental arthritis of the knee. Clin Orthop 337:164-171.

2. Noyes FR, Barber-Westin SD（1995）Irradiated meniscus allografts in the human knee: a two to five-year follow-up. Orthop Trans 19:417.

3. Verdonk PCM, Demurie A, Almqvist KF, Veys EM, Verbruggen VR（2005）Transplantation of viable meni-scal allograft: survivorship analysis and clinical outcome of one hundred cases. J Bone Joint Surg Am 87:715-724.

4. Ryu RK, Dunbar VWH, Morse GG（2002）Meniscal allograft replacement: a 1-year to 6-year experience. Arthroscopy 18:989-994.

5. Stone KR, Walgenbach AW, Turek TJ, Freyer A, Hill MD（2006）Meniscus allograft survival in patients with moderate to severe unicompartmental arthritis: a 2- to 7-year follow-up. Arthroscopy 22（5）：469-478.

6. Bhosale AM, Myint P, Roberts S, Menage J, Harrison P, Ashton B, Smith T, McCall I, Richardson JB（2007）Combined autologous chondrocyte implantation and allo-genic meniscus transplantation: a biological knee replace-ment. Knee 14（5）：361-368.

7. Walker PS, Erkman MJ（1975）The role of the menisci in force transmission across the knee. Clin Orthop 109:184-192.

8. Johnson DL, Bealle D（1999）Meniscal allograft transplantation. Clin Sports Med 18:93-108.

9. Cole BJ, Carter TR, Rodeo SA（2003）Allograft meniscal transplantation: background, techniques, and results. Instr Course Lect 52:383-396.

10. Rodeo SA（2001）Meniscal allografts-where do we stand? Am J Sports Med 29:246-261.

11. Cole BJ, Cohen B（2000）Chondral injuries of the knee. A contemporary view of cartilage restoration. Orthop Spec Ed 6:71-76.

12. Rijk PC（2004）Meniscal allograft transplantation-part I: background, results, graft selection and preservation, and surgical considerations. Arthroscopy 20:728-743.

13. Potter HG, Rodeo SA, Wickiewicz TL et al（1996）MR imaging of meniscal allografts: correlation with clinical and arthroscopic outcomes. Radiology 198:509-514.

14. Zukor DJ, Cameron JC, Brooks PJ et al（1990）The fate of human meniscal allografts. In: Ewing JW（ed）Articular cartilage and knee joint function. Raven, New York, pp 147-152.

15. Garrett JC（1993）Meniscal transplantation: a review of 43 cases with 2-to 7-year follow-up. Sports Med Arthrosc Rev 1:164-167.

16. Kuhn JE, Wojtys EM（1996）Allograft meniscal tran-splantation. Clin Sports Med 15:537-556.

17. Stollsteimer GT, Shelton WR, Dukes A, Bomboy AL（2000）Meniscal allograft transplantation: a 1-to-5 year follow-up of 22 patients. Arthroscopy 16:343-347.

18. Verdonk PCM, Demurie A, Almqvist KF, Veys EM, Verbruggen G, Verdonk R（2006）Transplantation of viable meniscal allograft. J Bone Joint Surg Am 88（1 suppl 1）：109-118.

19. Aagaard H, Jorgensen U, Bojsen-Moller F（2003）Immediate versus delayed meniscal allograft transp-lantation in sheep. Clin Orthop 406:218-227.

20. Carter TR（1999）Meniscal allograft transplantation. Sports Med Arthrosc Rev 7:51-62.

21. Goble EM, Verdonk R, Kohn D（1999）Arthroscopic and open surgical techniques for meniscus replacement-meniscal allograft transplantation and tendon autograft transplantation. Scand J Med Sci Sports 9:168-176.

22. Groff YJ, Urquart M, Irrgang J et al（2001）Lateral meniscus transplantation: the University of Pittsburgh experience. Pittsburgh Orthop J 12:134-140.

23. Wirth CJ, Peters G, Milachowski KA et al（2002）Long-term results of meniscal allograft transplantation. Am J Sports Med 30:174-181.

24. Noyes FR, Barber-Westin SD, Rankin M（2004）Meniscal transplantation in symptomatic patients less than fifty years old. J Bone Joint Surg 86A:1392-1404.

25. Rath E, Richmond JC, Yassir W et al（2001）Meniscal allograft transplantation. Two-to eight-year results. Am J Sports Med 29:410-414.

26. van Arkel ER, Goei R, de Ploeg I et al（2000）Meniscal allografts: evaluation with magnetic resonance imaging and correlation with arthroscopy. Arthroscopy 16:517-521.

27. van Arkel ER, de Boer HH（2002）Survival analysis of human meniscal transplantations. J Bone Joint Surg 84B:227-231.

28. Verdonk P, De Paepe Y, Desmyter S et al（2004）Normal and transplanted lateral menisci: evaluation of extrusion using magnetic resonance imaging and ultraso-und. Knee Surg Sports Traumatol Arthrosc 12:411-419.

29. Shelton WR, Dukes AD（1994）Meniscus replacement with bone anchors: a surgical technique. Arthroscopy 10:324-327.

30. Veltri DM, Warren RF, Wickiewicz IL et al（1994）Current status of allograft meniscal transplantation. Clin Orthop Rel Res 303:44-55.

31. Cole BJ, Dennis MG, Lee SJ et al（2006）Prospective evaluation of allograft meniscus transplantation: a mini-mum 2-year follow-up. Am J Sports Med 34:919-927.

32. Rodeo SA, Seneviratne A, Suzuki K et al（2000）Histo-logical analysis of human meniscal allografts. J Bone Joint Surg 82A:1071-1082.

33. Yoldas EA, Sekiya JK, Irrgang JJ（2003）Arthroscopically assisted meniscal allograft transplantation with and without combined anterior cruciate ligament reconstruction. Knee Surg Sports Traumatol Arthrosc 11:173-182.

34. Hommen JP, Applegate GR, Del Pizzo W（2007）Meniscus allograft transplantation: ten-year results of cryopreserved allografts. Arthroscopy 23:388-393.

35. Cryolife（1997）Meniscal allograft reconstruction: patient information. Cryolife, Georgia.

36. Felix NA, Paulos LE（2003）Current status of meniscal transplantation. Knee 10:13-17.

37. Sekiya JK, Giffin JR, Irrgang JJ et al（2003）Clinical outcomes after combined meniscal allograft transpl-antation and anterior cruciate ligament reconstruction. Am J Sports Med 31:896-906.

38. Sekiya JK, West RV, Groff YJ et al（2006）Clinical outcomes

following isolated lateral meniscal allograft transplantation. Arthroscopy 22:771-780.

39．Fukushima K, Adachi N, Lee JY et al（2004）Meniscus allograft transplantation using posterior peripheral suture technique: a preliminary follow-up study. J Orthop Sci 9:235-241.

40．Rankin M, Noyes FR, Barber-Westin SD et al（2006）Human meniscus allografts' in vivo size and motion characteristics. Am J Sports Med 34:98-107.

41．Graf KW Jr, Sekiya JK, Wojtys EM（2004）Long-term results after combined medial meniscal allograft transpl-antation and anterior cruciate ligament reconstruction: minimum 8.5-year follow-up study. Arthroscopy 20:129-140.

42．Rueff D, Nyland J, Kocabey Y et al（2006）Self-reported patient outcomes at a minimum of 5 years after allograft anterior cruciate ligament reconstruction with or without medial meniscus transplantation: an age-, sex-, and activity level-matched comparison in patients aged approximately 50 years. Arthroscopy 22:1053-1062.

43．von Lewinski G, Milachowski KA, Weismeier K et al（2007）Twenty-year results of combined meniscal allograft transplantation, anterior cruciate ligament reconstruction and advancement of the medial collateral ligament. Knee Surg Sports Traumatol Arthrosc 15: 1072-1082.

44．Milachowski KA, Weismeier K, Wirth CJ（1989）Homologous meniscus transplantation. Experimental and clinical results. Intern Orthop 13:1-11.

45．Barrett JP（1998）Does medial meniscal allografting prevent arthritis？A five-year radiographic study. Presented at the Annual Meeting of the Cartilage Transplantation Study Group, New Orleans Louisiana, 3 Mar 1998.

46．Dienst M, Kohn D（2006）Die allogene Meniskus-transplantation-allogenic meniscus transplantation. Oper Orthop Traumatol 5（6）：463-480.

47．Kim JM, Bin S（2006）Meniscal allograft transplantation after total meniscectomy of torn discoid lateral meniscus. Arthroscopy 22:1344-1350.

48．Heckmann TP, Barber-Westin SD, Noyes FR（2006）Meniscal repair and transplantation: indications, techniques, rehabilitation, and clinical outcome. J Orthop Sports Phys Ther 36:795-814.

49．Rodeo S, Potter H, Berkowitz M et al（1998）A clinical and objective evaluation of meniscal allograft transplantation: minimum two-year follow-up. Orthop Trans 22:74.

50．L'Insalata JC, Klatt B, Fu FH et al（1997）Tunnel expansion following anterior cruciate ligament reconstruction: a comparison of hamstring and patellar tendon autografts. Knee Surg Sports Traumatol Arthrosc 5:234-238.

51．Miller MD, Harner CD（1993）The use of allograft. Techniques and results. Clin Sports Med 12:757-770.

52．Vaquero J, Monllau JC, Pelfort X et al（2004）Transplante meniscal. Técnoca, resultados y complicaciones. Rev Ortop Traum 48:67-74.

53．Stollsteimer GT, Shelton WR, Dukes A et al（2000）Meniscal allograft transplantation: a 1 to 5-year follow-up of 22 patients. Arthroscopy 16:343-347.

54．Vaquero J, Vidal C, Cubillo A（2005）Intraarticular traumatic disorders of the knee in children and adolescents. Clin Orthop Relat Res 432:97-106.

55．Del Pizzo W（1996）Cryopreserved meniscal allografts: second-look arthroscopy for evaluation of healing potential. Proceedings of the AOSSM 23rd Annual meeting（unpublished data）.

第 11 部分
半月板替代物重建

11.1 Menaflex™胶原半月板移植替代物：基础研究

W. G. Rodkey

原理和发展

我们运用组织工程学改进技术及胶原基质重建技术研发出一种生物可吸收胶原模板植入物 [Menaflex™，胶原半月板移植物（collagen meniscus implant，CMI）]，此模板内植物支持新生组织长入并可最终使半月板软骨组织实现再生[1-9]。此研究假设在适宜环境条件下半月板具有潜在的再生能力且运用组织工程技术重建的细胞外基质支架可用于支持及诱导半月板组织再生[2,5,7,8]。

胶原为一类具有相似结构特性的蛋白聚合物，为体内含量最为丰富的蛋白质组分[1]，是骨、皮肤、韧带和肌腱的主要组成成分。由于胶原蛋白尤其是Ⅰ型胶原蛋白具有适宜于组织及器官修复的生物化学、力学及生物学特性，在过去数十年来被广泛运用于医学内植物方面的研究中[1]。

要利用重组胶原基质合成一个可吸收的半月板模板内植物，首先必须确定该模板内植物应符合一定的设计要求。由于其替代半月板生物力学功能的作用，基质模板的生物力学特性尤为重要。重建模板的生物力学强度及其诱导再生重塑的组织的生物力学特性应适宜于膝关节的应力传导环境并可替代半月板组织功能。此外新生细胞外基质应利于细胞长入及营养物质进入。生物信号分子（如生长因子）和细胞应能在模板内相互作用以促进组织再生及重塑过程且为细胞长入及新的基质合成提供良好的环境[1,2,5,7]。

W. G. Rodkey
Steadman Philippon Research Institute, Vail, CO, USA
e-mail: cartilagedoc@hotmail.com

Menaflex CMI 为一种多孔胶原 - 糖胺聚糖（collagen-glycosaminoglycan，GAG）基质，符合上述形态、密度、热稳定性和机械强度要求[1,2]。CMI 约97%由纯化Ⅰ型胶原蛋白组成，后者为人体内富含蛋白，CMI 其他 GAG 组分由硫酸软骨素和透明质酸构成[1,7,8]。Ⅰ型胶原自小牛跟腱提取及纯化分离，动物原料产自美国，胶原 -GAG 复合体为交联分子化学结构，植入体内后稳定性较强并易于保存和术中操作[1]。完全水化后的 CMI 植入后其边缘 3mm 抗拉力大于 20N，因此可顺利植入关节内并可与宿主半月板残留物固定缝合[1]。

体外实验及活体动物实验研究

在活体动物实验开始之前，人们已完成了很多相关体外实验研究[7]。我们对不同的内植物类型进行了器官培养实验研究评估，这些体外研究可明确在器官培养环境下半月板纤维软骨细胞是否能够长入此类多孔胶原支架组织及进入细胞基质，并判断这些半月板纤维软骨细胞是否产生分化并长入支架组织和形成新的组织基质[7]。

这些体外研究的肯定结果促使我们进一步进行了相关的动物实验研究。初期体外实验研究中筛选出的胶原支架组织在临床应用前的动物活体实验研究中被证实最适宜于细胞长入。

我们最初选用小猪作为前期探索研究实验动物模型[7]，研究模型行 80% 内侧半月板次全切除，将移植物修剪后内植于半月板缺损部分。在此小型前期探索实验研究中，于 CMI 移植物植入后 1、3 或 6 周进行评估，我们发现在每个评估阶段内植物均出现被吸收征象但无关节受累征象，无软骨损伤、磨损及其他关节退行性改变表现。大体来讲所有样本关节内均有早期新生组织长入的证据[7]。组织学方面，我们观察到持续的肉芽组织及血管再生。这表明，CMI 可替代植入动物膝关节而无任何负面效应[7]。但此前期研究对支架组织重吸收机制、内植物固有生物力学特性及此内植物材料是否真正支持半月板组织再生过程等问题仍未阐释。因此我们认为，有必要对传统动物半月板相关实验模型进行进一步长期研究。

在接下来的动物实验研究中我们采用成年犬半月板模型，因为犬半月板模型相关研究较为深入且其与人类半月板两者之间存在可比性[5,7,8]。例如，犬半月板和人类半月板一样，在行次全切除后可能出现不完全性部分再生，而且这些再生组织并不能产生保护关节的生物力学作用且不能阻止骨性关节炎的出现。此外，人们发现部分切除犬膝关节半月板后 6 ~ 8 周内出现关节不稳症状和骨性关节炎改变。

早期犬模型实验研究结果表明，胶原支架组织植入后支持自体组织长入及再生，其组织长入及再生方式与人类相似[1,7,8]。在犬模型研究中我们未发现内植物植入后的负面效应，新再生的组织在生物力学方面可起到减小关节退行性变及骨性关节炎发生的作用[1,7,8]。这些早期研究仍有很多问题尚未解决，促使我们进行更进一步的实验研究。此外我们对 CMI 的大小及类型也进行了进一步的相关研究[1]。

为了解决一些特殊问题，学者们又进一步进行了相关动物实验研究。在一项动物模型实验研究中在犬半月板红 - 白区建立一个 3mm 周径缺损区域[1]，之后在此缺损区域填充同样大小胶原支架内植物或自体血纤维凝块。术后 3 个月或 6 个月进行评估，研究结果表明在术后 6 个月，支架诱导新生组织与受体半月板组织可实现良好融合，此外还发现新生组织可长入并替代血纤维凝块组织。从生物化学角度来讲，犬模型支架诱导再生组织及血纤维凝块再生组织较正常半月板组织含水分更多，此结果表明，此再生组织并非成熟组织。从生物力学角度讲，CMI 植入后再生组织的累积模量及渗透性与正常半月板组织无明显差异，而纤维凝块植入后再生组织在术后 6 个月累积模量明显增高而渗透性明显降低。此研究更进一步证实 CMI 再生组织将随着时间推移进一步成熟，至术后 6 个月其功能可类似于正常半月板组织[1]。

此后，学者们对内植物大小及形状进行了进一步调整并进行了进一步的相关研究。我们对 12 只犬半月板次全切术后模型 CMI 植入后的时限相关变化及内植物新生组织复合物进行了观察[1]，术后 3 周和 6 周、3 个月和 6 个月对样本进行评估。此研究对样本大体形态、组织学及 MRI 检查等研究结果进行了关联分析，对每个犬模型样本双侧内侧半月板行半月板次全切术后行 CMI 植入，左右下肢手术分时实施，这样，每个动物模型就具有了两个不同时段的标本，即 6 只犬模型提供 3 周及 3 个月模型，而另外 6 只犬模型提供 6 周和 6 个月模型[1]。

我们发现再生组织与宿主半月板周缘愈合良好（图 11.1.1），在一系列的时间点上都可观察到外缘组织长入并向半月板内缘延伸的趋势。从组织学角度来讲，CMI 植入后各个观察时间点均可见组织长入不断增加及 CMI 吸收征象，到术后 6 个月整个移植物几乎被完全吸收并被致密的新生胶原纤维束替代（图 11.1.2）。

术后 MRI 检查结果与大体及组织学所见存在明显相关性，并且随时间进展出现连续的组织长入及成熟信号[1]。

基于大量的动物实验研究结果[1,5,7,8]，我们得出了很多结论。我们发现胶原支架内植物适于植

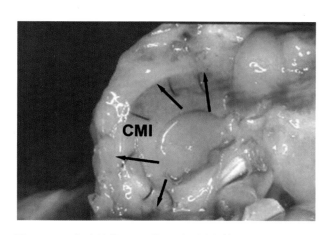

图 11.1.1 犬膝关节 CMI 植入后 6 周大体所见，与宿主内侧半月板周缘（箭头所指）愈合良好

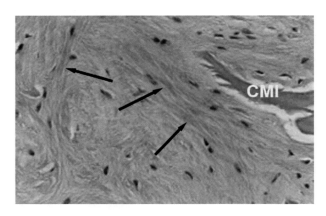

图 11.1.2 组织切片镜下所见，整个 CMI 几乎均被吸收，仅见少量 CMI 内植残留物。箭头所指为新生致密胶原纤维束，其替代了被吸收的 CMI。HE 染色，100×

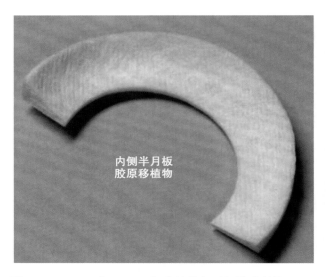

图 11.1.3 CMI（Menaflex）内植物打开包装后所见

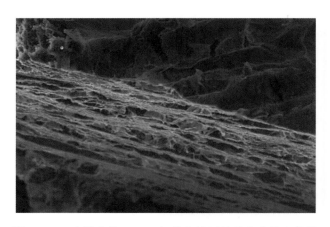

图 11.1.4 未植入的 CMI。扫描电镜下见其在未植入前胶原分子结构（Courtesy of Paolo Bulgheroni, Varese, Italy）

入且形态上与植入关节面易于契合。基于踏车试验、步态分析及物理检查的评估分析结果表明多数动物术后效果良好。我们未发现 CMI 移植物植入术后明显的不良效应。植入后产生的新生组织在大体形态及组织学表现方面与自体半月板组织相似。此胶原支架材料具有一定生物兼容性，我们通过研究证实其支持半月板组织再生。在研究中，我们未观察到植入后膝关节退行性变，无关节活动受限、无软骨磨损及滑膜炎症状出现，且无由胶原支架组织导致的过敏反应及免疫反应表现 [1,5,7,8]，因此我们认为其用于进一步的人体临床实验是安全的。

人体临床试验

以上所述动物实验研究结果为美国食品及药品管理局（FDA）准许其进入人体临床试验阶段的依据，目前初期第一阶段可行性研究已完成 [9]，研究结果表明 CMI 内植物形状及手术技术需进一步改进和完善（图 11.1.3 和图 11.1.4）。第二阶段可行性研究也已完成，随后进行了术后 2 年 [4] 和 6 年随访研究 [6]，研究结果已有相关报道。由于术后 2 年随访研究得出结果令人鼓舞，FDA 批准在美国 16 个研究点对 300 例患者行更大规模的多中心前瞻性临床随机研究 [3]。此研究得出的结论也

是肯定的，尤其是对之前行部分半月板切除术后行 CMI 植入的患者 [2,3]，研究结果表明 Menaflex CMI 植入后支持新生组织长入自体半月板并可恢复自体半月板功能，从而明显改善了患者的临床预后 [3]。新长入 CMI 内植物的再生组织稳定、安全且具有适宜的生物力学特性 [2,3]，Menaflex CMI 内植物适宜于对不可修复的半月板组织进行重建，其适用于半月板损伤不可修复患者且利于半月板功能恢复，此研究结论目前已有报道 [3]（图 11.1.5 ～图 11.1.7）。

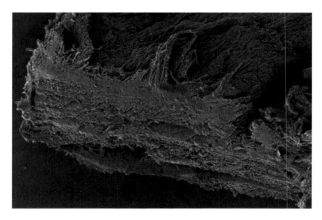

图 **11.1.5** 人体临床试验，植入 CMI 术后 7 个月扫描电镜下所见。由于新生组织形成及长入，其分子结构出现改变（Courtesy of Paolo Bulgheroni and Mario Ronga, Varese，Italy）

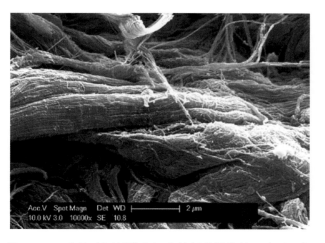

图 **11.1.7** 人体胶原纤维支架半月板移植物植入术后 5 年扫描电镜所见。新生胶原纤维结构致密，分子连接紧密（Courtesy of Paolo Bulgheroni, Varese，Italy）

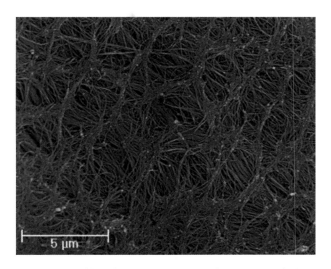

图 **11.1.6** 人体临床试验，CMI 植入术后 18 个月扫描电镜所见。新生胶原纤维与植入胶原纤维相比分子较小且结构均一（Courtesy of Paolo Bulgheroni，Varese，Italy）

参考文献

1. Li S-T, Rodkey WG, Yuen D et al（2002）Type I collagenbased template for meniscus regeneration. In: Lewandrowski K-U, Wise DL, Trantolo DJ, Gresser JD, Yaszemski MJ, Altobelli DE（eds）Tissue engineering and biodegradable equivalents. Scientific and clinical applications. Marcel Dekker, New York, pp 237-266.

2. Rodkey WG（2008）A look beyond the horizon. In: Feagin JA Jr, Steadman JR（eds）The crucial principles in care of the knee. Lippincott Williams & Wilkins, Philadelphia.

3. Rodkey WG, DeHaven KE, Montgomery WH et al（2008）Comparison of the collagen meniscus implant to partial meniscectomy: a prospective randomized trial. J Bone Joint Surg Am 90:1413-1426.

4. Rodkey WG, Steadman JR, Li S-T（1999）A clinical study of collagen meniscus implants to restore the injured meniscus. Clin Orthop Relat Res 367(suppl):S281-S292.

5. Rodkey WG, Stone KR, Steadman JR（1992）Prosthetic meniscal replacement. In: Finerman GAM, Noyes FR（eds）Biology and biomechanics of the traumatized synovial joint. The knee as a model. American Academy of Orthopaedic Surgeons, Rosemont, IL.

6. Steadman JR, Rodkey WG（2005）Tissue-engineered collagen meniscus implants: 5 to 6-year feasibility study results. Arthroscopy 21:515-525.

7. Stone KR, Rodkey WG, Webber RJ et al（1990）Future directions: collagen-based prosthesis for meniscal regeneration. Clin Orthop Relat Res 252:129-135.

8. Stone KR, Rodkey WG, Webber RJ et al（1992）Meniscal regeneration with copolymeric collagen scaffolds: in vitro and in vivo studies evaluated clinically, histologically, biochemically. Am J Sports Med 20:104-111.

9. Stone KR, Steadman JR, Rodkey WG et al（1997）Regeneration of meniscal cartilage with use of a collagen scaffold. Analysis of preliminary data. J Bone Joint Surg Am 79:1770-1777.

11.2 胶原半月板移植手术技术及临床效果

J. C. Monllau, X. Pelfort, M. Tey

引 言

半月板切除术后早期并发膝关节退行性变在 20 世纪相关文献中就有确切的描述和报道 [4]。此半月板切除后不良效应是由于相应膝关节间室内应力增高所致，学者们认识到这些不良效应后在近期提出了半月板组织替代治疗的设想 [5]。尽管半月板同种异体移植术后早期替代效果良好，但其远期效果尤其是软骨保护效应目前仍未可知 [12]。此外，异体半月板移植物利用率较低并可能传播感染性疾病，这些缺点促使一些学者尝试利用支架内植物诱导半月板组织再生。

Menaflex™ 内植物即以往所说的胶原半月板内植物（CMI）提取自小牛胶原纤维，是学者们在 20 世纪 90 年代初为促进半月板局部组织缺损后再生过程研发出的一种内植物 [10,11]，目前其应用于内侧半月板缺损治疗术后的相关实验研究及

临床研究结果令人鼓舞 [8,9,13]，外侧半月板缺损后 CMI 治疗的相关研究目前也已开展。

本章目的是介绍 CMI 植入手术技术及总结其临床应用时的一些经验，并讨论内侧半月板 CMI 植入术后的中期随访结果。

手术技术

CMI 植入手术可在镜下结合使用特殊器械完成操作，术者需熟练掌握半月板缝合技术。首先受累半月板坏死组织需予以修整至显露正常半月板组织，修整后测量缺损区域面积，修剪内植物至缺损面积大小。内植物植入关节腔后采用自内而外或全内缝合技术固定，最终使内植物良好、稳定地填充于半月板缺损部位。半月板相关操作完成后不行关节腔冲洗，如术中见局部出血较少，可在髁间窝行微骨折钻孔以获得额外血供及骨髓刺激，这有利于内植物植入后愈合过程。

内侧半月板 CMI 移植手术技术

患者体位

患者仰卧于手术床，患肢膝关节屈曲 90°，大腿固定于手术床上，此体位下经后内侧入路探查膝关节后内侧间室操作容易且利于内植物植入后的缝合操作。如使用腿架需放置至足够高位置以利于上述部位显露及探查操作。作者在术中将外侧腿垫固定于髌骨近侧 5cm 以上后给予局部外翻应力显露内侧间室。如使用自内而外缝合技术则可根据医师习惯必要时使用止血带。

J. C. Monllau（✉）

Hospital de la Sta Creu i Sant Pau, Universitat Autònoma de Barcelona (UAB), St Antoni Mª Claret 167,

08025 Barcelona

e-mail: jmonllau@santpau.cat

X. Pelfort

Knee Unit, IMAS-Hospitals del Mar and Esperança.

Universitat Autònoma de Barcelona, Avgda Sant Josep de la Muntanya 12, 08024 Barcelona, Spain

M. Tey

ICATME Arthroscopy Unit, USP-Institut Universitari Dexeus. Universitat Autònoma de Barcelona, Sabino Arana 5-19, 08028 Barcelona, Spain

e-mail: Jmonllau@imas.imim.es

入路建立

首先于关节间隙上方，髌旁建立拇指宽前外侧标准入路，开始详细镜下探查。如确认内侧半月板适于 CMI 植入修复（半月板不可修复的撕裂或半月板组织缺损）则可在前外侧入路稍远侧建立前内侧入路，此入路利于内侧半月板后角显露。使用 18 号腰穿针穿刺定位损伤部位，为良好显露及操作可建立辅助入路。

植入部位准备

植入前需清除任何退变或不稳定的半月板组织，使半月板缺损部位全层显露且残留半月板周缘稳定。可使用直形或成角篮钳及 4.0mm 动力刨刀进行修整。为使半月板替代物达到良好契合，对半月板前后角也应予以相应修整。植入部位应修整延伸至半月板血供区域以保证植入物获得良好血供。可使用 18 号腰穿针在半月板周缘穿刺

（自外而内穿入）或给予局部微骨折（自关节内钻孔）处理。由于半月板组织局部穿刺针孔在穿刺针抽出后常自行闭合[14]，因此，作者常使用环钻/环锯钻孔或使用射频钻孔（图 12.1.1）。射频钻孔处理后内植物相邻部位可出现滑膜坏死并为新生血供丰富的滑膜细胞层替代，这些新生组织呈波状长入移植物[3]。

如内侧间室过于狭窄而不利于显露，可行镜下内侧副韧带松解以利于显露及操作。可给予多次自外而内局部穿刺并施加外翻应力松解内侧副韧带，至听到弹响声后即达到松解效果。我们并未观察到此松解操作导致任何术后局部外翻不稳定症状，术后不需因此给予膝关节支具保护或膝关节固定处理。

稳定且具有血供的植入区域准备完成并确认有足够的操作空间后，使用特殊器械对缺损区域进行测量（图 11.2.2），为达到内植物良好的契合，实际植入体应较测得数据大 10%。仔细修剪后的植入物经再次水化处理后经植入通道置入移植区

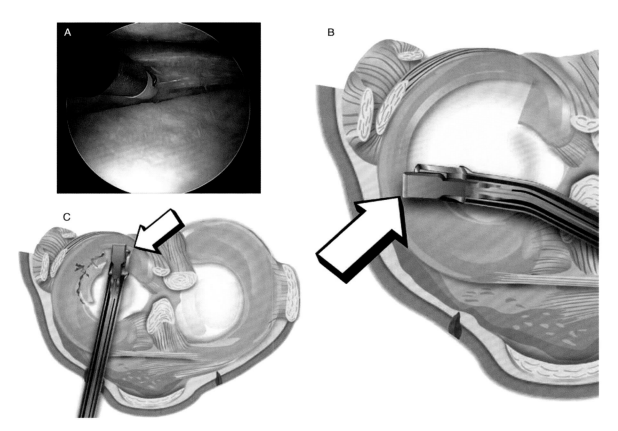

图 11.2.1 （A）右膝内侧半月板部分切除术后镜下观，行邻近滑膜组织射频消融处理；（B，C）植入区制备需延伸至半月板血供区域，可使用直形和成角篮钳处理移植区域

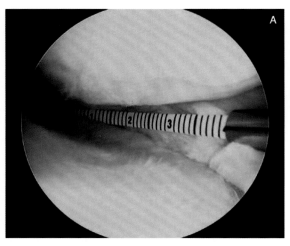
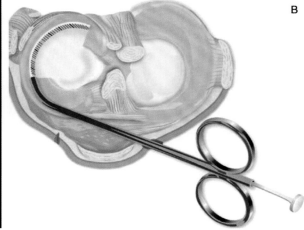

图 11.2.2 （A，B）镜下观，特制测量杆置入缺损区域测量

域（标准植入法），或不经水化处理直接由弯血管钳置入关节腔（干性植入法）（图 11.2.3）。作者习惯采用后一种植入方法，因其简单且快速。不论采用何种植入方法，置入前可将前内侧入路切口沿垂直方向扩大至可容纳术者小指以利于内植物植入后辅助固定操作。内植物植入关节内相应间室后则位置相对稳定，但在第一根缝线缝合固定之前应给予套圈缝合以暂时固定内植物。

缝 合

自内而外缝合技术

Cannon[1] 建议行自内而外缝合技术固定内植物时取位于关节间隙稍下方长约 4cm 的后内侧皮肤切口，切口与内侧副韧带后缘平行，在钝性分离皮下组织时应注意保护隐神经髌下支（图 11.2.4）。拉钩应尽量放置于较深位置，位于膝关节囊后部与腓肠肌内侧头之间以利于缝合时穿刺针显露。在修补较大半月板缺损（4 ~ 5cm）时，需对内侧副韧带浅层进行分离，也可取约 1cm 小皮肤切口分离软组织后找到穿刺针，此区域神经血管损伤概率较小。

内植物缝合可采用传统的特殊自内而外缝合器械（ConMed Linvatec，Largo，FL）或更为复杂的 SharpShooter® 组织修复系统（ReGen Bioglogics，545 Penobscot Drive，Redwood City，CA）。术中可使用 2-0 号编织聚酯纤维缝线每隔 5mm 垂直褥式缝合 CMI 内植物并将其固定于半

月板残留组织边缘，内植物前后缘采用水平缝合固定（图 11.2.5）。CMI 每个部分需经适宜的操作入路及工作通道予以固定缝合，需在关节囊外打结以固定缝线，可按照自前向后或自后向前顺序缝合固定，具体据医师自身习惯而定。

全内缝合技术

全内 FasT-Fix™ 缝合系统（Smith & Nephew，Inc，Andover，MA）是最近推出的替代缝合器械，此新一代半月板修复装置结合了全内缝合技术和缝线缝合的生物力学优点，尤其适宜于半月板后 1/3 的缝合固定，因其可避免因缝合而采用额外的附加切开入路。临床上关于此缝合方法应用的经验不多，作者使用此方法已近 2 年，期间并无任何并发症出现。此外，垂直褥式缝合可减小内植物损伤的危险性（图 11.2.6）并可采用更大的缝合间距，一般每针间隔为 10 ~ 15mm。

外侧半月板 CMI 移植手术技术

外侧半月板 CMI 内植物 2006 年获得欧洲市场准入许可且目前仍处于后市临床研究阶段，目前此项技术在多数有经验的欧洲外科医师帮助下已在临床上得以开展（相关临床数据未发表）。其基本操作技术与内侧半月板 CMI 植入相关技术类似，在腘肌腱附近半月板周缘完全撕裂时应特别注意手术适应证的选择，如无残留周缘应注意术后新成形"半月板"可能在应力条件下脱出。

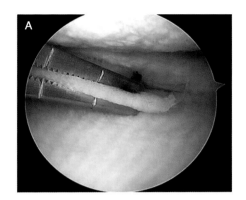

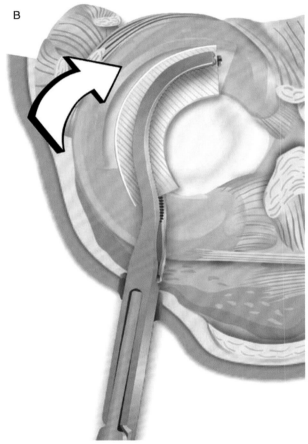

图 11.2.3 干性法植入内侧半月板 CMI 内植物，血管钳将支架内植物植入已处理好的缺损区域

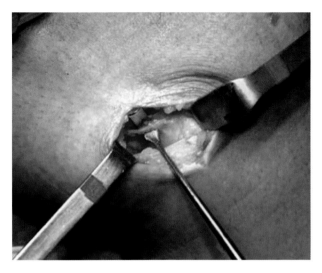

图 11.2.4 左膝后内侧膝关节入路术中所见，隐神经髌下支（为小拉钩牵拉保护）应予以识别并保护防止医源性损伤

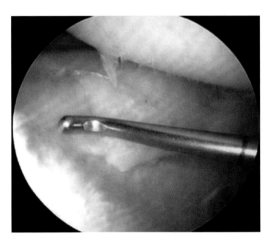

图 11.2.5 镜下见 CMI 植入后其最后缘部分，注意后角固定采用水平缝合

学者们发现，传统半月板缝合修复术中缝线穿过腘肌腱术后不会并发不适症状[1,7]，但在 CMI 移植时不建议缝线穿腘肌腱缝合，因为此肌腱生理性的微小移动可能导致术后不成熟的新生组织损伤。如缺损面积大于 20% 则有可能导致术后植入物脱出，因此学者们建议在缝合固定时不要将内植物固定于腘肌腱裂隙。

患者体位

患者仰卧，受累患肢膝关节屈曲 90°，小腿悬垂，对侧下肢伸直，此体位可使患肢置于对侧膝关节上屈曲至 4 字位从而使膝关节处于内翻应力作用下。这样，采用自内而外缝合技术缝合固定内植物时易于在后外侧沟显露及操作。

关节镜入路

膝关节线上方 1cm 建立标准前外侧入路，切口可轻度偏外，位于髌骨外缘约一拇指宽，建立前内侧入路有利于显露外侧间室，尤其是外侧间室最前缘的显露。此时切口应较内侧半月板缺损后 CMI 移植术时切口稍偏上，位于髌骨内侧约一拇指宽。

内植物制备及置入

植入区域的准备与内侧半月板 CMI 植入方法类似。外侧半月板呈 O 形，因此其前后角尤其是前角修整更加困难，在修剪 CMI 时应注意植入物应与半月板缺损区域匹配（图 11.2.7）。由于外侧半月板环形形状，因此植入时应采用干性植入法以利于操作，可使用 11 号手术刀片扩大切口至关节线水平以利于显露及植入操作（图 11.2.8），使用血管钳将植入物植入关节腔时医师需注意勿损伤外侧间室关节软骨，尤其是在张开钳口时。可使用探钩或钝头套管辅助将内植物置入合适位置并可暂时给予套圈缝合固定。如外侧间室过紧 CMI 不能置入缺损区域，则是 CMI 植入手术的禁忌证。

固定缝合

自内而外缝合固定技术

Cannon[11] 建议采用自内而外缝合固定技术固定 CMI 时需采用附加后侧切口。患者膝关节屈曲 90°，于外侧副韧带后方纵向切开皮肤长约 4cm，沿髂胫束后缘前方和股二头肌腱膜前缘后方之间分离。腓总神经位于股二头肌后方，应注意保护。显露后侧关节囊与腓肠肌外侧头之间的间隙后，窄直拉钩尽可能置入深部牵拉显露。

术中可使用特制缝合固定操作通道，缝线可经前内侧入路（前角及中 1/3 固定）或外侧入路（后角固定）以尽量使缝线以最大垂直角度贯穿内植物。

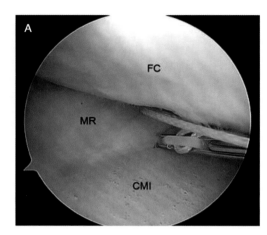

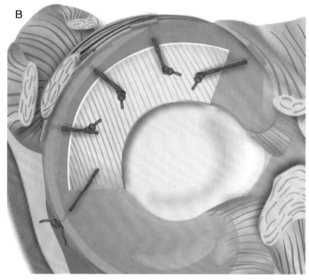

图 11.2.6 （A，B）内侧半月板 CMI 替代物移植采用全内缝合技术

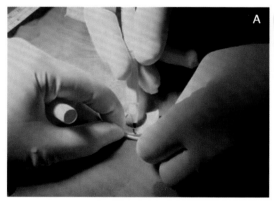
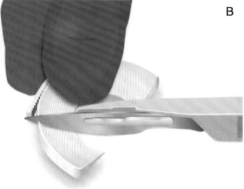

图 11.2.7 （A，B）外侧半月板 CMI 内植物修剪

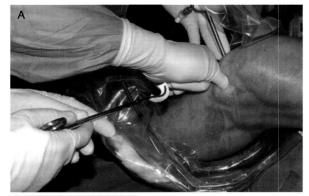

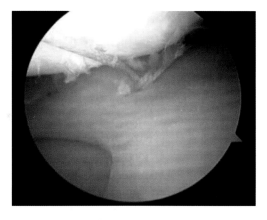

图 11.2.9　经定位通道"安全区"固定缝合外侧 CMI

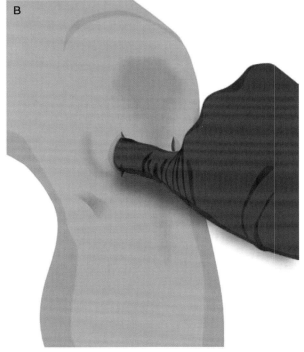

图 11.2.8　（A，B）术中置入 CMI 前小指扩大外侧入路切口

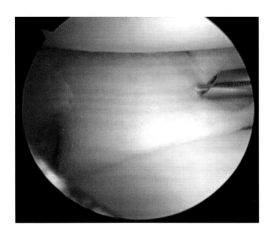

图 11.2.10　钛镍钛合金穿刺针自外而内穿刺

全内缝合固定技术

此技术的优越性在于省时且避免了后侧附加切口，但在固定环形的外侧 CMI 植入物最前缘时操作困难。因此，需结合使用 FasTFix™（后角和中 1/3）和 SharpShooter®（前 1/3）（图 11.2.9 和图 11.2.10）缝合固定。必要时可运用自外而内缝合技术缝合固定内植物前角，可使用 18 号腰穿针和单股线缝合操作。

目前仅有少数研究报道证实外侧半月板 CMI 植入术后早期随访效果良好，内植物半月板组织再生过程与内侧半月板 CMI 植入术后再生过程类似（图 11.2.11）。

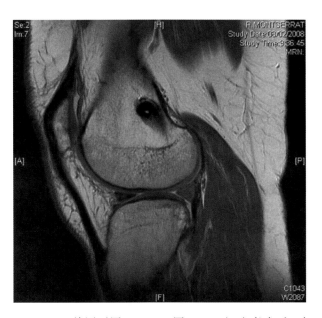

图 11.2.11　前图（图 11.2.9，图 11.2.10）患者术后 1 年随访 MRI 检查所见，后角新形成半月板组织完全再生

患者合并损伤的手术处理

ACL 功能不全

有报道 ACL 重建同时行半月板修复可为半月板修复后愈合提供良好的愈合环境 [7]。由于 ACL 功能不全患者行内侧半月板切除术后可能导致明显的关节不稳症状，因此建议二者同时修复重建。如二者分期处理则应首先行 CMI 植入后再于术后12 周内行 ACL 重建，这是因为膝关节不稳定对于移植物具有不利影响。如同时处理，应首先行 CMI 植入，因重建 ACL 后膝关节将变得更紧，此时在间室内操作将会变得更加困难。ACL 功能不全患者膝关节施加外翻应力时应考虑到胫骨平台向前滑动的因素，这使得在一些病例中内侧半月板后角相关操作变得困难。术后不行关节腔冲洗，之前关于此的原因已有论述，术后关节内出血为CMI 愈合过程提供了良好的环境，如术者偏好术后冲洗，应避免负压冲洗。

关节力线异常问题

在 CMI 植入之前或同时应纠正受累膝关节成角畸形。截骨术的相关理论及手术方法不在本章讨论范围，目前认为内翻畸形应行高位胫骨截骨术。可行开放楔形截骨或闭合楔形截骨，截骨处理时应注意不能增加胫骨关节面倾斜角度 [6]，另外为防止内侧 CMI 内植物承受应力过大，术中可适当松解内侧副韧带。

外翻畸形通常较为少见，除非合并胫骨畸形，通常需行股骨截骨矫形处理以纠正关节线倾斜畸形。不论采用何种矫形技术，学者们建议先行镜下探查及 CMI 植入后再行截骨术。尽管二者术后康复计划无明显区别，应首先考虑到 CMI 术后康复的特殊性。

软骨病变处理

从组织学角度来讲，Outerbridge Ⅳ 级软骨损伤被认为是 CMI 植入术的绝对禁忌证，这是因为已发生形态改变的关节软骨面与内植物之间摩擦可导致新植入内植物损伤。因此，发现软骨病变后在第一时间行关节内骨髓刺激治疗（如微骨折

处理等处理措施）是十分必要的。如存在软骨病变，最好在 3 个月之内不行内植物植入处理。医师也可根据软骨病变处理方式视具体情况决定是否同时行 CMI 植入。如采用大块异体软骨移植、马赛克成形术或自体软骨细胞移植时软骨表面会很快恢复平整（图 11.2.12）。

临床结果

目前我中心已对超过 50 例患者行 CMI 植入手术处理，其中 25 例为 1997 年至 2000 年欧洲多中心临床研究的一部分 [2]，行内侧 CMI 植入。其中包括男 20 例，女 5 例，患者年龄 18 ～ 48 岁。其中 2 例为半月板切除术后综合征患者，19 例为半月板退行性撕裂，1 例为急性撕裂，17 例（68%）同时行 ACL 重建。在最近的随访中，Lysholm 评分为术后 89.6 ± 6.3，术前 59.9 ± 15.8（$P < 0.003$），可视疼痛对比评分术前平均 7.0 ± 1.8，术后 2.0 ± 1.6（$P < 0.001$）。常规 X 线摄片检查未见关节间隙缩窄改变，68% 的患者 MRI 检查出现不同程度半月板组织再生信号。但移植物有缩小的趋势，移植物脱出常见于一些前部半月板损伤 CMI 植入术后。

3 例患者术后出现膝关节内侧持续疼痛症状，其中 1 例移除 CMI 植入物后行异体半月板移植术（AMT），另一例行高位胫骨截骨术及二期 AMT 处理，第三例患者未给予任何处理。

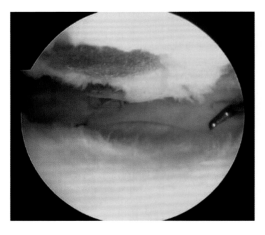

图 11.2.12　镜下观，内侧 CMI 植入术后，在 CMI 植入体上方，两个软骨损伤病灶使用人工马赛克软骨植入体填塞（TruFit® CB OsteoBiologics，Inc）

在术后 4 ～ 7 年随访过程中，我们未发现其他不良效应，临床上多数患者愈后结果良好（22/25），尽管新生半月板较预计体积减小，但还是有超过 2/3 的患者可见到半月板组织的再生。

在最近出版的文献中已有了更多的 CMI 诱导半月板样组织再生的证据报道[8]。此前瞻性随机研究包括 300 例不可修复的内侧半月板损伤或之前行内侧半月板切除术患者。患者分为两个研究组，急性组之前无内侧半月板手术史，慢性组之前有最多 3 次受累半月板手术史。患者随机分组，行 CMI 植入处理或部分内侧半月板切除术（对照组）。CMI 植入患者术后一年行二次关节镜探查及活检表明植入物内有新生半月板样组织形成。此外，经平均 5 年随访，慢性组在恢复关节活动度等方面较对照组明显改善，患者二次手术率明显减小。

小　结

CMI 是依据组织工程学技术设计开发的一种胶原支架组织，此材料可植入半月板损伤后缺损部位并固定于周围组织。植入术后基质内自体细胞长入并开始组织重塑过程。目前 CMI 已被应用于临床上半月板部分缺损患者的治疗，结果表明超过 2/3 的病例可出现新生半月板组织再生。为获得良好的临床效果应选择正确的手术适应证，患者膝关节需稳定且关节力线无异常。手术技术方面，牢固的关节内缝合固定是植入物稳定及术后实现膝关节良好功能恢复的关键，因此，医师需十分熟悉并熟练掌握半月板缝合修复及内植物植入相关操作技术。

参考文献

1. Cannon WD（2001）Arthroscopic meniscal repair. In: Insall JN, Scott WN（eds）Surgery of the Knee, vol 1, 3rd edn. Churchill Livingstone, New York.
2. Ginés A, Hinarejos P, Tey M et al（2006）Collagen meniscus implant. Outcomes after 4 to 7 years. J Bone Joint Surg 88-B（suppl-II）：:329.
3. Iñigo-Pavlovich R（2005）Radiofrequency and meniscus. From excision to repair. Sports Med Arthrosc Rev 13: 193-197.
4. Jorgensen U, Sonne-Holm S, Lauridsen F et al（1987）Longterm follow-up of meniscectomy in athletes. A Prospective Longitudinal Study. J Bone Joint Surg 69-B:80-83.
5. Milachowski KA, Weismeier K, Wirth CJ（1989）Homologous meniscus transplantation. Experimental and clinical results. Int Orthop 13:1-11
6. Noyes FR, Mayfield W, Barber-Westin SD et al（2006）Opening wedge high tibial osteotomy: an operative technique and rehabilitation program to decrease complications and promote early union and function. Am J Sports Med 34:1262-1273.
7. Rodeo SA（2000）Arthroscopic meniscal repair with use of the outside-in technique. J Bone Jt Surg 82-A:127-141.
8. Rodkey WG, DeHaven KE, Montgomery WH et al（2008）Comparison of the Collagen meniscus implant with partial meniscectomy. A Prospective Randomized Trial. J Bone Joint Surg 90-A:1413-1426.
9. Steadman JR, Rodkey WG（2005）Tissue-engineered collagen meniscus implants: 5- to 6-year feasibility study results. Arthroscopy 21:515-525.
10. Stone KR, Rodkey WG, Webber RJ et al（1990）Future directions. Collagen-based prostheses for meniscal regeneration. Clin Orthop 252:129-135.
11. Stone KR, Rodkey WG, Webber RJ et al（1992）Meniscal regeneration with copolymeric collagen scaffolds. In vitro and in vivo studies evaluated clinically, histologically, and biochemically. Am J Sports Med 20:104-111.
12. Verdonk R, Almqvist KF, Huysse W et al（2007）Meniscal allografts: indications and outcomes. Sports Med Arthrosc 15:121-125.
13. Zaffagnini S, Giordano G, Vascellari A et al（2007）Arthroscopic collagen meniscus implant results at 6 to 8 years follow up. Knee Surg Sports Traumatol Arthrosc 15:175-183.
14. Zang ZN, Tu KY, Xu YK et al（1988）Treatment of longitudinal injuries in avascular area of meniscus in dogs by trephination. Arthroscopy 4:151-159.

Actifit，聚氨酯半月板内植物：基础研究

J. de Groot

引 言

随着对半月板部分切除术后潜在的不良预后及保留半月板组织重要性认识的不断深入，学者们开发出一种新型的半月板支架诱导替代移植物：Orteq 生物工程公司开发的 Actifit™ 内植物为一种高度连接的多孔分子合成材料（图 11.3.1）。该产品于 2008 年获得市场准入，可用于内侧或外侧半月板不可修复撕裂损伤的治疗（图 11.3.1）。该移植物植入后可实现自体半月板组织长入，植入后随时间进展移植物缓慢降解而自体新生半月板样组织长入移植物。此外，Actifit™ 由脂肪族化合物聚氨酯分子构成，聚氨酯化合物具有良好的机械强度及生物兼容性，其分子多孔且降解安全，临床上使用操作方便，产品有分别适于内、外侧半月板组织缺损后植入的两种形态（图 11.3.2）。

背 景

半月板组织替代移植物开发始于 20 世纪 80 年代，目前已有很多种人工合成高分子构成的支架替代移植物作为半月板修复或移植替代材料用于动物实验[1-6,13-19,21,22,25,31-35,38]。基于这些研究成果，人们对移植物孔径大小、多孔性、降解率、降解成分、力学特性及最为重要的是否易于镜下操作等相关因素设定了一系列标准要求。就机械

特性而言，重要的是移植物需具有高度的抗拉力及足够的硬度，目前常用的生物可降解合成聚合物包括丙交酯、ε-己内酯、乙交酯和三亚甲基碳酸酯类物质并不能完全满足以上机械特性要求。

聚氨酯为一类脆度、坚硬度、柔软度和黏度各不相同的合成物质[20]，可根据不同的机械特性、降解程度要求而改变其分子结构。合成物由交替分散分布的决定其柔软度及坚硬度的分子结构域组成（图 11.3.3），其具有良好的生物兼容性，因此被认为是最适宜的合成生物材料。除了 Orteq

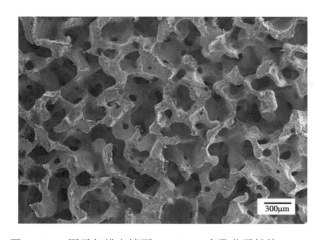

图 11.3.1 图示扫描电镜下 Actifit™ 多孔分子结构

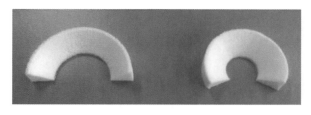

图 11.3.2 内侧半月板及外侧半月板 Actifit™ 替代移植物

J. de Groot
Orteq Bioengineering, L.J. Zielstraweg 1, 9713 Groningen,
The Netherlands
e-mail: jgroot@orteq.com

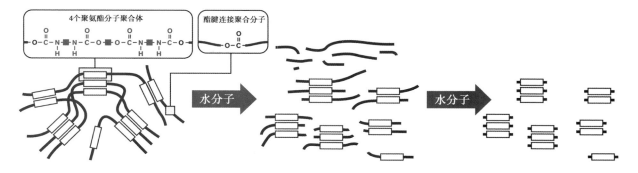

图 **11.3.3**　Actifit 亚胺酯水解过程

植入物以外，目前已上市的聚氨酯类材料均含有芳香族二异氰酸半酯，在降解过程中可能产生少量的毒性二胺，但目前从未证实毒性二胺在降解过程中可被释放并产生毒性效应。以往已在狗实验中运用芳香族二异氰酸半酯作为半月板重建材料 [1-4,13-17,31,32,34-36,40]，但其在降解过程中产生毒性二胺仍被认为是不利的。因此，人们决定将研究方向集中于 1，4-丁烷基二异氰酸酯 [7-12,25-30]，此聚氨酯衍生物在降解过程中可产生 1，4-丁二胺即腐胺，为体内为自然成分。

一种新型合成聚合物

Actifit™ 聚合物由两种分子成分构成：聚酯纤维（柔软成分）和聚氨酯（硬度成分），尤其适宜于半月板替代物移植 [11]。柔软组分占 80%，为生物可降解聚乙烯（ε-己内酯）聚酯纤维，其含量决定了移植物的柔韧性和降解程度。坚硬成分（占 20%）部分可降解，其分子大小一致，决定移植物的机械强度。

聚乙烯（ε-己内酯）（线性排列连接于聚合物链状分子，见图 11.3.3）为可降解聚酯纤维，是很多医用生物可降解植入体的组成成分，主要是缝线（Monocryl，Ethicon 公司；Caprosyn，Tyco Healthcare 公司）及缝线表层物质（Vicryl 和 Panacryl，Ethicon 公司；Dexon 和 Polysorb，Tyco Healthcare 公司）。硬度组分（图 11.3.3 中多聚物链状结构中白色方框）由两个 1，4-丁烷基二异氰酸酯（BDI）分子和一个 1，4-丁二醇（BDO）分子组成，其分子非常小（2～3nm），较正常人

细胞小 5000 倍。

为使聚氨酯内植物较芳香族二异氰酸半酯内植物具有更好的机械特性，需对传统的聚氨酯合成过程予以改进 [7,12]。聚氨酯合成时不能使用催化剂使其具有生物兼容性，还可使硬度组分均一，使聚氨酯合成后保持一定机械特性 [11]。

降　解

Actifit™聚氨酯内植物在体内降解率很低，其降解机制为水分子作用于聚乙烯（ε-己内酯）柔软组分的酯键水化过程（图 11.3.3）。硬度组分较聚己酸内酯片段更稳定，在聚氨酯水化后仍存在，因此可以认为此成分在合成后不能降解。如聚氨酯片段为巨噬细胞或巨细胞吞噬，硬度组分则可安全降解，这在对聚氨酯合成物的研究中已得到证实 [24,40]，并经 Orteq 对硬度组分生物兼容性检测实验研究得以证实。

聚己酸内酯片段的降解过程将持续 4～6 年，体外降解实验（37℃，pH 7.4 缓冲液中）研究结果表明，聚氨酯在术后 1.5 年分子量降至术前的 50%，但植入物重量并未减小。

Orteq 对内植物降解成分的生物兼容性进行了测试，并对其降解过程进行了量化及毒性测试，相关检测结果将在下一部分讨论。

临床应用之前的生物兼容性测试及动物实验测试结果

Orteq 对 Actifit™内植物及其硬度组分进行了

一系列的生物兼容性测试，Actifit™ 通过了多项测试（表 11.3.1）。

学者们进行了两项猎兔犬模型 Actifit™ 材料植入实验研究 [38,41]。在第一个实验中行半月板全切术后植入 Actifit™[38]，术后随访时间为期 6 个月，内植物前后角缝线经事先胫骨平台钻孔固定于胫骨，半月板全切术后膝关节为对照组。在另一项研究中，Actifit™ 植入为期 6 周至 24 周，以半月板全切除术后及正常半月板样本作为对照组 [41]，结果表明，Actifit™ 植入物与半月板组织完全融合且局部无关节囊组织形成，术后免疫反应非常轻微，常不超过 I 级；组织学检测表明内植物内蛋白多糖和 II 型胶原纤维构成的半月板样组织长入（图 11.3.4）。学者认为未观察到明显的软骨保护效应的原因是由于动物模型的局限性所致。但也有假设认为，无软骨保护效应的原因是由于内植物材料原因所致 [38]。目前结论尚不肯定，因在植入内植物模型中尚有由于术者技术原因导致的胫骨平台软骨严重损伤。最近进行的进一步绵羊模型实验研究中，部分切除半月板后植入 Actifit™ 内植物，未发现材料对关节软骨产生负面影响 [23]。此外，在移植后 3 个月未发现 Actifit™ 摩擦系数与自体半月板组织有明显差异。

临床结果

Actifit™ 临床应用研究结果表明，术后 3、6

参考文献

1. de Groot JH（1995）Porous polymeric elastomers for repair and replacement of the knee joint meniscus. PhD thesis, State University Groningen, The Netherlands. http://dissertations.ub.rug.nl/FILES/faculties/science/1995/j.h.de.groot/titlecon.pdf.

2. Elema H, de Groot JH, Nijenhuis AJ, Pennings AJ, Veth RPH, Klompmaker J, Jansen HWB（1990）Use of biodegradable polymer implants in meniscus reconstruction: 2）Biological evaluation of porous biodegradable implants in menisci. Coll Polym Sci 268:1082-1088.

3. de Groot JH, Nijenhuis AJ, Bruin P, Pennings AJ, Veth RPH, Klompmaker J, Jansen HWB（1990）Use of biodegradable polymer implants in meniscus reconstruction. 1）Preparation of porous biodegradable polyurethanes for the reconstruction of the meniscus. Coll Polym Sci 268:1073-1081.

4. de Groot JH, de Vrijer R, Pennings AJ, Klompmaker J, Veth RPH, Jansen HWB（1996）Use of porous polyurethanes for

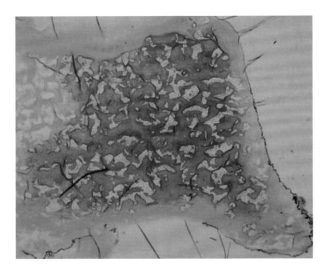

图 11.3.4　图示犬体内植入 Actifit™ 内植物 24 个月后内植物后角光镜下所见。白色区域为多聚体分子，绿色区域为 I 型胶原为主要成分的纤维组织，红色区域为纤维软骨样组织，主要由 II 型胶原和糖蛋白构成

和 12 个月在可视对比评分（VAS）、国际膝关节记录学会评分（IKDC）、膝关节损伤和骨性关节炎预后评分（KOOS）及 Lysholm 评分方面患者均明显改善，动态对比增强 MRI 检查表明术后 3 个月自体组织长入率达 87.5%，术后 12 个月活检可见移植物内具有分化倾向的半月板样组织细胞 [39]。因此，Actifit™ 为一种新型的具有生物可兼容性的聚合物材料，适用于不可修复的半月板缺损的替代治疗。

表 11.3.1　Orteq 对 Actifit™ 进行的相关测试及已通过的测试标准

测试项目	相关标准
细胞毒性	ISO10993-05
致敏性	ISO10993-10
皮肤刺激性	ISO10993-10
急性全身毒性反应	ISO10993-11
（内植物及硬度组分的）慢性毒性及局部适应性	ISO10993-06 & ISO10993-11
基因毒性：细菌回复突变	ISO10993-03
基因毒性：体外哺乳动物细胞染色体变异实验	ISO10993-03
基因毒性：鼠骨髓微核	ISO10993-03
兔膝关节磨损碎片	ISO10993-06（经修改后标准）
（内植物及硬度成分）致癌性：ras H2 转基因鼠	ISO10993-3

meniscal reconstruction and prosthesis. Biomaterials 17:163-173.

5. de Groot JH, Zijlstra FM, Kuipers HW, Pennings AJ, Klompmaker J, Veth RPH, Jansen HWB（1997）Meniscal tissue regeneration in porous 50/50 copoly（L-lactide/ε-caprolactone）implants. Biomaterials 18:613-622.

6. de Groot JH, Kuiper HW, Pennings AJ（1997）A novel method for fabrication biodegradable scaffolds with high compression moduli. J Mater Sci Mat Med 8:703.

7. de Groot JH, de Vrijer R, Wildeboer BS, Spaans CJ, Pennings AJ（1997）New biomedical polyurethane ureas with high tear strength. Polym Bul 38:211-218.

8. de Groot JH, Spaans CJ, Dekens FG, Pennings AJ（1998）On the role of aminolysis and transesterification in the synthesis of ε-caprolactone and L-lactide based polyurethanes. Polym Bul 41:299-306.

9. Heijkants RGJC（2004）Polyurethane scaffolds as meniscus reconstruction material. PhD thesis, State University Groningen, The Netherlands. http://dissertations.ub.rug.nl/faculties/science/2004/r.g.j. c.heijkants/.

10. Heijkants RG, van Calck RV, De Groot JH, Pennings AJ, Schouten AJ, van Tienen TG, Ramrattan N, Buma P, Veth RP（2004）Design, synthesis and properties of a degradable polyurethane scaffold for meniscus regeneration. J Mater Sci Mater Med 15:423-427.

11. Heijkants RG, van Calck RV, van Tienen TG, de Groot JH, Buma P, Pennings AJ, Veth RP, Schouten AJ（2005）Uncatalyzed synthesis, thermal and mechanical properties of polyurethanes based on poly（epsilon-caprolactone）and 1, 4-butane diisocyanate with uniform hard segment. Biomaterials 26:4219-4228.

12. Heijkants RG, van Calck RV, van Tienen TG, de Groot JH, Pennings AJ, Buma P, Veth RP, Schouten AJ（2008）Polyurethane scaffold formation via a combination of salt leaching and thermally induced phase separation. J Biomed Mater Res A 15;87:921-932.

13. Klompmaker J（1992）Porous polymers for repair and replacement of the knee joint meniscus and articualr cartilage. PhD thesis, State University Groningen, The Netherlands.

14. Klompmaker J, Jansen HWB, Veth RPH, de Groot JH, Nijenhuis AJ, Pennings AJ（1991）Porous polymer implants for repair of meniscal lesions: a preliminary study in dogs. Biomaterials 12:810-816.

15. Klompmaker J, Jansen HWB, Veth RPH, de Groot JH, Penings KR（1992）Meniscal repair by fibrocartilage: an experimental study in the dog. J Orthop Res 10:359-370.

16. Klompmaker J, Jansen HWB, Veth RPH, de Groot JH, Nijenhuis HK, Pennings AJ（1992）Porous polymer implants for repair of full-thickness defects of articular cartilage: an experimental study in the dog. Biomaterials 13:625-634.

17. Klompmaker J, Jansen HWB, Veth RPH, Nielsen HKL, de Groot JH, Pennings AJ（1994）Porous implants for the knee joint meiscus reconstruction: a preliminary study on the role of pore sizes in ingrowth and different-iation of fibrocartilage. Clin Mater 14:1-1.

18. Klompmaker J, Jansen HWB, Veth RPH, Nielsen NKL, de Groot JH, Pennings AJ（1996）Meniscal replacement using a porous polymer prosthesis: a preliminary study in the dog. Bimoaterials 17:1169-1176.

19. Klompmaker J, Jansen HWB, Veth PRH, Nielsen NKL, de Groot JH, Pennings AJ, Kuijer R（1996）Meniscal repair by fibrocartilage in the dog: characterization of the repair tissue and the role of vascularity. Biomaterials 17: 1685-1692.

20. Lamba NMK, Woodhouse KA, Cooper SL（1998）Polyurethanes in biomedical applications. CRC press, Boca Raton.

21. Leenslag JW（1987）Poly（L-lactide）and its biomedical applications. PhD thesis, State university Groningen, The Netherlands.

22. Leenslag JW, Nijenhuis AJ, Pennings AJ, Veth RPH, Nielsen HKL, Jansen HWB（1986）Porous composites for repair of the meniscus. Proceeding of P.I.M.S V, Noordwijkerhout, The Netherlands, pp 10/1-10/9.

23. Maher SA, Doty SB, Rodeo SA, Brophy R, Potter H, Foo L, Rosenblatt L, Deng X-H, Turner AS, Wright TM, Warren RF. Evaluation of a porous polyurethane scaffold in a partial meniscal defect ovine model. Accepted Journal Arthroscopy and Related Surgery.

24. Minnen B van, Leeuwen MB van, Kors G, Zuidema J, Kooten TG van, Bos RR（2008）In vivo resorption of a biodegradable polyurethane foam, based on 1, 4-butanediisocyanate: a three-year subcutaneous implantation study. J Biomed Mater Res A 85:972-982.

25. Ramrattan NN, Heijkants RG, van Tienen TG, Schouten AJ, Veth RP, Buma P（2005）Assessment of tissue ingrowth rates in polyurethane scaffolds for tissue engineering. Tissue Eng 11:1212-1223.

26. Spaans CJ（2000）Biomedical polyurethanes based on 1,4-butanediisocyanate. PhD thesis, State university Groningen, The Netherlands.

27. Spaans CJ, de Groot JH, Dekens FG, Pennings AJ（1998）High molecular weight polyurethanes and a polyurethane urea based on 1, 4-butanediisocyanate. Polymer Bull 41: 131-138.

28. Spaans CJ, Belgraver VW, de Groot JH, Pennings AJ（1998）A new biomedical polyurethane with a high modulus based on 1, 4-butanediisocyanate. J Mat Sci Mat Med 9:675-678.

29. Spaans CJ, de Groot JH, Dekens FG, Veth RPH, Pennings AJ（1999）Development of new polyurethanes for repair and replacement of the knee joint meniscus. Polym Prep 40: 589-590.

30. Spaans CJ, Belgraver VW, Rienstra OR, Veth RPH, de Groot JH, Pennings AJ（2000）Solvent-free fabrication of microporous polyurethane amide and polyurethane urea scaffolds for repair and replacement of the knee joint meniscus. Biomaterials 21:2453-2460.

31. Tienen TG van（2004）In-vivo tissue engineering of knee joint meniscus. PhD thesis, University Nijmegen, The Netherlands.

32. van Tienen TG, Heijkants RG, Buma P, de Groot JH, Pennings AJ, Veth RP（2002）Tissue ingrowth and degradation of two biodegradable porous polymers with different porosities and pore sizes. Biomaterials 23: 1731-1738.

33. van Tienen TG, Heijkants RG, de Groot JH, Pennings AJ, Poole AR, Veth RP, Buma P（2003）Presence and mechanism of knee

articular cartilage degeneration after meniscal reconstruction in dogs. Osteoarthritis Cartilage 11:78-84.

34. van Tienen TG, Heijkants RG, Buma P, de Groot JH, Pennings AJ, Veth RP（2003）A porous polymer scaffold for meniscal lesion repair: a study in dogs. Biomaterials 24:2541-2548.

35. Tienen TG, Heijkants RG, de Groot JH, Pennings AJ, Schouten AJ, Veth RP, Buma P（2006）Replacement of the knee meniscus by a porous polymer implant: a study in dogs. Am J Sports Med 34:64-71.

36. Tienen TG, Heijkants RG, de Groot JH, Schouten AJ, Pennings AJ, Veth RP, Buma P（2006）Meniscal replacement in dogs. Tissue regeneration in two different materials with similar properties. J Biomed Mater Res B Appl Biomater 76:389-396.

37. Verdonk P, Verdonk R on behalf of the Actifit Study Group. Clinical efficacy and safety of a resorbable meniscus scaffold for the treatment of partial meniscal tear or meniscal loss. International Meeting on Early Intervention for Knee Arthritis, Maastricht, 4-6 Feb 2009.

38. Veth RP, Jansen HW, Leenslag JW, Pennings AJ, Hartel RM, Nielsen HK（1986）Experimental meniscal lesions reconstructed with a carbon fiber-polyurethane-poly（L-lactide）graft. Clin Orthop Relat Res 202:286-293.

39. Welsing RT, van Tienen TG, Ramrattan N, Heijkants R, Schouten AJ, Veth RP, Buma P（2008）Effect on tissue differentiation and articular cartilage degradation of a polymer meniscus implant: a 2-year follow-up study in dogs. Am J Sports Med 36:1978-1989.

40. Zuidema J, van Minnen B, Span MM, Hissink CE, van Kooten TG, Bos RR（2008）In vitro degradation of a biodegradable polyurethane foam, based on 1,4-butan-ediisocyanate: a three-year study at physiological and elevated temperature. J Biomed Mater Res A 90:920-30.

聚氨酯半月板内植物手术技术

11.4

R. Verdonk, P. Verdonk, E. L. Heinrichs

引　言

　　不可修复半月板撕裂的处理目前仍是骨科医师面临的主要难题之一，如切除或部分切除半月板将最终导致关节软骨退行性变并出现相应的临床症状[5]。目前临床上对不可修复半月板撕裂的处理主要是行半月板部分切除术，需切除任何病变或撕裂半月板组织以尽量减小关节软骨损伤的危险性。半月板全切除术式目前已基本废弃，但对于大的不可修复的撕裂行半月板全切术仍是不可避免的[5]。半月板组织缺损患者行半月板同种异体移植疗效肯定，但通常仅适用于行半月板全切或次全切患者[5]。

　　直到最近，具有一定运动潜力且希望恢复至伤前膝关节功能水平的成年年轻半月板损伤患者，移除退变半月板组织后仍无令人满意的替代治疗方法。此类患者如膝关节力线排列正常且关节韧带功能良好，运用半月板支架内植物诱导缺损半月板组织再生为有效的处理方法。

　　研究表明，具有生物兼容性、可降解的聚氨酯半月板内植物（Orteq 公司开发的 Actifit™）移植术后具有肯定的自体细胞长入功能[3,4,6]，其用于治疗不可修复的半月板撕裂及半月板组织缺损安全、有效。对半月板缺损部位测量准确后植入支架

R. Verdonk (✉)
P. Verdonk
Department of Orthopaedic Surgery and Traumatology,
Ghent University Hospital, De Pintelaan 185, 9000 Ghent, Belgium
e-mail: rene.verdonk@ugent.be

E. L. Heinrichs
Orteq Ltd, 10 Greycoat Place, London, SWIP 1SB, UK

内植物可为血管长入提供三维基质，因此其利于组织再生和替代切除后的半月板组织，此项治疗手段的主要目的是为了缓解疼痛及恢复膝关节功能。

手术指征

　　Actifit™半月板支架内植物在 2008 年 7 月获得欧盟上市批准，由多孔、可降解且具有生物兼容性的聚氨酯分子材料构成，可用于治疗不可修复的半月板撕裂、半月板组织部分缺损以缓解疼痛并恢复正常膝关节功能，恢复半月板承重及吸收震荡能力。Actifit™ 有两种型号，分别适于填充内、外侧半月板相应部位缺损（图 11.4.1）。

　　Actifit™ 内植物移植手术适宜于半月板周缘完整且半月板前、后角组织结构完整的半月板局部缺损。此外，患者膝关节力线排列需正常且关节稳定，患者体重指数（BMI）需在 35kg/m² 以下，无全身性疾病及感染性疾病。关节软骨损伤需小于国际软骨修复学会分级 3 级水平。长期随访结果表明，Actifit™ 内植物植入术后是否具有软骨保护效应目前仍不明确，如其植入后软骨保护效应进一步得到证实，Actifit™ 则也可适用于急性半月板损伤行部分切除术后无慢性膝关节（软骨）病变患者。

植入方法

手术技术

　　Actifit™ 半月板支架内植物植入在关节镜下行半月板部分切除术时施行，相关手术器械由生

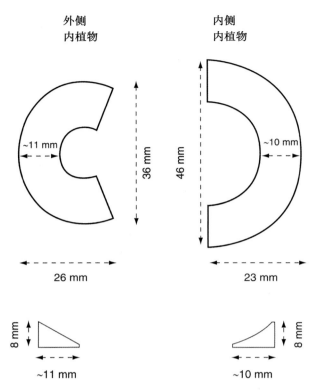

外侧
内植物

内侧
内植物

~11 mm

~10 mm

36 mm

46 mm

26 mm

23 mm

8 mm

8 mm

~11 mm

~10 mm

图 11.4.1 Actifit™ 半月板内植物具有内、外侧半月板植入两种类型

产厂家提供并附有器械使用注意事项及操作说明书。

植入手术中需使用上止血带，医师可在腰麻或全麻下实施手术，大腿固定可有效提供膝关节内翻及外翻应力体位。

内侧半月板植入

在行 Actifit™ 内植物植入前，需探查关节软骨情况及内、外侧半月板基底部位连续性，如内侧间室较紧，可运用自外而内穿刺方法松解内侧副韧带。将膝关节置于外翻位并在镜下光源引导下操作，术者使用穿刺针经膝关节后内侧穿刺进入膝关节，感觉到内侧副韧带后行"馅饼皮"松解直到达到满意的松弛度。

也可使用 Steadman 提出的自内而外"馅饼皮"松解技术，镜下显露膝关节后内侧沟，使用 Steadmann 抓取钳探及内侧副韧带后予以松解直到松解满意为止。

如探查确认半月板损伤不可修复则需进一步行部分半月板切除术，为提高愈合概率，可沿

半月板周缘基底部穿刺以增加血供通道，对关节囊进行磨挫处理也可刺激半月板愈合过程（图11.4.2）。

损伤部位切除及移植区域准备完成后，应将缺损区域扩大处理至相应半月板红区或红 - 白区，即距半月板关节囊连接边缘 1 ～ 2mm 处[1,2]。众所周知，远离半月板关节囊连接的缺损愈合能力较弱，此部位的损伤应避免行内植物植入半月板成形术。

应沿缺损内缘使用特制的测量杆及导向器测量半月板缺损面积（图 11.4.3），然后测量 Actifit™ 并用手术刀片将其修剪至合适大小，应注意修整时遵守无菌操作原则。内植物植入后可出现类似海绵样缩水，因此为准确填充缺损部位，在测量时应注意测量缺损部位长度＜ 3cm 时移植物长度应较缺损测量长度大 3mm，如缺损部位长度≥ 3cm 时移植物长度应较缺损测量长度大

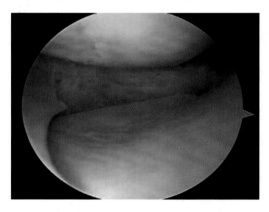

图 11.4.2 受损半月板被清除后，应修剪至周缘稳定且见周缘活动性出血

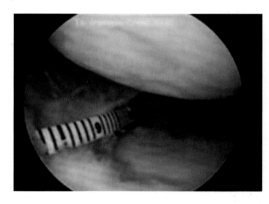

图 11.4.3 修剪后，缺损半月板需使用专用工具测量并计算缺损面积

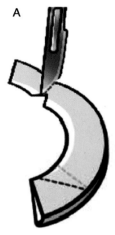
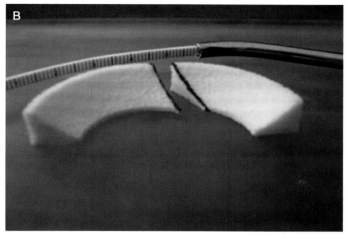

图 11.4.4 （A）Actifit™ 半月板移植物使用手术刀片修剪以契合半月板缺损部位；（B）内植物不应过小，虽然材料牢固，操作时也应小心

5mm。为使移植物在自体半月板前部达到良好契合，其前部应修剪至呈 30°～45° 角。

植入过程中需附加 2～3 个小的前内侧及前外侧切口入路，必要时取经髌腱正中镜下入路。为方便植入 Actifit™ 支架内植物，可扩大切口入路至能进入小指即可。此外，自内而外方法缝合固定内植物时可能需采用后内侧或后外侧附加切口。

尽管 Actifit™ 材料坚固且具有伸展性，在植入及修剪操作时仍需小心，可使用钝头抓取钳操作 [如 Acuflex 组织张力抓取钳（Acuflex Grasper Tissue Tensioner™，Smith & Nephew）]（图 11.4.4）。对内植物的头、尾侧进行标记可防止植入时方向错误（图 11.4.5）。钳夹固定 Actifit™ 内植物后部并经前内侧或前外侧入路置入。为了确保置入位置良好且易于进一步固定操作，可将 Actifit™ 内植物经事先穿入自体半月板组织的垂直固定缝线导入相应部位。

可采用全内水平缝合技术将 Actifit™ 内植物固定于自体半月板组织。缝合自移植物后缘开始，需予以确实固定，但需注意勿缝合固定过紧，以免使移植物表面发生变形。与半月板缝合技术相似，移植物缝合间距约为 0.5cm，每根缝线应自底面穿过内植物高度的 1/3～1/2。

术中可依据缺损部位、医师经验及喜好采用不同的缝合技术。全内缝合技术被认为是一种有效的缝合方法，常用于半月板后角撕裂及缺损部位后部的缝合，中部及前部缝合可采用全内、自内而外和自外而内缝合技术，前角缝合常采用自

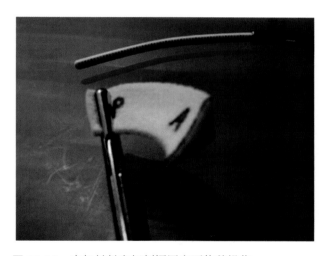

图 11.4.5 支架材料在解剖镊固定下修剪操作

外而内水平缝合。

缝合时建议采用市售 2.0 不可吸收缝线，如聚酯纤维或聚丙烯、编织或单股缝线。

缝合固定后，如必要可在镜下使用篮钳对内植物予以进一步修整，如探勾探查观察内植物固定确实，膝关节进一步 0°～90° 屈伸活动仔细观察内植物稳定性（图 11.4.6）。

外侧半月板植入

与内侧半月板植入手术过程一样，需首先对关节软骨病变情况及半月板基底部连续性进行评估。残留外侧半月板基底部腘肌腱穿行部位的完整性对于植入物牢固固定及植入后自体组织再生具有重要意义，术中应详细观察并记录软骨及韧

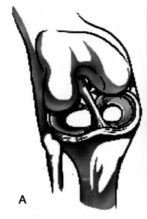
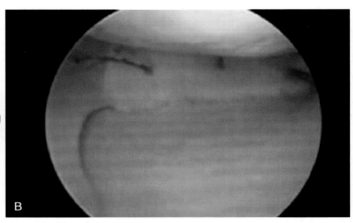

图 11.4.6 （A）缝线间距保持在约 0.5mm；（B）每个缝线应贯穿内植物高度的 1/3 ~ 1/2，以实现稳定固定

带病变损伤情况。由于外侧间室解剖特点，无法行类似内侧间室的穿刺松解操作，但外侧间室狭窄较为少见。术中需再次确认不可修复的半月板损伤或缺损病变，并明确病变是否适宜 Actifit™ 植入重建。

如前述内侧半月板内植物植入术操作一样，外侧半月板残留部位需予以修整至红区或红 - 白区，并可通过在半月板基底部穿刺增加血供通道促进内植物与自体半月板组织愈合，也可对周围滑膜组织进行轻柔的磨挫处理以刺激愈合。

首先需对移植物进行修剪，其过程与内侧半月板植入时操作一致，经扩大的前外侧入路将其置入至适宜位置，其缝合固定过程与内侧半月板缺损后内植物植入操作过程类似。

缝线间距约为 1cm，可实现良好固定及与缺损部位契合，缝线穿过腘肌腱对术后膝关节功能恢复无明显影响。

如前经典的半月板缝合技术所述，选择后外侧辅助切口可避免膝关节外侧重要解剖结构损伤。

如内植物固定确实后使用探勾探查并在膝关节 0° ~ 90° 屈伸活动范围下仔细检查其稳定性。

术后处理

术后护理

支架内植物植入术后常规给予镇痛及防血栓治疗。在正常情况下，移植术后护理与经典的半月板缝合术后处理一致。

根据术中探查支架内植物稳定情况，术后 1 周内可给予术区弹力绷带包扎并给予患肢坚强的可拆卸支具固定。

术后康复

Actifit™ 支架内植物植入术后，需严格按特定的康复计划进行康复锻炼。术后前 3 个月内移植物即开始组织重塑及成熟过程，此康复计划有利于保护脆弱的新生组织并为其提供良好的生长环境。建议康复期应至术后 16 ~ 24 周，患者术后前 3 周不负重，术后 4 周开始部分负重，至术后 9 周逐渐开始完全负重并逐渐增加负重重量，体重 ≤ 60 公斤者每周负重增加 10 公斤，体重 ≤ 90 公斤者每周负重增加 15 公斤，自术后 9 周开始完全负重，术后 14 周可去除减荷支具活动。

植入术后早期即开始康复锻炼活动，术后第 1 周及第 2 周膝关节 0° ~ 30° 屈伸活动，至第 3 周屈曲角度增加至 60°。术后第 4 周及第 5 周屈曲至 90°，自术后第 6 周应逐渐增加关节屈曲角度至正常范围，但应避免应力下屈伸活动。轻度力量训练如股四头肌等长收缩练习、髌骨滑动练习、足滑动练习、股四头肌力量练习、足部防马蹄内翻练习、跟腱牵拉练习应从术后第 1 周开始。90° 以下屈曲靠墙练习及坐位应在术后第 5 周至第 9 周开始，其他功能康复训练包括腘绳肌等长练习、0° ~ 90° 主动屈曲练习、本体感觉练习、股四头肌主动练习及家用器械训练也应考虑施行。第 14 周后开始慢跑、肌力训练及体育训练等非剪切力户外或室内康复训练，术后第 24 周开始水疗及游泳练习（如自由泳和蛙泳等）。术后 6 个月开始在医师指导下逐渐恢复其他体育活动，竞技体育活动应在术后 9 个月后开始。

术后临床效果

经欧洲很多临床研究机构相关前瞻性非随机单盲临床研究证实，Actifit™ 在使用过程中安全、有效且易于操作，可用于有效处理不可修复的半月板损伤及半月板组织缺损。所有存在内侧或外侧半月板撕裂或部分半月板组织缺损自愿测试者（$N = 52$）损伤半月板周缘完整，术前膝关节力线正常、膝关节稳定且半月板前后角完整。

安全性评估在术后 3 个月和 12 个月依据术后严重器械相关不良反应（serious adverse device effect，SADEs）发生率、严重不良事件（serious adverse event，SAEs）发生率、不良事件（adverse event，AEs）发生率并结合受累间室关节软骨 MRI 分级评估系统和术后 12 个月二次膝关节镜探查大体所见（$N = 45$）情况进行评估。

移植后 3 个月评估自体组织长入情况，有学者行钆静脉造影动态对比增强 MRI 检查明确是否存在内植物支架边缘新生血管长入及自体组织与内植物融合（$N = 42$），在术后 12 个月行关节镜探查并切取内植物游离缘行组织活检明确是否存在自体长入组织（$N = 45$）。

移植术后有效性需经临床预后评分系统证实，对于疼痛症状，可在移植术后 1、6、12 周行可视对比评分。在膝关节功能方面，采用国际膝关节记录学会、Lysholm 评分及膝关节骨性关节炎预后评分系统进行评估。

早期临床应用结果

在 2007 年 3 月至 2008 年 4 月之间，我们对 52 例患者行上述临床研究，在本章撰写之时已采集到 46 例患者术后前 12 个月的有效性评估数据，并且获得全部 52 例患者的安全性数据。

测试对象中，34 例患者行内侧半月板内植物植入，18 例患者行外侧半月板内植物植入，病例人群特征及基本病变特征符合 Actifit™ 的植入要求，平均年龄为 30.8±9.4 岁且多数为男性（75%）。半月板缺损长度 30 ~ 70mm（平均 47.1±10.0mm），VAS 评分基线值（baseline value）为 45.7（±26.2），IKDC 评分基线值为 46.2（±17.5），Lysholm 评分基线值为 58.9（±20.6）。

此临床研究不良事件特征与半月板手术及其他半月板移植物文献研究相类似，目前无患者出现 SADEs，6 位患者出现严重不良事件，其中 4 例与植入手术操作有关但与支架内植物本身无关，多数不良事件表现轻微。共 7 例出现不良事件表现的患者被确认或可能与支架内植物有关而另 22 例则被确认或可能与手术操作相关。在术后 12 个月镜下探查未见明显炎症反应，术后 12 个月 MRI 检查可观察到植入区软骨情况稳定或改善。

43 例患者中有 37 例（86%）在术后 3 个月行动态对比增强 MRI 检查可观察到内植物周缘 1/2 出现自体组织长入证据，术后 12 个月行镜下检查及病理活检时证实长入组织内无组织坏死或细胞死亡，这说明其具有良好的生物兼容性。更进一步的组织学分析结果表明自体组织长入成功并可在不同支架内植物层面发现半月板样细胞，每层长入组织的结构各不相同，可出现或不出现血管结构并可见细胞外基质合成，这表明半月板组织在进行再生及重塑及组织正走向成熟的过程。

患者的术后 3、6、12 个月 IKDC 评分、Lysholm 评分及 VAS 疼痛评分分值与术前基线值相比明显增高（$P < 0.05$），KOOS 评分五个分项问卷评分评估也表明关节功能得到明显改善（$P < 0.05$），评估内容包括术后 3、6、12 个月疼痛、日常生活、生活质量等方面及术后 6、12 个月体育及娱乐活动及症状改善情况。

小　　结

内植物支架植入手术的前瞻性临床研究对其安全性进行了全面的评估。支架内植物的软骨损害、炎性反应及其降解产物是决定其安全性的重要因素。目前临床研究结果表明其可诱导自体半月板组织成功长入，各种主观临床愈后评分问卷均显示患者术后满意率明显改善，术后 6、12 个月各项主观临床愈后评分结果较术前明显改善，术后 3 个月 VAS、IKDC 和 Lysholm 评分也明显改善。因此可以得出结论，行支架内植物植入术后 12 个月内患者的临床预后优于半月板部分切除术，Actifit™ 支架植入物具有明显的促进半月板组织再生作用。

参考文献

1. Arnoczky SP, Warren RF（1982）Microvasculature of the human meniscus. Am J Sports Med 10:90-95.
2. Gilbert R, Ashwood N（2007）Meniscal repair and replacement: a review of efficacy. Trauma 9:189-194.
3. Maher SA, Doty SB, Rosenblatt L et al. Evaluation of a meniscal repair scaffold in an ovine model. Poster presented at the 55th Annual Meeting of the Orthopaedic Research Society, Las Vegas, Nevada, USA, 22-25 February 2009.
4. Tienen TG, Heijkants RG, de Groot JH et al（2006）Replacement of the knee meniscus by a porous polymer implant: a study in dogs. Am J Sports Med 34:64-71.
5. Verdonk PCM, Van Laer MEE, Verdonk R（2008）Meniscus replacement: from allograft to tissue engine-ering. Sports Orthop Traumatol 24:78-82.
6. Welsing RT, van Tienen TG, Ramrattan N et al（2008）Effect on tissue differentiation and articular cartilage degradation of a polymer meniscus implant: a 2-year follow-up study in dogs. Am J Sports Med 36:1978-1989.

总　结

R. Verdonk

德国学者 Carl Wirth 和 Gabriela von Lewinski 以及他们的同行对半月板异体移植相关基础科学进行了深入的研究，学者们对此方面关注的原因，正是因为目前临床上对半月板异体移植的需求不断增多。

目前普遍认为半月板为膝关节稳定功能装置的一部分，但最初人们认为其只是韧带损伤或修复后膝关节的初级稳定结构，而早期的长期随访研究结果表明韧带修复时切除半月板会对膝关节产生不良作用。

在相关的动物实验研究中，学者们观察到半月板异体移植后的愈合过程。

在人体临床研究中，也可发现移植半月板与自体关节囊连接部位达到满意愈合，但移植术后半月板前后角是否能够满意愈合目前仍有争论。

为了维持术后半月板环状应力传导功能，应在术中注意对移植半月板前后角的确实固定。

此外，动物实验研究表明，如术后正常半月板解剖形态未恢复则可能导致关节软骨退变加重，目前对于半月板同种异体移植行骨性固定是否能维持膝关节正常的内环境稳定状态尚无定论。

选择同种异体半月板组织替代自体半月板，尽管其具有一定的功能局限性，但却是一个"合乎逻辑"的选择。

深度冷冻为目前学者们普遍认可的移植物保存方法，该保存方法目前已有规范的操作指南。

在无菌条件下切取移植物后，需在组织库进一步确认其无传播传染性疾病危险性后方可使用。如供体并非是无菌条件下获取，则在移植物组织灭菌及保存过程中应十分小心，应避免在消毒过程中使用辐射照射等对半月板组织结构损害的方法以利于术后关节功能恢复。

不同的国家法律及相关制度在一定程度上限制了半月板异体移植的进一步临床推广。

半月板手术起始于 20 世纪 90 年代，因当时镜下半月板固定器械较少且镜下操作技术不成熟故需切开操作。早期，半月板移植常与其他手术尤其是韧带（修复）手术一并施行。

切开手术通常也需要骨栓固定移植物，以确保移植物在术后达到基本的稳定性。

随着半月板切除及缝合修复手术适应证不断扩大，镜下异体移植术才开始逐渐在临床上得以开展。

无骨栓固定技术为镜下软组织固定，该技术的推出也是传统半月板修复的缝合固定器械不断完善的结果。

随着手术经验的逐渐丰富及半月板前后角显露等操作技术的不断完善，目前临床上异体半月板骨栓固定技术已不再具有挑战性。

目前临床相关文献中并未说明哪一种移植技术在术后预后方面具有优越性，也无深度冷冻、低温冷藏或活体新鲜保存异体半月板移植术后 10 ~ 15 年临床效果的随访研究报道。

很明显，临床医师所面临更多的是部分切除半月板术后及膝关节功能紊乱的患者。

R. Verdonk
Department of Orthopaedic Surgery and Traumatology,
Ghent University Hospital, De Pintelaan 185,
9000 Ghent, Belgium
e-mail: rene.verdonk@ugent.be

动物实验研究结果表明胶原半月板替代物（CMI）移植术后预后良好且关节功能可明显改善。再生组织形态与自体半月板组织无明显差异，内植物未诱发膝关节退行性变、软骨磨损，且植入后无滑膜炎表现，无过敏及免疫反应等不良并发症出现。

不同医学中心进行的长期临床试验研究结果表明，半月板切除术后 CMI 植入患者与对照组相比很少需要二次翻修处理。

各种类型 CMI 移植术前要求膝关节力线正常且关节稳定。

目前学者们也在尝试采用其他坚强的生物可吸收替代植入材料。

动物实验研究表明，经长期随访评估，聚氨酯支架移植物植入术后自体半月板样组织可长入移植物，且移植物最终可被缓慢降解。

对植入物的另一个要求是能够在镜下准确植入缺损部位。临床上首次 52 例聚氨酯支架移植物术后安全性及有效性评估研究结果表明，术后 1 年随访患者生活质量及相关临床评分明显改善，目前认为该支架内植物安全、有效。

最后，半月板同种异体移植术在临床上的广泛应用支持了同种异体移植为半月板切除后适宜的替代治疗手段的假说，尤其是在外侧间室。在内侧间室还有其他有效的替代方法。

部分半月板切除术后膝关节功能紊乱并非是半月板同种异体移植的绝对适应证。

目前我们仍在不断探索其他半月板组织替代治疗手段，部分半月板替代物移植已朝正确的方向迈出了第一步。

近几十年来，学者们已清楚认识到了膝关节内环境稳态的复杂性及半月板的功能重要性。目前认为，半月板具有高度复杂的组织结构且具有特殊的生物学及生物力学特性，但其中的很多方面目前仍不十分清楚。人们尝试使用各种技术方法和手段实现半月板组织缺损后替代物重建。这些方法大体可分为三类：（1）生物组织替代物移植，如半月板同种异体移植、股四头肌腱和Hoffa脂肪垫移植等；（2）以支架内植物、细胞及生长因子为基本成分的组织工程学重建材料移植，这三者在术中可结合使用；（3）假体装置替代。半月板同种异体移植技术是目前为多数医师普遍接受的半月板（次）全切除术后替代治疗方法。近年来的研究热点是半月板部分缺损后的替代物移植治疗方法。

目前人们对半月板生物学和生物力学方面的认识已有了很大的发展，如学者们对半月板的组织结构、半月板与周围骨结构的连接已经有了十分详细的认识。对于采用各种同种异体移植物保存方法（深度冷冻法或低温冷藏法等）以及移植物固定方法（如骨性固定法或软组织固定法），哪一种临床效果更好目前尚无统一认识。前述各种治疗方法缺乏支持各自观点的科学证据，但目前对半月板的生物学功能及其维持膝关节内环境稳态的重要作用方面已有了足够的认识，这也促使学者们不断尝试并推出各种替代移植物用于修复半月板组织缺损。

非生物合成替代物治疗半月板组织缺损的相关文献研究结果表明，半月板同种异体移植是目前年轻患者行半月板（次）全切除术后替代治疗的金标准。但目前尚无非生物合成（替代物）移植治疗半月板部分切除术后组织部分缺损的相关研究数据。

目前人们已充分认识到半月板部分切除术后可能由于半月板组织缺损导致骨性关节炎进行性发展，因此对半月板组织部分缺损后替代物移植的临床需求不断增多。为此目前已有多种无细胞成分的支架内植物应用于临床，临床研究结果表明此类支架内植物植入后可实现自体组织长入。目前对半月板组织损伤后修复能力及修复过程的了解有限，这些治疗手段可作为损伤模型以便进一步对半月板损伤后组织修复过程进行研究。短期随访研究结果表明，无细胞成分支架内植物植入术后长入内植物的自体组织与自体半月板组织相比并不成熟。为加速愈合过程，可在支架内植物中加入细胞和（或）生长因子或二者结合成分，或改进内植物的生物学特性。目前已应用于临床的支架内植物的机械强度仍低于自体半月板组织。机械刺激对于内植物内长入组织的细胞分化及成熟过程具有重要的作用，因此可以想象具有仿生特性的支架内植物可诱导产生与半月板组织更为相似的组织。自体软骨细胞移植的相关临床经验表明培养过程中细胞表型的稳定性是至关重要的因素，此类自体细胞培养治疗方法对多数患者来说费用偏高，因此有必要尝试运用骨髓细胞或原始细胞使细胞培养过程进一步简化以降低治

P. Verdonk (✉)

Department of Orthopaedic Surgery and Traumatology, Ghent University Hospital, De Pintelaan 185, 9000 Ghent, Belgium
e-mail: pverdonk@yahoo.com

疗费用。可用于培养的原始细胞包括骨髓来源间充质细胞、定向祖细胞或已分化的半月板细胞和软骨细胞。

运用富血小板浓缩血浆提取自体生长因子以促进组织修复及愈合过程的治疗方法在临床上正日益得到学者们的重视，单纯应用自体生长因子的观点目前仍存在争议且存在一些明确的临床禁忌证，但目前已有一些生长因子被确认有明确的治疗效果：

转化生长因子 -β1（transforming growth factor-β1，TGF-β1）在骨与软骨组织发育中具有一定作用，体外间充质干细胞培养研究发现其可诱导产生细胞基质（如 I 、Ⅱ 型胶原和糖蛋白）和促进软骨发生[1]。

血小板源性生长因子 bb（platelet-derived growth factor bb，PDGFbb）对骨髓间充质细胞的软骨分化具有影响作用，将间充质细胞置于含 TGF-β1 和 PDGF 培养基中，二者可刺激骨髓间充质细胞增殖[2]，PDGF 尚可刺激细胞培养条件下半月板组织软骨细胞的增殖率[3,4]。

胰岛素样生长因子 -I（insulin growth factor-I，IGF-I）为透明软骨细胞的主要生物合成影响因子。目前研究表明，IGF-1 对半月板组织也具有一定的影响作用。

成纤维细胞生长因子 -2（fibroblast growth factor 2，FGF-2）可刺激干细胞增殖，FGF-2 可保持骨髓基质干细胞的不成熟性，即使骨软骨祖细胞在细胞培养环境下保持其多向分化性[5]。

骨形态发生蛋白 -6（bone morphogenetic protein-6，BMP-6）可能具有刺激骨髓间质细胞软骨发生的作用[6]。

目前关于半月板假体内植物替代治疗的研究较少。此治疗方法的主要优点在于无需细胞再生过程，术后恢复时间短，患者假体植入后不需为达到特定生物力学要求而延长术后康复时间。

该技术的主要难点在于假体的设计和制造，即如何使其具有替代自体半月板的生物力学特性，以及术中假体与关节囊和骨组织的固定操作。内侧及外侧间室半月板假体植入都需要特定的固定技术。使用目前常用的骨科材料替代移植后往往难以完全恢复自体半月板的生物力学特性。目前正在对一种新型的假体植入材料展开研究，该植入材料具有各向异性，其植入后可望能够恢复正常半月板的生物力学特性。

总的来说，目前不断增长的临床需求促使对半月板替代物移植的研究不断走向深入，很多目前的替代治疗手段仍处于研究探索阶段。生物组织工程合成替代物植入治疗的主要技术难点在于患者病变的多样性及术后康复时间较长，假体替代移植治疗的难点在于假体材料的研发。假体核心成分与具有生物活性的表面成分相结合有可能成为理想的内植物模型。

参考文献

1. Barry F, Boynton RE, Liu B et al（2001）Chondrogenic differentiation of mesenchymal stem cells from bone marrow: differentiation-dependent gene expression of matrix components. Exp Cell Res 268:189-200.

2. Cassiede P, Dennis JE, Ma F et al（1996）Osteochondrogenic potential of marrow mesenchymal progenitor cells exposed to TGF-b1 or PDGF-BB as assayed in vivo and in vitro. J Bone Miner Res 11:1264-1273.

3. Kollias SL, Fox JM（1996）Meniscal repair. Where do we go from here ? Clin Sports Med 15:621-630.

4. Bhargava MM, Attia ET, Murrel GA et al（1999）The effect of cytokines on the proliferation and migration of bovine meniscal cells. Am J Sports Med 41:305-310.

5. Tsutsumi S, Shimanzu A, Miyazaki K et al（2001）Retention of multilineage differentiation potential of mesenchymal cells during proliferation in response to FGF. Biochem Biophys Res Commun 288:413-419.

6. Setton LA, Guilak F, Hsu EW et al（1999）Biochemical factors in tissue engineered meniscal repair. Clin Orthop Relat Res 367(suppl):S254-S272.

第 13 部分
结　论

R. Verdonk, P. Beaufils

本书对半月板相关知识进行了全面论述，尽管其中涉及的很多观点仍存在争议，下面对其进行全面的总结。

半月板病变损伤的诊断问题很早以前即有相关论述，详细的物理检查和病史询问并结合如数字影像学等其他诊断技术通常可明确诊断。医师在临床上需全面考虑上述因素并制订个体化治疗方案，需结合患者症状的严重程度给予相应处理。

影像学诊断手段将从以往黑白影像发展到更为精确的彩色影像诊断，诊断时尚需考虑到患者自诉不适症状及膝关节功能受限情况。但对某些病例而言，即使是有经验的骨科医师也难以做出正确诊断。

镜下探查在以往是半月板病变诊断的"金标准"，而目前其已成为病变的治疗手段之一，诊断确立后行镜下处理通常可获得良好的愈后结果。目前学者们意识到对镜下探查所见的半月板损伤病变往往难以对其进行统一的命名界定，相关学术委员会（ISAKOS—Allan Anderson）对半月板损伤病变的命名规范直到最近才推出。

事实上骨科医师每天都在面对存在手术指征的半月板病变损伤患者。

关节镜探查技术的开展使得镜下半月板手术处理成为可能，所谓半月板是"肢体进化残留结构"的观点已为学者们所摒弃。此新月状纤维软骨结构的重要性正越来越被学者们关注。

不论合适与否，以往半月板病变损伤通常行部分切除术，目前半月板手术缝合处理已渐渐成为常见术式。

学者们推出了多种用于半月板撕裂缝合固定器械，其术后远期临床随访效果良好。半月板撕裂合并膝关节内部其他结构损伤如 ACL、PCL、侧副韧带损伤的处理也是骨科医师长期以来面临的难题之一。

长期随访研究结果表明，半月板良好愈合、膝关节韧带结构稳定以及关节软骨面完整是患者术后关节功能良好恢复的前提。

如行半月板切除处理则有可能出现 Peter Verdonk 提出的"滑坡效应"，因此韧带功能缺失患者行半月板切除应慎重。

和韧带结构缺失后重建一样，半月板组织缺损需行替代组织移植重建术，目前韧带重建已成为临床上常用的手术技术，而半月板替代物移植治疗目前仍处于探索阶段。

如患者已行半月板全切除术，则需行同种异体半月板移植术，随访研究结果表明患者术后远期预后良好，深度冷冻保存、冻干法保存和新鲜半月板同种异体移植术后随访结果表明，不论采用上述何种移植物保存技术，70% 的患者效果满意或接近满意。异体移植尤其适用于外侧半月板全切除术后。

多数患者半月板损伤后往往行半月板部分切

R. Verdonk（✉）

Department of Orthopaedic Surgery and Traumatology, Ghent University Hospital, De Pintelaan 185, 9000 Ghent, Belgium
e-mail: rene.verdonk@ugent.be

P. Beaufils

Orthopaedic Department, Centre Hospitalier de Versailles, 177, rue de Versailles, 78150 Le Chesnay, France
e-mail: pbeaufils@ch-versailles.fr

321

除术，术后患者半月板基底部结构通常完整，此时可行半月板组织替代物部分移植，此内植物移植术后患者膝关节应力传导及生理学特性可一定程度上得以保留及恢复。

此方面的临床研究导致一些新型移植材料的陆续推出，如胶原半月板内植物（Steadman-Rodkey）、聚氨酯支架内植物（Jacqueline De Groot）等，这些内植物植入术后膝关节内环境稳定状态可得以恢复，可缓解患者疼痛症状，术后患者膝关节功能可长期得到改善。

学者们目前正在尝试研究一种新型的植入材料，其可被重吸收且足够坚强，可为自体半月板细胞长入提供时间并最终为自体新生胶原组织取代。内植物自体细胞长入的相关机制目前仍不十分清楚，此类细胞不仅仅来自血供丰富的半月板周围滑膜组织，也可来自于膝关节其他部位，这些部位也是刺激组织长入的生长因子的来源之一。

随着目前半月板相关的病理学及生理学研究的不断开展及与之相关知识的进一步更新，期待在不久的将来半月板病变损伤的治疗会有更进一步的突破。

索 引